Rehabilitation und Prävention 48

Springer-Verlag Berlin Heidelberg GmbH

Ursula Künzle

Hippotherapie

auf den Grundlagen der Funktionellen Bewegungslehre Klein-Vogelbach

Hippotherapie-K®

Theorie, praktische Anwendung, Wirksamkeitsnachweis

Mit 308 Abbildungen in 431 Einzeldarstellungen und 9 Tabellen

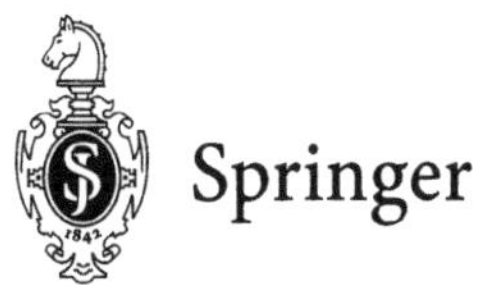

Springer

Ursula Künzle
Florastr. 36
CH-4102 Binningen
Schweiz

Die Drucklegung erfolgt mit Unterstützung der

- **Schweizer Paraplegiker-Stiftung, Basel**
- **Schweizerischen Multiple Sklerose Gesellschaft, Zürich**
- **Schweizerischen Stiftung für das cerebral gelähmte Kind, Bern**

ISSN 0172-6412
ISBN 978-3-540-65220-5

Die Deutsche Bibliothek – CIP-Einheitsaufnahme
Künzle, Ursula: Hippotherapie auf der Grundlage der funktionellen Bewegungslehre Klein-Vogelbach: Hippotherapie-K: Theorie, praktische Anwendung in der Neurologie und anderen Bereichen, Wirksamkeitsnachweis/Ursula Künzle. – Berlin; Heidelberg; New York; Barcelona; Hongkong; London; Mailand; Paris; Singapur; Tokio: Springer, 2000
(Rehabilitation und Prävention; Bd. 48)
ISBN 978-3-540-65220-5 ISBN 978-3-642-57053-7 (eBook)
DOI 10.1007/978-3-642-57053-7

Illustrationen: HP Jundt, Basel
Umschlagphoto: Niggi Bräuning, Basel
Photos: Niggi Bräuning, Basel; Ursula Künzle, Binningen; Rudolf Zeller, Basel u. a.
Umschlaggestaltung: Künkel + Lopka Werbeagentur GmbH, Heidelberg
Satz: K + V Fotosatz GmbH, Beerfelden
Herstellung: ProEdit GmbH, D-69126 Heidelberg
SPIN 10649775 22/3133-5 4 3 2 1 0

Vorwort

Wie kam es zur Idee Hippotherapie?

Im Auftrag der Neurologischen Klinik Basel konnte ich 1966 als junge Physiotherapeutin in England Einsicht in international bekannte Reitbetriebe nehmen. Die Besonderheit war, daß man dort „Riding for the Disabled" durchführte. Was ich – damals Neuling im Reiten und im Umgang mit Pferden – dort erleben durfte, hat mich tief beeindruckt.

Wie hoch motiviert saßen die bewegungsbehinderten Kinder auf dem Pferd, scheuten keine Mühen, erfolgreich zu sein. Als engagierte Bobath-Therapeutin erkannte ich rasch, daß die Pferdebewegung unter bestimmten Voraussetzungen eine wertvolle therapeutische Erweiterung sein kann. Dank der Unterstützung der Klinikleitung fand dann diese Idee gleich praktische Anwendung bei MS-Patienten, eine Patientengruppe, die ein Schwerpunkt meiner täglichen physiotherapeutischen Arbeit war. Die Betrachtungsweise der Funktionellen Bewegungslehre Klein-Vogelbach prägten maßgebend meine Erkenntnisse über die Wirkungsweise der Übertragung der Pferdebewegung auf den Patienten.

Belohnt wurden der jahrzehntelange Kampf und das Durchhaltevermögen nach vielen Rückschlägen durch die offizielle Anerkennung der Hippotherapie-K im Jahre 1994. Ab dem 1. Januar 1998 wurde diese Therapieform mit Hilfe des Pferdes im schweizerischen Physiotherapie-Tarif mit dem Vermerk „für Physiotherapeuten mit Zusatzausbildung" aufgenommen. Ein wichtiger Schritt!

Als Vorsitzende der „Fach- und Ausbildungsinstanz" der Schweizer Gruppe für Hippotherapie-K sind mir der Kontakt und die Zusammenarbeit mit Gleichgesinnten eine große Hilfe beim ständigen Bemühen, die Grundausbildung in Hippotherapie-K voranzutreiben. Ich kann mich freuen, daß die große Schar der Hippotherapeutinnen, die mit erheblichem persönlichem Einsatz die Zusatzausbildung absolvierten, und die kleine Kerngruppe, die ich zu Hippotherapie-K-Lehrerinnen ausbilden und befähigen konnte, den Gedanken der Hippotherapie-K weitertragen.

Die Erfahrungen, die ich während all dieser Jahre – sei es als Therapeutin bei der praktischen Arbeit und auch als Suchende und als Unterrichtende – sammeln konnte, haben zu Erkenntnissen geführt, die ich im vorliegenden Werk weitergebe. Ich hoffe, daß spätere Generationen darauf aufbauen und die Methode weiterentwickeln.

Ich wünsche mir, daß das Buch dazu beiträgt, den Therapeutinnen und Therapeuten die Indikationsstellung und Zielformulierung der Hippotherapie-K zu erleichtern, die geeignete Arbeitsweise zu bestimmen und die Wirkung zu dokumentieren. Wenn das Buch als Grundlage für die tägliche Arbeit und zur Weiterentwicklung und Förderung der Hippotherapie-K im größeren Zusammenhang dient, wird es seinen Zweck erfüllen.

Von Herzen danke ich

- Frau Dr. h.c. Susanne Klein-Vogelbach, meiner verehrten Lehrmeisterin, für den Impuls zum Verfassen dieses Buches. Daß das vorliegende Werk auf der Basis der Funktionellen Bewegungslehre (FBL) Klein-Vogelbach fußt, versteht sich von selbst;
- Herrn Prof. Dr. med. Rudolf Wüthrich, der mit seiner tatkräftigen Unterstützung als ärztlicher Beistand bei der Entwicklung und Festigung der Hippotherapie-K entscheidend zum Erfolg beigetragen hat;
- Herrn Prof. Dr. med. vet. Ewald Isenbügel für seine wertvollen Anregungen und Hinweise zum Thema „Das Pferd als Therapiepartner". Sein fundiertes Wissen und seine breite praktische Erfahrung rund um Pferde, insbesondere um Islandpferde, stellte er bereitwillig zur Verfügung;
- Frau Dorothee Knipp, Bobath-Lehrtherapeutin NDT und Instruktorin FBL Klein-Vogelbach, für ihre konstruktive Kritik und ihre sachlich-fachlichen Einwände und Rückmeldungen auf dem Entstehungsweg dieses Grundlagenbuches. Mit ihrer langjährigen Fachkompetenz in der Kinderbehandlung trug sie als Referentin seit 1978 zum guten Gelingen der Lehrgänge in Hippotherapie-K jeweils bei;
- den vielen Patientinnen und Patienten, die mir in meiner über 30jährigen Tätigkeit ihr Vertrauen geschenkt haben. Damit haben sie zum Erreichten entscheidend beigetragen;
- meinen Mitarbeiterinnen und Mitarbeitern, meinen FBL- und Bobath-Fachkolleginnen und -Fachkollegen der vergangenen 30 Jahre,

die mit wertvollen Fragen und Anmerkungen am Aufbau der Hippotherapie-K mitgewirkt haben und mir mit Überzeugung und interessiert zur Seite gestanden sind;
- den Mitarbeitern des Springer-Verlags für die gute und verständnisvolle Zusammenarbeit und für ihr Bemühen um das gute Gelingen dieses Buches.

März 2000 Ursula Künzle

Geleitwort

Die sehr spezifischen und vielfältigen Anwendungsbereiche der Hippotherapie-K haben das Ziel, Haltung und Bewegungsabläufe zu ökonomisieren und damit zu normalisieren, was wesentlich zur Erhöhung der Lebensqualität der damit behandelten Patienten - Erwachsene und Kinder mit Bewegungsstörungen - beiträgt.

Es ist ein großes Verdienst von Ursula Künzle, auf den Grundlagen der Funktionellen Bewegungslehre Klein-Vogelbach (FBL) die Bewegungsanalyse des Pferdes und des Patienten auf dem Pferd erarbeitet und koordiniert zu haben. In vorliegendem Buch ist es Ursula Künzle in glänzender Weise gelungen, ihre jahrelange Erfahrung auf verständliche Art zu vermitteln.

Die Hippotherapie-K ist eine praktische Anwendung der FBL in Reinkultur: Mit Hilfe des Funktionsverständnisses einzelner Körperabschnitte in Haltung und Bewegung und klar definierter Beobachtungskriterien ist die Voraussetzung zur gezielten Behandlung - das Verständnis für die hypothetische Norm - gegeben und damit die Grundlage, um Abweichungen überhaupt zu erkennen.

Das lebendige „Therapiemittel" Pferd wird in die gesamte Bewegungsanalyse integriert und ist als „Primärbeweger" zuständig für die Actio der Bewegung, um beim Patienten die Ziele reaktiv zu erreichen. Innerhalb dieses komplexen Geschehens werden Primärbewegung, weiterlaufende Bewegung und differenzierte Gleichgewichtsreaktionen präzise analysiert, beschrieben und interpretiert.

Es wird auch aufgezeigt, daß nur mit differenziert analytischem Verständnis ein zielorientiertes Vorgehen möglich ist, das mit nachvollziehbarer taktiler und verbaler Instruktion beim Erwachsenen wie auch beim Kind umzusetzen ist. Besonders hervorzuheben sind die im Schlußteil des Buchs aufgeführten meßbaren Kriterien zur Überprüfung der therapeutischen Maßnahmen. Mit dieser Möglichkeit der Qualitätskontrolle hat Ursula Künzle mit ihrem Team den Wirksamkeitsnachweis der Hippotherapie-K erbracht und belegt.

Dieses praxisorientierte, methodisch optimal aufgebaute Buch ist eine enorme Bereicherung für alle, die bereits mit Hippotherapie-K arbeiten oder sich dazu ausbilden lassen. Es ist schlechthin *das* Standardwerk der Hippotherapie.

Niedergösgen (Schweiz), März 2000

Gaby Henzmann-Mathys
Instruktorin FBL
Klein-Vogelbach

Geleitwort

Das Pferd als physiotherapeutischer Helfer - nur der Gedanke daran setzt viele Vorstellungen frei; von der Möglichkeit, Bewegung, Freiheit, Wärme und Freude zu erfahren, bis zu sehr spezifischen medizinisch-therapeutischen Maßnahmen, die sowohl quantitativ als auch qualitativ meßbar sind.

Ursula Künzle arbeitet seit Jahren physiotherapeutisch mit neurologischen Patienten mit Einsatz des Islandpferdes und hat nun dieses klar strukturierte Therapiebuch geschrieben. Das Buch ist das Ergebnis von Jahren praktischer und theoretischer Arbeit.

Ursula Künzle hat ein Originalkonzept entwickelt, die Hippotherapie-K, die sowohl therapeutisch als auch in der Schweiz von den Krankenkassen anerkannt ist. Diese Therapieform findet ihre Grundlagen in der Bewegungswissenschaft. Es werden viele dynamische Systeme angesprochen und in Befund und Behandlung berücksichtigt, so z. B. Biomechanik, Psyche, Sensomotorik, Wahrnehmung und Kognition - alles in bezug auf das Ziel, „mit Rumpf- und Hüftkontrolle auf dem Pferd sitzen".

Die Wirkung der Hippotherapie-K deckt sich mit den Grundannahmen des Bobath-Konzeptes. Das Pferd ist ein Therapiepartner für die Fazilitation von dynamischem Rumpf, Kopfkontrolle und Gleichgewichtsreaktion und bewirkt gleichzeitig eine hemmende Ausgangsstellung. Diese Verbindung ist von Ursula Künzle - IBITA (International Bobath Instructors Training Association) -, anerkannte Bobath-Instruktorin, eindrucksvoll beschrieben und bewiesen worden.

Die Hippotherapie-K eignet sich aber nicht nur für Personen mit *neurologischen* Krankheitsbildern; auch im Bereich der *Orthopädie* und *Rheumatologie* kann man von diesem Ansatz profitieren. So beinhaltet das Buch eine Liste von eindeutigen Indikationen bzw. Kontraindikationen mit Begründungen.

Ursula Künzle legt ein klar strukturiertes Buch vor. Die Voraussetzungen für den Einsatz der Hippotherapie-K sind deutlich beschrieben. Therapeutische Befunde, Begründungen und klinische Schlußfolgerungen werden klar und mit Referenzen dargestellt. Man spürt regelrecht die enorme Expertise von Ursula Künzle in der Funktionellen Bewegungslehre Klein-Vogelbach (FBL). Die Darstellung des komplexen dreidimensionalen Gangbildes des Pferdes und seiner Wirkung auf den menschlichen Körper wird klar in FBL-Terminologie erklärt, so daß es gut verständlich ist. Das Verständnis wird im didaktischen Aufbau mit vielen Bildern gefördert.

Ein wichtiger Aspekt dieses Buches ist meiner Meinung nach das Eingehen auf das Pferd als Lebewesen. Es braucht Betreuung, Training und eine artgerechte Haltung. Das Pferd ist ein Tier, das sehr diszipliniert - manchmal gegen seinen Instinkt - mit uns arbeitet. Neben der „Arbeit" ist deshalb außerordentlich wichtig, daß das Pferd bewegt wird, um einen physischen sowie psychischen Ausgleich zu schaffen, damit sich das Pferd regenerieren kann.

Das Pferd als Partner für eine zielorientierte selektive Therapie für Personen mit neurologischen wie auch orthopädischen bzw. rheumatologischen Krankheitsbildern: So läßt sich die Hippotherapie-K charakterisieren.

Eindlich ist das Buch da ... wir haben lange darauf gewartet. Ursula Künzle hat uns mit einem wunderschönen und fachlich ausgezeichneten Buch bereichert.

Walzenhausen (Schweiz), März 2000

Louise Rutz-LaPitz
PT, Senior Bobath-Instructor
IBITA Chairperson

Geleitwort

Der vorliegende Leitfaden ist das Ergebnis langjähriger Entwicklungsarbeit in gedanklicher wie in praktischer Hinsicht. Begleitend konnte ich das Werden der Hippotherapie mitverfolgen. Deswegen gebe ich dem Werk gerne einige Gedanken mit auf seinen sicherlich erfolgreichen Weg.

Die Idee „Hippotherapie" nahm ihren Ursprung 1966 im Zusammentreffen einer charismatischen Persönlichkeit – Frau Ursula Künzle – mit dem Faszinosum Pferd, wobei ein physiotherapeutisches Konzept – die Lehren des Ehepaares Bobath und von Frau Klein-Vogelbach – Pate standen.

Die junge Therapeutin fügte die Ingredenzien zusammen und schuf die besondere Form der Physiotherapie mittels Island-Pony.

Von Anfang an war die Nutzung der vom Rücken des schreitenden Pferdes beim Patienten ausgelösten sensomotorischen Reaktionen als zentrales Prinzip erkannt und in ein praktikables System eingebaut worden.

Was folgte, war ein jahrzehntelanges Bemühen, die Erkenntnisse und die von Anfang an positiven Erfahrungen auszubauen, bekanntzumachen, weiterzuvermitteln. Auch galt es, Anerkennung durch die Kostenträger zu erreichen, um möglichst vielen Patienten beistehen zu können.

Erwähnenswerte Etappen in dem Entwicklungsprozeß waren:

1966 Erste hippotherapeutische Versuche mit Multiple-Sklerose-Patienten
1976 Gründung einer Schweizer Gruppe für Hippotherapie
1978 Beginn regelmäßiger Schulungskurse für Therapeutinnen
1979 Gründung der Stiftung Hippotherapiezentrum Basel zur Realisierung einer Ausbildungs-, Forschungs- und Therapiestelle
1994 Anerkennung der Hippotherapie-K als Pflichtleistung der Krankenkassen durch das schweizerische Bundesamt für Gesundheitswesen

Heute können Frau Künzle und ihre vielen Weggenossen auf das Erreichte stolz sein. Motorisch Behinderten wurde eine neue therapeutische Möglichkeit eröffnet. Die Hippotherapie-K wird in vielen Zentren in der Schweiz und in den Nachbarländern angeboten - und sie findet immer weitere Ausbreitung.

Möge das Buch die Idee weitertragen, möge es vielen Behandelnden nützlich sein - zum Nutzen auch ungezählter behinderter Menschen.

Prof. Dr. med. Rudolf Wüthrich, em.,
vormals Chefarzt Neurologische Universitätsklinik
Kantonspital, CH-4031 Basel

Inhalt

Einführung 1

MERKE

Hippotherapie-K® (HTK) ist Physiotherapie mit Hilfe des Kleinpferdes, eine anerkannte medizinische Behandlungsmaßnahme, bei der die Übertragung der Bewegung vom Pferd im Schritt auf den Patienten genutzt wird (Abb. 1.1).

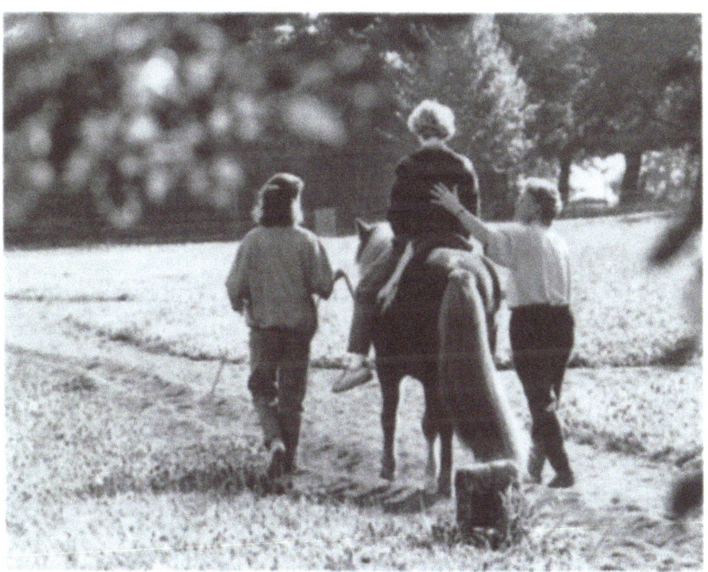

Abb. 1.1. Hippotherapie-K: Nutzung der Bewegungsübertragung vom Pferd auf den Patienten

1.1 Terminologie

Das Pferd wird heute vielerorts und in verschiedenen Bereichen im Dienste der Behinderten eingesetzt. In der Schweiz kennen wir je nach Zielsetzung unterschiedliche, voneinander unabhängige und eigenständige Teilgebiete (Übersicht).

Das Pferd im Dienste des Behinderten

I. Therapien mit Hilfe des Pferdes:

I. a. Nutzung der Übertragung der Bewegung des Pferdes:

- **mit medizinisch-therapeutischer Zielsetzung: Hippotherapie-K®**

I. b. Nutzung des Reitens und des Umgangs mit dem Pferd:

- **mit pädagogisch-psychologischer Zielsetzung:**
  - **heilpädagogisches Reiten**
  - **heilpädagogisches Voltigieren**
  - **psychotherapeutisches Reiten**
- **mit rehabilitativ-therapeutischer Zielsetzung:**
  - **therapeutisches Reiten**
  - **Rehabilitationsreiten**
  - **Therapiereiten**
  - **Equitherapie**

II. Sport: Behindertenreiten

Seit der Einführung und Verbreitung des Terminus Hippotherapie im Jahre 1966 wurde stets betont, daß Hippotherapie *kein* Reiten, auch *kein* therapeutisches Reiten ist.

Wie aus der Übersicht ersichtlich, wird therapeutisches Reiten als eine eigenständige Disziplin innerhalb der Gruppe der Therapien/ Pädagogik mit Hilfe des Pferdes betrachtet. Sie nutzt Elemente von Aktivitäten rund um das Reiten aus, so z. B. beim psychotherapeutischen Reiten.

Im Gegensatz zu Deutschland werden in der Schweiz die verschiedenen therapeutischen bzw. pädagogischen Maßnahmen mit Hilfe des Pferdes *nicht* unter dem allgemeinen Begriff „therapeutisches Reiten" zusammengefaßt. Weitere Differenzierungen zu den einzelnen Disziplinen wie auch Hinweise zur Hippotherapie-Ausbildung in Deutschland und Österreich sind im Kap. 18 aufgeführt.

1.2 Entwicklung der Therapien mit Hilfe des Pferdes in der Schweiz

1.2.1 Entstehung

Die Idee einer Nutzung des Pferdes als *Therapiepartner* bei neurologischen Störungen nahm in der Schweiz ihren Ursprung vor ca. 30 Jahren. Schon früher waren in einzelnen Fällen Reiter, die selbst neurologische Erkrankungen hatten, auf die Idee gekommen, ihre sportliche Tätigkeit mit therapeutischen Aspekten zu verbinden. Besonders ausgeprägt war dies in England der Fall, wo das Reiten als Volkssport gilt.

Der Aufbau einer neurophysiologischen Basis für eine gezielte Therapie mit Hilfe des Pferdes begann in Basel im Jahre 1966 und wurde an der Neurologischen Universitätsklinik erarbeitet (Abb. 1.2–1.4) Dabei stützte man sich auf die Erkenntnisse und Erfahrungen des entwicklungsneurologischen Behandlungskonzepts nach Bobath und auf der Funktionellen Bewegungslehre Klein-Vogelbach.

Der frühere Leiter der Neurologischen Poliklinik, Prof. Dr. med. Rudolf Wüthrich, stand dieser neuen Therapie von Anfang an aktiv

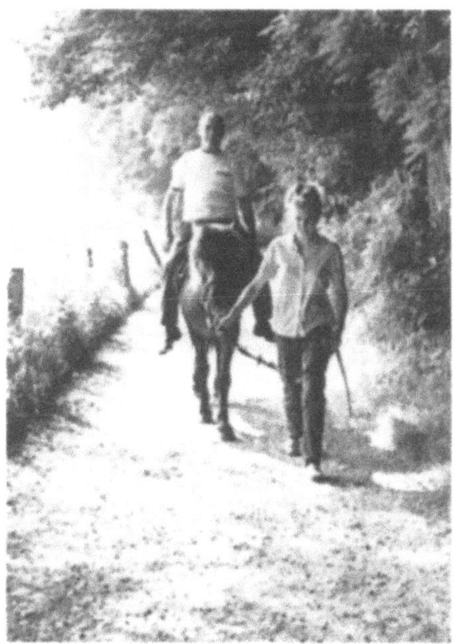

Abb. 1.2. Zur Erarbeitung eines symmetrischen Bewegungsablaufs im Rumpf wurde seit Beginn der Therapie auf geraden Gehstrecken gearbeitet

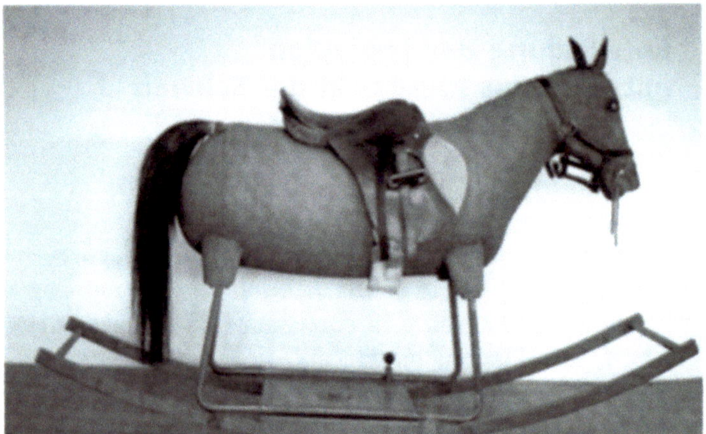

Abb. 1.3. Ein Schaukelpferd im Ausmaß eines Islandpferdes ist heute noch beim Üben der Sitzstellung und des Aufsteigens im Einsatz

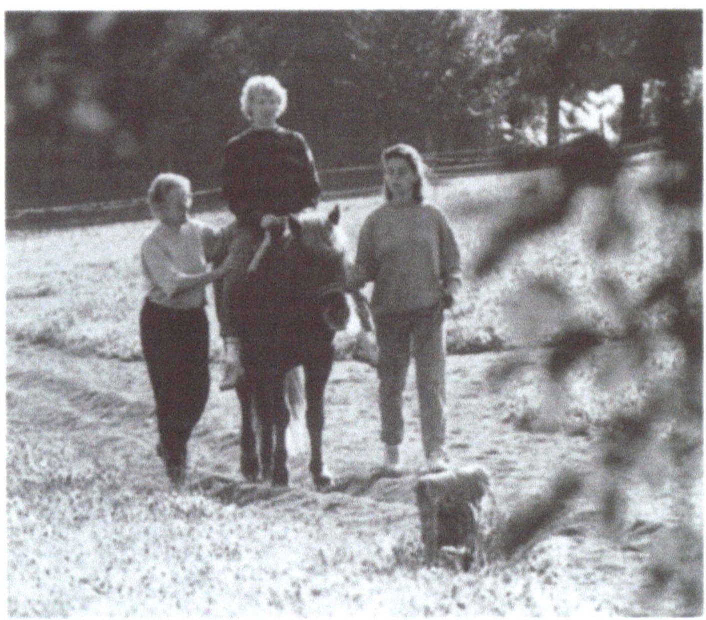

Abb. 1.4. Aus physiotherapeutischen Überlegungen kam nur das Kleinpferd für die Therapie in Frage

unterstützend zur Seite. Der damalige Direktor der Neurologischen Universitätsklinik Basel, Prof. Dr. med. Heini E. Kaeser, gab die Anregung, die neue Therapieform „Hippotherapie" zu nennen.

Parallel dazu und auch angeregt durch die Basler Initiative wurden ähnliche Bestrebungen im In- und Ausland entwickelt. Da diese Bestrebungen lokal verschiedenartige Intentionen verfolgten, entwickelten sich unter dem Begriff Hippotherapie zunächst sehr unterschiedliche Aktivitäten. Trotzdem setzte sich – durch das stetige Bemühen des Basler Kreises – im Laufe der Jahre eine gewisse Unité de doctrine durch; möglich und gefördert wurde dies durch eine rege Ausbildungs- und Informationstätigkeit sowie durch die Gründung des Fachvereins Schweizer Gruppe für Hippotherapie im Jahre 1976 (Abb. 1.5).

Seit 1979 besteht in Basel/Binningen ein eigenes Zentrum für Hippotherapie-K, möglich geworden durch eine großzügige Schenkung, die neben einer großen Landparzelle auch ein ansehnliches landwirtschaftliches Gebäude mit Stallungen und Scheune umfaßt. Die „Stiftung Hippotherapie-Zentrum Basel" betreibt das Zentrum, das sich als Behandlungsort für Patienten der Region und als Ort der Schulung versteht (Abb. 1.6a–e).

Das Hippotherapie-Zentrum ist zugleich die schweizerische Ausbildungszentrale und der Ort der methodischen Weiterentwicklung. Die Anerkennung der HTK als Pflichtleistung für Multiple-Sklerose-Patienten basiert auf jahrzehntelanger praktischer Arbeit im Zentrum in Basel/Binningen.

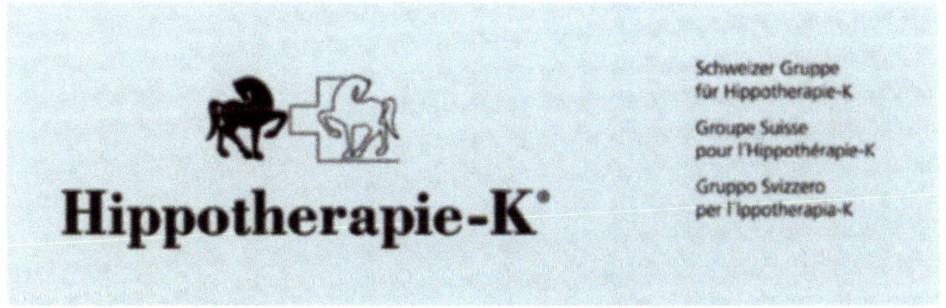

Abb. 1.5. Fachverein von HTK-Physiotherapeuten in der Schweiz

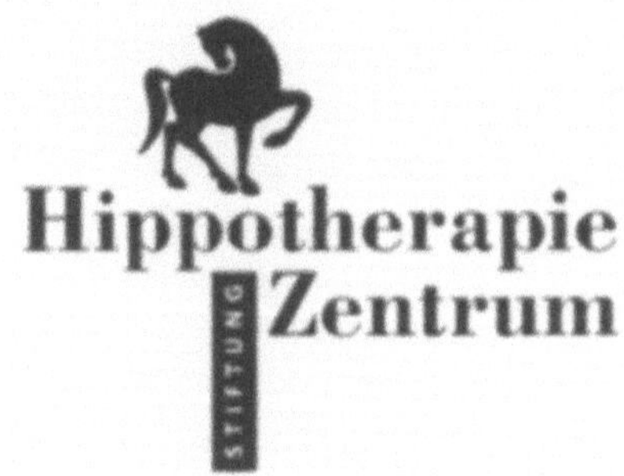

a

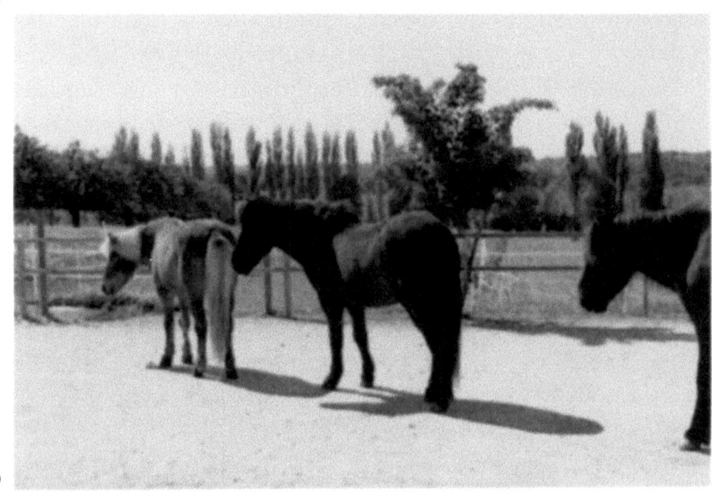

b

Abb. 1.6 a–e. a Stiftung Hippotherapiezentrum Basel, Schulungs- und Behandlungszentrum für Hippotherapie-K. **b** Die pferdegerechte Offenstallhaltung trägt zu einem guten Sozialverhalten des Therapiepferdes bei

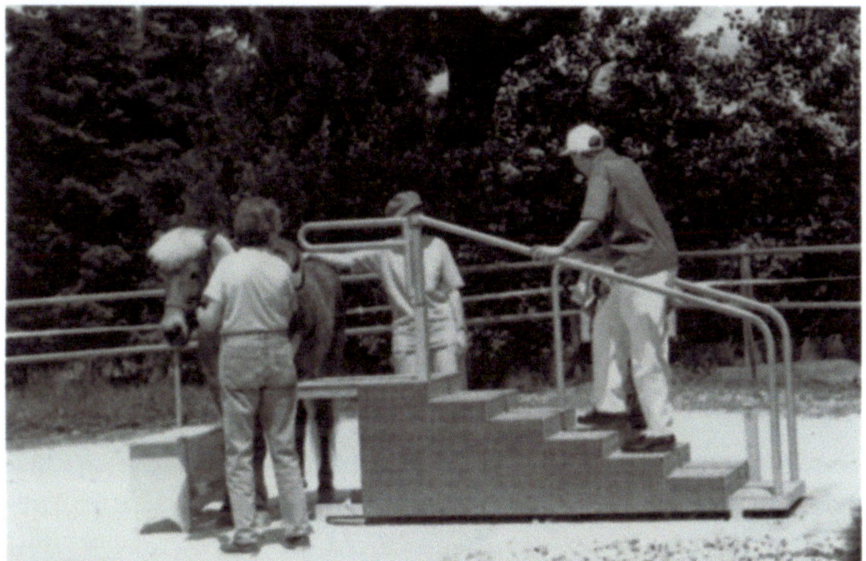

c

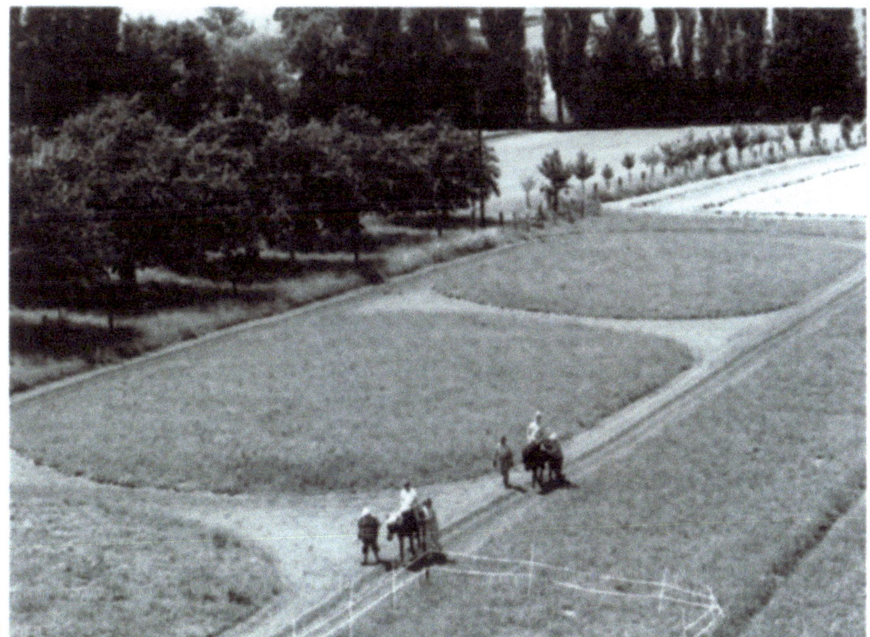

d

Abb. 1.6 c, d. c Eine zweckmäßige Aufsteige ist Voraussetzung für die Therapie. **d** Eine geeignete Therapiebahn steht zur Verfügung

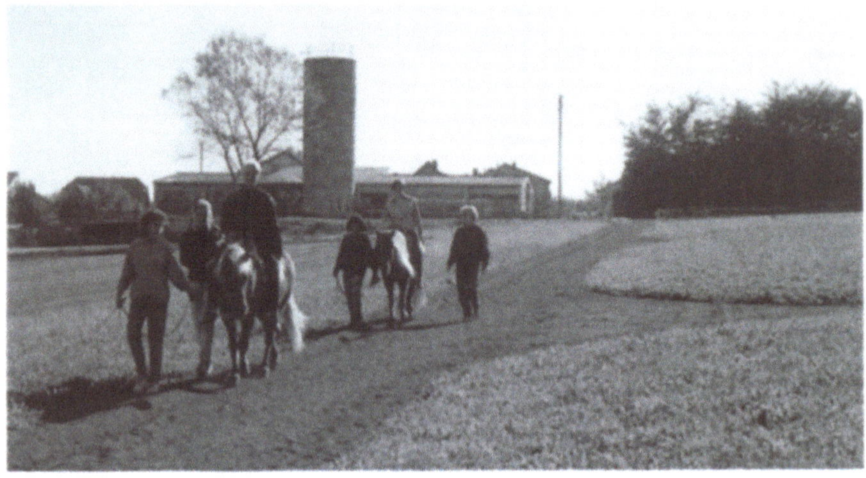

e

Abb. 1.6e. Die Behandlung in der freien Natur ist für Gehbehinderte ein bereicherndes Erlebnis

1.2.2 Anerkennung als zusätzliche Form der Bobath-Behandlung

Zur Anerkennung als Pflichtleistung hat die Bestätigung von Dr. med. Karel Bobath vom Dezember 1979 in einem Schreiben an Frau Ursula Künzle wesentlich beigetragen:

„Die Hippotherapie, wie Sie sie seit meinem damaligen Gutachten im Jahr 1973 entwickelt haben, ist eine auf dem Bobath-Konzept aufgebaute Behandlung mit dem Medium Pferd. Bei dieser Therapie wird die Bewegung des Pferdes für ein spezifisches Rumpftraining angewendet. Die Indikation der Hippotherapie ist begrenzt auf Patienten, die aufgrund zentral-neurologischer Bewegungsstörungen eine ungenügende Rumpfkontrolle und mangelnde Gleichgewichtsreaktionen aufweisen, aber imstande sind, frei zu sitzen.

Hippotherapie ist daher eine zusätzliche Form der Behandlung nach Bobath. Sie verlangt vom durchführenden Therapeuten eine vollständige Ausbildung in der Bobath-Behandlung und in der Hippotherapie. Sie kann keinesfalls als Ersatz für eine Förderung anderer Funktionen, wie z.B. Geschicklichkeiten oder Gangschulung, betrachtet werden.

Unter diesen Voraussetzungen bestätigen wir, daß Hippotherapie in ausgewählten Fällen im Rahmen der Bobath-Behandlung eine zusätzliche medizinische Heilbehandlung ist.“

1.2.3 Differenzierung Hippotherapie-K

Um Kostenträger zu gewinnen, war es unumgänglich, einen klar abgegrenzten Anwendungsbereich (damals Patienten mit neurologischen Affektionen) festzulegen (Abb. 1.7). Diese Überlegung führte im Jahre 1990 zur Differenzierung des Begriffs Hippotherapie, d.h. zur Bezeichnung *Hippotherapie-K®*.

Dank der Differenzierung fand die *Hippotherapie-K* im Jahre 1994 offizielle Anerkennung als kassenpflichtige medizinische Maßnahme. Dadurch ist HTK eine definierte Behandlung mit Behandlungsstrategie und Arbeitsweise sowie festgelegten Anforderungen an den Patienten.

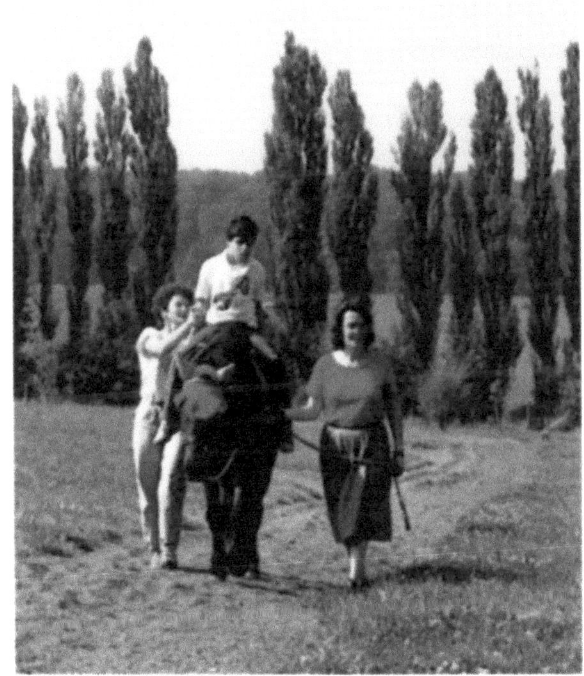

Abb. 1.7. Auf der Geraden erlernt das gehunfähige Kind, sein Gleichgewicht im Sitzen zu verbessern

1.2.4 Schweizer Studie

In Zusammenhang mit dem beim Bundesamt für Sozialversicherung gestellten Antrag auf Anerkennung der HTK als physiotherapeutische Maßnahme wurde in den Jahren 1987–1992 in einer Studie deren Wirksamkeit nachgewiesen. Die „Schweizer Studie zur Anwendung und Erfassung der Wirksamkeit der Hippotherapie-K bei Multiple Sklerose-Betroffenen" wurde von der Schweizerischen Multiple Sklerose-Gesellschaft mitinitiiert und finanziell unterstützt. In dieser Studie wurde die Wirksamkeit der HTK bei insgesamt 225 MS-Patienten untersucht; es wurden 12 265 überwachte und kontrollierte Behandlungen durchgeführt. An der Studie wirken 37 Physiotherapeutinnen an insgesamt 16 Therapiestellen in der ganzen Schweiz mit (s. Kap. 17).

Die Antwort der Eidgenössischen Fachkommission für allgemeine Leistungen der Krankenversicherungen fiel positiv aus. Im Jahre 1994 wurde HTK bei MS-Patienten als Pflichtleistung für die Krankenkassen anerkannt.

1.2.5 Anerkennung der Hippotherapie-K in der Schweiz

Die Bemühungen um Anerkennung der neuen Physiotherapiemethode durch die Kostenträger – Invalidenversicherung, Krankenkassen – setzten schon 1968 ein und führten nach langwierigen, zähen Verhandlungen und neuen Dokumentationen (Schweizer Studie) endlich

- 1984 zur Aufnahme der Hippotherapie in den Leistungskatalog der Invalidenversicherung,
- 1985 zur freiwilligen Übernahme der Kosten für Hippotherapie bei MS-Patienten durch das Konkordat der Schweizer Krankenkassen,
- 1995 zur Aufnahme der Hippotherapie-K in den Leistungskatalog der Krankenkassen als Pflichtleistung bei MS-Patienten. Seit 1996 steht Hippotherapie-K im Physiotherapietarif mit dem Vermerk „für Physiotherapeuten mit Zusatzausbildung".

1.2.6 Internationale Entwicklung

Auf die Entwicklung im internationalen Rahmen kann nicht detailliert eingegangen werden. Die HTK hat in den letzten 2 Jahrzehnten sowohl im nationalen wie im internationalen Bereich zunehmend Anwendung und Anerkennung gefunden. Daß die HTK auch international fest verankert ist, läßt sich an den bisher stattgefundenen Kongressen ablesen:

- 1972 in Paris/Frankreich,
- 1976 in Basel/Schweiz,
- 1979 in Warwick/Großbritannien,
- 1982 in Hamburg/Deutschland,
- 1985 in Mailand/Italien,
- 1988 in Toronto/Kanada,
- 1991 in Aarhus/Dänemark,
- 1994 in Hamilton/Neuseeland,
- 1997 in Denver/USA.

Die Verbreitung und Anerkennung erfolgte nicht nur in Verbindung mit der Mitwirkung an internationalen Kongressen und Tagungen, sondern auch durch die aktive Gruppe der Physiotherapeutinnen und Physiotherapeuten aus dem In- und Ausland, die in Basel ihre Ausbildung in HTK absolviert haben. So entstand in Deutschland die „Deutsche Gruppe für Hippotherapie", die sich um die Anerkennung und Verbreitung der HTK in Deutschland bemüht (s. Kap. 18).

1.3 Das Pferd als Therapiepartner

Unter HTK versteht man die Nutzung der Bewegung des Pferderükkens als Therapeutikum. Dabei sitzt der Patient locker auf dem Pferd und wirkt nicht aktiv auf das Pferd ein. Das Pferd wird geführt (Abb. 1.8). Die HTK ist damit nicht Reiten, auch nicht therapeutisches Reiten.

Die Therapeutin kontrolliert und unterstützt die Sitzposition des Patienten und sorgt mit entsprechenden Hilfen für eine optimale Bewegungsaufnahme. Dadurch übertragen sich die Schwingungen des Pferderückens auf das Becken des Patienten; so kommt es in der Rumpfmuskulatur zu einem ständigen Wechsel zwischen Spannung und Entspannung im Sinne einer dynamischen Muskelarbeit. Gleichzeitig werden Gleichgewicht und Koordination geschult, Verkrampfungen gelockert und schwache Muskeln aktiviert.

Um eine adäquate Bewegungsantwort des Patienten zu stimulieren ist die bestmögliche Übereinstimmung der Bewegungsrhythmen und -aus-

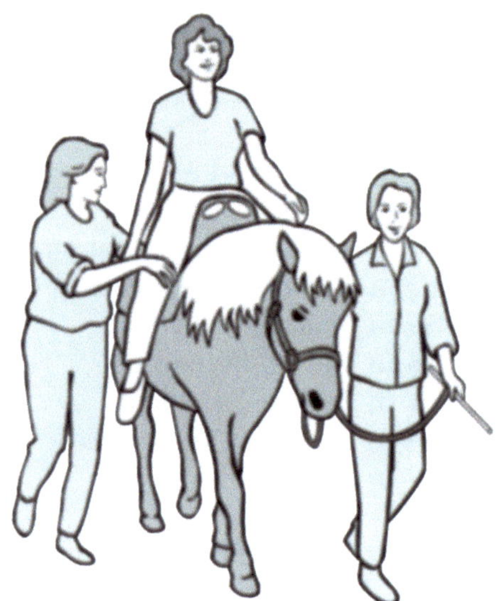

Abb. 1.8. Der Therapieeffekt wird nur bei bestmöglicher Übereinstimmung der Bewegungsrhythmen von Pferd und Mensch erreicht

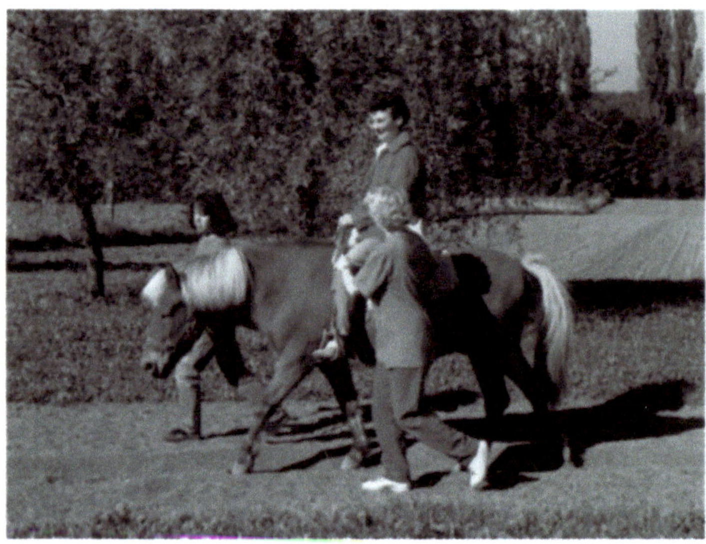

Abb. 1.9. Ein gut geschultes Pferd ist ein gehwilliger mitdenkender Therapiepartner

schlägen von Pferd und Mensch entscheidend. Deshalb eignet sich nicht jedes Pferd für einen Einsatz in der HTK (s. Kap. 3). Das Pferd kann nur dann zum Erfolg der HTK beitragen, wenn es von der Konstitution, Kondition und dem Bewegungsablauf geeignet und sachgemäß ausgebildet ist sowie fachkompetent und verständnisvoll eingesetzt wird.

In der Praxis hat es sich gezeigt, daß das Islandpferd in seiner Eigenschaft als Gewichtsträger den Anforderungen der HTK (s. Kap. 3) entsprechen kann und sich im therapeutischen Einsatz bewährt hat (Abb. 1.9). Aus diesem Grunde wird in der Schweiz das Islandpferd mit seiner vertrauenerweckenden Ruhe in der HTK bevorzugt eingesetzt.

1.4 Behandlungskonzept der Hippotherapie-K

Als physiotherapeutische Maßnahme nutzt HTK die Bewegungsübertragung des Pferdes im Schritt auf den Patienten. Die Bewegungen des Pferderückens haben vielfältige, vorwiegend lockernde, durchblutungsfördernde, kräftigende und anregende Effekte, die sich auf den passiven und aktiven Bewegungsapparat von Beine, Becken und Rumpf auswirken.

Der regulierende, aktivierende bzw. krampflösende Einfluß der HTK sowohl auf innere Bauchorgane wie auch auf das Herz- und Kreislaufsystem wird in der Literatur immer wieder beschrieben. Auf diese Anwendungsgebiete wird hier nicht näher eingegangen.

Hippotherapie-K

Die HTK ist in der Schweiz eine von den Kostenträgern anerkannte physiotherapeutische Maßnahme *für eine abgegrenzte Patientengruppe* (s. Kap. 6) und verlangt

- **eine angemessene Pferdebewegung,**
- **eine festgelegte Ausgangsstellung,**
- **ein bestimmtes therapeutisches Vorgehen.**

Die HTK setzt voraus, daß die Pferdebewegung dem Patienten angemessen ist, und fordert vom Patienten entsprechende Sitz- und Gleichgewichtsfähigkeiten (s. Kap. 9).

Ferner geht HTK von einer definierten Ausgangsstellung aus (Kap. 4), richtet sich nach einer zielorientierten Behandlungsstrategie in Teilschritten zur Schulung der Sitzbalance bzw. zur Nutzung einzelner Teilaspekte in speziellen Anwendungsfeldern (Kap. 7 und 8) und benutzt definierte therapeutische Hilfen (Kap. 13, 14 und 15).

1.4.1 Grundlage des Bobath-Konzepts

Die HTK entspricht den Prinzipien und Grundsätzen des Bobath-Konzepts (s. Kap. 6, S. 112). Deshalb sehen Bobath-Therapeuten in der HTK eine zusätzliche Möglichkeit, die Funktion Sitzen zu üben. In keiner anderen Weise kann so optimal differenziert am Sitzen geübt werden wie auf dem Pferd. In der Schulung der Sitzbalance ergeben sich kontrollierte Stellungen für viele Funktionen im Sitzen, die dem Kind in seinem Leben zu größerer Selbständigkeit verhelfen.

Nebst dem Vorteil dieser detaillierten differenzierten Arbeit ist es zugleich eine willkommene Möglichkeit, bei Therapieschwierigkeiten im Turnsaal den Behandlungsort nach draußen zu verlegen. So erleben die Kinder etwas ganz Neues: ein lebendiges Pferd, das Bewegtwerden - nicht die „Therapie".

1.4.2 Medizinisch-therapeutische Nutzung der Bewegung des Pferdes

Wirkung auf die Psyche

Für den Patienten ist es ein beglückendes Erlebnis, im Gangrhythmus mitgenommen zu werden und dabei in der freien Natur zu sein - in Kontakt mit Mensch und Tier (Abb. 1.10).

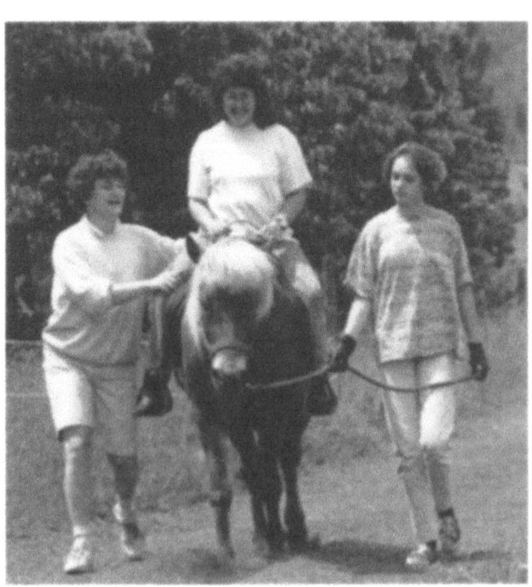

Abb. 1.10. Draußen sein, auf einem zuverlässigen Pferd sitzen ist ein Erlebnis!

Physische und psychische Komponenten wirken synergistisch und verbessern gestörte Funktionen des Körpers: Es sind nicht nur die Bewegung des Pferderückens und die Harmonie des Gleichgewichtsgefühls, sondern auch die Ausstrahlung des Pferdes auf das Empfinden des Patienten, die den Behandlungserfolg ausmachen (Abb. 1.11, 1.12).

Wirkung auf die Sensomotorik

Der kinetische Effekt der Pferdebewegung im Schritt bewirkt beim Menschen auf dem Pferd eine Kombination von Reaktionen (s. Kap. 5) wie

- im Gleichgewicht sitzen bleiben,
- Bewegung geschehen lassen,
- Mitgehenlassen des Beckens.

Daraus resultiert eine sensomotorische Wirkung in Form einer reaktiven Haltungsbewahrung, die beim Bewegungsgesunden automatisch funktioniert (Abb. 1.13).

Im Gegensatz dazu können beim bewegungsgestörten Menschen die rhythmisch einwirkenden Impulse des Pferdes *nur mit therapeutischer Hilfe* aufgenommen und verarbeitet werden. Die Schulung der Sitzba-

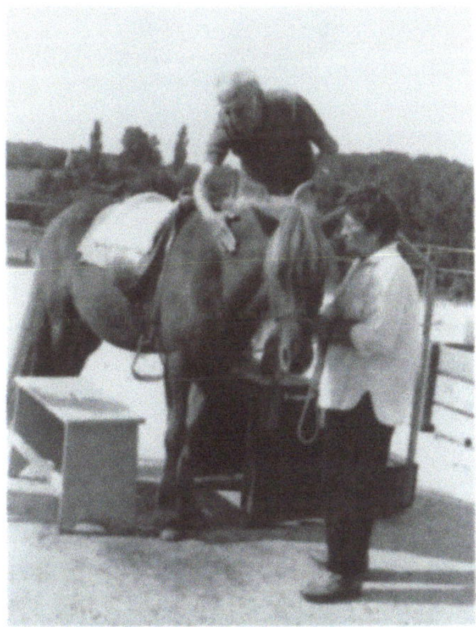

Abb. 1.11. Viele Patienten bauen einen Kontakt zu ihrem Therapiepferd auf

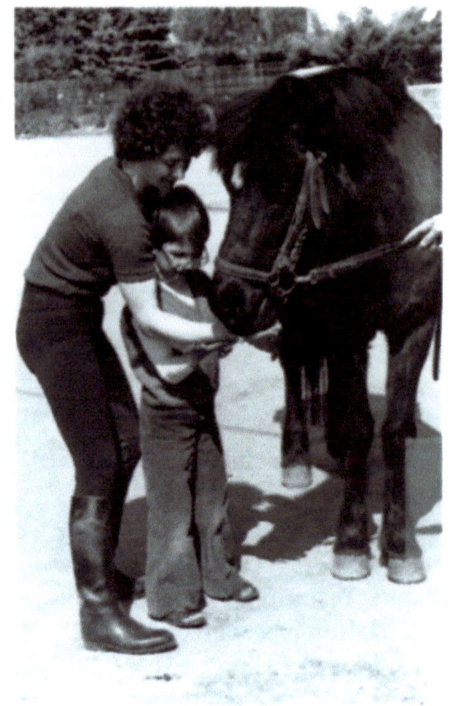

Abb. 1.12. Vorsichtige Kontaktaufnahme mit Hilfe der Therapeutin

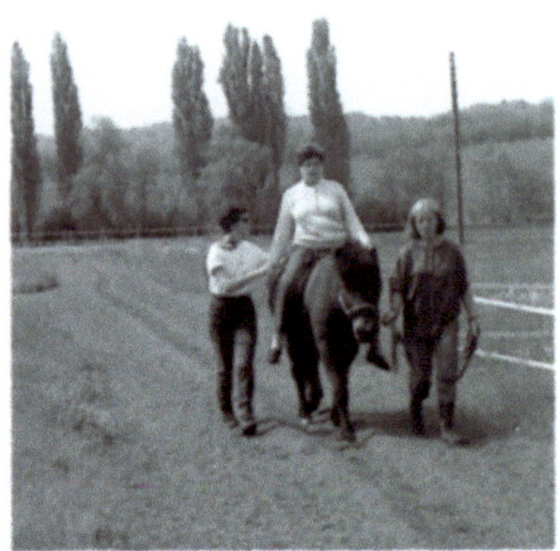

Abb. 1.13. Der spontane Armpendel ist Ausdruck einer gangtypischen Koordination im Rumpf

lance in der HTK kommt dem Bobath-Konzept entgegen; sie ist in keiner anderen Weise so optimal differenziert zu erarbeiten wie auf dem Pferd.

Durch den Einsatz einer angemessenen Pferdebewegung werden in der HTK dank einer zielorientierten Behandlungsstrategie (Kap. 7 und 8) die Gleichgewichtsfähigkeiten des Patienten stufenweise verbessert, so daß differenzierte Haltungsreaktionen als Bewegungsantwort auf die Pferdebewegung entstehen können. Diese ganzheitliche Beeinflussung des Gleichgewichts bei der Funktion „Sitzen" ist das *Globalziel* der HTK.

Die durch die HTK-Praxis mit MS-Patienten gewonnenen Erfahrungen führten zur Erkenntnis, die deutlichen positiven Resultate der Behandlung mit Hilfe der Bewegung des Pferdes auch bei anderen motorischen Störungen anzuwenden. Dabei konnten Teilaspekte der sensomotorischen Beeinflussung (z. B. Wirkung auf den Tonus) zielbezogen ausgenutzt werden. Diese Teilaspekte können nach dem einzelnen *HTK-Lokalziel* klar abgegrenzt werden (Kap. 6).

1.4.3 Krankheitsbezogene Anwendungsgebiete

Das *Indikationsgebiet* der HTK umfaßt Bewegungsstörungen verschiedener Ätiologie:

- neurologische Affektionen mit zentralen Bewegungsstörungen bei
  - Kindern mit Folgen frühkindlicher Hirnschädigung (infantile Zerebralparese), mit posttraumatischer und postentzündlicher Symptomatik, mit spinalen angeborenen Läsionen,
  - Erwachsenen mit posttraumatischer, postentzündlicher und degenerativer neurologischer Symptomatik, wie beispielsweise Multipler Sklerose und spinalen Läsionen;
- gelenkmechanisch bzw. muskulär bedingte Bewegungsstörungen in Wirbelsäulen- und Hüftgelenken bei Norm-Reflexaktivität im Rumpf. Darunter fallen
  - vertebragene lumbale Beschwerden
  - Hüftgelenksprobleme.

Relative und absolute *Kontraindikationen* werden in Kap. 6 beschrieben.

1.4.4 Zielorientierte Anwendungsgebiete

Es entwickelten sich 2 zielorientierte Einsatzgebiete der therapeutischen Anwendung der Pferdebewegung.

Aus physiotherapeutischer Sicht werden die Anwendungsgebiete zielbezogen in 2 Gruppen eingeteilt (s. auch Kap. 6):

Motorische Induktion als Therapeutikum mit sensomotorischer Beeinflussung
Sie findet statt auf:
- **subkortikalen/kortikaler Ebene: HTK-Globalziel „Sitzbalance",**
  - **um Haltungsreaktionen im Sitzen zu provozieren,**
  - **um diese zu fördern oder zu erhalten;**
- **spinaler Ebene: HTK-Lokalziel,**
  - **um den Muskeltonus zu normalisieren,**
  - **um die Muskeln des Lokalsystems zu trainieren,**
  - **um die Beweglichkeit zu verbessern.**

HTK-Globalziel

Das Globalziel bedeutet die Nutzung der subkortikalen/kortikalen Wirkmechanismen für eine gesamtheitliche Beeinflussung der Gleichgewichtsfähigkeit. Der kinetische Effekt der Pferdebewegung fördert Sitzbalancereaktionen, wodurch der Körper als Ganzes beansprucht wird (Abb. 1.14, 1.15). Auf dem Pferd im Schritt wird eine optimale

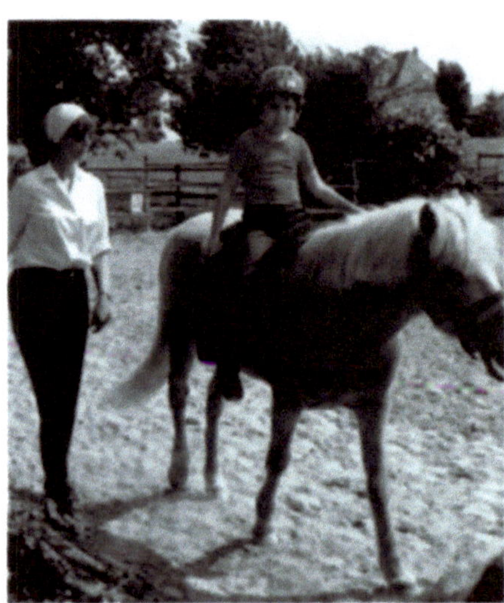

Abb. 1.14. Wie stimulierend wirkt für ein Kind der erhöhte Sitz auf dem Pferd im Vergleich zum Sitzen im Rollstuhl

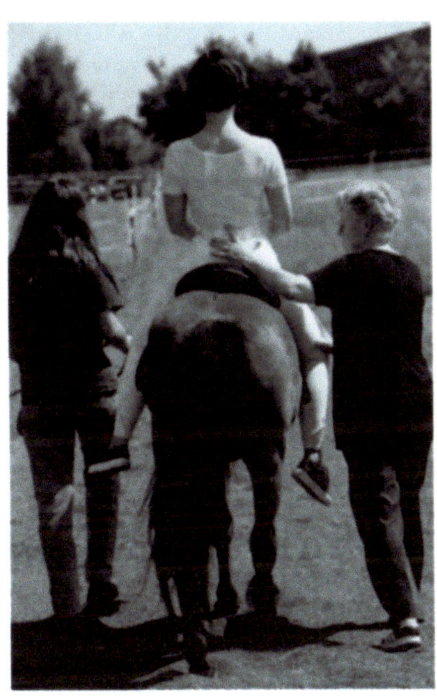

Abb. 1.15. Hilfestellung zur guten Bewegungsübernahme bei der Schulung der Sitzbalance

gangtypische Koordination der Rumpfreaktionen geschult. Auf der Basis sensomotorischer Erfahrung werden Sitzbalancereaktionen als Norm-Verhalten ausgelöst und selektiv am ganzen Körper in Form eines reaktiven Sitzes gefördert.

Das HTK-Globalziel „Sitzbalance“ gilt für 2 Formenkreise der neurologischen Bewegungsstörungen:

- Patienten mit angeborenen zerebralen Bewegungsstörungen (z. B. Zerebralparesen)
- Patienten mit erworbenen zentralen Bewegungsstörungen (z. B. Multiple Sklerose)

HTK-Lokalziele

Lokalziele ergeben sich aus der Nutzung der spinal-segmentalen Wirkmechanismen. Je nach Ursache und Symptombild werden einzelne Komponenten dieser spinalen Mechanismen einzeln oder kombiniert ausgenutzt.

Die Beeinflussung des aktiven Bewegungsapparats hat folgende Ziele:

- *Tonusnormalisierung* bzw. -harmonisierung
  - bei pathologischen Bewegungsmustern (z.B. bei Multipler Sklerose; Abb. 1.16),
  - bei spinalen Läsionen, bei Jugendlichen und Erwachsenen mit Zerebralparesen,
  - bei muskulärer Dysbalance bei Norm-Haltungsmechanismen (z.B. bei Überlastungssyndromen in der Lendenwirbelsäule durch Gleichgewichts- bzw. Gehschwierigkeiten);
- Förderung der *selektiven Kraft* in der Muskulatur des Lokalsystems
  - der Wirbelsäule (z.B. bei spinalen Läsionen; Abb. 1.17),
  - der Hüftgelenke (z.B. bei zentralen Bewegungsstörungen).

Die Beeinflussung des passiven Bewegungsapparats hat das Ziel, die *Gelenkbeweglichkeit* zu verbessern:

- in der Lendenwirbelsäule (z.B. bei vertebragenen Syndromen),
- im Hüftgelenk (z.B. bei Coxarthrose).

MERKE

Das aktive Reiten ist nicht Ziel der Hippotherapie-K!

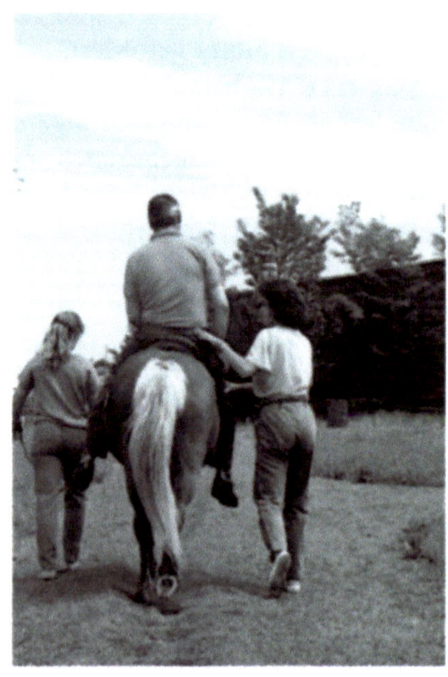

Abb. 1.16. Teilschritt: Lockerung der Muskeln im Becken-Bein-Bereich und dadurch Erhaltung der vorhandenen Balancereaktionen

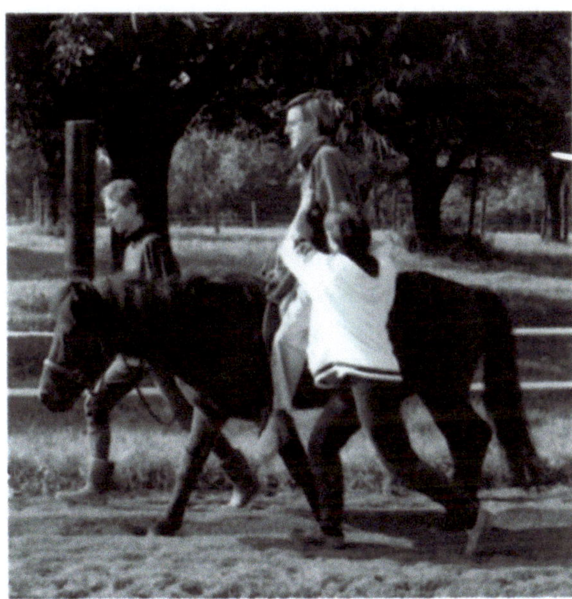

Abb. 1.17. Teilschritt: Training der autochthonen Muskulatur im Rumpf bei der Stabilisation der Körperlängsachse

1.4.5 Behandlungsstrategie und Arbeitsweise

Die Anforderungen an den Patienten und die Vorgehensweise in der HTK werden vom therapeutischen Ziel bestimmt. Die Strategie bei der Schulung der Sitzbalance (Kap. 7 und 8) setzt sich aus Teilschritten - genannt HTK-Übungsstufen - zusammen:

- zuerst *das Türmchen aufbauen* (Vorstufe),
- dann eingeordnet vertikal stabilisieren können (Stufe 1),
- anschließend *das Türmchen differenzieren*, d.h. bei stabilisiertem Körperabschnitt Brustkorb,
  - das Becken in der sagittalen Verschiebeebene selektiv bewegen (Stufe 2),
  - das Becken in der Lendenwirbelsäule selektiv frontal bewegen (Stufe 3),
  - das Becken im Niveau Lendenwirbelsäule/Brustwirbelsäule selektiv transversal bewegen (Stufe 4) und dann die Arme pendeln lassen wie beim Gehen.

Jeder Teilschritt kann je nach Störung einzeln als aktuelles Ziel gelten und später zu einem Ganzen führen, d.h. zum *Norm-Türmchen.*

Bei der Anwendung eines HTK-Lokalziels richtet sich die Arbeitsweise der Therapeutin nach der entsprechenden Übungsstufe und deren Hilfestellungen (s. Kap. 6).

In Kap. 12 werden die abnormen Reaktionen des Patienten mit Hilfe des Beobachtungs- und Analysenkonzepts der Funktionellen Bewegungslehre nach Klein-Vogelbach betrachtet.

In Kap. 13–15 werden Vorgehen, Arbeitsweise und die verschiedenen therapeutischen Hilfestellungen angeführt, die dem Patienten helfen, die Bewegungsimpulse des Pferdes aufzunehmen und somit im Gleichgewicht auf dem Pferderücken sitzen zu können.

Physiotherapeutische Grundlagen: die Funktionelle Bewegungslehre Klein-Vogelbach

2.1 Norm-Funktion des Rumpfes

Die *Funktionelle Bewegungslehre Klein-Vogelbach (FBL)* definiert eine hypothetische Norm der Haltung und Bewegung. Diese Norm dient als Vergleichsparameter für Abweichungen des Bewegungsverhaltens, um das funktionelle Problem des Patienten zu erfassen. Die auf der FBL Klein-Vogelbach basierende Behandlung hat zum Ziel, den Patienten zu einem möglichst ökonomischen Norm-Bewegungsverhalten zu bringen.

Die hypothetische Norm der FBL unterteilt den Rumpf in 3 funktionelle Körperabschnitte (Abb. 2.1):

- Becken,
- Brustkorb und
- Kopf.

Im freien vertikalen Sitz stehen die mittleren Frontalebenen der Körperabschnitte Becken, Brustkorb und Kopf in derselben vertikalen Ebene.

In allen Ausgangsstellungen des Körpers im Schwerefeld sind die Körperabschnitte in der virtuellen Körperlängsachse eingeordnet. Spontan und unbewußt kommt es zu einer Ausrichtung in der Vertikalität. Von den Bobath-Therapeutinnen und -Therapeuten wird diese Einordnung bzw. Ausrichtung häufig als „Alignement" bezeichnet.

In der Hippotherapie-K (HTK) wird die virtuelle Körperlängsachse *„Türmchen"* genannt. Auf dem Pferd ist die vertikale Körperlängsachse in den Hüftgelenken dynamisch stabilisiert.

Das Türmchen beinhaltet die Körperabschnitte Becken, Brustkorb und Kopf. Dabei ist der Körperabschnitt Brustkorb dynamisch stabilisiert. Diese Stabilisationsfähigkeit des Körperabschnitts Brustkorb ermöglicht den beiden angrenzenden Körperabschnitten Kopf und Becken, potentiell beweglich zu sein.

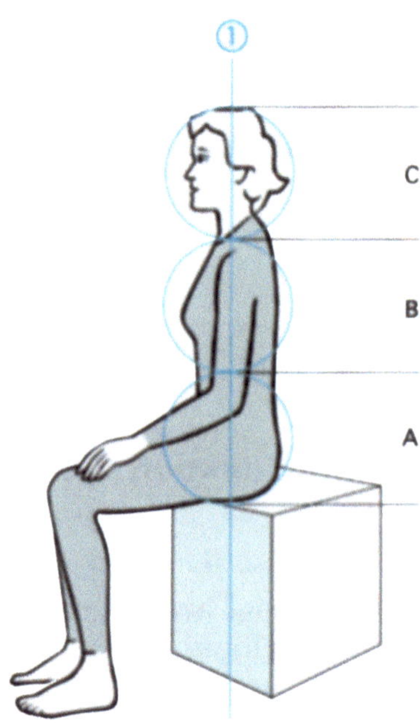

Abb. 2.1. Die eingeordneten Körperabschnitte Becken (*A*), Brustkorb (*B*) und Kopf (*C*) bilden die virtuelle Körperlängsachse (*1*), die vertikal steht. Die Beine sind parkiert

Auf dem Pferd erlaubt die dynamische Stabilisation der Brustwirbelsäule dem Körperabschnitt Becken, sich innerhalb der Einordnung an die feinen Bewegungen des Pferderückens anzupassen.

2.1.1 Gleichgewichtsreaktionen im Allgemeinen

Für den Menschen als Antischwerkraftswesen bilden die Gleichgewichtsreaktionen den wichtigsten Teil des posturalen Reflexmechanismus (für die Haltung und Haltungsbewahrung). Dieser steuert den Norm-Tonus, die normale reziproke Innervation und die mannigfaltigen Haltungs- und Bewegungsmuster.

Unter „Gleichgewicht" wird die statische und dynamische Stellungs- und Bewegungskontrolle verstanden. Gleichgewichtsreaktionen dienen dazu, den Körperschwerpunkt stabil zu erhalten bzw. wiederzugewinnen oder um die „Mitte" zu finden. Fundament für das Norm-Gleichgewicht sind: adäquate Wahrnehmung, normaler Haltungsmechanismus und reziproke Innervation.

In der Funktionellen Bewegungslehre Klein-Vogelbach sind Gleichgewichtsreaktionen Bewegungsabläufe, die als eine Aneinanderreihung von Gleichgewichtsreaktionen verstanden werden. In der Bewe-

gungsanalyse (Elemente davon s. Kap. 5.1.1) wird die Verschiebung bzw. Nichtverschiebung der Gewichte von Körperabschnitten oder Teilen davon beobachtet. Dabei werden 3 Arten von Gleichgewichtsreaktionen unterschieden:
- selektive Gegenaktivität als aktive Widerlagerung (kompensatorische automatische unsichtbare Tonusveränderung),
- angemessenes Gegengewicht als passive Widerlagerung (sichtbare Ausgleichsbewegung um die Gewichte wieder ins Gleichgewicht zu stellen),
- die Anpassung in Form einer Veränderung der Unterstützungsfläche (Schutzreaktionen und Veränderung der Druck- bzw. Kontaktfläche).

In manchen Bobath-Kursen wird die statische und dynamische Haltungskontrolle in 2 Elemente unterteilt:
- die Stellreaktionen („righting reactions") und
- Gleichgewichtsreaktionen („equilibrium reactions").

Dabei sind die 3 FBL-Differenzierungen (Gegenaktivität, Gegenbewegung bzw. -gewicht und Veränderung der Unterstützungsfläche) im Begriff „Equilibriumsreaktionen" zusammengefaßt.

2.1.2 Einfluß der Wahrnehmung auf die statische und dynamische Haltungskontrolle

Die Wahrnehmung ist ein äußerst komplexer Mechanismus, der entscheidend das Bewegungsverhalten unbewußt und automatisch steuert und beeinflußt. Einzelne Komponenten der Wahrnehmung sind:
- Stellung der Gelenke und des Körpers im Raum,
- Empfindung von Druck, Kontakt und Temperatur,
- Bewegung der Kontaktfläche am Ort und im Raum.

Diese in Abb. 2.2 dargestellten Einzelaspekte ermöglichen das bewußte Empfinden von Symmetrie, Haltung und Kontrolle der Bewegung. Sie greifen ineinander über und beeinflussen sich gegenseitig.

Wichtige Komponenten der Wahrnehmung, die in der FBL durch die Instruktion in Patientensprache angesprochen werden, sind:
- Stellung des Körpers im Raum,
- Kontaktstelle/Druck-, Temperaturempfindung,
- Bewegung der Sitzunterlage am Ort und im Raum,

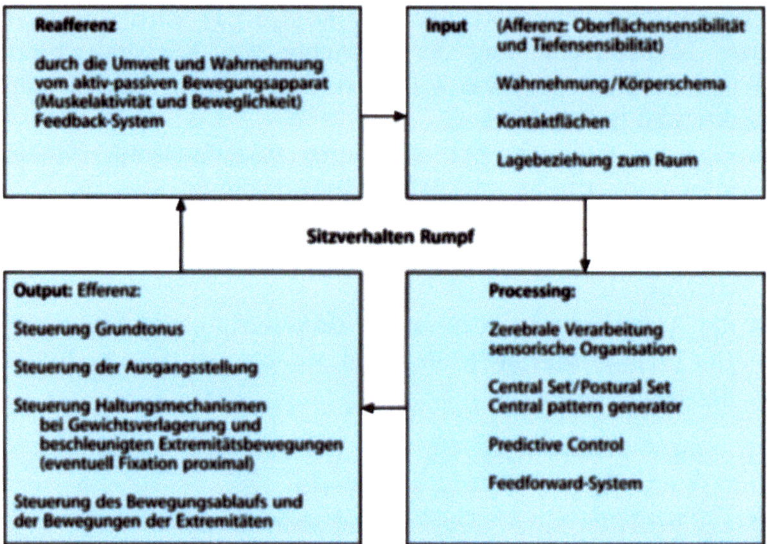

Abb. 2.2. Komplexe Steuerung des Gleichgewichts im Rumpf bei normalen Tonus-, Kraft und Beweglichkeitsverhältnissen

- Stellung/Bewegung eines Punktes am Körper in Bezug zu einem andern Punkt.

Bei veränderter bzw. gestörter Wahrnehmung weicht das Bewegungsverhalten massiv von der Norm ab (s. Abschn. 2.2).

2.1.3 Norm-Gleichgewicht im Alltag

In jeder Ausgangsstellung kontrolliert die Norm-Koordination mit Hilfe von Gleichgewichtsreaktionen bzw. Haltungsreaktionen folgende Tätigkeiten:

- die automatische räumliche Anordnung und Stabilisation der Körperabschnitte im Türmchen,
- die ökonomische aktive Widerlagerung der Atembewegungen in der Brustwirbelsäule,
- das Auffangen der Extremitäten- und Kopfbewegungen.

Je nach Ausgangsstellung des Körpers haben die Körperabschnitte Becken, Brustkorb und Kopf (eingeordnet und stabilisiert innerhalb des Türmchens) eine unterschiedliche funktionelle Aufgabe:

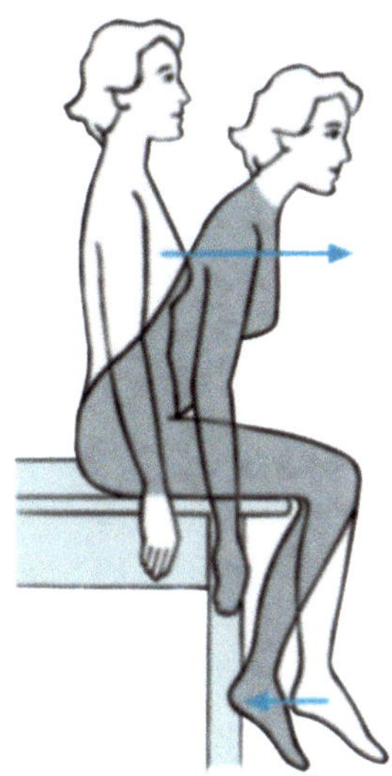

Abb. 2.3. Bei Neigung des Türmchens nach vorne gehen die Unterschenkel reaktiv nach hinten

Im Sitzen. Auf stabiler Unterlage bildet der Körperabschnitt Becken zusammen mit den Körperabschnitten Brustkorb und Kopf die funktionelle Einheit *Türmchen.* Bei Verschiebungen des Schwerpunkts neigt sich das in sich stabilisierte Türmchen in den Hüftgelenken nach vorn oder nach hinten oder zur Seite.

BEISPIEL

Bei *Vorneigung* des Türmchens

- mit Fußbodenkontakt: Der Druck der Fußsohle auf den Boden nimmt entsprechend der Neigung symmetrisch zu. Das Türmchen verankert sich dorsal an den Oberschenkeln;
- ohne Fußbodenkontakt: Der Druck der Oberschenkel auf der Unterlage nimmt zu, und beide Unterschenkel werden als aktiviertes passives Widerlager nach hinten bewegt. Die Beine bewegen sich synchron als Einheit, die als Gegengewicht zum Türmchen wirkt (Abb. 2.3).

Das Schulen der Haltungsreaktionen im Sitzen bedeutet, das stabilisierte Türmchen in den Hüftgelenken bewegen zu können.

Im Gehen. Bei Norm-Bewegungsverhalten handelt es sich beim Gehen im Gegensatz zum Sitzen nicht um die funktionelle Einheit „Körperabschnitte Becken, Brustkorb und Kopf". Beim Gehen beschränkt sich der Aktivitätszustand der Stabilisation auf den Körperabschnitt Brustkorb (Abb. 2.4), während der Körperabschnitt Becken sich im Aktivitätszustand der potentiellen Beweglichkeit befindet und als „Mobile" zum guten Funktionieren der Gehbewegung der Beine beiträgt.

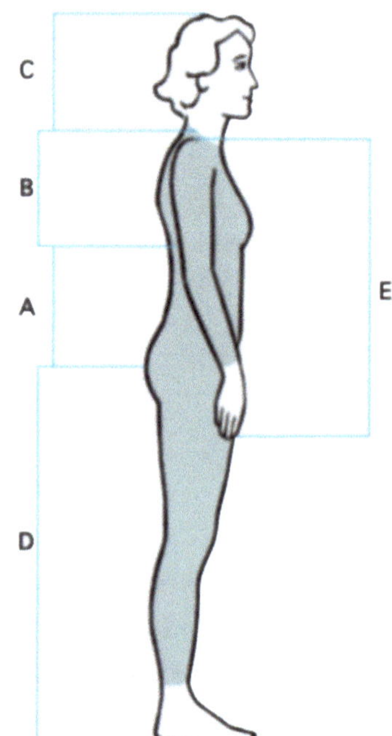

Abb. 2.4. Die Funktionen der Körperabschnitte: Nur der Körperabschnitt Brustkorb (B) als Zentrum ist ein Stabile, Körperabschnitt Becken (A), Kopf (C), Beine (D) und Arme (E) sind Mobile

Die Differenzierung des *Brustkorb-Stabile/Becken-Mobile* innerhalb der stabilisierten vertikalen Körperlängsachse ist eine Norm-Geschicklichkeit. Sie stellt hohe Anforderungen an die Fähigkeit des selektiven Bewegens, das beim Patienten mit Bewegungsstörungen oft verlorengegangen ist. In der HTK kann diese Rumpfgeschicklichkeit ohne Gehbewegungen der Beine gangtypisch erarbeitet werden.

2.1.4 Norm-Gleichgewichtsreaktionen auf dem Pferd

Die Gleichgewichtsschulung in der HTK beinhaltet, Haltungsreaktionen zu fördern. Letztere sind differenzierte, adäquate Antworten zur Bewahrung der Ausgangsstellung im Schwerkraftsfeld. Es sind Reaktionen zur Haltungsbewahrung auf die Bewegungsinduktion durch das Pferd.

Die frontalen, transversalen und translatorischen Komponenten der Pferdebewegung führen zu spezifischen Haltungsreaktionen:

- Gegengewichte können eingesetzt werden.
- Die Muskelaktivität wird adäquat erhöht,
  - um Gewichtsverschiebungen zu begrenzen,
  - um Körperteile stabilisiert mittransportieren zu lassen.

2.2 Abnorme Gleichgewichtreaktionen

2.2.1 Abnorme Gleichgewichtsreaktionen bei pathologischer Tonusregulation

Durch Spastik, Parese und/oder Koordinationsstörungen geht als erstes immer die potentielle Beweglichkeit des Körperabschnitts Becken verloren. Dadurch geht die Stabilisationsfunktion des Körperabschnitts Brustkorb verloren. Als Folge funktionieren die Norm-Haltungsreaktionen nicht mehr. Die Körperabschnitte Becken, Brustkorb und Kopf sind nicht mehr eingeordnet, d.h., die Körperlängsachse ist zerstört bzw. nicht vorhanden.

Durch die pathologische Fixation des Beckens kommt es zum Verlust von Bewegungstoleranzen v.a. in den Hüftgelenken und der Lendenwirbelsäule und zu einseitiger muskulärer Beanspruchung. Beim Spastiker können die pathologischen Bewegungssynergien aufgrund reziproker Hemmungsmechanismen die kontrollierte Kraft beeinträchtigen. Beim Ataktiker (s. Kap. 9.3.3) werden als Folge der Koordinationsprobleme funktionelle Fixationen des Becken- und Schultergürtels genutzt.

2.2.2 Abnorme Gleichgewichtsreaktionen bei abnormer Wahrnehmung

Primäre Veränderungen der Wahrnehmung (z.B. bei Schädel-Hirn-Trauma) bedingen ein schwerwiegend abweichendes Bewegungsverhalten. Diese zentralen Störungen erschweren bzw. verunmöglichen eine selektive Schulung von Haltung und Bewegung. Aus diesen Gründen kommt hier kaum ein funktionelles Rumpftraining auf dem Pferd in Frage.

Hingegen können *sekundäre* Veränderungen der Wahrnehmung (als „Andersempfinden" z.B. bei Spastik) dank selektivem Bewegen und einer resultierenden Tonusregulation deutlich beeinflußt werden. Bei zentralen Bewegungsstörungen wird die Stellung und Bewegung des eigenen Körpers, wie auch der Körperkontakt mit der Umwelt abweichend von der Norm empfunden. Bei diesen Patienten bewährt sich therapeutisch wirksam das Bewußtmachen, bzw. das Erlebenlassen von Kontaktstellen und Druckwahrnehmung sowie von Bewegen eines Distanzpunktes in Bezug zu einem anderen.

Das anders Erleben einer Stellung bzw. einer Bewegung wirkt hemmend auf die störenden pathologischen Bewegungssynergien: Der Circulus vitiosus *pathologische Bewegung – veränderte Wahrnehmung* kann dadurch unterbrochen werden. Hier ist HTK eine Chance, das Gleichgewicht im Sitzen zu beeinflussen und im Sinne der Norm-Haltungsreaktionen zu verbessern.

MERKE

Bei neurologischen Bewegungsstörungen ist die Schulung der Norm-Funktion des Rumpfs ein zentrales Ziel der Therapie, weil – aus entwicklungsneurologischen Erkenntnissen – ohne Stabilisation des Körperabschnitts Brustkorb
- **das Becken-Mobile kaum funktionieren kann,**
- **die Entwicklung der selektiven Extremitätenbewegungen erschwert ist.**

2.3 Funktionelles Rumpftraining

Vorab wird das funktionelle Rumpftraining bei normotonen Verhältnissen beschrieben.

2.3.1 Herkömmliches Schulen des Rumpfgleichgewichts

Die Förderung der Gleichgewichtsreaktionen im Sitzen kann erfolgen durch
- Provokation aktiver Widerlagerungen durch beschleunigte Extremitätenbewegungen;
- Balanceübungen auf mobilen Sitzunterlagen *ohne Fußbodenkontakt* (Schaukelbrett/Kreisel/Schaukelpferd). Bei den Gewichtsverschiebungen folgt der Körperabschnitt Becken der Bewegungsrichtung des Hilfsmittels, als Reaktion erfolgt eine Gegenbewegung der Körperabschnitte Brustkorb und Kopf;
- Balanceübungen auf dem Ball *mit Fußbodenkontakt*: Norm-Gleichgewichtsreaktion ist – bei der geringsten Ballrollung nach lateral –, den Schwerpunkt über der Mitte des Balls, d.h. über dem höchsten Punkt, zu gewährleisten. Demzufolge verändert sich bei einer Ball-

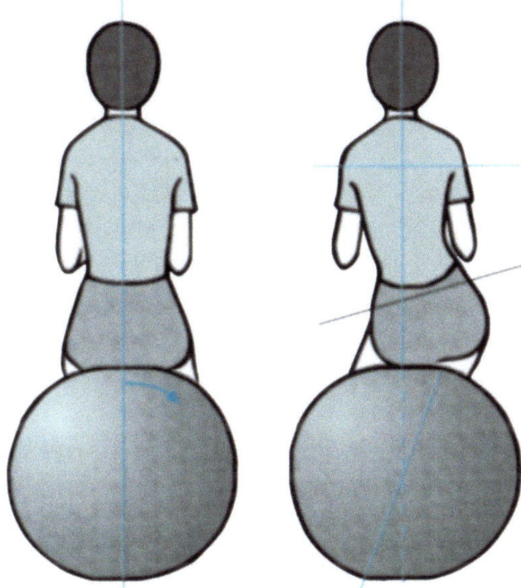

Abb. 2.5. Bei einer Ballrollung nach rechts verlagert sich die Kontaktfläche Körper/Ball nach links, indem das Becken sich gegenläufig zur Ballrollrichtung bewegt. Auf dem Pferd hingegen bewegt sich das Becken synchron mit der Pferdebewegung seitlich nach unten

rollung die Kontaktfläche Körper–Ball. Die Bewegungsrichtung des Beckens in den Hüftgelenken ist antagonistisch zur Rollrichtung des Balls: Auf dem Ball findet die Gegenbewegung im Niveau der Hüftgelenke statt (Abb. 2.5).

2.3.2 Trainingsmerkmale

Für eine funktionelle Schulung der Norm-Funktion des Rumpfs eignen sich folgende Merkmale:

- mit vertikaler oder geneigter Körperlängsachse üben,
- mittels Gewichtsverschiebungen, adäquate Haltungsreaktionen auslösen,
- mittels selektiver Bewegungen der Extremitäten, die stabilisierende Gegenaktivität im Rumpf schulen.

2.3.3 Schulung des Gleichgewichts auf dem Pferd

Sind die Bewegungstoleranzen vorhandenen (bei ausgeschalteten funktionellen bzw. pathologischen Fixationen), dann ist es möglich, mit therapeutischer Hilfe die Körperlängsachse passiv-aktiv wieder herzustellen. In einer optimalen Ausgangsstellung kann dann die Stabilisation im Rumpf durch selektive Muskelaktivitäten aufgebaut werden.

In der HTK erleben wir, wie der behinderte Mensch sich auf die Bewegung des Pferdes einläßt, diese aufnimmt und dadurch seine Gleichgewichtsreaktionen verbessert. Die komplexe Wechselwirkung zwischen Bewegtwerden und Mitbewegen fügt sich im Rhythmus des vorgegebenen Bewegungsablaufs des Pferdes zu einem reaktiven Gleichgewicht. Auf diese Weise kann in der HTK eine dynamische Haltungskontrolle reaktiv gefördert und differenziert werden (Abb. 2.6).

Dieses neue Bewegungserlebnis verändert die Wahrnehmung, überdauert den eigentlichen therapeutischen Vorgang und bahnt neue Bewegungsmöglichkeiten.

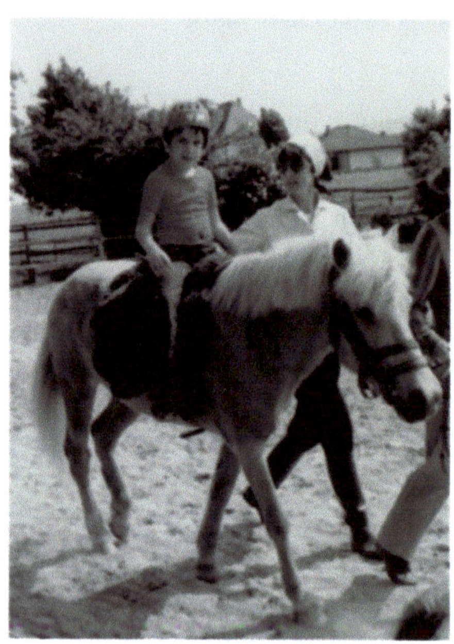

Abb. 2.6. Die vom Pferd vorgegebenen rhythmischen Bewegungsabläufe ermöglichen eine reaktive Schulung des Gleichgewichts im Sitzen

2.4 Funktionelles Sitztraining mit Hilfe des Pferdes

Die mobile Sitzunterlage Pferderücken bietet ein gangtypisches Rumpftraining an: Die Körperabschnitte Brustkorb und Kopf werden wie beim Gehen stabilisiert mittransportiert. Die Kontaktfläche Becken–Pferd bleibt erhalten, das Becken wird vom Pferd in die selektiven mehrdimensionalen Bewegungen mitgenommen (s. Kap. 5): Die Bewegungen des Pferderückens nehmen das Becken des Patienten rhythmisch alternierend nach vorne, rechts/links lateralflexorisch in der Lendenwirbelsäule und rotatorisch in der unteren Brustwirbelsäule mit (Abb. 2.7).

Hippotherapie-K
Gangtypische Schulung der Selektivität „Brustkorb-Stabile/Becken-Mobile" innerhalb der vertikalen dynamisch-stabilisierten Körperlängsachse.
Voraussetzung dafür sind:

- **bestimmte Fähigkeiten des Patienten,**
- **eine angemessene Pferdebewegung.**

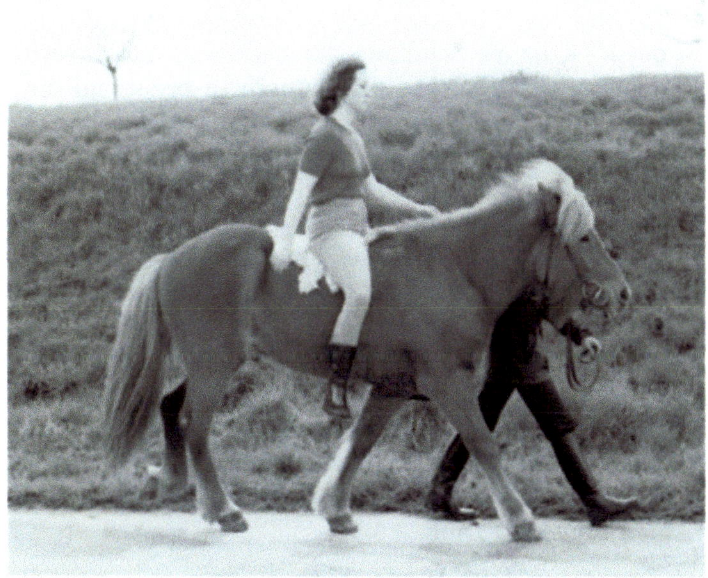

Abb. 2.7. Das Türmchen wird unter Aufhebung der Stützaktivität der Beine nach vorne transportiert

Die Bewegungsinduktion ist gangtypisch in bezug auf das Türmchen, symmetrisch in bezug auf die Ausgangsstellung, alternierend in bezug auf den Bewegungsablauf. Da der Körperabschnitt Brustkorb bei diesem Vorwärtstransport in seiner 0-Stellung stabilisiert bleiben soll, werden *reaktiv* gangtypische Haltungsreaktionen aktiviert, die diese dynamische Stabilisation gewährleisten.

Bei neurologischen Affektionen kann HTK als „funktionelles Rumpftraining" Funktionsstörungen im Rumpf effizient beeinflussen und deshalb als *Voraussetzung* für eine funktionelle Gangschulung gelten.

MERKE

Hippotherapie-K ist ein *funktionelles Rumpftraining* mit Hilfe der Pferdebewegung. Es beinhaltet ein therapeutisches Angehen der Bewegungsstörung mittels vorgegebener induzierter Bewegungsabläufe mit dem Ziel der
- **Schulung der Reactio auf „Bewegt werden" und**
- **Förderung eines Norm-Verhaltens im Rumpf als Teilziel einer funktionellen Gangschulung.**

2.4.1 Merkmale des Körperabschnitts Becken

In der HTK ist die Schulung des Becken-Mobile innerhalb der stabilisierten Körperlängsachse gangtypisch in bezug auf die Haltungsreaktionen innerhalb der Körperlängsachse – nicht aber in bezug auf die Gelenkbewegungen in den entsprechenden Bewegungsniveaus der Körperabschnitte Becken und Beine. Das heißt:
- Beim Gehen bleibt das Becken annähernd horizontal: Die Unwucht der Gewichte beim Wechsel von Standbein zu Spielbein wird mit lateralflexorischer Aktivität aufgefangen: Es findet nur eine minimale lateralflexorische Bewegung in der Lendenwirbelsäule statt.
- Bei der HTK wird das Becken-Mobile durch die Primärbewegung des Pferdes initiiert: Durch die Kontakterhaltung Pferd–Becken wird das Becken in der Lendenwirbelsäule z.B. lateralflexorisch passiv mitbewegt. Die dazugehörende lateralflexorische Aktivität findet in der Brustwirbelsäule als aktive Widerlagerung zur Beckenbewegung statt (Abb. 2.8).

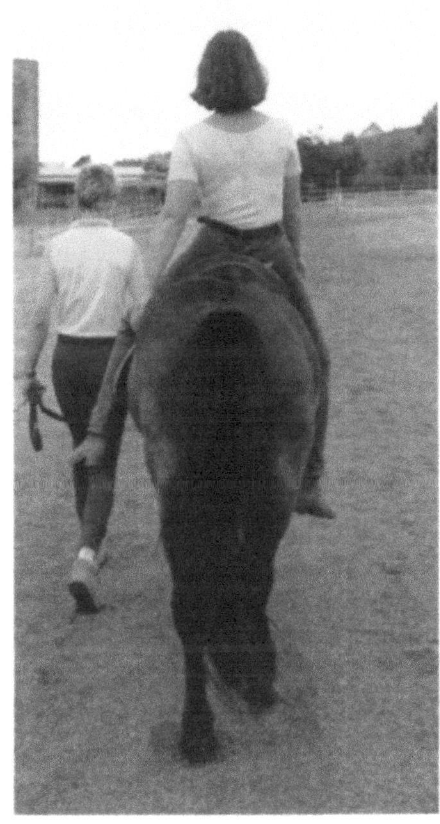

Abb. 2.8. Im Gegensatz zum Gang bewegt sich das Becken auf dem Pferderücken deutlich frontal

2.4.2 Merkmale des Sitzes auf dem Pferderücken

Auf dem Pferd werden die Beine *symmetrisch* mitbewegt. Im Gegensatz zum Gehen kommen auf dem Pferd die für den Gang notwendigen dissoziierten Gehbewegungen der Beine nicht zur Geltung. Hingegen kommen auf dem Pferderücken die Trainingsmerkmale des funktionellen Rumpftrainings voll zur Anwendung: Übung in der Vertikalstellung, in der Vorwärtsrichtung, mittels selektiver Bewegungen des Beckens. Die Fähigkeit der Stabilisation des Brustkorb wird durch das *Geschehenlassen* der Beckenbewegung sichtbar.

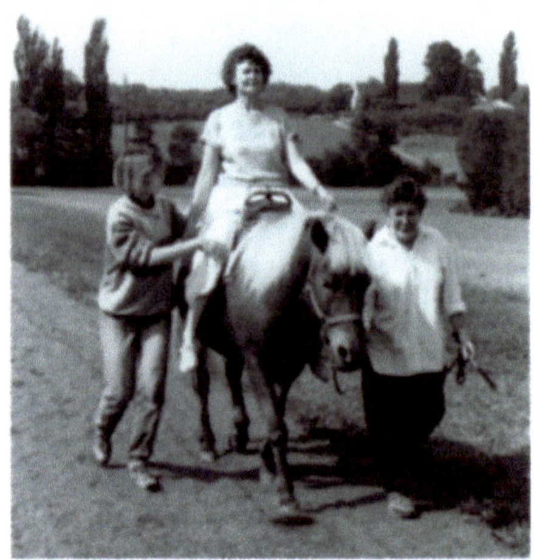

Abb. 2.9. Die Beine hängen locker in symmetrischer Stellung. Da die gewohnheitsmäßige Stützfunktion aufgehoben ist, kann das Becken als Mobile rhythmisch mit der Pferdebewegung mitschwingen

Therapeutisch genutzte Merkmale der Ausgangsstellung Sitz auf dem Pferd sind:

- in bezug auf die Ausgangsstellung:
  - Vertikalstellung mit niedriger Intensität der ökonomischen Aktivität in den Hüftgelenken,
  - aufgehobene Stützfunktion der Beine (Abb. 2.9);
- in bezug auf den Bewegungsablauf:
  - gleichbleibende kongruente Kontaktflächen,
  - Primärbewegung kommt vom Pferd aus,
  - mehrdimensionale selektive Bewegung,
  - rhythmische Vorwärtsbewegung im Gangtempo.

MERKE

Das HTK-Rumpftraining findet im Sitzen statt: Dadurch wird das wesentliche Merkmal des Gangs – die Kontrolle der Gewichtübernahme auf den Füßen – nicht angesprochen. Aus diesem Grunde kann der Gang *nicht* als Beurteilungskriterium für einen Wirksamkeitsnachweis der HTK betrachtet werden.

KAPITEL 3

Therapiepartner Pferd

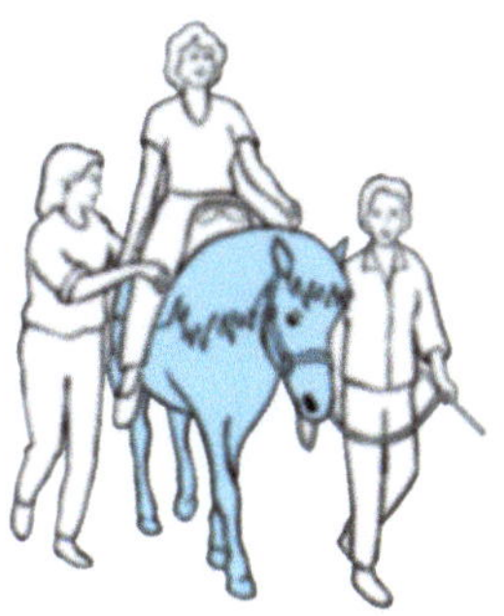

Zum Thema „Pferd als Therapiepartner“ sagt Ewald Isenbügel: „Pferde sind durch die motorische Induktion ihrer Bewegungsdynamik wie auch durch ihre Ausstrahlung auf das Sensorium der Patienten am Behandlungserfolg beteiligt. Physische und psychische Beeinflussungen wirken synergistisch auf gestörte Funktionen des Körpers und der Psyche. In diesem vielseitigen Einsatzgebiet sind Pferde spezialisierte Generalisten und erfüllen in geradezu idealer Weise die Forderungen einer ganzheitlichen Therapie.“

In der Hippotherapie-K (HTK) werden die Bewegungen des Pferdes im Schritt als Therapeutikum verwendet (Abb. 3.1): Das für die HTK ausgebildete Pferd wird mit Stallhalfter und Führleine von einer Hilfsperson geführt, der Patient sitzt locker und übt *keine aktive Einwirkung* auf das Pferd aus.

Die Pferdebewegung im Schritt bietet eine wirksame *Bewegungsinduktion*, die eine Bewegungsantwort des Patienten auslöst, vorausge-

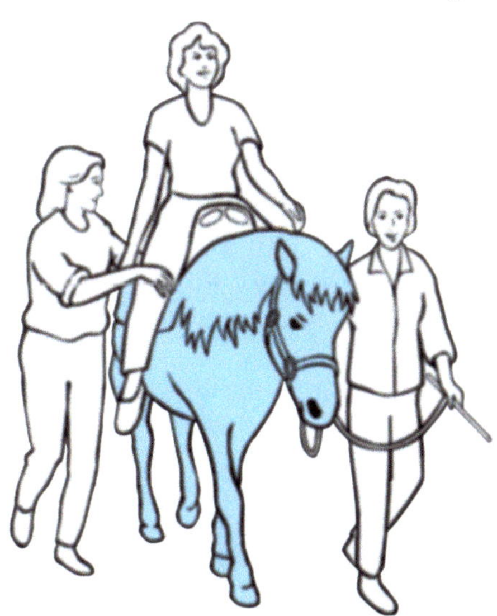

Abb. 3.1. Therapiepartner Pferd

setzt Bewegungsausschlag und Rhythmus des Pferdeimpulses liegen im Bereich der Gleichgewichtsmöglichkeiten des Patienten. Diese therapeutisch erzielte Gleichgewichtsreaktion erfolgt nur bei Übereinstimmung der Bewegungen Pferd–Mensch.

WICHTIG

Die Hippotherapie-K steht und fällt mit dem Pferd!

Um das Pferd als einen kooperationsbereiten und gehwilligen Arbeitspartner in die Patientenbehandlung einbeziehen zu können, muß es sorgfältig ausgewählt, ausgebildet und ständig weiter geschult und trainiert werden. Dabei ist der Führenden und der Therapeutin bewußt: „Das Pferd ist kein mechanisches Therapiegerät, kein Mechanismus, sondern ein Organismus! Das Pferd muß in seiner Gesamtheit, nämlich als Wesen aus Fleisch und Blut mit Willens- und Seelenäußerungen, betrachtet werden" (Knopfhart 1963, S. 16).

3.1 Allgemeine Anforderungen an das Pferd

Auswahlkriterien für die Wahl des geeigneten Therapiepferdes
- **Konstitution,**
- **Anlagen,**
- **Bewegung in der Gangart Schritt.**

Nicht jedes Pferd eignet sich für einen Einsatz in der HTK. Je nach Patientengruppe und Behandlungsziel wird das Pferd nach folgenden Kriterien ausgewählt:
- Kondition und Konstitution: Widerristhöhe, Kaliber*, Körperbau, insbesondere Thoraxbreite,
- Anlagen: Gehwilligkeit, Charakter und Temperament, Kooperationsbereitschaft,
- Schrittbewegung: Bewegungsablauf und Rhythmus.

---

*Als Kaliber bezeichnet man das Verhältnis des Gewichts zur Höhe des Widerristes, zum Brust- und Rohrbeinumfang. Bestimmte Proportionen Rumpf-Gliedmaßen ermöglichen dem Pferd, hohe Last zu tragen, wodurch das Pferd als „Gewichtsträger" bezeichnet wird.

3.1.1 Kondition und Konstitution des Pferdes

Das Therapiepferd ist ausgewachsen und auf allen 4 Beinen gesund. Es muß über eine gute Kondition und Konstitution verfügen, mit gut ausgebildeter Rücken- und Gliedmaßenmuskulatur und mit guter Gelenkbeweglichkeit, die sowohl einen freien Hals und einen schwingenden Rücken erlauben wie auch einen guten Raumgriff ermöglichen.

Da in der HTK sowohl die Größe der Schrittbewegung für die Übertragung des Pferdeimpulses als auch die Arbeitshöhe (Abb. 3.2) für die Hilfestellung am Patienten eine wichtige Rolle spielen, eignen sich grundsätzlich Pferde mittelgroßer Rassen, die oft auch als Kleinpferde bezeichnet werden. Die konstitutionelle Komponente, wie z.B. „rumpfiger" oder „schmaler" Körperbau, kann den Bewegungsausschlag des Pferderückens bzw. die Bewegungsübertragung auf den Patienten stark beeinflussen.

Für eine Differenzierung der Pferdegröße sind folgende Bezeichnungen bekannt: Ein „Pony" ist im Stockmaß kleiner als 142,5 cm, größere Pferde gehören zur Kategorie „Großpferde". Die Bezeichnung „Kleinpferd" ist eine willkürliche Größeneinteilung (Stockmaß 128–148 cm), dabei ist eher Typ und Größe gemeint als eine bestimmte Rasse.

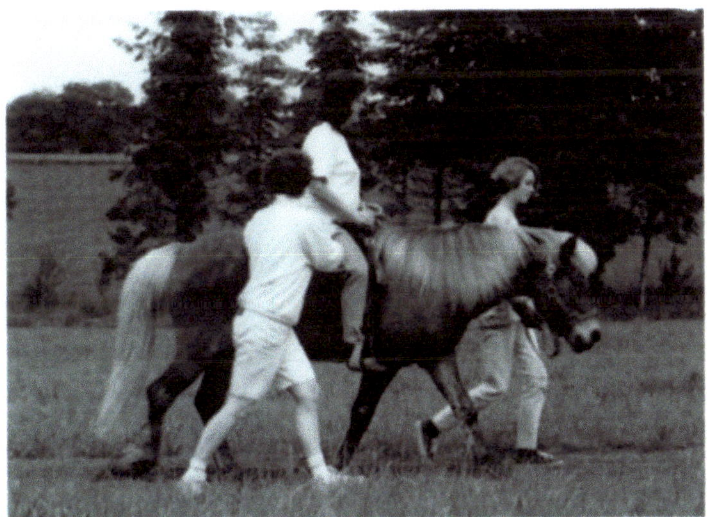

Abb. 3.2. Das Kleinpferd bietet der Therapeutin für die Hilfegebung eine optimale Arbeitshöhe

Die Wirksamkeit der therapeutischen Nutzung der Schrittbewegung wird wesentlich vom Größenverhältnis Pferd/Patient bestimmt (Abb. 3.3–3.5). Grundsätzlich kann man davon ausgehen, daß Kleinpferde eine für den Patienten (Kind und/oder Erwachsenen) adäquatere Bewegung bieten als Großpferde (s. Abschn. 3.3.2). Bei einem großen, für den Patienten zu intensiven Bewegungsimpuls des Pferdes kann die Bewegung vom Patienten nicht aufgenommen werden (Abb. 3.6). Bei einem diskreten, feinen und schnelleren Bewegungsimpuls hat der Patient Mühe, mit der kleinen Bewegung des Pferderückens mitzuschwingen.

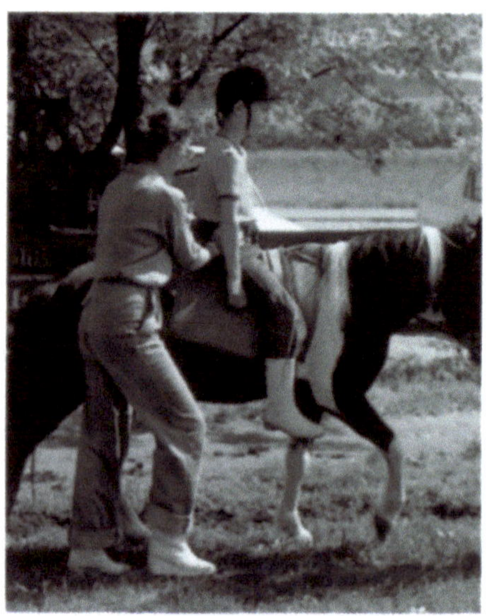

Abb. 3.3. Die feine Bewegung eines Ponys kann für das Kind adäquater sein als die eines größeren Islandpferdes

Abb. 3.4. Die notwendige Hilfeleistung ist in dieser Höhe für die Therapeutin schwierig

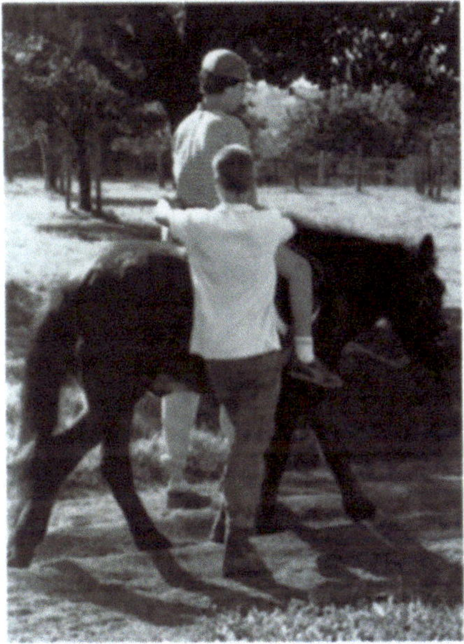

a

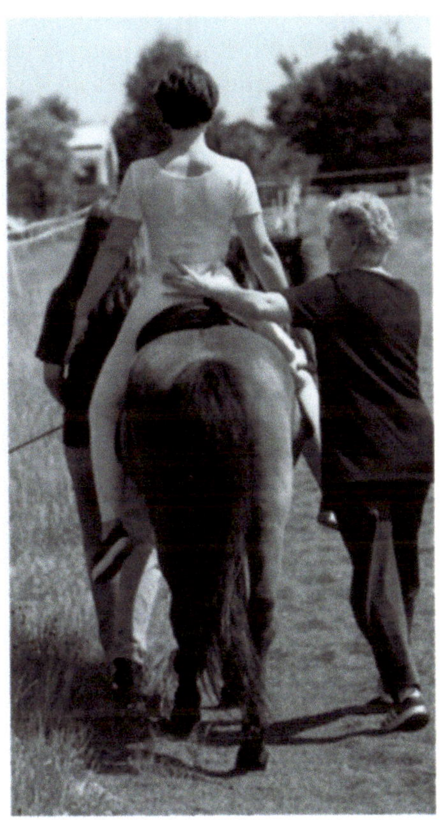

b

Abb. 3.5 a, b. Arbeitshöhe: **a** In dieser Höhe sind differenzierte Hilfestellungen möglich. **b** Die Hilfe für die Rhythmusübernahme des Pferdes ist bei entsprechenden Größenverhältnissen ideal

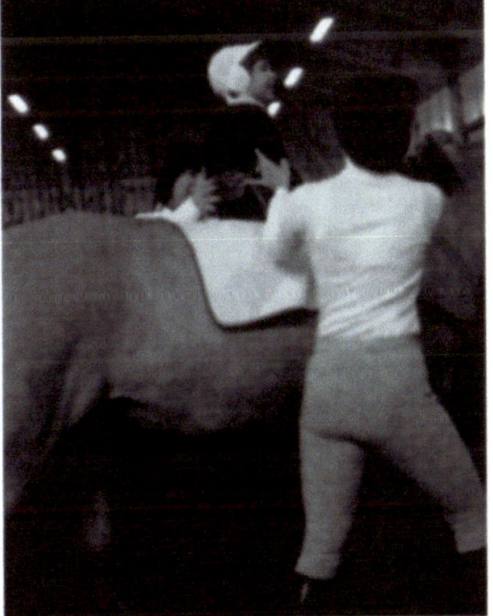

Abb. 3.6. Wenn so viel Hilfe notwendig ist, sind wahrscheinlich das Pferd und dessen Bewegung zu groß

In der HTK stellt sich weniger die Frage nach der Rasse als nach der Größe und Konstitution wie auch der Bewegungsdynamik des eingesetzten Pferdes. Aus diesem Grunde werden für diese Arbeit Kleinpferde eingesetzt (beispielsweise Islandpferde, Haflinger, aber auch andere Ponyrassen). Zudem erwecken diese handlichen kleinen Pferde durch ihre Ausstrahlung bei Patienten rasch Vertrauen.

Beim Einsatz in der Erwachsenenbehandlung bzw. bei schweren Patienten (Abb. 3.7, 3.8) muß das Kleinpferd zudem Gewichtsträger sein, d.h. über günstige Rumpf-Gliedmaßen-Proportionen verfügen (s.

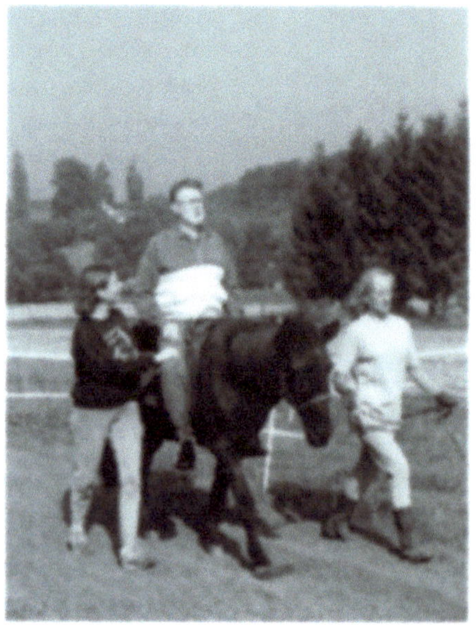

Abb. 3.7. Der Isländer als Gewichtsträger kann bedenkenlos auch bei schweren Patienten eingesetzt werden

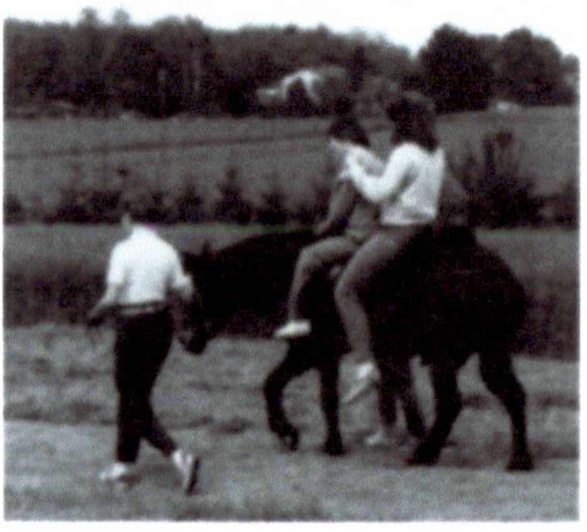

Abb. 3.8. Sitzt die Therapeutin bei Schwerstbehinderten mit auf dem Pferd, ist nicht das Gewicht das Problem, sondern die ungewohnte Lokalisierung des Gewichts

Fußnote S. 38), die das Tragen eines unbeweglichen und schweren Gewichtes erlauben.

MERKE

Die Größe des Pferdes ist dann angemessen, wenn das Pferd dem Patienten einen bequemen, aufrechten Sitz erlaubt und die adäquate therapeutisch wirksame Schrittbewegung bietet.

3.1.2 Anlagen des Pferdes

Vom Pferd als Therapiepartner wird erwartet, daß es
- über gute charakterliche Veranlagung und ein ausgeglichenes Temperament verfügt,
- kooperationsbereit und arbeitswillig ist (s. auch Abschn. 3.2.1).

Diese Anlagen sind teils genetisch vorgegeben, müssen aber durch Aufzucht, Haltung und Ausbildung für den gewünschten Zweck gefördert werden. Scheufreiheit und Kooperationsbereitschaft sind Ergebnisse der Sozialisierung, die in der Jugend in der Gruppenhaltung erworben werden. Diese Kooperationsbereitschaft hat wohl ihre Grundlage in der Veranlagung, kann aber durch Bodenarbeit wesentlich gefestigt werden.

3.1.3 Adäquate Schrittbewegung

Der Schritt (Isenbügel, Gangarten der Pferde, S. 469–471) ist ein Viertakt in 8 Phasen mit der Fußfolge:
- hinten links,
- vorne links,
- hinten rechts,
- vorne rechts.

Innerhalb der 8 Phasen wechseln alternierend die Gliedmaßen mit je 5 Standphasen und 3 Schwungphasen ab (Abb. 3.9 a–h).

Jede Gliedmasse durchläuft die Funktionen:
- in der Schwungphase: Heben und Schwingen,
- in der Standphase: Auffußen, Stützen, Stemmen und Abfußen.

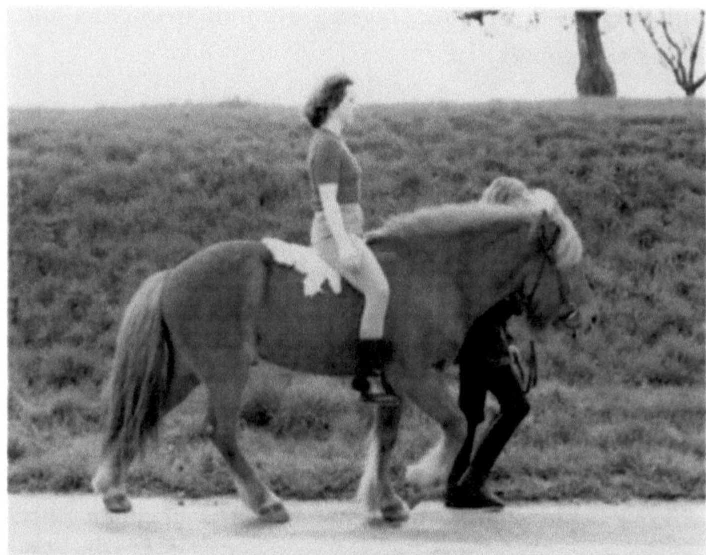

a

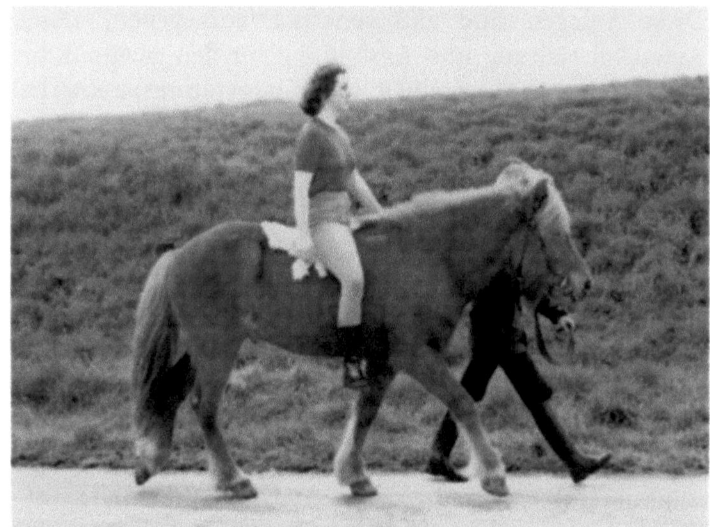

b

Abb. 3.9 a–h. Schrittphasen: **a** Phase 1: Dreibeinfußung hinten/links; **b** Phase 2: diagonale Zweibeinstütze hinten rechts/vorne links

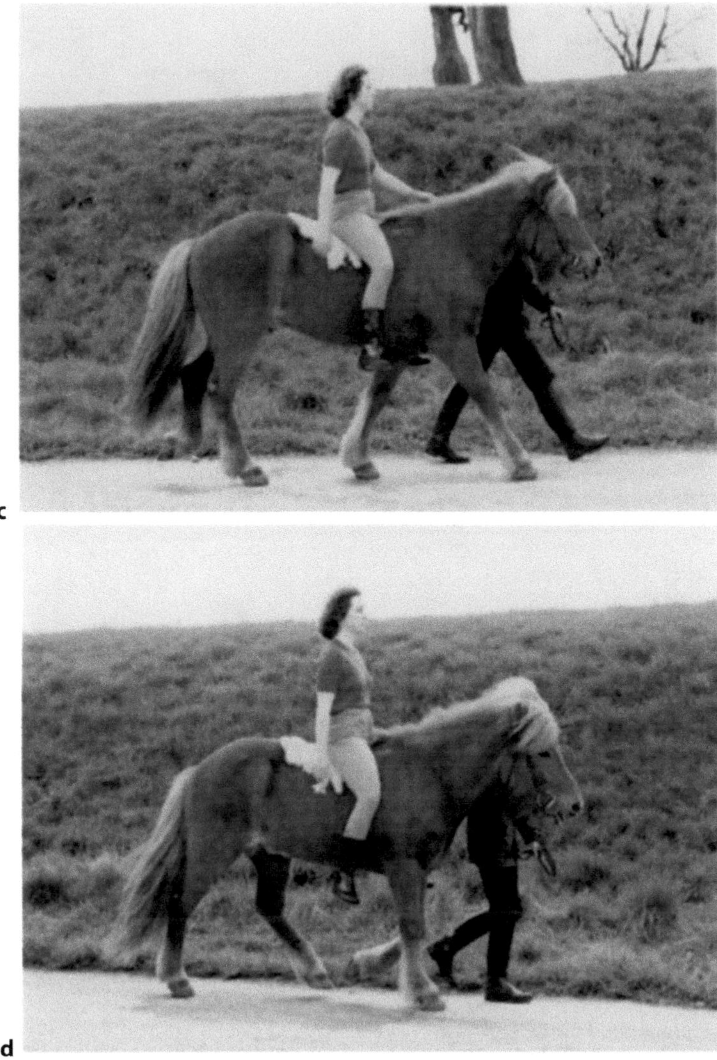

Abb. 3.9 c, d. Schrittphasen: **c** Phase 3: Dreinbeinfußung rechts/vorne; **d** Phase 4: laterale Zweibeinstütze rechts

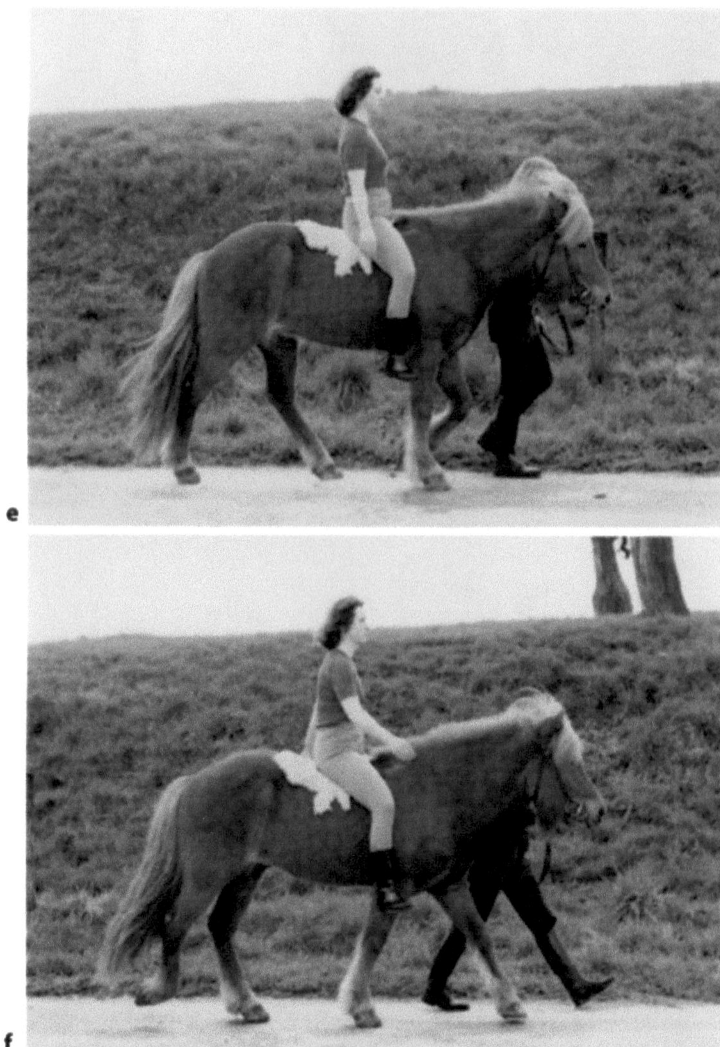

Abb. 3.9 e, f. Schrittphasen: **e** Phase 5: Dreibeinfußung rechts/hinten; **f** Phase 6: diagonale Zweibeinstütze hinten links/vorne rechts

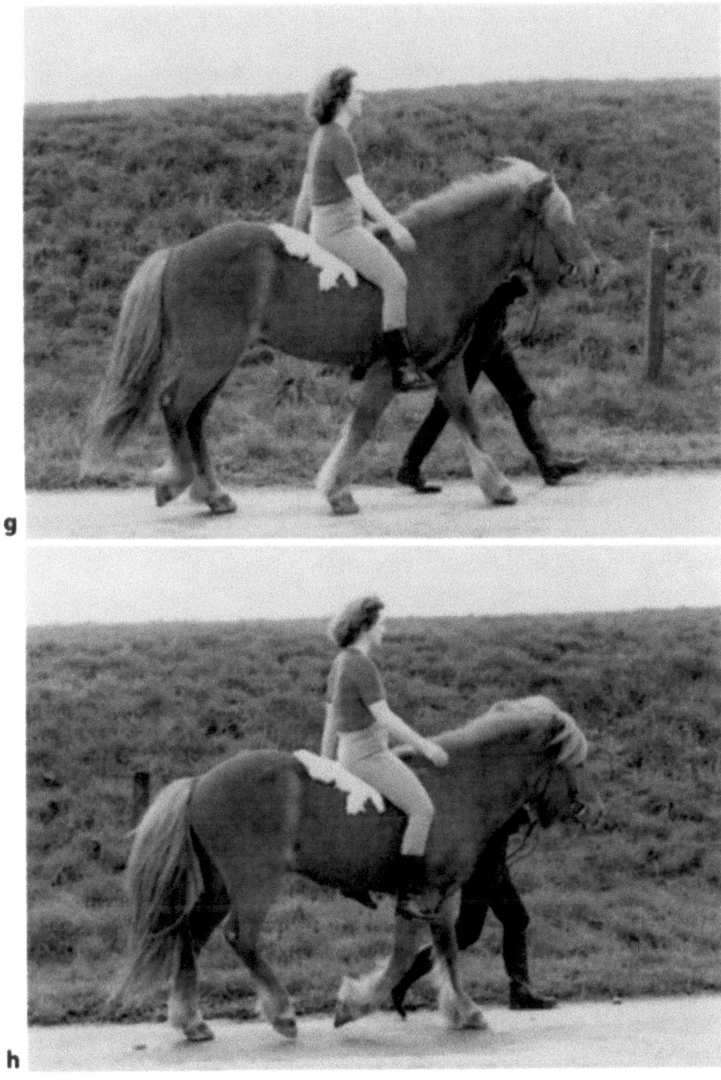

Abb. 3.9 g, h. Schrittphasen: **g** Phase 7: Dreibeinfußung links/vorne; **h** Phase 8: laterale Zweibeinstütze links

Im Schritt treten unterschiedliche Unterstützungen des Körpers durch die Gliedmaßen auf. Es werden unterschieden:

- Dreibeinfußungen: hier stützen nur 2 Gliedmaßen den Körper, die dritte fußt auf; z.B. Dreibeinfußung links/hinten besagt, daß beide linken Gliedmaßen und die 2. Hintergliedmaße den Boden berühren bzw. die rechte Hintergliedmaße auffußt);
- diagonale Zweibeinstütze: hinten rechts/vorne links und hinten links/vorne rechts;
- laterale Zweibeinstütze rechts bzw. links.

Das Zeitintervall zwischen dem Auffußen der einzelnen 4 Gliedmassen kann geringfügig variieren. Es sind 4 Hufschläge hörbar. Gliedmaßenbau, Schrittgeschwindigkeit und individuelle Aktion können den Bewegungsablauf beeinflussen, jedoch bleibt immer der Viertaktcharakter des Schritts erhalten (s. Abschn. 3.3.2).

Der Schritt ist eine schwunglose Gangart, da immer 2 oder 3 Hufe Bodenkontakt haben und die Gliedmassen länger Bodenkontakt haben als sie in der Schwebephase sind. Der Vorwärtsschub erfolgt primär aus der Hinterhand mit Nachfolgen der Vorhand.

Die Länge des Pferdeschritts wird nicht nur von der Widerristhöhe des Pferdes bestimmt; sondern sie ist abhängig von der Rasse, Konstitution und Kondition des Pferdes. Die Geschwindigkeit des Schritts wird durch Phasenverschiebungen hervorgerufen, die die Stützkonstellation des Pferdes verändern.

Eine gute Schrittbewegung, die als Basis für die hippotherapeutische Arbeit dient, ist gegeben, wenn das Pferd

- in seinen Bewegungen weich und symmetrisch ist (wird in der Reitersprache als „gut gymnastiziert" bezeichnet); am weichsten sind die Bewegungsimpulse bei einem gelösten, schwingenden, gut bemuskelten Pferderücken;
- gehwillig mit zügigem Schritt vorwärts schreitet, bei Bedarf mit der Hinterhand deutlich übertretend,
- in sich ruhig und ausgeglichen ist.

Das Pferd soll in der HTK mit freiem Hals willig und fleißig vorwärts schreiten. Dabei vermittelt der schwingende Pferderücken Bewegungsimpulse, die von 3 Komponenten beeinflußt werden:

- der Amplitude und Frequenz des Bewegungsablaufs (Bewegungsausschlag, Schrittlänge und Rhythmus),
- der Bewegungsdynamik (Bewegungsrichtung und Intensität),
- der Mechanik des Ganges (Gelenkbewegung der Stand- und Schwungphase).

Die Auswirkung der mehrdimensionalen Bewegung des Pferderückens auf den Menschen ist in Kap. 5 beschrieben. Die in der HTK eingesetzte Pferdebewegung muß den Bewegungs- und Gleichgewichtsmöglichkeiten des Patienten entsprechen (s. Abschn. 3.3.3, S. 69). Die Impulsübermittlung für die therapeutische Arbeit ist mit freier Schrittbewegung am geeignetsten. Die in Länge und Aktion zu große Schrittbewegung mit Hilfszügeln zu reduzieren stört den freien Ablauf der Bewegung.

In der Praxis hat es sich gezeigt, daß das Islandpferd (Abb. 3.10) in seiner spezifischen Eigenschaft als Gewichtsträger die hohen Anforderungen in bezug auf Kondition, Anlage und Schrittbewegung erfüllen kann. In der Schweiz wird heute das Islandpferd für die HTK bevorzugt; es hat sich seit Jahren in diesem therapeutischen Einsatz bewährt, nicht nur wegen der Eignung seiner Schrittbewegung, sondern auch durch seine vertrauenerweckende Ruhe und seine willige Kooperationsbereitschaft. Eine viel zitierte Aussage aus Island besagt: „Kinder, Alte und Betrunkene sind sicher zu Pferde.“

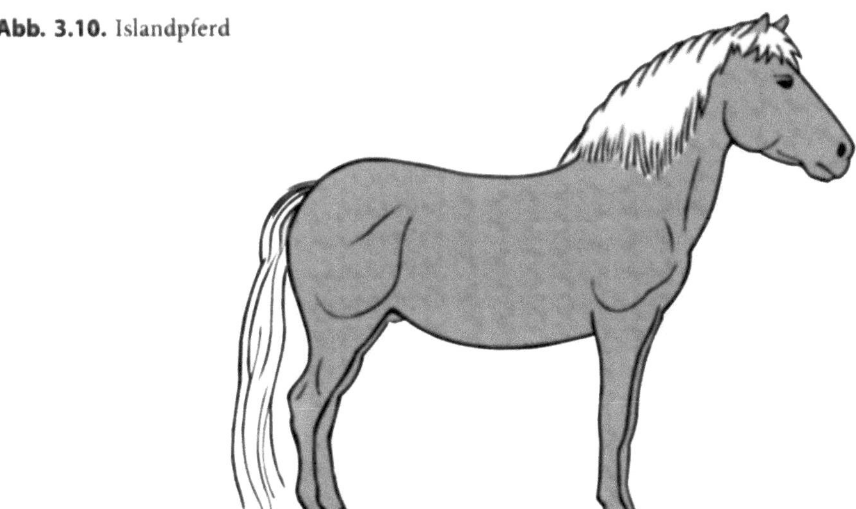

Abb. 3.10. Islandpferd

3.2 Haltung und Ausbildung

3.2.1 Pferdehaltung

Die Haltung und die Art des Umgangs mit dem Pferd kann die Zuverlässigkeit eines gehwilligen und in sich ruhenden Therapiepferdes wesentlich beeinflussen.

Die sich heute immer mehr durchsetzende tiergerechte Pferdehaltung im Mehrraum-Gruppenlaufstall bzw. -Gruppenauslauf erlaubt den Pferden freie Bewegungsmöglichkeit; diese Pferde sind – bei artgerechter Fütterung und verhaltensbiologisch richtigem Anlagekonzept – in der Regel ausgeglichener und wesensfester als ihre Artgenossen in Boxenhaltung.

Pferde im Gruppenauslaufstall haben viel Beschäftigung mit Artgenossen, aber auch hinsichtlich Futter und Umweltreizen. Sie können ihren Bedürfnissen nach Licht und Luft, nach Bewegung, Ruhe und Erholung sowie nach Sozialkontakten mit Artgenossen frei nachge-

a

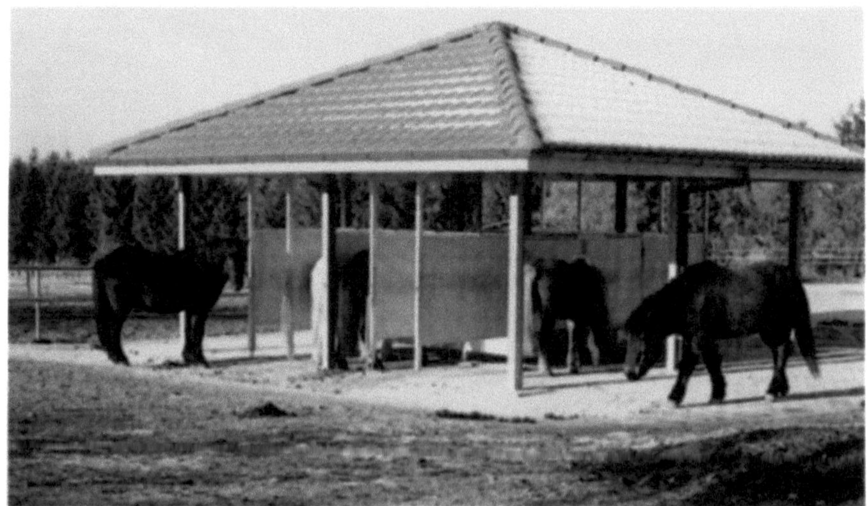

Abb. 3.11 a–f. Artgerechte Pferdehaltung. **a** Gedeckte gemeinsame Futterkrippe mit getrennten Futterplätzen im Auslauf: Dadurch kommt auch ein rangniedrigeres Tier zu seinem Futter. **b** Die Pferde können sich im Stall und im Auslauf frei bewegen. **c** Das frische Wasser genießen Pferde besonders aus einem größeren Trog. **d** An heißen Tagen dösen die Pferde im Verband. **e** Auch bei Schnee und Kälte verweilen sie gerne am Heuhaufen und suchen sich zuerst die feinsten Heuhalme heraus

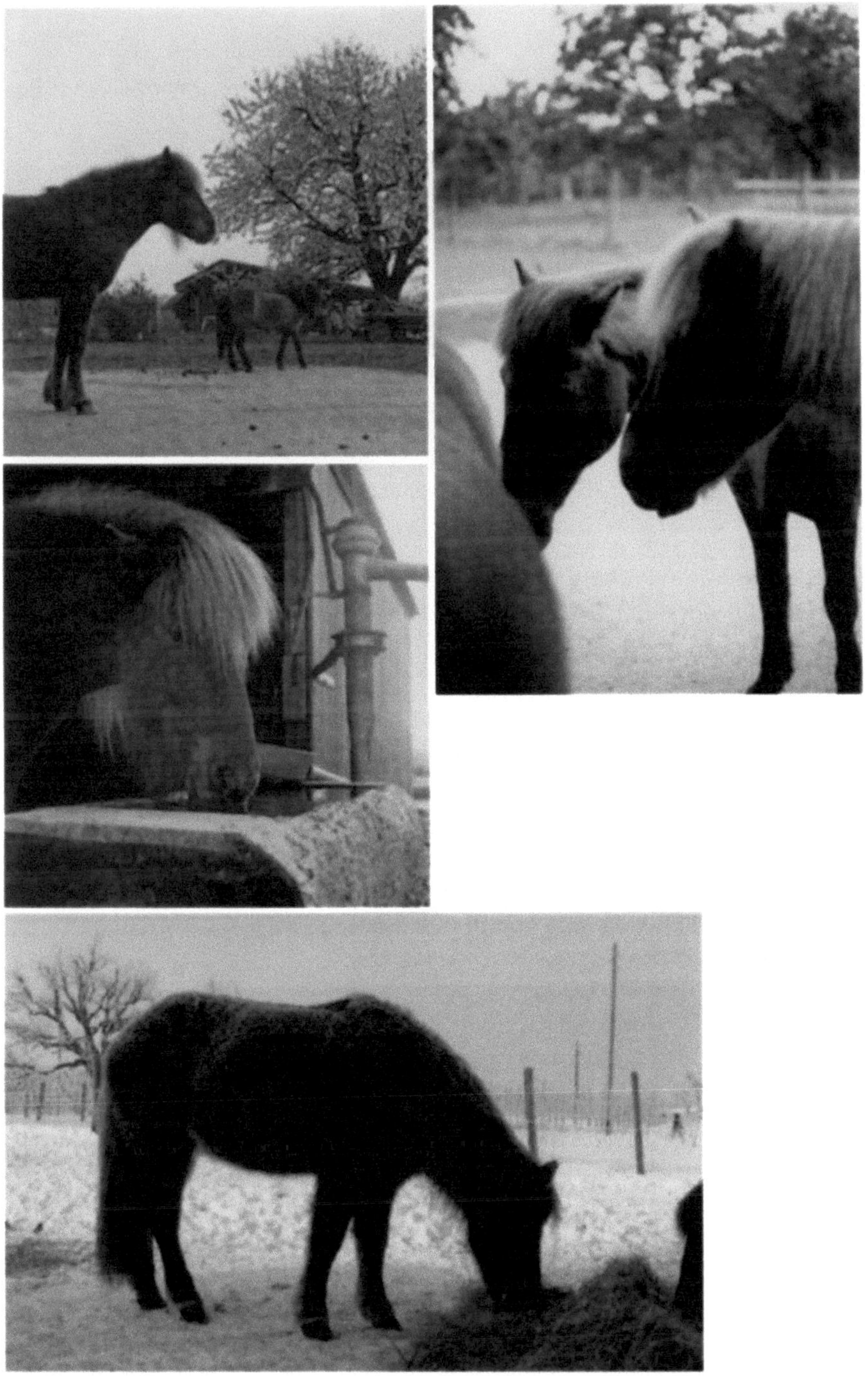

b

c

d

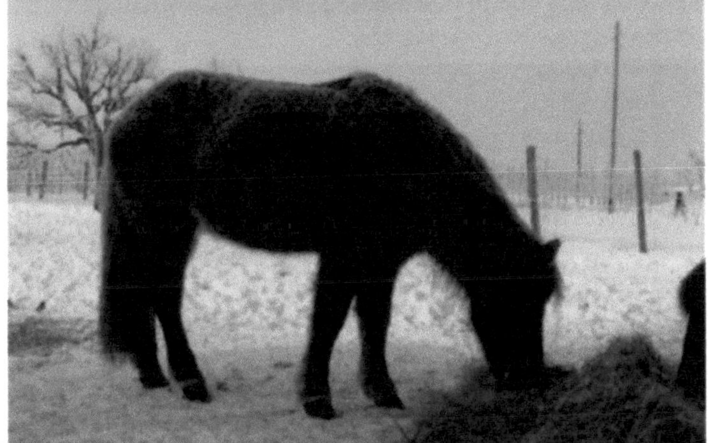

e

Abb. 3.11 b–e

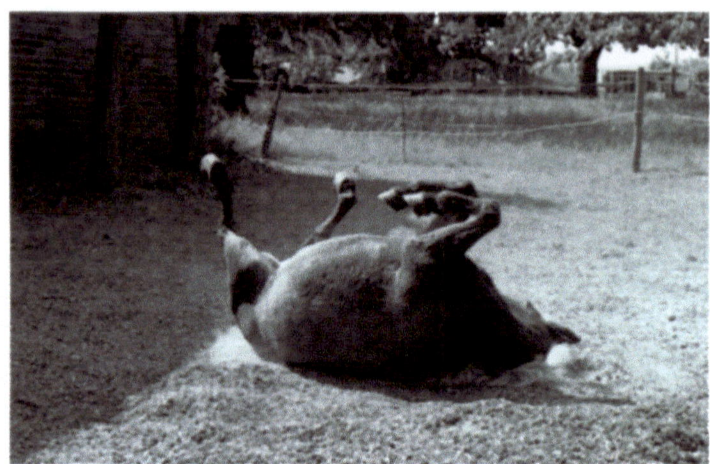

Abb. 3.11 f. Nach der Arbeit: wichtiges Wälzbedürfnis

hen; sie sind den wechselnden Umwelteinflüssen ausgesetzt, was eine gewisse Konditionierung auf Scheufreiheit mit sich bringt und somit eine wertvolle Voraussetzung für einen Einsatz in der HTK darstellt. (Abb. 3.11 a–f).

3.2.2 Ausbildung des Pferdes

Um die gewünschten therapeutischen Ziele der HTK zu erreichen, bedarf es nicht nur der qualifizierten Hippotherapeutin, sondern auch eines Therapiepferdes mit entsprechend sorgfältiger Grundausbildung.

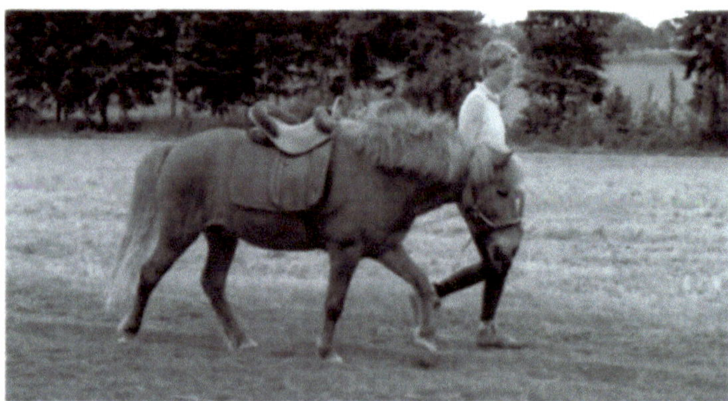

Abb. 3.12. Das Therapiepferd soll fleißig vorwärts schreiten und auf Zeichen der Führerin den Schritt dosieren können

Diese beinhaltet eine umfassende dressurmäßige Grundschulung, wobei der Reitstil eine untergeordnete Rolle spielt. Eine entsprechende Arbeit unter dem Reiter und vom Boden aus im Sinne einer umfassenden Grundausbildung schult, unterstützt und erhält die Bewegungsfertigkeiten, die das Pferd für die Therapie mitbringen muß (Abb. 3.12).

Beim in der HTK eingesetzten Pferd ist ein wichtiges Ziel, vertrauensvolle Kooperation zu fördern und zu erhalten. Dies setzt voraus, daß das Pferd in der Herde sozialisiert ist und gewöhnt sein muß, auf feine Signale der Körpersprache einzugehen. Die höchste Qualifikation für diese willige Bereitschaft zur Mitarbeit wird mit einem Satz bezeichnet: „Das Pferd bemüht sich, dem Reiter zu gefallen."

Die spezifische Vorbereitung für die HTK, die maßgebend zur Sicherheit der Therapie beiträgt, beinhaltet:

- *Bodenarbeit* in Form von Führarbeit auch durch und über Hindernisse (z. B. TT.E.A.M.-Arbeit von Linda Tellington-Jones). Dazu gehören Übungen durch und über Hindernisse (Abb. 3.13 a, b), solche zur Gewöhnung an Gehstücke und Rollstühle, an flatternde Kleider, an plötzliche Geräusche, an die brüsken Bewegungen von Behinderten wie auch an spezielle Hilfestellungen beim Auf- und Absteigen (Abb. 3.14 a–e). Auch das Training mit Plastikfolien ist eine wertvolle Vorbereitung zu ungewohnten Situationen in der Therapie (Abb. 3.15 a–c). Alle diese Übungen sollen von der rechten und von der linken Seite des Pferds her durchgeführt werden.

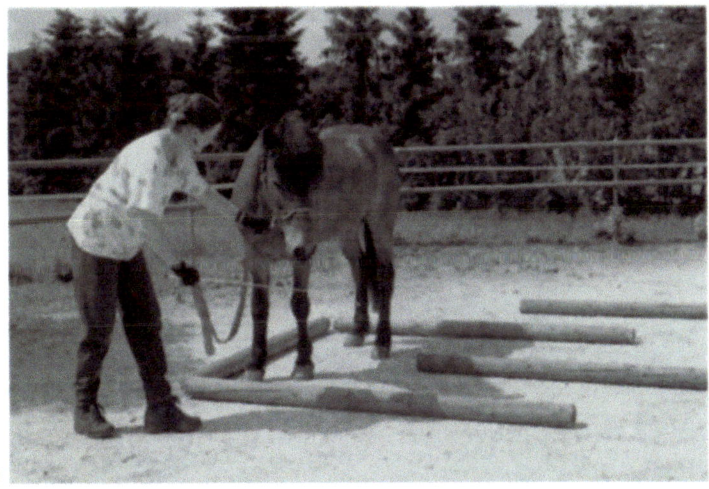

a

Abb. 3.13 a, b. Bodenarbeit: **a** im Hindernis „Labyrinth" z. B. mit dem Ziel, in der Biegung im Gleichgewicht stehen können

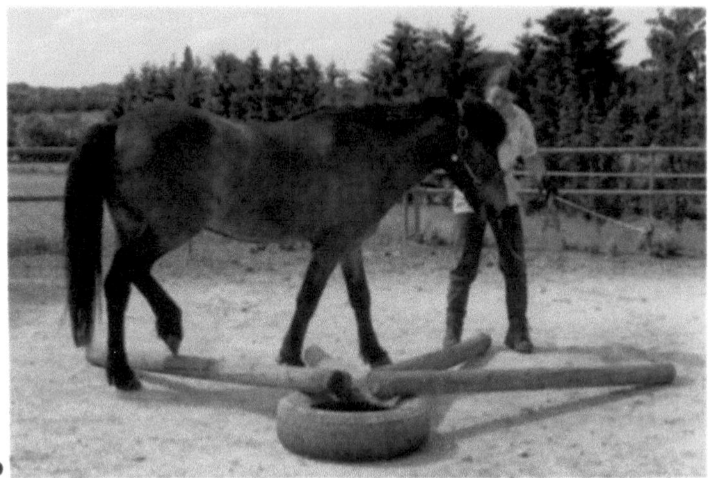

Abb. 3.13 b. Im Hindernis „Stern", um in der Biegung über erhöhte Stangen zu treten

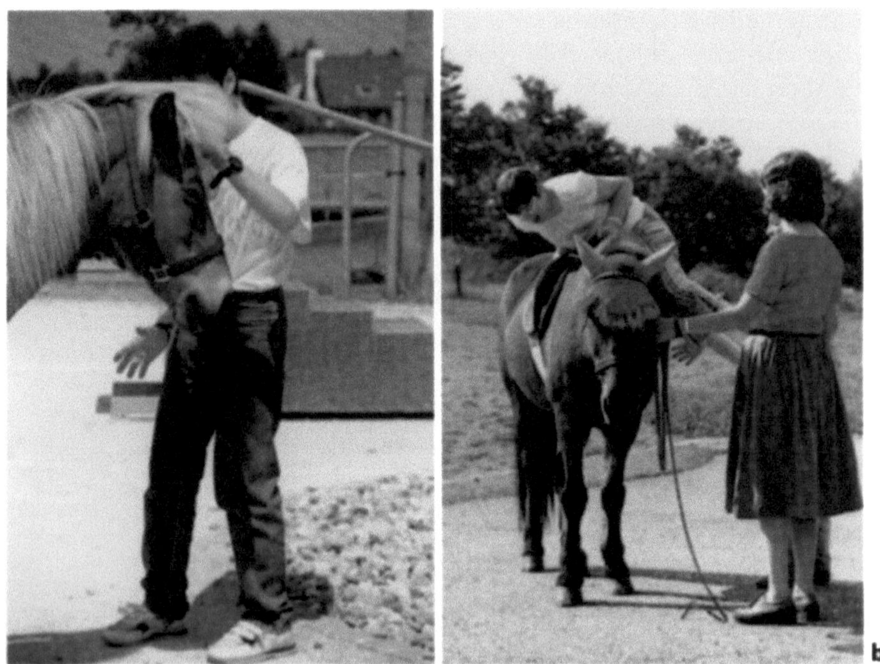

Abb. 3.14 a–e. Spezielle Gewöhnung an: **a, b** ungewöhnliche, abrupte Bewegungen von Behinderten: Oft ist zu beobachten, daß Pferde dabei auffallend geduldig bleiben

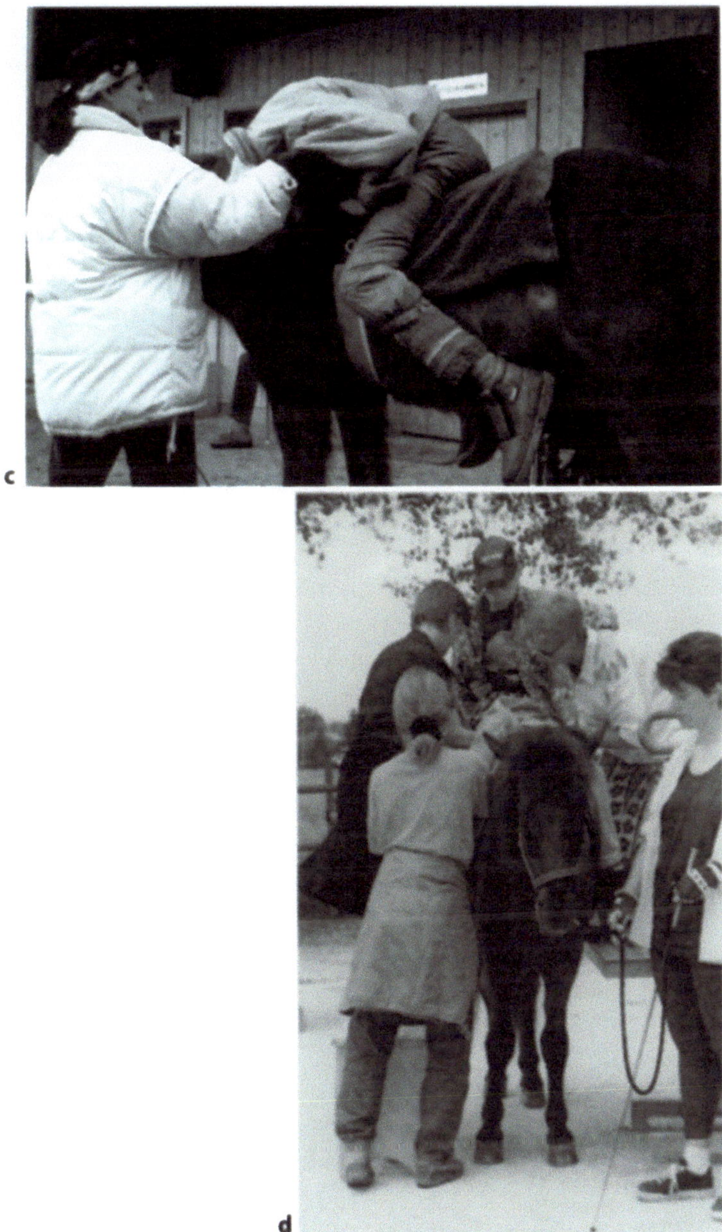

Abb. 3.14 c, d. Fremde Kontakte: Besonders beim Absteigen muß das Pferd vielerlei Variationen kennen und ertragen

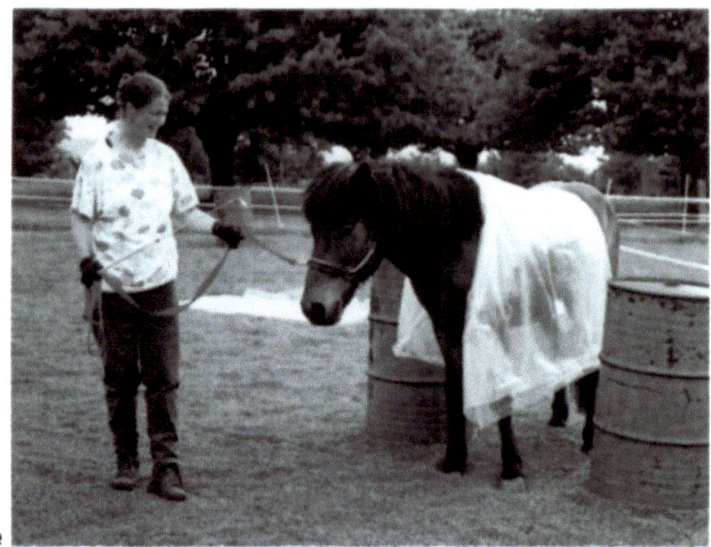

e

Abb. 3.14e. Geräusche und Plastikknistern: z. B. Übung mit Plastik über den Pferderücken

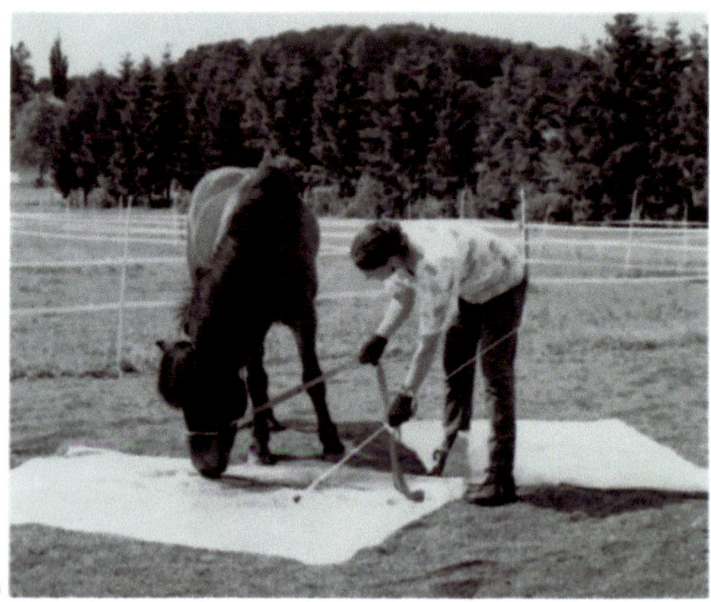

a

Abb. 3.15a–d. Aufbauschritte beim Training mit Plastikfolien: **a** Plastik in V-Form: dem Pferd Zeit lassen, das Neue zu schnuppern. **b** Dann schreitet es vertrauensvoll darüber. **c** Schwieriger ist es, über eine ganze Plastikfläche zu gehen und darauf stehen zu bleiben

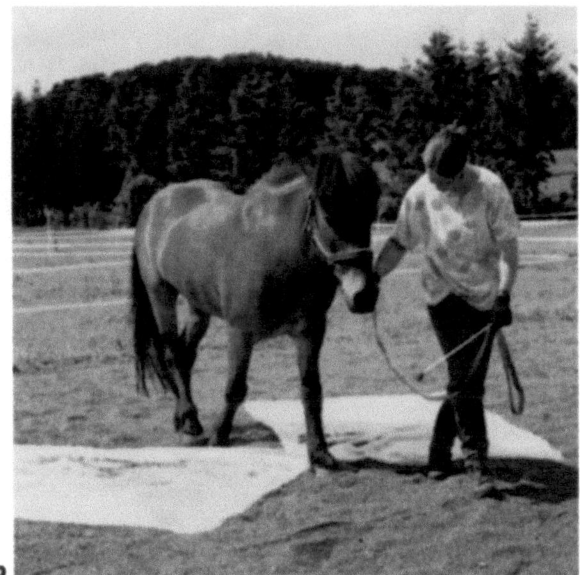

b

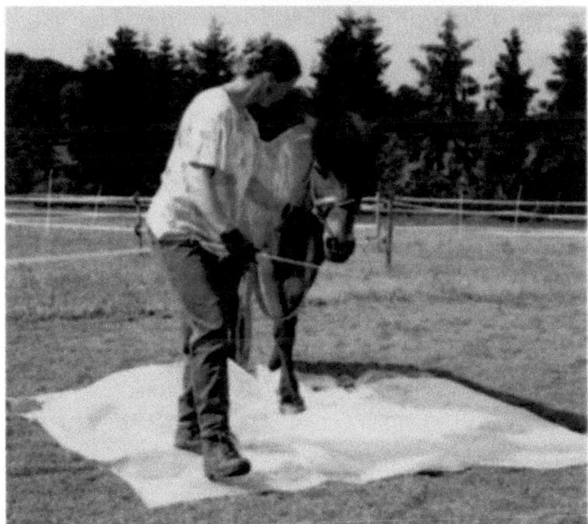

c

Abb. 3.15 b, c.

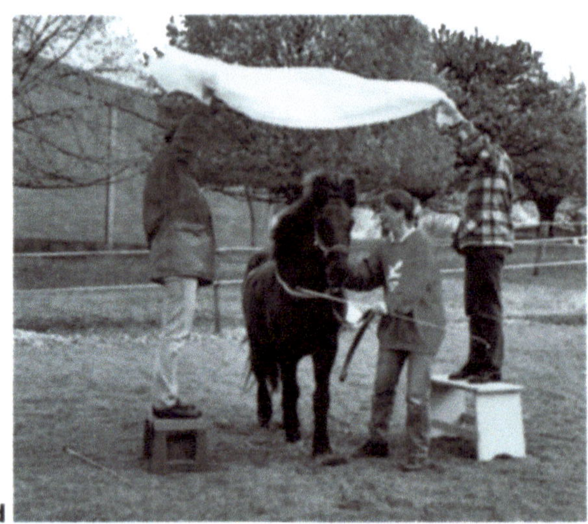

Abb. 3.15 d. Unten Durchgehen verlangt spezielle Übung

- *Training an der Aufstiegsrampe:* Ziel ist es, daß das Pferd beim Auf- und Absteigen ruhig stehen bleiben muß. Es muß absolut zuverlässig an das „Hindernis" herantreten und dabei stehen bleiben können. Dabei ist es wichtig, daß das Pferd alle vier Hufe belastet und möglichst parallel steht (Abb. 3.16 a–c).

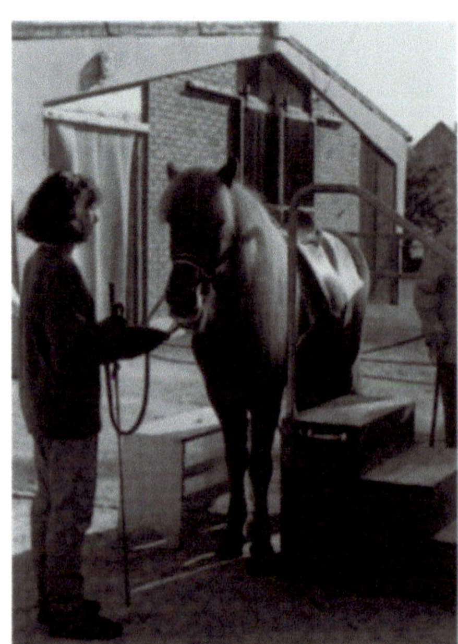

Abb. 3.16 a. Trainingsziel: **a** das ruhige Stehenbleiben mit allen 4 Beinen parallel und gleichmäßig belastet

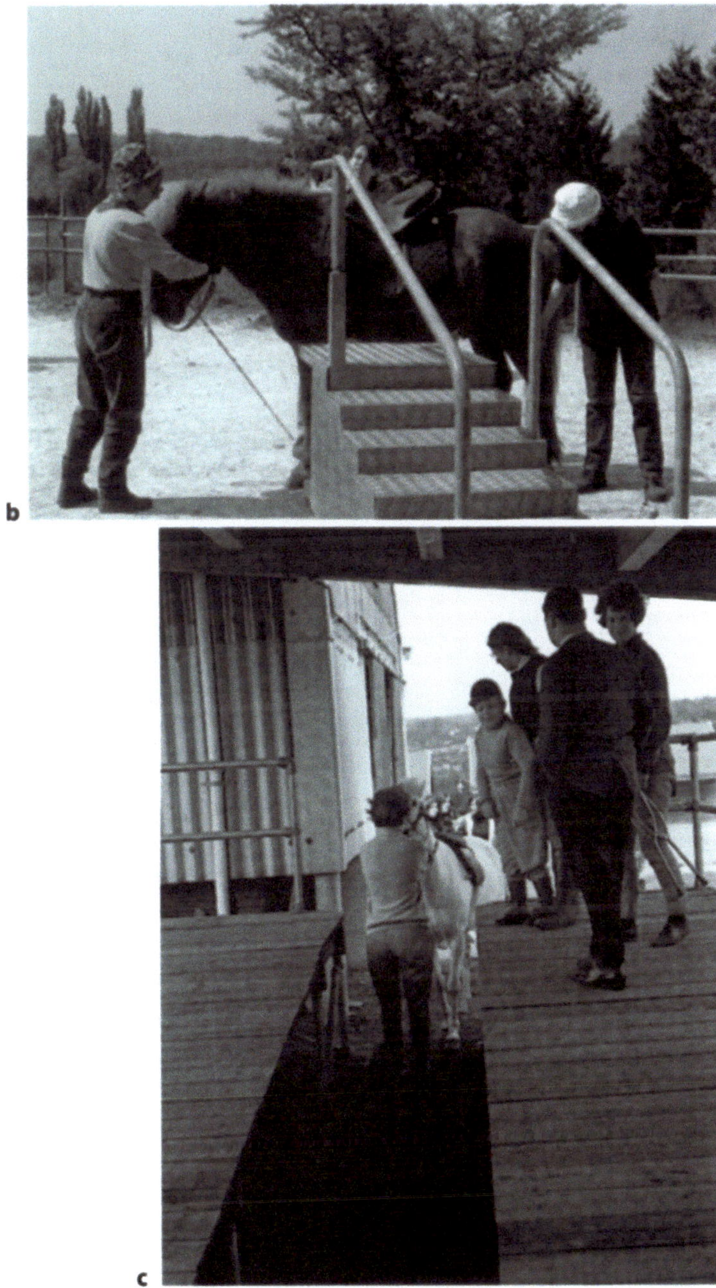

Abb. 3.16 b, c. b Bei fixer Aufsteige tritt das Pferd dicht an die Plattform heran und bleibt geduldig stehen; **c** ein zuverlässiges Einfädeln in den schmalen Durchgang

- Zudem ist es von Vorteil, wenn das Aufsteigen von der linken wie auch von der rechten Seite des Pferdes her durchführbar ist. Eine bewährte Vorübung für die Aufstiegstreppe ist das Training mit und zwischen den Tonnen (Abb. 3.17 a–d). Je nach Pferd braucht es verschiedene zusätzliche Zwischenstufen.

- Eine bestimmte Ordnung im praktischen Therapieablauf ist für das Pferd als Gewohnheitstier wichtig. Eine immer gleichbleibende Bewegungsfolge, z.B. das Angehen und Stehen an einer fest montierten Aufsteigehilfe, lernt das Pferd als bekannte Situation und Gegebenheit kennen.

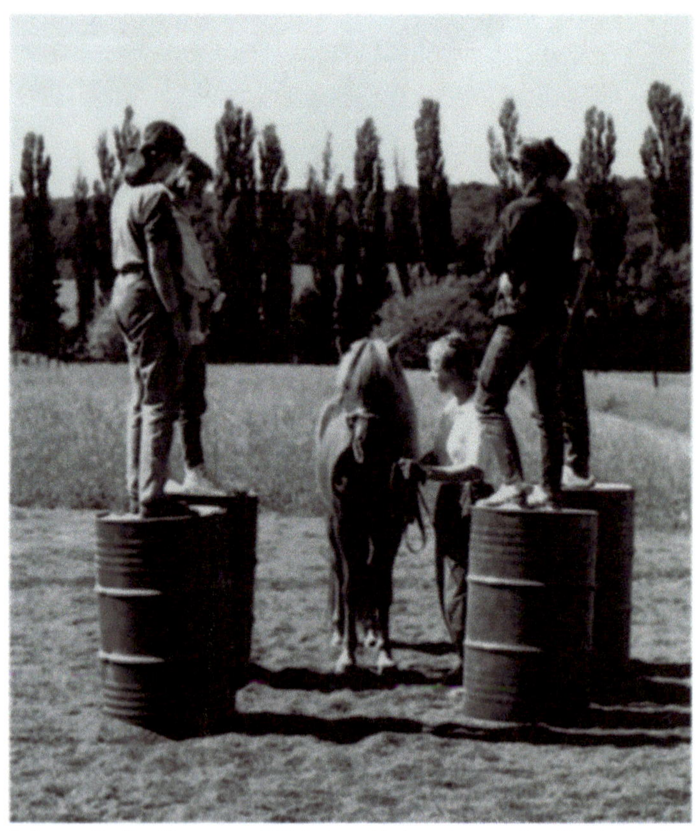

a

Abb. 3.17 a. Training mit der Tonne: **a** Wichtige Vorbereitung für die Aufsteige: Bewegungen über die Kopfhöhe des Pferdes

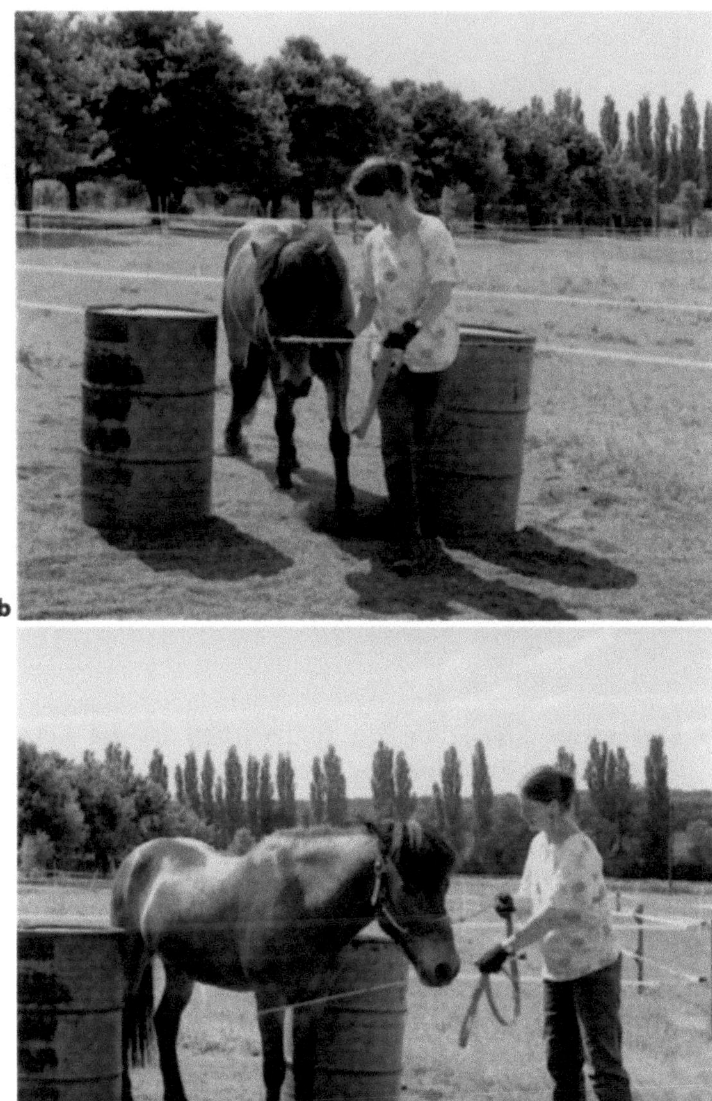

Abb. 3.17 b, c. Training mit der Tonne: **b** Das Pferd soll zwischen 2 Tonnen gehen bzw. **c** stehen können

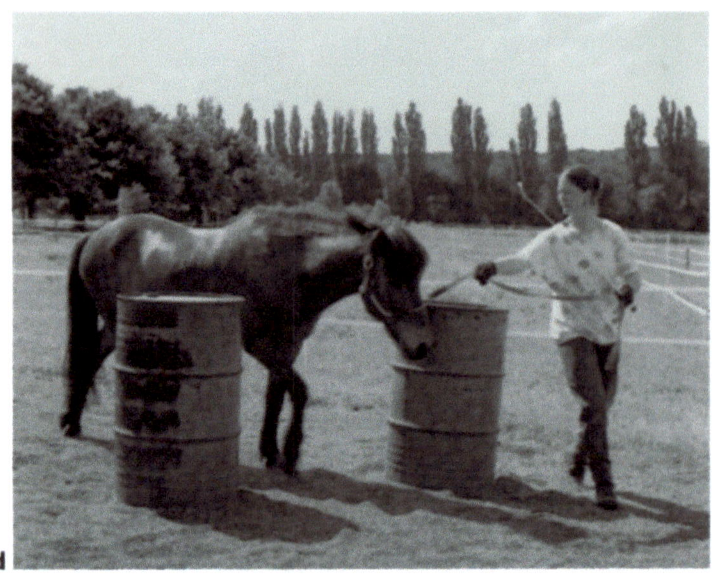

Abb. 3.17 d. Allein zwischen den Tonnen gehen bedeutet höheren Trainingsstand

- Eine ideale Ergänzung zur Bodenarbeit ist die *Körperarbeit* (Tellington-Jones Reitschule, S. 20–38), die zur Verbesserung der Eigenwahrnehmung des Pferdes dient (Abb. 3.18 a–c).

Die Bodenarbeit, die „Übungen" an der Rampe und die Körperarbeit gehören für das Pferd zum Therapiealltag. Sie tragen wesentlich zur Sicherheit in der Therapie bei und müssen deshalb immer wieder exakt wiederholt werden (Abb. 3.19 a–c).

▶

Abb. 3.18 a–c. Körperarbeit: Heben des Rumpfes des Pferdes zur Aktivierung der Bauchmuskulatur des Pferdes. **a** Ruhige Ausgangsposition, die Gerte macht die Rückentiefe sichtbar. **b** Ein beidhändiges Greifen mit Druck nach oben an der untersten Stelle des Brustkorbs stimuliert die Bauchmuskulatur: Der Rücken hebt sich. **c** Arbeit am Schweif mit Kreisen bzw. mit Längszug nach hinten lockert die Rückenmuskulatur

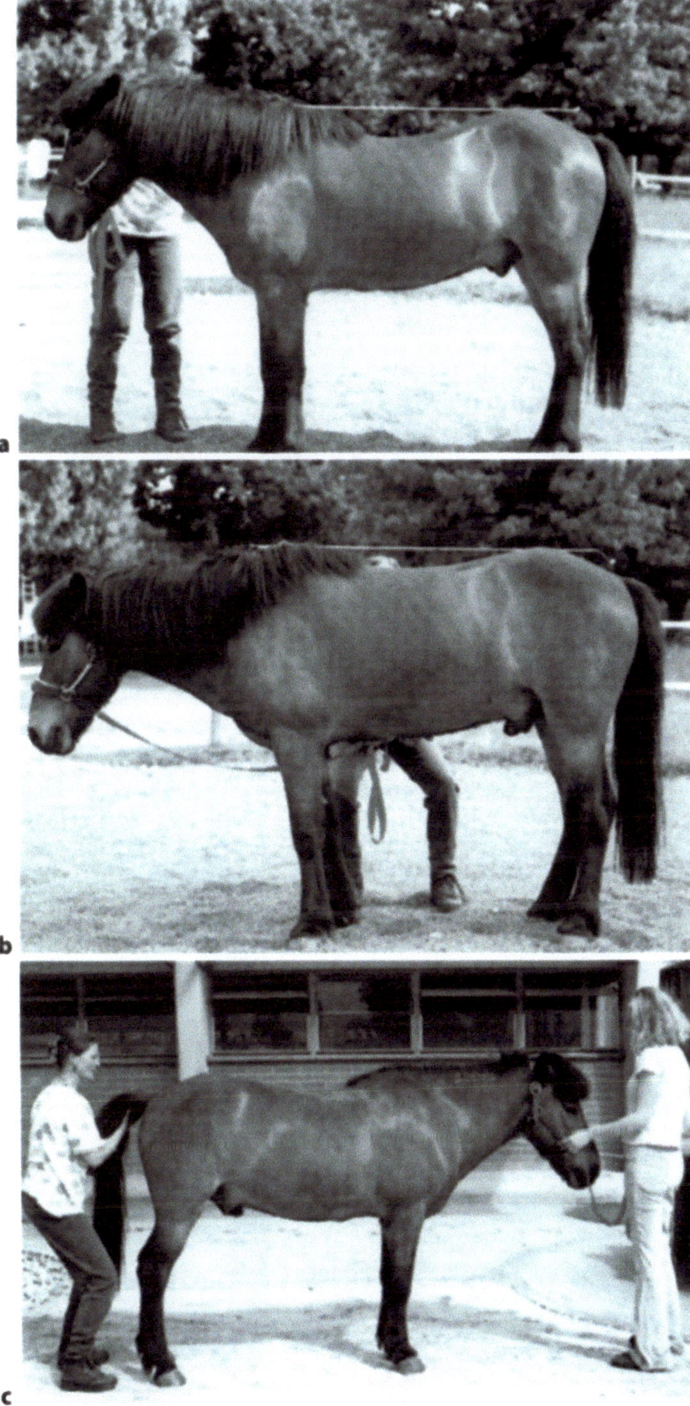

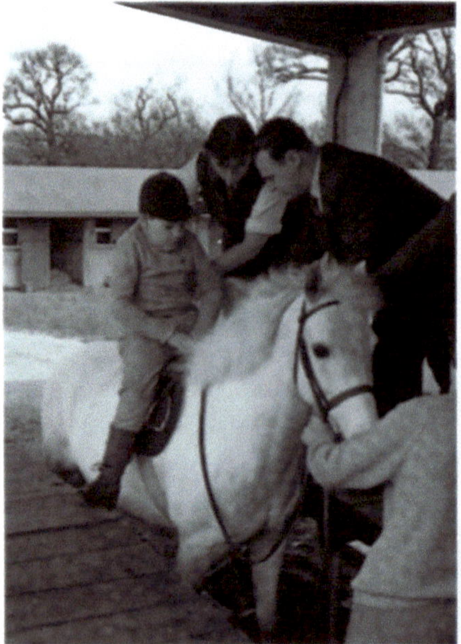

a

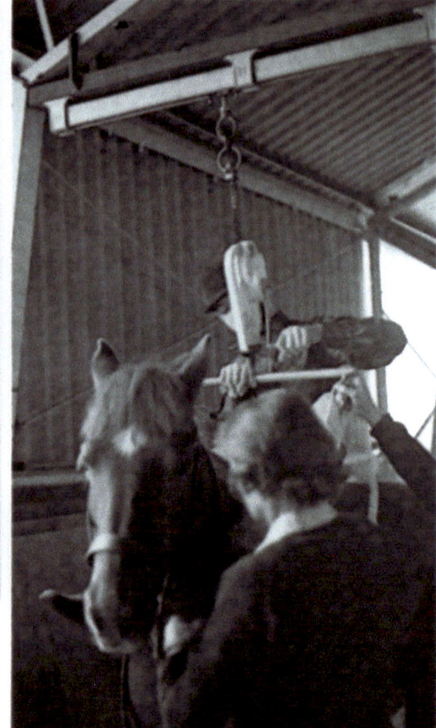

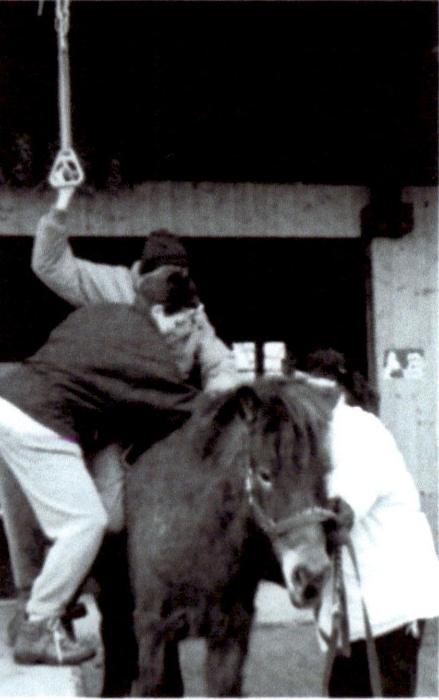

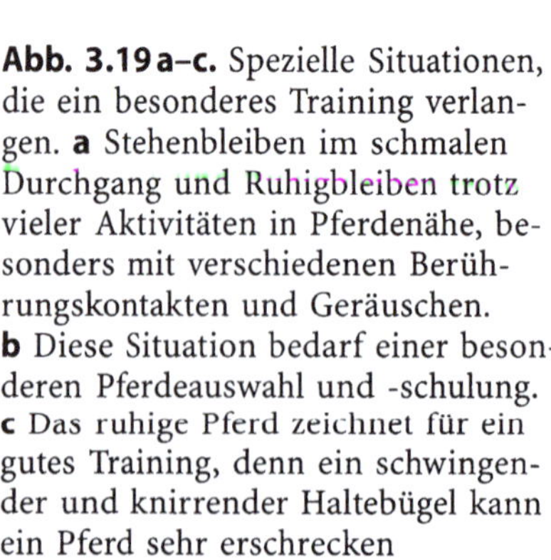

Abb. 3.19 a–c. Spezielle Situationen, die ein besonderes Training verlangen. **a** Stehenbleiben im schmalen Durchgang und Ruhigbleiben trotz vieler Aktivitäten in Pferdenähe, besonders mit verschiedenen Berührungskontakten und Geräuschen. **b** Diese Situation bedarf einer besonderen Pferdeauswahl und -schulung. **c** Das ruhige Pferd zeichnet für ein gutes Training, denn ein schwingender und knirrender Haltebügel kann ein Pferd sehr erschrecken

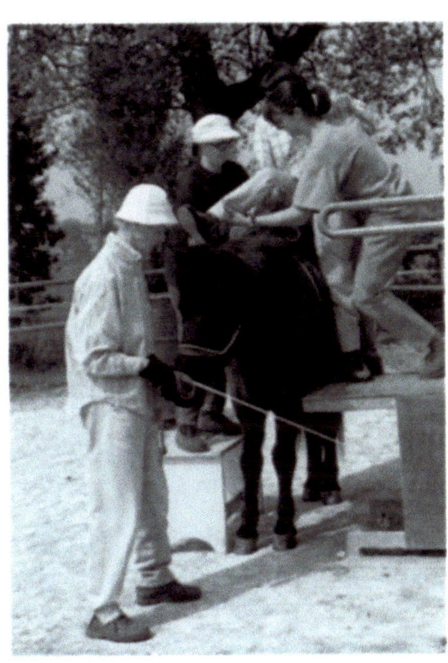

Abb. 3.20. Alphastellung der führenden Person ist entscheidend in kritischen Situationen

In der Führarbeit mit dem Pferd gehen Impulse über Führleine bzw. Führkette, Sprache, Gerte, aber auch über feine Signale der Körpersprache vom Führenden aus auf das Pferd über. Diese nonverbale Kommunikation muß für das Therapiepferd eindeutig sein (s. Kap. 10).

Übungen in Führarbeit wie auch diejenigen in Körperarbeit helfen, daß die führende Person eine deutliche Alphastellung gegenüber dem Pferd einnimmt (Abb. 3.20).

3.2.3 Bewegungsausgleich/Training

Therapiepferde haben neben ihrem Einsatz ständig ein ausgleichendes Bewegungstraining nötig. Dadurch sowie durch Boden- und Körperarbeit kann das Risiko, hervorgerufen durch den ursprünglichen Fluchtinstinkt des Tiers, in Grenzen gehalten werden.

Für das Pferd bedeutet der Einsatz in der Hippotherapie nicht so sehr körperliche, sondern vielmehr psychisch belastende Arbeit. Gerade nach disziplinierten Therapieeinsätzen müssen sich die Pferde an Körper und Psyche regenerieren können, was durch pferdegerechte

Haltung und Ausritte ermöglicht wird. Eine Regeneration für das Pferd ist auch durch einen andern Einsatz möglich, z. B. alternierend im heilpädagogischen Reiten bei allgemeinen Übungen oder im Handpferdereiten.

Die Einwirkung eines behinderten, unsicheren und verkrampften Patienten belastet den Pferderücken ungleich mehr als der im Gleichgewicht sitzende, geübte, gesunde Reiter. Ferner haben asymmetrische Druckeinwirkungen und Gewichtsbelastungen eine ungleichmäßige und oft einseitige Belastung des Pferderückens zur Folge. Dies muß wiederum im Training durch Bodenarbeit und durch Ausritte mit geübten Reitern ausgeglichen werden.

Um den Gehwillen und den Vorwärtsdrang zu erhalten, ist es wichtig, daß beim Ausritt im Gelände zügig vorwärts geritten wird.

Da eine regelmäßige Arbeit unter dem Reiter zur Erhaltung der optimalen Einsatzfähigkeit eines Therapiepferdes gehört, ist die „nebenamtliche" reiterliche Nutzung solcher Pferde durch die Führenden bzw. Therapeutinnen ein wünschenswerter Synergismus – zum Wohle des Pferdes und auch zur Festigung der Verbindung zwischen den Therapiepartnern (Abb. 3.21).

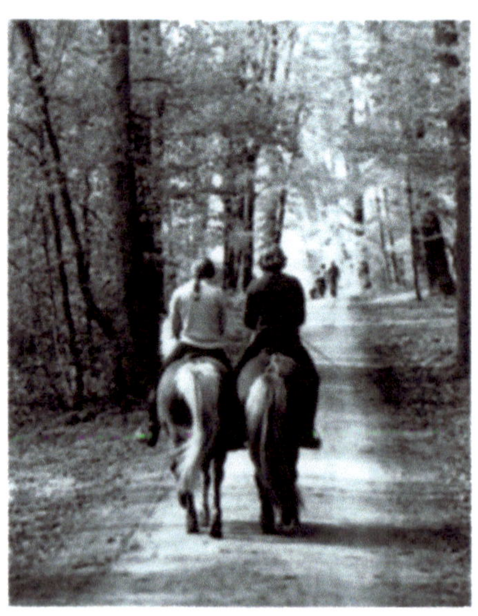

Abb. 3.21. Ausgleich nach der Therapiearbeit!

3.3 Hippotherapie-K-spezifische Nutzung der Schrittbewegung

3.3.1 Pferd als Bewegungserzeuger für das Rumpftraining

Die geforderten grundlegenden Trainingsmerkmale für die Sitzbalance (s. Kap. 2) können im Sitzen auf dem Pferderücken in idealer Weise erfüllt werden. Mit dem Therapiepartner Pferd kann ein effizientes funktionelles Rumpftraining durchgeführt werden, aufgebaut auf den Grundlagen der Funktionellen Bewegungslehre Klein-Vogelbach.

Im Vergleich zur herkömmlichen Therapie ergeben sich in der HTK folgende therapeutische Vorteile:

- Auf dem Pferderücken entspricht der Sitz einer *dynamischen vertikalen Ausgangsstellung.*
- Die Bewegungsinduktion durch das Pferd vermittelt dem Patienten einen *selektiven gangtypischen* Bewegungsrhythmus, der in der Vorwärtsbewegung erfolgt und wie beim Gehen alternierend und symmetrisch ist.
- Im HTK-Sitz ist die Stützfunktion der Beine aufgehoben; somit können *gangtypische* Haltungsreaktionen ohne den störenden Einfluß der Beine erarbeitet bzw. geübt werden.
- Die für die Sitzbalance notwendigen Haltungsreaktionen werden *reaktiv* auf die Pferdeimpulse ausgelöst und geübt.

3.3.2 Schrittbewegung als Therapeutikum

In Kap. 5 werden die Bewegungsausschläge der Schrittbewegung des Pferdes differenziert und analysiert. Nachfolgend wird nur zusammenfassend auf die beiden unterschiedlichen Wirkungsweisen der Pferdebewegung im Schritt eingegangen:

- Transport des Menschen nach vorne: Die passive Standortveränderung im Raum zwingt den Menschen, mit bestimmten Reaktionen im Rumpf und in den Beinen zu verhindern, beim Vorwärtsschreitens des Pferdes das Gleichgewicht auf dem Pferderücken zu verlieren. Diese Reaktionen sind unabhängig von den kleinen differenzierten Rückenbewegungen des Pferdes (zu Schwingungsimpulsen der Raumveränderung des Pferdes s. Kap. 5.2).

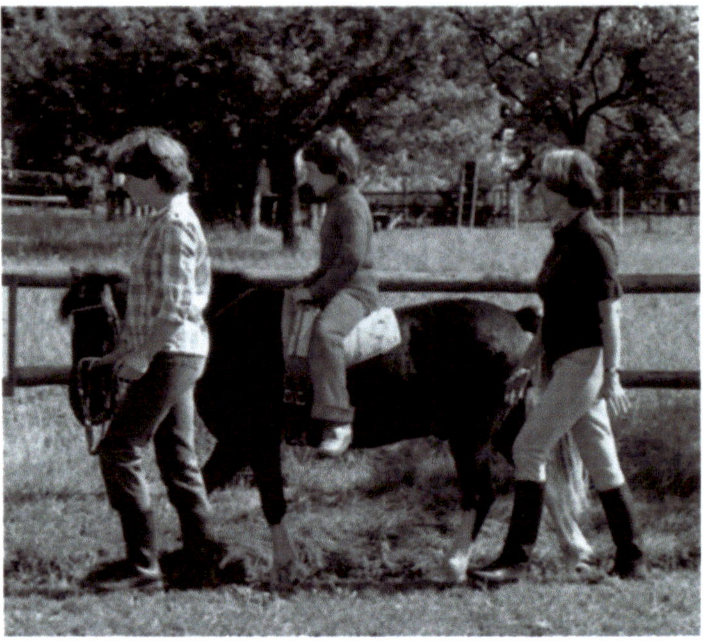

Abb. 3.22. Die gute Haltung des Kindes zeigt, daß die kleine Bewegung aufgenommen werden kann

- Eigentliche selektive Bewegungen des Pferderückens: Die selektiven Bewegungen des Pferderückens wirken als Bewegungsinduktion auf das Becken des Menschen. Dabei wird von ihm eine spezielle Geschicklichkeit im Rumpf zwischen Becken und Brustkorb verlangt, wenn er auf diesen feinen Bewegungsablauf differenziert eingehen soll (zu Schwingungsimpulsen der Brustkorbbewegungen des Pferdes s. Kap. 5.3) (Abb. 3.22).

Diese beiden Bewegungsarten verlangen vom Patienten bestimmte Gleichgewichtsfähigkeiten im Sitzen (s. Kap. 7), die methodisch in Stufen erarbeitet und verbessert werden.

Die therapeutische Wirkung der HTK ist entscheidend von der Bewegungsübereinstimmung Pferd-Patient abhängig. Die Bewegungsimpulse des Pferdes können nicht genutzt werden, wenn der Patient keine Möglichkeiten hat, diese Impulse aufzunehmen und zu verarbeiten (s. Kap. 9, 14 und 15).

3.3.3 Anforderungen an die Schrittbewegung in bezug auf den Patienten

Das sorgfältig ausgebildete Pferd kann dann therapeutisch zu einem Erfolg beitragen, wenn es mit seinen Bewegungsimpulsen im Schritt für den Patienten adäquat ist, d.h., wenn Amplitude und Frequenz in einem Bereich liegen, in dem es für den Patienten auch möglich ist, die Bewegung aufzunehmen. Dies äußert sich in einem harmonischen Bewegungsdialog. Für die HTK ist dies eine absolute Bedingung, die in der Regel - nachstehende Anforderungskriterien vorausgesetzt - beim Einsatz eines Kleinpferdes gewährleistet ist.

Die an das Pferd gestellten Anforderungen beziehen sich auf den jeweiligen Patienten mit seinen Beweglichkeits-, Bewegungs- bzw. Gleichgewichtsmöglichkeiten:

- Sitzstellung (Abb. 3.23 a–c): Das Pferd ist für den Patienten von entsprechender Größe, die es erlaubt, daß die Oberschenkel bequem in einem Winkel von ca. 70 Grad voneinander abgespreizt sind (s. Kap. 4).

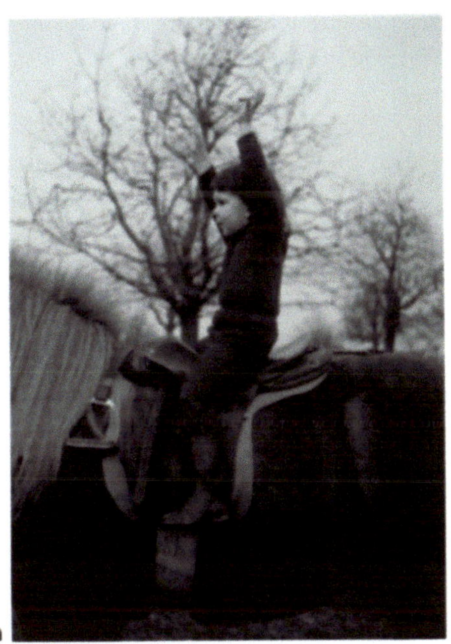

a

Abb. 3.23 a–c. Breitenverhältnis. **a** Das gesunde Kind kann sich auf dem breiten Sitz gut anpassen und fühlt sich sicher

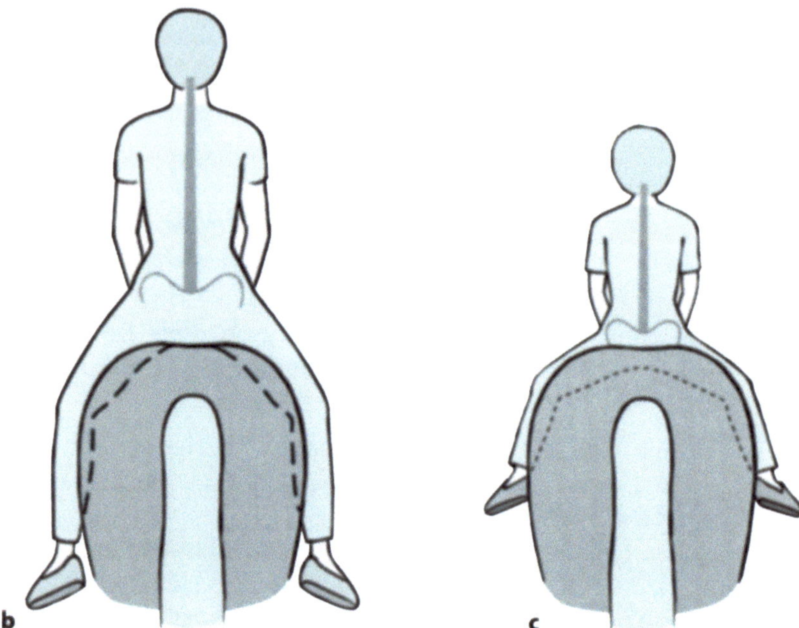

Abb. 3.23 b, c. b HTK-Sitz in optimaler Spreizstellung mit lockeren Beinen und vertikalen Unterschenkeln. **c** Ein rumpfiges und rundes Pferd bietet eine breitere Basis, was Sicherheit vermittelt; hingegen kann diese Sitzstellung zu tonischer Veränderung innenrotatorisch/adduktorisch in den Hüftgelenken führen und die Beckenbewegung behindern

Die Sitzstellung wird auch durch die Thoraxform des Pferdes beeinflußt; mittels Sitzhilfen kann nur begrenzt nachgeholfen werden (s. Kap. 13).

- Schrittintensität (Amplitude und Frequenz): Das Pferd verfügt über eine für den Patienten adäquate Schrittbewegung, d. h.:
  - Schrittlänge bzw. Raumgriff (Amplitude) sollen annähernd dem Schritt eines Nichtgehbehinderten mit derselben Körpergröße wie der des Patienten entsprechen. In der Therapie wird dann mit der Amplitude bzw. mit dem Bewegungsausschlag des Pferdeimpulses dosiert – je nachdem intensiver oder verhaltener – und auf die aktuellen Fähigkeiten des Patienten abgestimmt und angepaßt (Abb. 3.24);

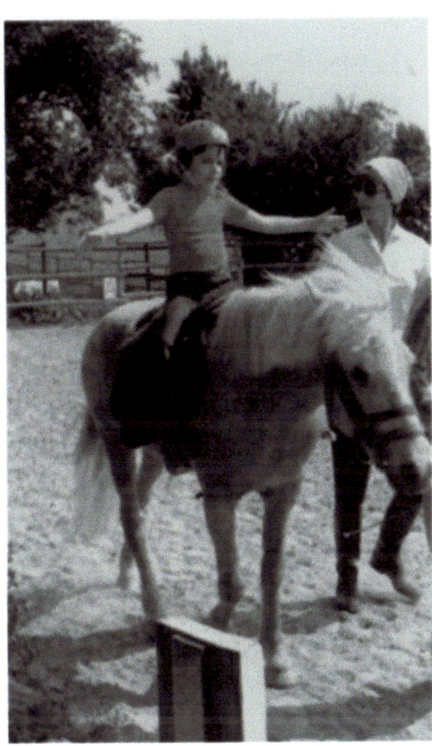

Abb. 3.24. Zur Erzielung des gangtypischen Effekts wird vom Pferd ein für den Patienten adäquater Rhythmus gefordert

- Schrittfrequenz bzw. Schrittrhythmus sollten dem Norm-Schrittempo des Menschen (beim Erwachsenen etwa 110–120 Schritten in der Minute, beim Kind etwas höher) entsprechen. Wenn der Rhythmus deutlich langsamer (oft verbunden mit einer größeren Amplitude) als beim genannten Norm-Schritt ist, wird die Pferdebewegung nicht aufgenommen: Der Patient verkrampft sich, um im Gleichgewicht zu bleiben; er fixiert sich im Beckenbereich, statt locker mitzuschwingen.
  In der HTIK ist für die Schulung der Sitzbalance die Schrittbewegung dann adäquat, wenn der Pferdeimpuls keine rückläufige Bewegung des Beckens des Menschen auslöst (s. Kap. 5, S. 92).

- Schrittvarianten: Beeinflußt durch Kondition, Konstitution und Gangveranlagung des Pferdes bestehen Varianten des Schrittgrundmusters. Jedes Pferd verfügt im Schritt über ein individuelles Bewegungsmuster; je nach Zusammenspiel und Betonung der Bewegungsausschläge in den 3 Bewegungsebenen kann sich eine leicht veränderte Gangmechanik ergeben (s. Abschn. 3.1.3).

Diese Varianten können sich als Taktabweichungen (z. B. Tendenz zur Paßfolge) äußern und in der HTK – je nach Symptom/Erscheinungsbild der Bewegungsstörung – therapeutisch als Erleichterung bzw. als Erschwerung genutzt werden:

- taktreiner Viertakt: dient für die Wahrnehmung des Pferdeimpulses nach vorne,
- Taktabweichung, z. B. betonte laterale Zweibeinstütze: wird für die Erleichterung der seitlichen Bewegung des Beckens des Patienten ausgenützt.

Die Schrittbewegung wird zudem wesentlich durch Terrainbeschaffenheit (z. B. hart/weich, Unebenheiten) und Bodenneigungen (Abb. 3.25) sowie gerade Strecke bzw. Kurven beeinflußt, was therapeutisch ebenfalls als Erleichterung oder Erschwerung ausgenützt werden kann (s. Kap. 10).

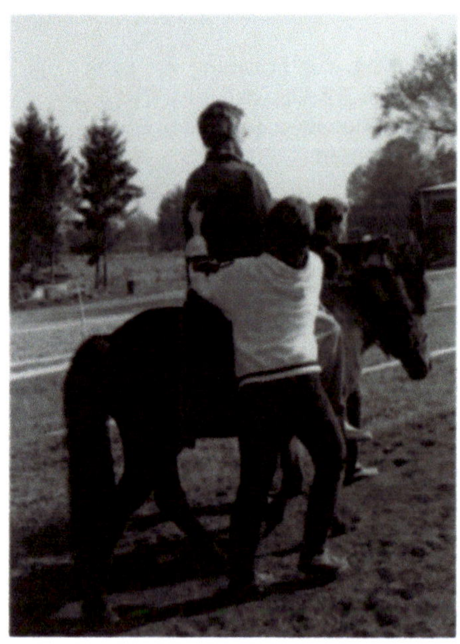

Abb. 3.25. Hier wird therapeutisch der aufsteigende Gehweg als Erleichterung für die gute Sitzhaltung eingesetzt

KAPITEL 4

Ausgangsstellung: der Sitz auf dem Pferd

Um die besonderen Vorteile der funktionellen Merkmale des Sitzes auf dem Pferd deutlich hervorzuheben, wird vorgängig der Norm-Sitz auf einem Stuhl betrachtet. Die Analyse basiert auf dem Konzept der Funktionellen Bewegungslehre Klein-Vogelbach und geht von einem intakten neuromuskulären Regulationssystem aus (Haltungsreaktionsmechanismen im Rahmen der Norm).

4.1 Vergleich: Sitz auf einem Stuhl

Unter aufrechter Haltung im Sitzen ohne Rückenlehne bezeichnen wir als „Körperlängsachse" die eingeordneten Körperabschnitte Becken/Brustkorb/Kopf in der virtuellen Körperlängsachse, welche in den Hüftgelenken vertikal stabilisiert wird. Nachfolgend wird die Bedeutung im einzelnen aufgeführt.

4.1.1 Gelenkstellung

Die Füße haben Bodenkontakt, die Beine sind in einer bequemen Grätsche, die Knie über den Füßen. Die Oberschenkellängsachse steht annähernd horizontal. Die Beckenlängsachse steht vertikal, die Sitzknochen sind zentrisch belastet (die Lendenwirbelsäulenlordose ist leicht vermindert in bezug auf den Stand). Die Brustkorb- und Kopflängsachse stehen in der Verlängerung der Beckenlängsachse, damit sind die Körperabschnitte Becken/Brustkorb/Kopf in der virtuellen vertikalen Körperlängsachse eingeordnet und bilden *das vertikale Türmchen*. Die Arme hängen locker (Abb. 4.1).

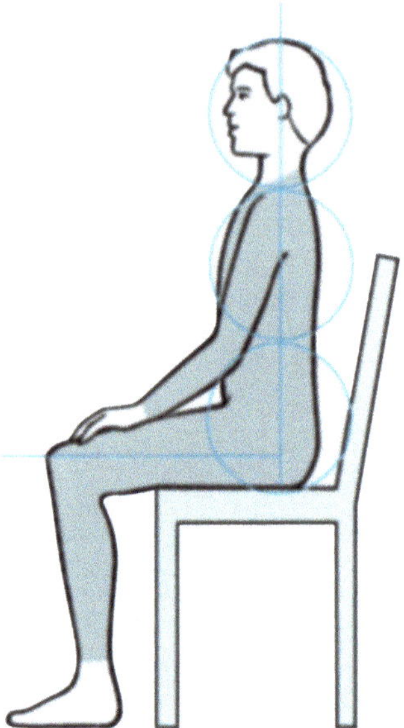

Abb. 4.1. Der freie Sitz auf dem Stuhl

4.1.2 Muskuläre Aktivitäten

Die Beine sind in Parkierfunktion. Die Beckenlängsachse wird vertikal stabilisiert durch eine flexorische Verankerung im Hüftgelenk und extensorisch in der Lendenwirbelsäule. Dadurch kippt das Becken weder nach vorne noch nach hinten. Die Gewichte der einzelnen Körperabschnitte Becken/Brustkorb/Kopf sind so übereinander eingeordnet, daß an der Wirbelsäule die lordotischen Abschnitte keine fallverhindernde extensorische Aktivität aufweisen. Der Körperabschnitt Brustkorb ist in seiner 0-Stellung gegen die Schwerkraft dynamisch stabilisiert und ermöglicht die Bewegung der Rippen für die Atemexkursion. Die stabilisierte Körperlängsachse ist Fixpunkt für die Arme und damit Voraussetzung für freie Armbewegungen.

Die entsprechende Tonusverteilung (flexorisch in den Hüftgelenken und extensorisch in der Lenden- und Brustwirbelsäule) wird als Norm-Haltungsmechanismus bezeichnet.

4.1.3 „Gesicherte Ebene"

Die Lage im Raum und die gegebenen Kontaktflächen mit der Unterlage (Gesäß, Oberschenkel dorsal und Füße plantar) prägen den Hal-

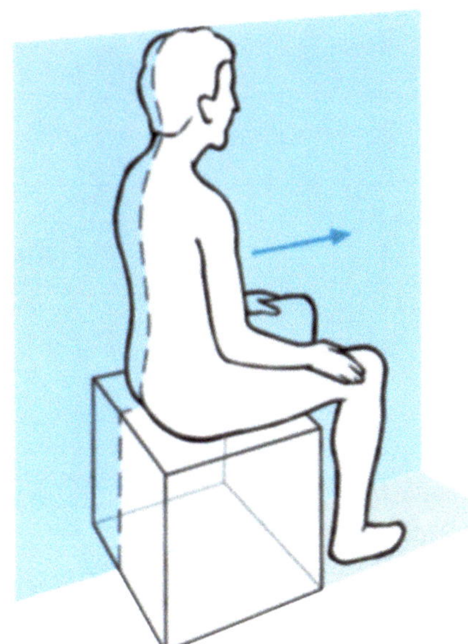

Abb. 4.2. Auf dem Stuhl ist die Sagittalebene abgesichert

tungsmechanismus: Bewegungen in der Sagittalebene erhalten so eine räumliche Begrenzung und damit auch einen Fixpunkt. Die Verlagerung des Schwerpunktes nach vorne ist in dieser Bewegungsebene gut abgesichert (Abb. 4.2). Hingegen sind Bewegungen in der Frontal- und vor allem in der Transversalebene durch Hubfreiheit instabiler.

Die stabile Lage im Stuhlsitz verleitet, die verankernde Aktivität im Niveau Hüftgelenk abzubauen, so daß das Becken auf den Sitzknochen nach hinten kippt und demzufolge der Körperabschnitt Brustkorb seine stabilisierte 0-Stellung verliert: Die Lenden- und Brustwirbelsäule fallen kompensatorisch in eine Totalflexion (s. Abb. 4.10).

Bei Patienten mit pathologischer Reflexaktivität werden durch die angebotenen Kontaktflächen der Sagittalebene pathologische Stoßmuster in den Beinen stimuliert (s. Kap. 11).

4.2 Hippotherapie-K-Sitz auf dem Pferd

Unter der Bezeichnung *Hippotherapie-K-Sitz (HTK-Sitz)* wird der therapeutische Sitz auf dem Pferd mit den entsprechenden Haltungsreaktionen verstanden. Im Vergleich zum Reiten differiert dieser Sitz in bezug auf die Beinstellung und auf den Aktivitätszustand der Muskulatur. In der HTK findet keine aktive Einwirkung auf das Pferd statt (Abb. 4.3).

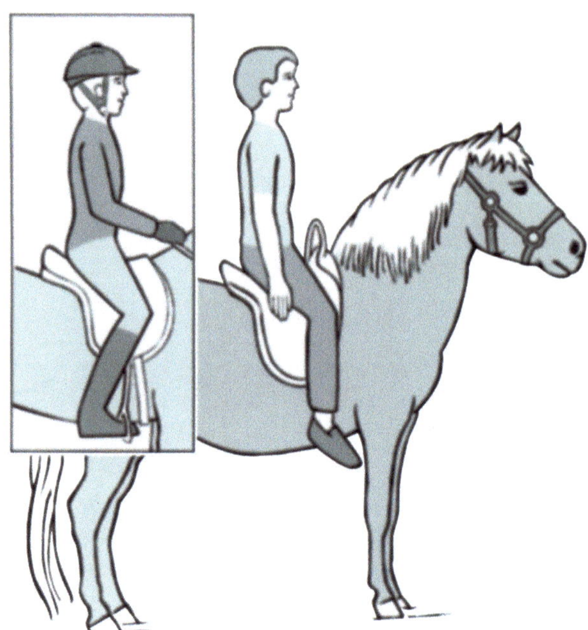

Abb. 4.3. Vergleich Reitsitz und HTK-Sitz

Der HTK-Sitz ist durch die nachfolgend aufgeführten Merkmale definiert:

4.2.1 Gelenkstellung

Das Türmchen steht vertikal mit minimal weniger Lendenwirbelsäulenlordose als im Stand. Gesäß und Innenseiten der Beine haben Kontakt mit der Unterlage (je nach Größenverhältnis Pferd/Mensch bis ca. Mitte der Unterschenkel). Die Sitzknochen sind zentrisch belastet, die Beckenlängsachse steht vertikal, die Verbindungslinie beider Spinae ist horizontal (Abb. 4.4, 4.5)

Auf dem stehenden Pferd sind die Arme ein neutrales Gewicht am Brustkorb. Die Schultergelenke stehen in der mittleren Frontalebene, die Arme hängen mit leichter Abduktion vertikal oder sind durch die Hände auf den Oberschenkeln parkiert (Abb. 4.6a–c).

Die Beine sind in bequemer Abduktion, die Kniegelenke liegen wesentlich tiefer als die Hüftgelenke, so daß die Oberschenkellängsachsen mit der Senkrechten einen Winkel von 35–45° bilden. Die Unterschenkellängsachsen sind vertikal (Abb. 4.7, 4.8).

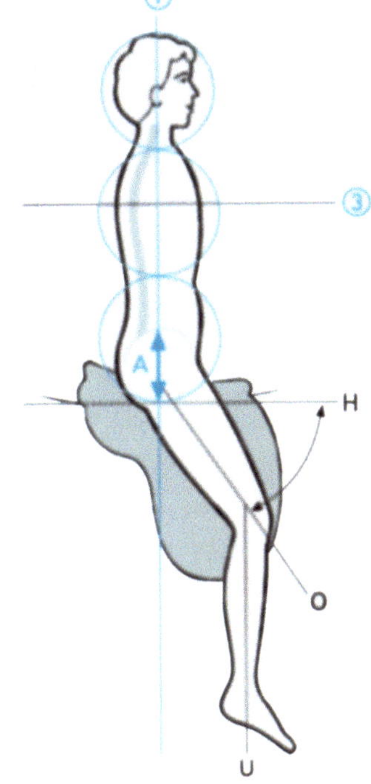

Abb. 4.4. Linien und Achsen von der Seite: *1* vertikale Körperlängsachse, gebildet durch die mittleren Frontalebenen der Körperabschnitte Becken, Brustkorb und Kopf; *3* horizontaler sagittotransversaler Brustkorbdurchmesser; *A* Beckenlängsachse bzw. mittlere Frontalebene des Körperabschnitts Becken; *H* Horizontalebene bzw. Sitzebene; *O* Oberschenkellängsachse; *U* vertikale Unterschenkellängsachse; *rote Linien/Achsen* (Nr. 1, 3) bleiben stabilisiert

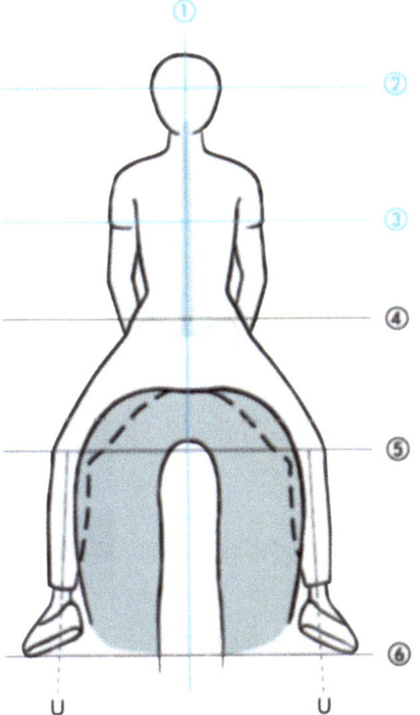

Abb. 4.5. Linien und Achsen von hinten: *1* vertikale Körperlängsachse, gebildet durch die Symmetrieebenen der Körperabschnitte Becken, Brustkorb und Kopf; *3* horizontaler frontotransversaler Brustkorbdurchmesser; *4* Verbindungslinie der Spinae; *5* Verbindungslinie der Kniegelenke; *6* Verbindungslinie der Fußspitzen; *U* vertikale Unterschenkellängsachse; *rote Linien/Achsen* (Nr. 1–3) bleiben stabilisiert

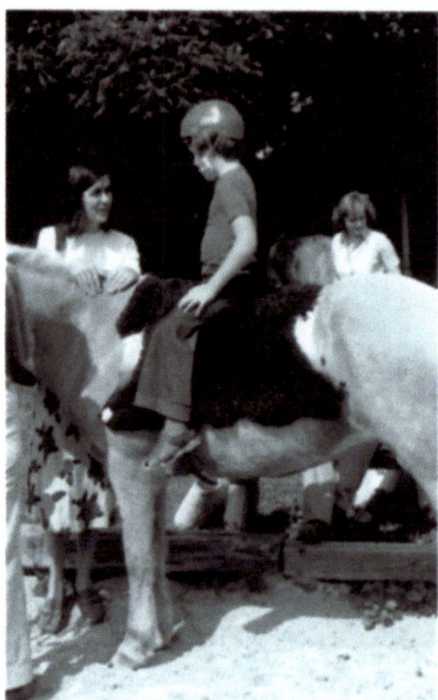

a

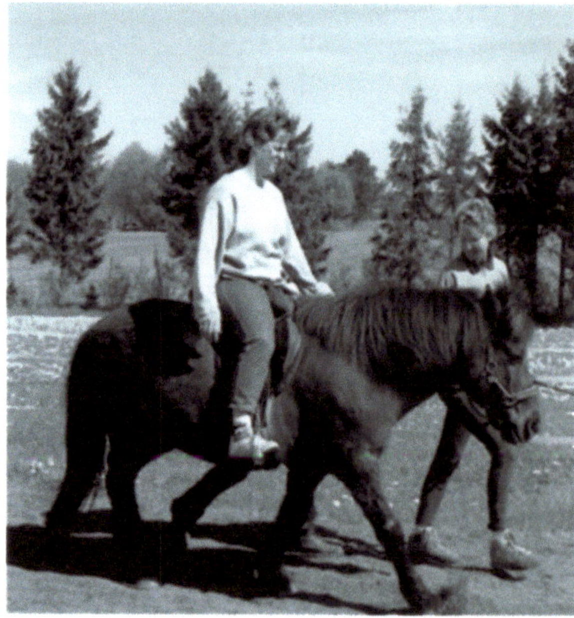

b

Abb. 4.6 a–c. Stellung bzw. Bewegung der Arme: **a** im Stand: lockere Arme; **b** im Schritt: Norm-Armpendel im Rhythmus der Pferdebewegung; **c** bei mangelndem Gleichgewicht werden die Arme als Gegengewicht eingesetzt

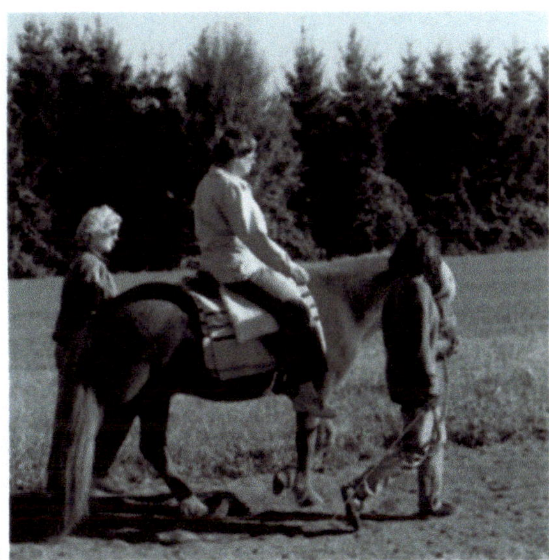

Abb. 4.6 c. c

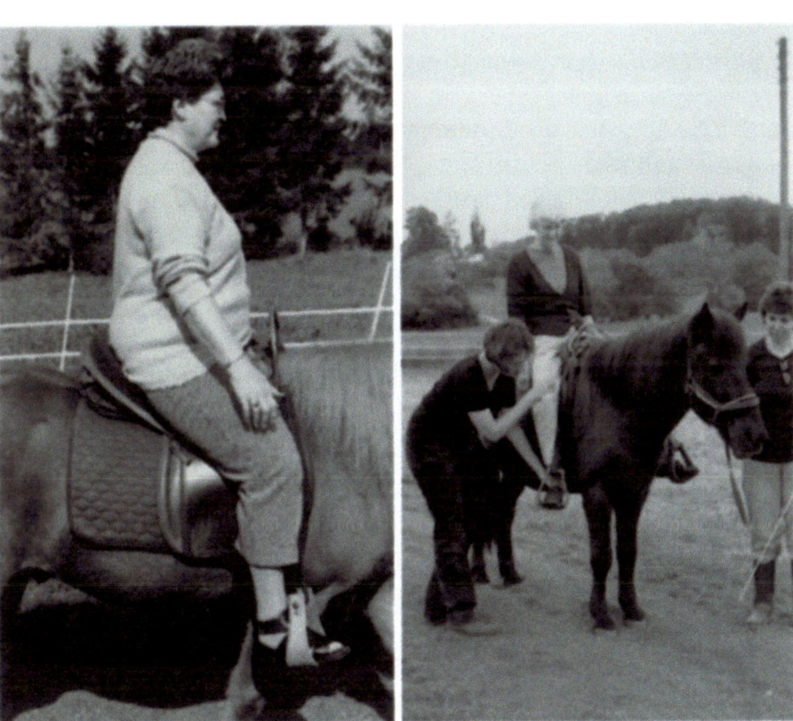

Abb. 4.7 a, b. Beinstellung: **a** Die Vertikalstellung der Unterschenkel in der sagittalen Ebene kann durch parkierte Beine in den Bügeln gewährleistet werden. **b** Während der HTK müssen oft die Bein- und Fußstellung verbessert werden

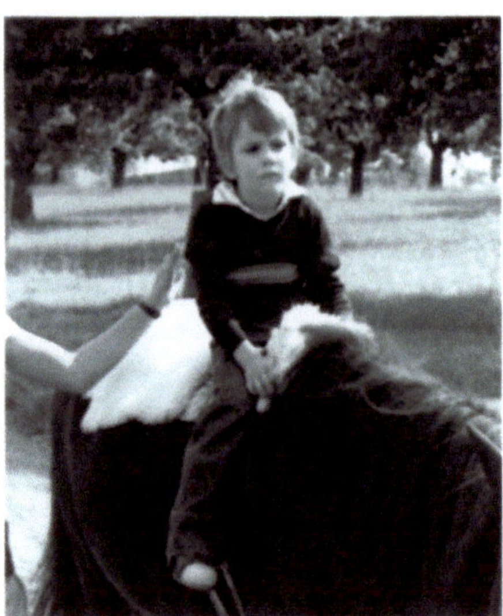

Abb. 4.8. Die Breitenverhältnisse Patient–Pferd sind entscheidend für die Vertikalstellung der Unterschenkel in der Fontalebene; die Therapeutin kontrolliert, daß die Innenrotationsstellung in den Hüftgelenken nicht durch Fixation bedingt ist

4.2.2 Schaltstelle der Bewegung

Im HTK-Sitz wird die Kontaktstelle Sitzknochen/Unterlage zur zusätzlichen Schaltstelle, die in der HTK bewegungsanalytisch eine wichtige Rolle spielt. Sie teilt den Körper in 2 träge Massen auf:

- Das Türmchen, das in die Luft ragt (Körperabschnitte Becken/Brustkorb/Kopf und Arme), muß senkrecht stabilisiert und mittransportiert werden.
- Die Beine, die sich in gleichgestellter Hüftgelenkstellung befinden, reagieren nicht im üblichen dissoziierten Muster wie beim Gehen.

4.2.3 „Gesicherte Ebenen"

Die Kontaktflächen der Oberschenkelinnenseiten mit der Unterlage bedingen auch hier eine besondere statische Situation: Auf der einen Seite ist die Sagittalebene labiler als im Stuhlsitz, auf der andern Seite wird der vertikalen Körperlängsachse eine andersartige Verankerungsmöglichkeit angeboten: Bewegungen in der Frontal- und in der Transversalebene sind besonders abgesichert, wodurch die potentielle Bewegungsbereitschaft des Beckens lateralflexorisch und rotatorisch in der Lendenwirbelsäule erhöht wird (Abb. 4.9).

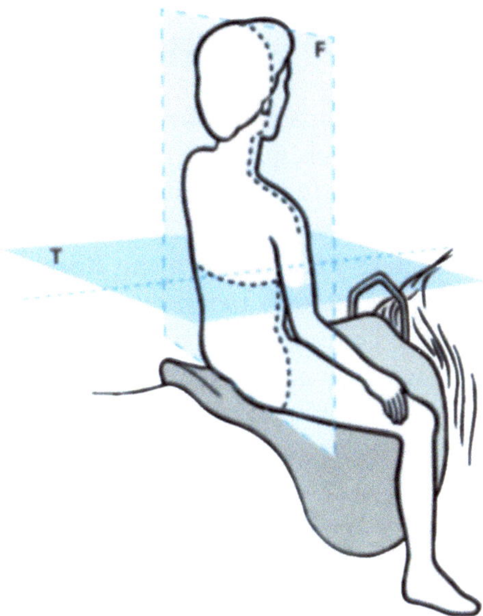

Abb. 4.9. Durch den medialen Kontakt der Beine am Pferd sind die Frontalebene (*F*) und die Transversalebene (*T*) abgesichert

Bei Asymmetrien in den Körperabschnitten Becken/Beine werden – aufgrund der Verankerungsmöglichkeit in diesen gesicherten Ebenen – besonders lateralflexorische und translatorische Gewichtsverschiebungen von kranial her genutzt, um das Gleichgewicht im Sitzen zu halten.

Aus diesem Grund bietet der wertvolle mediale Kontakt beim Sitz auf dem Pferd dem Patienten bei geringster Unsicherheit eine sichere Kontaktfläche, die zum Anklammern stimuliert. Als direkte negative Folge dieser adduktorisch angeklammerten Oberschenkel wird ein selektives Bewegen des Beckens in den Hüftgelenken blockiert.

MERKE

Der HTK-Sitz bedeutet eine deutlich stabilere und somit sicherere Ausgangsstellung als der freie Stuhlsitz: Der mediale Kontakt der Beine bietet dem Körper sehr viel Sicherheit in bezug auf alle Bewegungsebenen.

4.2.4 Muskuläre Aktivitäten

Der Körperabschnitt Becken ist potentiell beweglich. Durch die bequeme Abduktion liegen die Oberschenkel auf dem Pferderücken in Parkierfunktion. Die Unterschenkel und Füße hängen am Oberschenkel und sind in Spielfunktion oder auf den Bügeln parkiert (bei schmalem Pferd hängen die Körperabschnitte Beine flexorisch verankert am Becken, bei breitem Pferd sind die Oberschenkel parkiert, nur die Unterschenkel und Füße sind in Hängeaktivität).

Durch die parkierten Beine auf dem Pferderücken oder auf den Bügeln ist die Kontaktfläche deutlich größer als beim Sitz auf dem Stuhl. Die Neigung der Oberschenkellängsachse von ca. 40° ermöglicht, daß im HTK-Sitz kaum flexorische Verankerung des Beckens in den Hüftgelenken notwendig ist, um die Beckenlängsachse und somit auch die Körperlängsachse vertikal zu halten. Dadurch kann die *aufrechte Sitzhaltung spontan und ohne Kraftaufwand* eingenommen werden; die axiale Muskulatur, d.h. diejenige des Lokalsystems der Wirbelsäule und der Hüftgelenke, kann die dynamische Stabilisation des Türmchens selektiv gewährleisten (Abb. 4.10, 4.11).

MERKE

In der Hippotherapie-K findet keine aktive Einwirkung auf das Pferd statt!

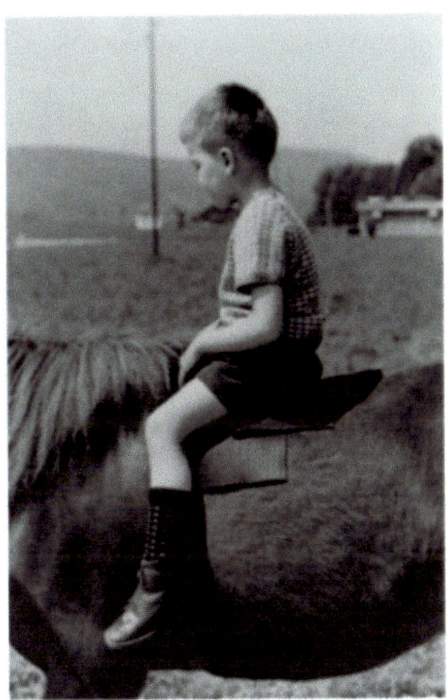

Abb. 4.10. Auf dem Pferd hilft die Neigung der Oberschenkel maßgebend bei der Vertikalisierung des Beckens

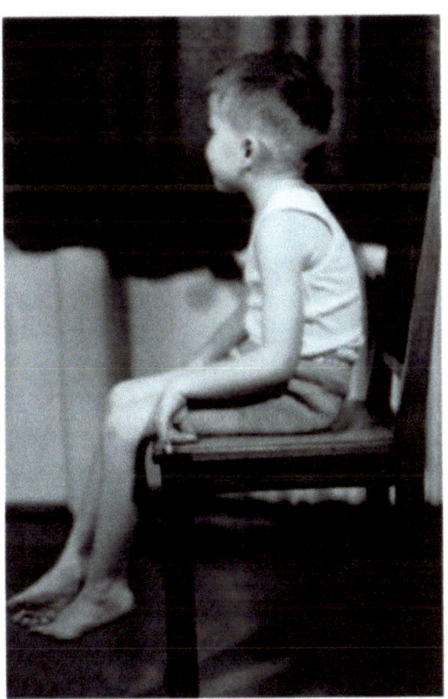

Abb. 4.11. Vergleich mit dem Sitz auf dem Stuhl: Das Kind sitzt mit Totalflexion in Lenden- und Brustwirbelsäule

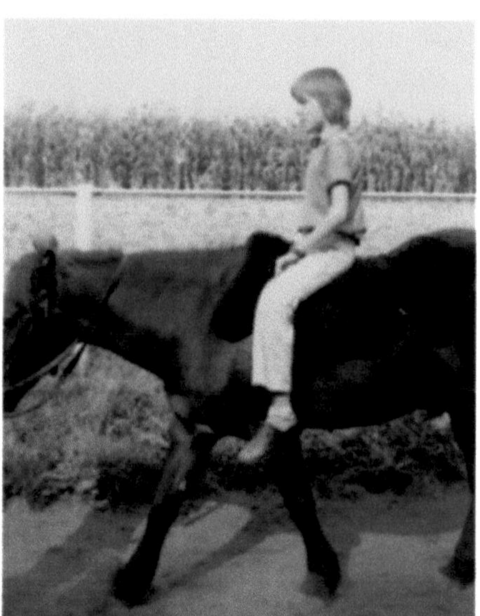

Abb. 4.12. Eine für Beine und Bekken günstige Ausgangsstellung auf dem Pferd ist Voraussetzung für einen Aufbau des vertikalen Türmchens

Das Sitzen auf dem regelmäßig schreitenden Pferd erfordert eine dynamische Reaktion im Rumpf in der Vorwärtsrichtung und ein ständiges reaktives Ausbalancieren des Türmchens: ein Mitgehen, Aufnehmen und Widerlagern der Bewegung des Pferdes (Abb. 4.12). Der Körper wird zu selektiven Norm-Haltungsreaktionen provoziert: Das Zusammenspiel Becken/Brustkorb ermöglicht ein „dynamisches Stabile Rumpf" – ein Vorgang, der beim Bewegungsgesunden unbewußt und automatisch geschieht, beim Bewegungsbehinderten auf diese Weise stimuliert und geübt werden kann.

KAPITEL 5

Primärbewegung des Pferdes

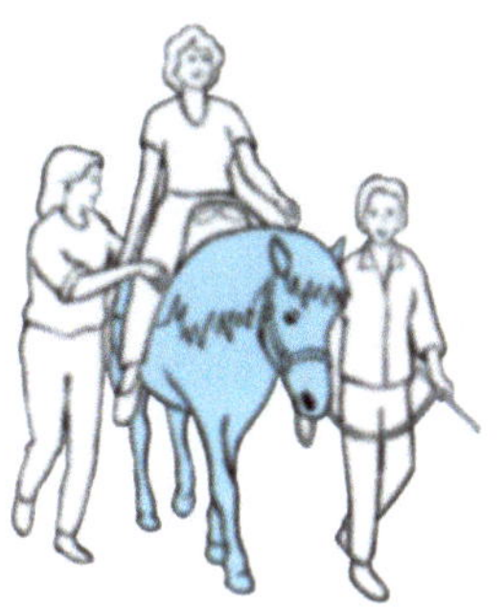

Das Schrittgrundmuster des Pferdes besteht aus Schrittzyklen mit 8 Phasen (s. Kap. 3.1.3).

Obwohl jedes Pferd mit diesem Grundmuster im Schritt vorwärts schreitet, verfügt es über ein eigenes Bewegungsmuster:

- Die Bewegungsausschläge (Amplitude) und der Rhythmus (Frequenz) des Bewegungsimpulses sind grundsätzlich abhängig von Konstitution, Trainingszustand und Aktivität eines Pferdes (s. Kap. 3).
- Das Zusammenspiel der Bewegungsausschläge in den verschiedenen raum- und körperbezogenen Ebenen (s. S. 87) und auch eine eventuelle Dominanz einer Bewegungskomponente ergeben ein individuelles Schrittbewegungsmuster.

Dadurch entstehen Varianten des Norm-Schrittgrundmusters, die eine leichte veränderte Gangmechanik mit sich bringen. Diese Varianten

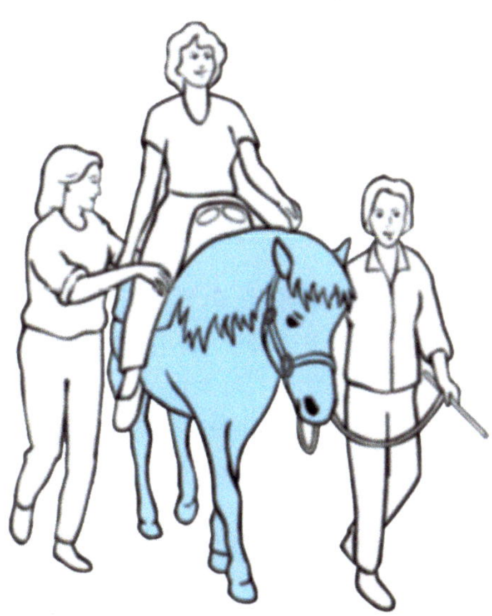

Abb. 5.1. Die Schrittbewegung des Pferdes als Therapeutikum

können sich als Taktabweichungen äußern. Je nach Patient und Symptom bzw. Erscheinungsbild der Bewegungsstörung können diese Schrittvarianten in der HTK als Erleichterung bzw. als Erschwerung ausgenutzt werden (s. Abschn. 5.3, S. 100). Ferner wirken auch Bodenbeschaffenheit und Terrainneigungen beeinflussend auf die Schrittbewegung (s. Kap. 10.4).

Ausgangssituation

Die nachfolgenden Ausführungen über die Primärbewegung des Pferdes gehen davon aus, daß

- das Pferd in der 4-Punkte-Gangart Schritt vorwärts schreitet und
- die Bewegungsimpulse des Pferdes im Schritt den Bewegungs- und Gleichgewichtsmöglichkeiten des darauf sitzenden Menschen angemessen sind (s. Kap. 3.3.2).

5.1 Analyse des Bewegungsimpulses

Die Rückenbewegung des Pferdes im Schritt, insbesondere die Bewegung in der Sattellage bzw. im tiefsten Punkt des Pferderückens, kann mit Hilfe von Zeitlupenstudien erfaßt werden. Bei entsprechenden Aufnahmetechniken können die Bewegungsabläufe in den 3 räumlichen Schwingungsebenen dargestellt werden.

Dabei ist aber zu berücksichtigen, daß die Pferdebewegung sowohl in bezug auf den Raum wie auch auf den Pferde- bzw. Menschenkörper betrachtet werden muß (Abb. 5.2 a, b). Aus dieser Betrachtung ergibt sich, daß die dreidimensionale Pferdebewegung eine Resultante von verschiedenen körper- und raumbezogenen Bewegungsausschlägen ist, die in den 3 räumlichen Schwingungsebenen zum Ausdruck kommt.

Die Grundlagen der Funktionellen Bewegungslehre Klein-Vogelbach und deren Analysenkonzept sind für die Physiotherapeutinnen ein entscheidendes Werkzeug, um die komplexen Bewegungsabläufe von Pferd und Mensch zu verstehen und zu beeinflussen.

Pferde- und raumbezogene Ebenen und Bewegungsausschläge

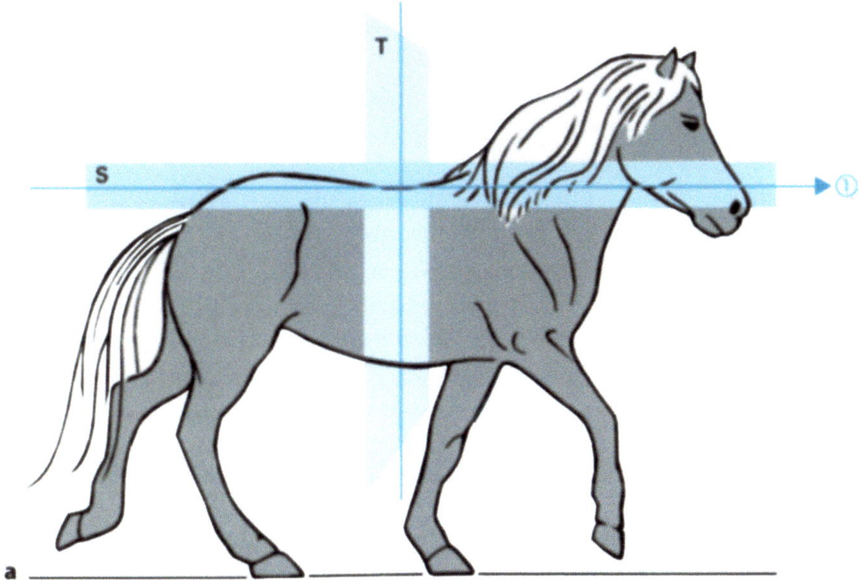

Abb. 5.2a. Von der Seite:
1 „Vorwärtsrichtung": Schubwirkung nach vorne in Form von rhythmischen Impulsen in der Ausdehnung der horizontalen Longitudinalachse (Körperlängsachse) des Pferdes;
S vertikale Symmetrieebene und sagittale Verschiebungsebene; Auf- und Abverschiebungen der Sattellage als Folge der Schubwirkung durch Abdruck der Gliedmassen und durch Flexion/Extension in der Pferdewirbelsäule;
T vertikale Transversalebene durch den tiefsten Punkt im Sattel: seitliche Kippbewegungen der Sattelfläche nach rechts bzw. nach links als Folge der Drehung des Pferdebrustkorbs um die eigene Längsachse (s. Abb. 5.7a);

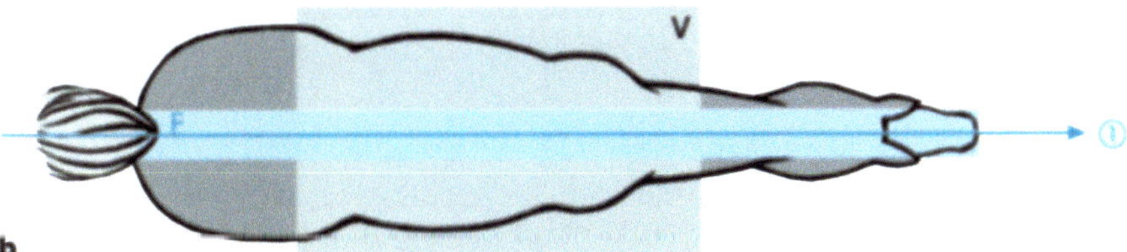

Abb. 5.2b. Von oben:
1 horizontale Schubwirkung nach vorne (s. Abb. 5.2a, 1);
F horizontale Frontalebene und frontale Verschiebeebene; Rechts- und Linksverschiebungen der Sattellage als der Folge der Schubwirkung bei bestimmtem Körperbau (z. B. beim Rechteckpferd) und durch Lateralflexion in der Pferdewirbelsäule;
V horizontale Verschiebeebene in der Vorwärtsrichtung: alternierende Rechts-/Linksbetonung der Schubwirkung nach vorne, als Ausdruck des Abdrucks einer Hinterhand; dadurch kommt einmal die rechte, einmal die linke Brustkorbseite des Pferdes deutlicher nach vorne (s. Abb. 5.7b)

5.1.1 Bewegungsanalyse nach dem Konzept der Funktionellen Bewegungslehre Klein-Vogelbach

Basierend auf der Funktionellen Bewegungslehre Klein-Vogelbach (FBL) kommen in der HTK bei der Bewegungsanalyse folgende Elemente zur Anwendung:

- *Primärbewegung* ist der Bewegungsimpuls des Pferdes, die Bewegungsinduktion durch das Pferd (früher „actio" genannt).
- *Reaktionen* sind die angemessenen Antworten des Körpers (früher „reactio") auf die Primärbewegung des Pferderückens:
  - das Mitbewegenlassen der Körperabschnitte, die mit dem Pferd Kontakt haben,
  - die dynamische Stabilisation der Körperabschnitte Brustkorb und Kopf.

  Dadurch werden im Rumpf therapeutisch erwünschte Haltungsreaktionen provoziert (s. Kap. 2.1.1).
- *Bedingungen* werden gestellt, so daß die Reaktionen in den gewünschten Formen erfolgen. Dadurch werden Muskeln angesprochen, die diese Bedingungen erfüllen helfen.

5.1.2 Kinetischer Impuls des Pferdes (Primärbewegung)

Der Bewegungsimpuls des Pferdes im Schritt – die Bewegungsinduktion – wird nach dem FBL-Analysenkonzept als *Primärbewegung (PB)* bezeichnet. Diese Primärbewegung bewirkt im Körper eine Kombination von *Bewegung geschehen lassen/Mitgehenlassen des Beckens* und zugleich reaktive selektive Gleichgewichtsreaktionen, um im Gleichgewicht sitzen zu bleiben.

Eine wichtige Grundlage der HTK bilden die Analyse der Auswirkung der Primärbewegung auf den Menschen wie auch die Beobachtung und die Interpretation der Reaktionen des Menschen auf dem Pferd.

Die Nutzung der Wirkung der Primärbewegung, d.h. die Förderung von gangtypischen Gleichgewichtsreaktionen im Rumpf, wie auch die Anwendungsbereiche der HTK werden in Kap. 6 vorgestellt.

5.1.3 Differenzierung der Primärbewegung

Bewegungsanalytisch werden in der HTK beim kinetischen Effekt der Primärbewegung 2 Elemente differenziert. Die Actio wird aufgeteilt in:

- die *zwingende* Primärbewegung. Darunter versteht man den Schub des Pferdes nach vorne, der unabdingbar eine Standortveränderung mit sich bringt, der also den Transport des Türmchens nach vorne provoziert:
  - die Stabilisation der vertikalen Körperlängsachse in den Hüftgelenken; diese Haltungsreaktion im Rumpf gilt als *gangtypische* Gleichgewichtsreaktion,
  - die Differenzierung der Körperlängsachse in der Sagittalebene (Translation Becken in bezug auf den Brustkorb=horizontales Becken-Mobile). Diese Gleichgewichtsreaktion ist eine ökonomische selektive Reaktion auf den rhythmischen Pferdeimpuls nach vorne;
- die *subtile* Primärbewegung. Sie ist die selektive Bewegungsinduktion der mobilen Sitzunterlage, die die Differenzierung innerhalb der vertikal stabilisierten Körperlängsachse schult und dabei das frontale bzw. transversale Becken-Mobile erzielt.
  Diese Haltungsreaktionen im Rumpf als Antwort auf die selektiven Beckenbewegungen gelten als *gangtypische* Gleichgewichtsreaktionen im Körperabschnitt Brustkorb.

5.2 Zwingende Primärbewegung: der Schub des Pferdes

5.2.1 Wirkung der zwingenden Primärbewegung nach vorne

Analytisch betrachtet, löst dieser kinetische Impuls eine bestimmte Gleichgewichtsreaktion aus, die beim Bewegungsgesunden automatisch folgendermaßen funktioniert:

- Das Becken wird rhythmisch nach vorne transportiert und fängt somit den rhythmischen Bewegungsimpuls des Pferdes auf.
- Die Körperabschnitte Brustkorb und Kopf werden mit vertikalen Längsachsen, etwas verzögert zum Becken, aber kontinuierlich mitt-

ransportiert, die rhythmischen Verschiebungen des Beckens nach vorne werden im Bewegungsniveau Lenden-/Brustwirbelsäule aufgefangen (Abb. 5.3).

Primärbewegung

Der Schub des Pferdes prägt die Bewegungsrichtung nach vorne. Die Hinterhand schiebt den Pferdekörper eine halbe Schrittlänge nach vorne und wirkt als horizontaler zwingender Impuls auf den Menschen. In hippologischen Schriften wird dieser Schub nach vorne häufig als Impuls in der longitudinalen Ebene bezeichnet (Abb. 5.4a, b).

Der rhythmische Schub nach vorne ist die Resultante der beschleunigenden Kräfte in der Vorwärtsrichtung, die aus dem abwechselnden Abstoßen der rechten/linken Hinterhand des Pferdes entstehen.

Das anschließende Auffußen der homolateralen Vorderhand begrenzt den weiterlaufenden Effekt der zwingenden Primärbewegung. Dabei wird der Brustkorb des Menschen verzögert translatorisch nach vorne genommen.

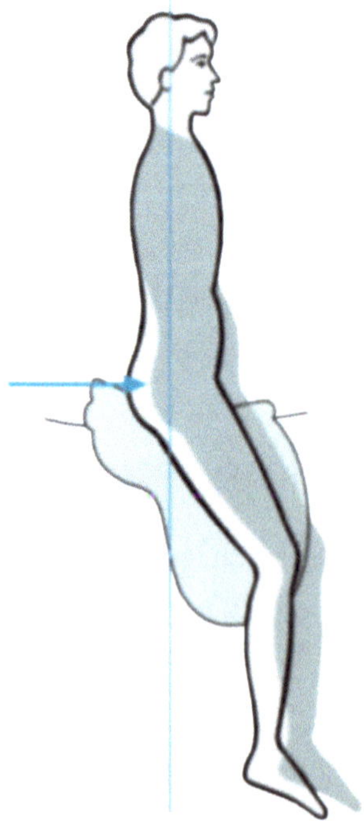

Abb. 5.3. Die horizontale Verschiebebewegung als scheinbare Schaukelbewegung

Bewegungsausschläge der zwingenden Primärbewegung

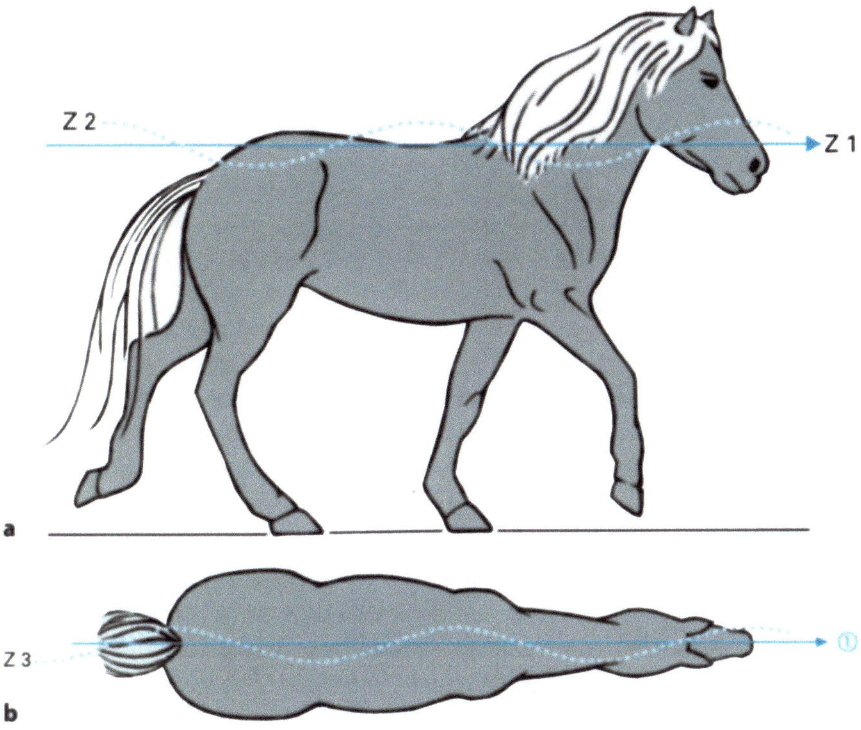

Abb. 5.4 a, b. (s. auch Abb. 5.2 a)
a Von der Seite: *z1* horizontaler Schub nach vorne in der Verlängerung der Längsachse: dominante zwingende Primärbewegung nach vorne; *z2* vertikale Schwingung des tiefsten Punktes in der Sattellage: Auf- und Abbewegung der Sattellage.
b Von oben (s. auch Abb. 5.2 b, F): *z3* horizontale Schwingung des tiefsten Punktes in der Sattellage: Rechts-/Linksverschiebung der Sattellage in der frontalen Verschiebeebene

Die zwingende Primärbewegung transportiert die Kontaktfläche Körper/Pferd (Tuber/Unterlage) nach vorne. Der auf dem Pferd Sitzende kann sich dieser zwingenden Primärbewegung nicht entziehen, er wird als Ganzes nach vorne geschoben. In der Norm wird im Rhythmus des Pferdes das Becken in bezug auf den Brustkorb isoliert nach vorne bewegt. Dabei wird die Vertikalstellung der Beckenlängsachse durch die verankernde ventrale Hüftmuskulatur gewährleistet.

Die zwingende Primärbewegung bewirkt eine *scheinbare* Schaukelbewegung des Beckens, d.h., durch die alternierenden rhythmischen Vertiefungen/Verminderungen der Lendenwirbelsäulenlordose scheint das Becken flexorisch/extensorisch zu schaukeln (es täuscht ein Vor-

und Rückkippen des Beckens vor). In Wirklichkeit wird das Becken mit stabilisierter vertikaler Längsachse vom Rücken des Pferdes rhythmisch nach vorne transportiert; der Bewegungsausschlag findet in der sagittalen Verschiebeebene im Bewegungsniveau Lenden-/Brustwirbelsäule statt.

MERKE

Die rhythmische Verschiebung des vertikal stabilisierten Beckens in Bezug auf den kontinuierlich ruhig transportierten Körperabschnitt Brustkorb täuscht eine Schaukelbewegung des Beckens vor!

Bei mobilen Bewegungsgesunden wird bei großer Bewegungsamplitude und langsamerem Rhythmus der zwingenden Primärbewegung beobachtet, daß als Norm-Reaktion auf die große Bewegung des Pferdes das stabilisierte Becken räumlich einen kurzen rückläufigen Bewegungsausschlag aufweist.

WICHTIG

Diese zu starke bzw. zu große Pferdebewegung ist für den Aufbau der Haltungsreaktionen nicht adäquat. Deshalb wird sie in der HTK bei Patienten mit Bewegungsstörungen *nicht* als therapeutisches Element eingesetzt.

Reaktionen

Der Körper reagiert auf diese mobile Unterlage indem er bei stabilisiertem Türmchen mit dem Becken mit der Pferdebewegung mitgeht, einschwingt. Der kaudalste Teil des Beckens, die Tuber ischii, werden von der weiterlaufenden Bewegung des Pferderückens erfaßt und gehen in dieselbe Richtung mit. Der Körperabschnitt Becken schmiegt sich der Unterlage an, als ob Becken/Beine mit dem Pferd eine Einheit wären.

Dank der dynamischen Stabilisation des Körperabschnitts Brustkorb wird die Bewegung des Pferderückens im Körper aufgenommen – „einverleibt" – d.h., das Becken des Menschen kann die Pferdebewegung fließend aufnehmen, als ob das Becken mit dem Pferderükken verbunden wäre.

Die Fähigkeit, den rhythmische Pferdeimpuls mittels Zulassen der Bewegung des Beckens nach vorne aufzufangen, ist eine automatische Norm-Haltungsreaktion, die die zwingende Primärbewegung im Niveau Lenden-/Brustwirbelsäule in der sagittalen Verschiebeebene widerlagert. Dadurch können die Körperabschnitte Brustkorb und Kopf vertikal stabilisiert bleiben und als Ganzes kontinuierlich nach vorne transportiert werden.

Reaktionen im Türmchen. Dank der bestehenden Flexions-/Extensionsbewegungstoleranzen in der oberen Lenden- und unteren Brustwirbelsäule kann die zwingende Primärbewegung in der Verschiebeebene aufgefangen werden: Das Becken erfüllt eine Pufferfunktion zwischen der Pferdebewegung nach vorne und dem vertikal stabilisierten Türmchen. Der Brustkorb wird, in Extension stabilisiert, ventraltranslatorisch nach vorne getragen, rhythmisch nachgezogen und wieder in die Ausrichtung der Beckenlängsachse eingeordnet. Dies verlangt eine hochdifferenzierte Aktivität im Türmchen, die ermöglicht, daß das Türmchen durch den weiterlaufenden Effekt der Beckenbewegungen weder zusammensinkt noch nach vorne/hinten schwankt.

Ungleichmäßige zwingende Primärbewegung, z. B. plötzliche Schubminderung oder -verstärkung, verlangt eine hohe selektive Anpassung der stabilisierenden Aktivitäten im Türmchen und in den Hüftgelenken, um nicht die Haltungskontrolle des Türmchens zu gefährden.

Reaktionen in den Beinen. Wenn die Beine locker herunterhängen, wirkt das Beingewicht als träge Masse, die beim Pferdeimpuls aus der Bewegungsrichtung pendeln kann. Bei intensivem Schub des Pferdes und lockerer Muskulatur kann ein diskretes Zurückschwingen der Oberschenkel in den Hüftgelenken bzw. der Unterschenkel in den Kniegelenken und/oder eine leichte Drehung der Flexions-/Extensionsachse der Kniegelenke nach lateral beobachtet werden.

Bei pathologischem Bewegungsverhalten kann die Wirkung der zwingenden Primärbewegung in Form eines Parallelarmschwungs (gleichgerichtete und gleichzeitige Armbewegungen) beobachtet werden.

Bedingungen

Die differenzierte Aufnahme der zwingenden Primärbewegung hängt von folgenden Bedingungen ab (Abb. 5.5, 5.6):

- Die Kontaktfläche Körper–Pferd bleibt erhalten.
- Der Druck beider Tuber ischii auf der Unterlage bleibt gleich.
- Die Beckenlängsachse bleibt vertikal.
- Die Verschiebung des Beckens nach vorne wird wahrgenommen.
- Der frontotransversale Brustkorbdurchmesser und die Verbindungslinie der Spinae bleiben horizontal und rechtwinklig zur Fortbewegungsrichtung.
- Der sagittotransversale Brustkorbdurchmesser bleibt horizontal.
- Die Körperabschnitte Brustkorb und Kopf bleiben vertikal stabilisiert.

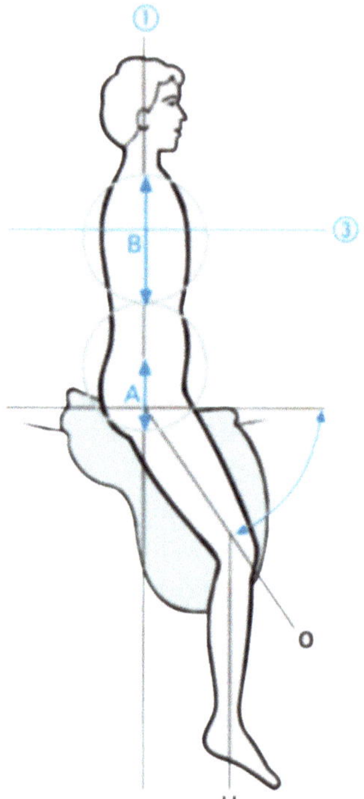

Abb. 5.5. Beobachtungslinien und Achsen von der Seite: *1* vertikale Körperlängsachse, *3* horizontaler sagittotransversaler Brustkorbdurchmesser, *A* Beckenlängsachse, *B* Brustkorblängsachse, *H* Horizontalebene durch die Hüftgelenke, *O* Oberschenkellängsachse, *U* Unterschenkellängsachse. Die *roten Linien/Achsen* (1, 3, A, B) bleiben stabilisiert.

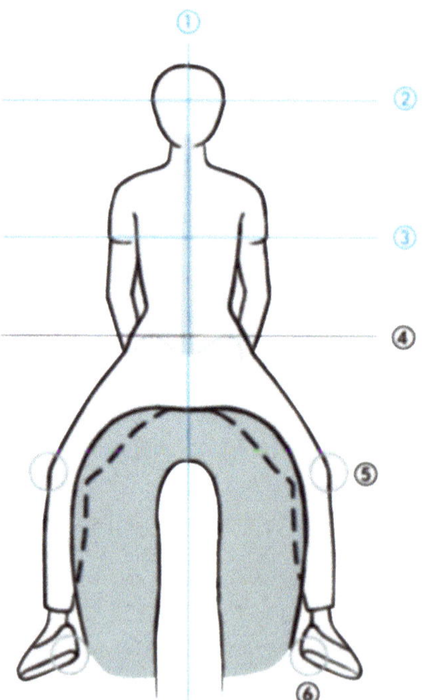

Abb. 5.6. Beobachtungslinien und Achsen von hinten: *1* vertikale Körperlängsachse, *2* Verbindungslinie der Augen, *3* horizontaler frontotransversaler Brustkorbdurchmesser, *4* Verbindungslinie der Spinae, *5* Distanzpunkt rechts/linkes Kniegelenk, *6* Distanzpunkt rechte/linke Ferse. *Rote Linien*/Achsen (1–3) bleiben stabilisiert, *schwarze Linien/Punkte* (4–6) bewegen synchron mit der Pferdebewegung

Folgende Muskulatur hilft, die gestellten Bedingung zu erfüllen:
- Durch die selektiv verankernde Hüftmuskulatur wird der vertikale Transport des Körperabschnitts Becken nach vorne gewährleistet.
- Durch die stabilisierende Rumpfmuskulatur wird bei der Translation des Beckens nach vorne der Brustkorb rhythmisch stabilisiert nachgezogen.
- Durch die stabilisierende Halsmuskulatur wird der im Türmchen eingeordnete Körperabschnitt Kopf mittransportiert.

Allgemeine Beobachtungskriterien der zwingenden Primärbewegung

- Das Türmchen ist vertikal und wird kontinuierlich transportiert.
- Die Verbindungslinie beider Spinae bleiben parallel zum horizontalen frontotransversalen Brustkorbdurchmesser.

MERKE

Im Unterschied zur Hippotherapie-K wird beim aktiven Reiten ein Teil des Bewegungsimpulses der zwingenden Primärbewegung durch die extensorische Beckenbewegung in den Hüftgelenken widerlagert.

Die therapeutische Nutzung der zwingenden Primärbewegung wird in Kap. 7 und 8 sowie in Kap. 14 beschrieben.

5.2.2 Weitere Komponenten der Wirkung der zwingenden Primärbewegung

Je nach Körperbau und Gangmechanik des Pferdes kann der Transport des Türmchens nach vorne eine vertikale und/oder eine laterale diskrete bzw. deutliche Komponente aufweisen. Diese Standortveränderung des Türmchens durch die zwingende Primärbewegung des Pferdes kann vom Reitenden nicht unterdrückt werden (s. Abb. 5.4 a, b).

Bewegungskomponente nach aufwärts/abwärts

Primärbewegung. Je nach Körperbau, Intensität des Schrittes und Training des Pferdes kommt in der Sattellage ein Impuls nach oben bzw. nach unten zum Ausdruck, der sich im Türmchen in der vertikalen Verschiebeebene als Compressio/Tractio auswirkt.

Reaktionen. Der diskrete vertikale Hoch-/Tiefschub der Unterlage stimuliert den Stabilisationsimpuls auf die Wirbelsäule und wirkt als Compressio und Tractio auf den Stützapparat der Wirbelsäule. Mit dem Einhalten der Conditio wird das Türmchen als Ganzes wellenartig diskret hoch- und abtransportiert und bleibt in sich vertikal stabilisiert. Der Scheitelpunkt des Menschen bewegt sich im Rhythmus des Pferdes diskret in einer leichten vertikalen Wellenlinie auf und ab.

Beobachtungs- und Beurteilungskriterien. Siehe Kap. 16.2.

Bewegungskomponente nach lateral

Primärbewegung. Bedingt durch die horizontale Wellenbewegung der Schwerpunktverschiebung des Pferdes kann die zwingende Primärbewegung räumlich eine diskrete alternierende Komponente nach rechts/links aufweisen. Dabei wird das Türmchen als Ganzes in einer leichten horizontalen Wellenlinie, einmal diskret nach rechts, einmal diskret nach links verschoben.

Reaktionen. Das Türmchen wird in sich vertikal stabilisiert, der frontotransversale Brustkorbdurchmesser bleibt horizontal und rechtwinklig zur resultierenden Fortbewegungsrichtung.

Durch das Einhalten der Bedingungen werden bei diesen dezenten lateralen Komponenten der zwingenden Primärbewegung Haltungsreaktionen in Form von stabilisierenden Aktivitäten, lateralflexorisch im Türmchen und adduktorisch in den Hüftgelenken provoziert, die die Vertikalstellung des Türmchens gewährleisten.

Diese horizontal-laterale Komponente der zwingenden Primärbewegung kann falscherweise als vertikal-frontale subtilen Primärbewegung (s. Abschn. 5.3.2) betrachtet werden. In der Praxis zeigt sich, daß je nach Größe, Körperbau und Gangmechanik des Pferdes beide laterale Primärbewegungen beobachtet werden können, meistens überwiegt aber eindeutig eine davon.

5.3 Subtile Primärbewegung: die mobile Unterlage

Die subtilen Bewegungsausschläge des Pferderückens sind so differenziert, daß der Reiter diese Bewegungen ohne weiteres - oft unbewußt - nicht aufnimmt, d.h., er unterdrückt sie.
Patienten mit zentralmotorischen Bewegungsstörungen fixieren sich und machen sich steif. Dadurch können die subtilen selektiven Impulse nicht aufgenommen werden. Aufgabe der Therapeutin ist es, manipulativ und verbal adäquat zu helfen, die funktionellen Fixationen zu lösen, um die Möglichkeit zu schaffen, daß durch den kinetischen Effekt der Primärbewegung das Becken mitschwingen kann.

Primärbewegung

Die Bewegungen des Brustkorbs und der Wirbelsäule des im Schritt gehenden Pferdes verwandeln die Sattellage in eine in sich mobile Unterlage. Diese bewegt sich subtil, rhythmisch alternierend, seitlich hoch/tief, einmal rechts nach vorne und einmal links nach vorne (s. Abb. 5.2 a, b; Abb. 5.7 a, b).

Bewegungsausschläge der subtilen Primärbewegung

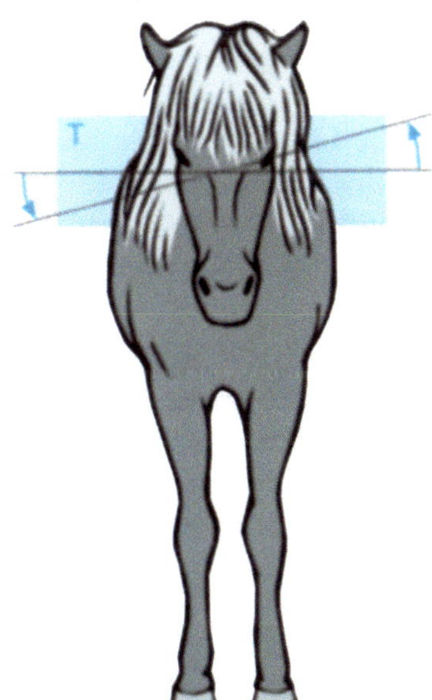

Abb. 5.7 a. Von vorne: Die Transversalebene des Pferdes steht vertikal und senkrecht zum Betrachter; durch die diskrete Drehung des Pferdebrustkorbs nach rechts bzw. nach links erfolgt ein alternierendes seitliches Kippen der Sattelfläche nach rechts unten bzw. links unten; beim Reitenden bewegt das Becken lateralflexorisch in der LWS mit (s. auch Abb. 5.2 a, T).

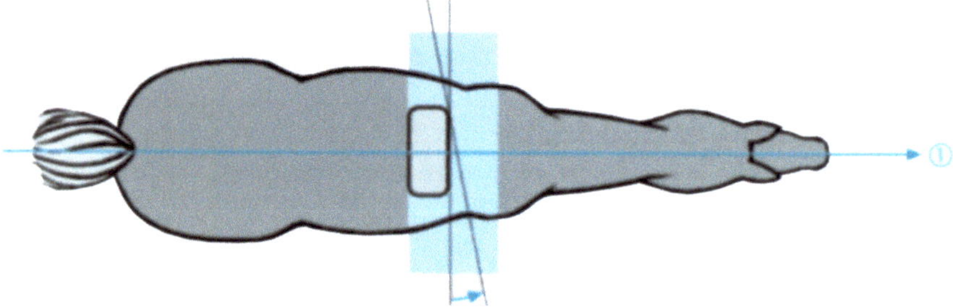

Abb. 5.7b. Von oben: Entsprechend dem alternierenden horizontalen Schub der Hinterhand geht einmal die rechte, einmal die linke Sattelseite deutlicher nach vorne, als Ausdruck der Stemmphase der gleichseitigen Hinterhand (s. auch Abb. 5.2b, V)

Reaktionen

Die Norm-Reaktion auf die subtile Primärbewegung ist die Fähigkeit des Körpers, die Bewegungen des mobilen Pferderückens zu übernehmen. Damit werden die Forderungen erfüllt,

- den Kontakt mit der Unterlage, die sich nach seitwärts und alternierend vorwärts bewegt, beizubehalten und gleichzeitig
- die Körperabschnitte Brustkorb und Kopf kontinuierlich stabilisiert nach vorne zu transportieren.

Differenziert betrachtet, verlangt das Sitzen auf dem Pferderücken einen doppelten reaktiven Vorgang:

- Bei der Anpassung an die Bewegungen der mobilen Unterlage muß die Längsachse des Beckens vertikal eingestellt bleiben.
- Gleichzeitig muß der Körperabschnitt Brustkorb durch die Norm- und Haltungsmechanismen in sich stabilisiert und vertikal eingestellt bleiben; dadurch bleibt das Türmchen als Ganzes vertikal.

MERKE

Die differenzierten, mehrdimensionalen Bewegungen der subtilen Primärbewegung können leicht unterdrückt werden!

Bedingungen

Für die Übertragung der subtilen Primärbewegungen werden Conditiones in bezug auf Kontaktflächen, Druckverteilung und Einstellung kritischer Achsen angewendet:

- Die Kontaktfläche Körper/Pferd bleibt erhalten und deren Verschiebung seitlich bzw. alternierend nach vorne wird bewußt wahrgenommen.
- Der Druck beider Tubera ischii auf der Unterlage bleibt gleich.
- Die Beckenlängsachse wie auch die Brustkorb- und Kopflängsachse bleiben vertikal.
- Der Körperabschnitt Brustkorb ist in 0-Stellung stabilisiert (der sagittotransversale Brustkorbdurchmesser bleibt horizontal).
- Der frontotransversale Brustkorbdurchmesser bleibt horizontal und rechtwinklig zur Fortbewegungsrichtung.

Die adäquate Gleichgewichtsanpassung wird durch die Selektivität innerhalb der stabilisierten Körperlängsachse gewährleistet.
Folgende Muskulatur hilft, die gestellten Bedingungen zu erfüllen:

- Durch die selektiv verankernde Hüftmuskulatur wird sowohl beim alternierenden Frontalbewegen des Beckens als auch beim nach vorne Schieben einer Beckenseite die Vertikalstellung des Beckens gewährleistet.
- Durch die stabilisierende Rumpfmuskulatur wird sowohl bei der Frontal- als auch bei der Rotationsbewegung des Beckens der Brustkorb in der 0-Stellung stabilisiert und kontinuierlich nach vorne transportiert.
- Durch die selektiv stabilisierende Halsmuskulatur wird der im Türmchen eingeordnete Körperabschnitt Kopf kontinuierlich nach vorne mittransportiert.

Der Brustkorb bleibt der ruhende Körperabschnitt, der im Übergang Lenden-/Brustwirbelsäule die lateralflexorischen und rotatorischen Impulse der subtilen Primärbewegung durch widerlagernde Aktivitäten auffängt.

Die Stabilisation des Körperabschnitts Brustkorb ermöglicht erst das Mitgehen des Beckens, das in der Bewegung des Pferderückens mitschwingt. Die Norm-Haltungsmechanismen gewährleisten auf dem Pferd einen aufrechten freien Sitz, der beim Bewegungsgesunden unbewußt als adäquate Sitzbalance funktioniert.

5.3.1 Unterteilung der subtilen Primärbewegung

Die weiterlaufenden Bewegungen der subtilen Primärbewegung können auf 2 Ebenen reduziert werden:

- die frontale Ebene (s. Abb. 5.7a): Das Becken bewegt sich frontal im Einklang mit der Drehung des Pferdethorax um die eigene horizontalstehende Achse;
- die transversale Ebene (s. Abb. 5.7b): Das Becken bewegt sich transversal, ausgelöst durch den Schub der homolateralen Hinterhand des Pferdes, alternierend einmal um die sagittofrontale Achse durch das rechte Hüftgelenk mit der linken Spina nach vorne, dann um die sagittofrontale Achse durch das linke Hüftgelenk mit der rechten Spina nach vorne.

Einzelne hippologische Schriften sehen die beide oben genannten Beckenbewegungen als Folge der Impulse in der horizontalen Ebene. In der HTK unterteilen wir den Bewegungsimpuls der mobilen Unterlagen in eine Primärbewegung in der vertikalen Ebene (Frontalbewegung des Beckens in der Lendenwirbelsäule) und in eine Primärbewegung in der horizontalen Ebene (Rotationsbewegung des Beckens im Lenden-/Brustwirbelsäulenniveau).

Anwendung der subtilen Primärbewegung

Jedes Pferd zeigt eine individuelle Variante des Norm-Schrittgrundmusters (s. S. 85). Dieser individuelle eigene Schritt eines Pferdes wirkt sich hauptsächlich in den Bewegungsausschlägen der subtilen Primärbewegung aus. In der Praxis der HTK werden die individuellen Varianten ausgenutzt:

- Den gleichmäßigen Rhythmus des *taktreinen Vierertakts* empfindet der Patient als neutralen, ausgeglichenen feinen Impuls. Da keine Bewegungskomponente speziell betont ist, wird diese subtile Primärbewegung oft schlecht aufgenommen oder sogar ganz unterdrückt.
- Die Schrittvariante *Taktabweichung „Tendenz zur Paßfolge"* mit betonter lateraler Zweibeinstütze wird zur Erleichterung bzw. Betonung der frontalen Bewegung des Beckens des Patienten ausgenützt (s. Abschn. 5.3.2).
- Die Schrittvariante *Taktabweichung „Tendenz zur Diagonalfolge"* läßt den Pferdeimpuls nach vorne deutlich wahrnehmen (s. Abschn. 5.3.3). Bei Patienten mit Koordinationsproblemen im Beckengürtel wird diese Schrittvariante als Erleichterung eingesetzt, bei Patienten mit pathologischen Bewegungssynergien ist es eine Erschwerung.

Allgemeine Beobachtungskriterien der subtilen Primärbewegung

- Der Transport von Brustkorb und Kopf ist kontinuierlich.
- Die Verbindungslinie beider Spinae bewegt sich im Einklang mit den Bewegungen des Pferderumpfes (frontal bzw. transversal).

5.3.2 Wirkung der subtilen Primärbewegung in der frontalen Ebene

Primärbewegung

Wenn die rechte Hinterhand des Pferdes in der Stemm- und Stützphase ist, so ist die linke Hinterhand in der Schwungphase. Dabei erfolgt im Pferderumpf eine Gewichtsverlagerung durch Drehung des Pferdethorax um die eigene Achse, die weiterlaufend das Becken des Menschen in der Frontalebene (lateralflexorisch in der Lendenwirbelsäule) im Rhythmus des Pferdes alternierend nach rechts unten und nach links unten mitnimmt. Der tiefste Punkt der rechten Beckenseite korreliert dabei mit der Schwungphase der rechten Hinterhand des Pferdes (Abb. 5.8–5.10). Fußt diese linke Hinterhand auf, so kommt die Verbindungslinie der Spinae wieder in die Horizontalstellung.

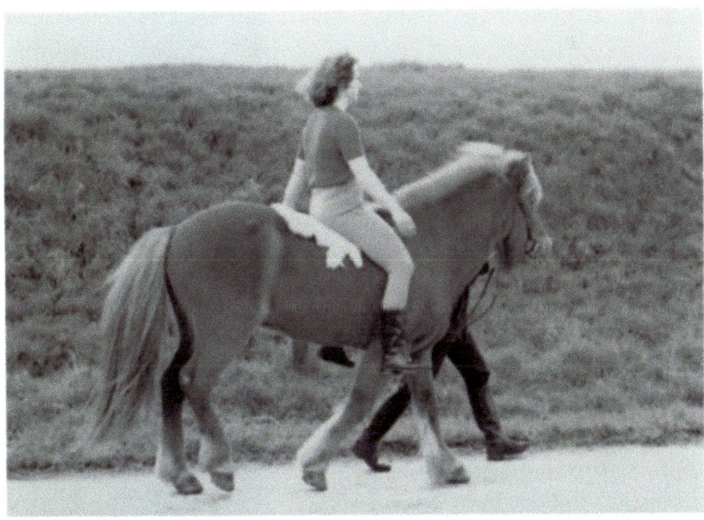

Abb. 5.8. Der tiefste Punkt der rechten Beckenseite korreliert mit dem Abfußen der gleichzeitigen Vorhand

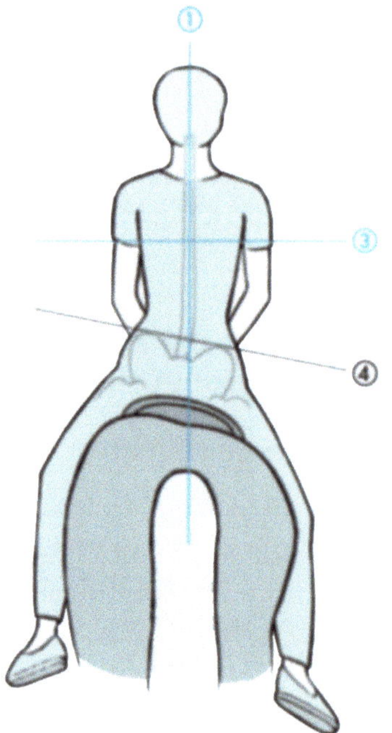

Abb. 5.9. Bei den seitlichen Bewegungen des Beckens bleibt der frontotransversale Durchmesser (*3*) horizontal, die Körperlängsachse (*1*) vertikal. Die Verbindungslinie der Spinae (*4*) bewegt sich synchron mit der Pferdebewegung

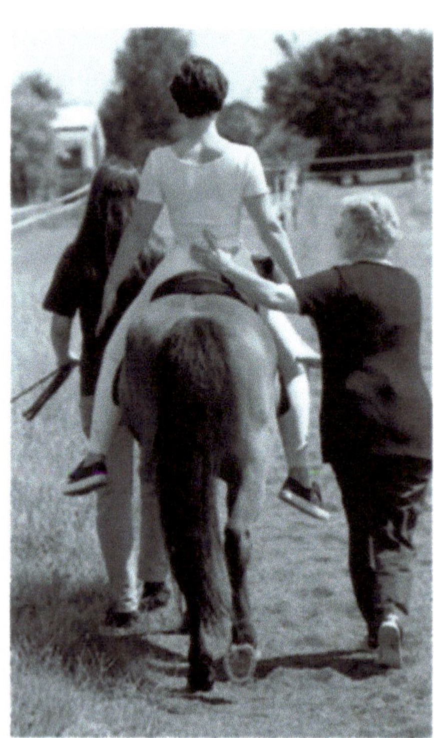

Abb. 5.10. Manipulative Hilfe bei der Unterstützung der frontalen subtilen Primärbewegung hilft bei der Übernahme des selektiven Impulses, der spontan oft nicht aufgenommen wird

Reaktionen

Die rhythmischen frontalen Bewegungen des Beckens als alternierende rechts/links-konkave Lateralflexion in der Lendenwirbelsäule wird in der Brustwirbelsäule lateralflexorisch aktiv widerlagert, um den frontotransversalen Brustkorbdurchmesser horizontal zu stabilisieren. Diese Reactio ist eine gangtypische Haltungsreaktion im Körperabschnitt Brustkorb.

Die frontale subtile Primärbewegung darf nicht mit der zwingenden Primärbewegung mit lateraler Komponente verwechselt werden!

Bedingungen

Siehe Abschn. 5.3.

Beobachtungs- und Beurteilungskriterien

Siehe Kap. 16.3.

5.3.3 Wirkung der subtilen Primärbewegung in der transversalen Ebene

Primärbewegung

Die subtile Primärbewegung transportiert die Kontaktfläche Körper-Unterlage rhythmisch nach vorne, alternierend einmal mehr rechts, einmal mehr links (Abb. 5.11 a, b). Dieser Schub der homolateralen Hinterhand des Pferdes nimmt weiterlaufend die entsprechende Beckenseite des Menschen mit nach vorne: Es kommt zur Rotation des Beckens in bezug auf den stabilen frontotransversalen Brustkorbdurchmesser, alternierend

- einmal mit der linken Spina nach vorne (um die sagittofrontale Achse durch das rechte Hüftgelenk),
- einmal mit der rechten Spina nach vorne (um die sagittofrontale Achse durch das linke Hüftgelenk).

Die nach vorne geschobene Beckenseite befindet sich durch die frontale subtile Primärbewegung oben.

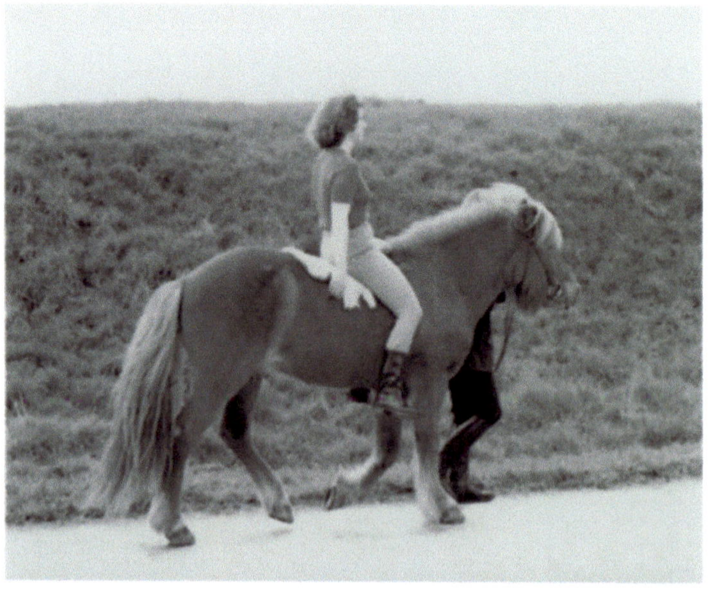

Abb. 5.11 a. Die Hinterhand rechts schiebt in der Abdruckphase die rechte Beckenseite nach vorne, der gleichseitige Arm schwingt als Gegengewicht zurück

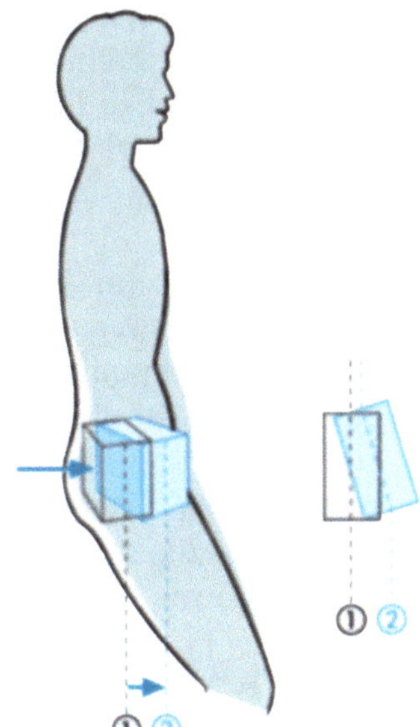

Abb. 5.11 b. Verschiebung des Drehpunkts Hüftgelenk rechts nach vorne durch den transversalen Pferdeimpuls: *1* Ausgangsstellung, *2* Bewegungsablauf

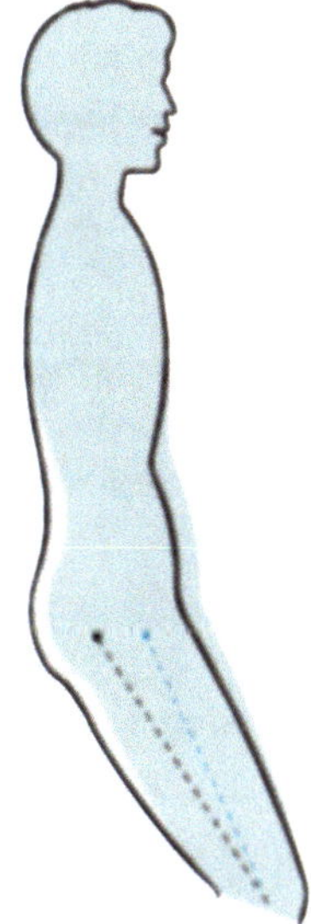

Abb. 5.12. Das rechte Hüftgelenk wird schneller als das rechte Kniegelenk nach vorne transportiert, dadurch entsteht eine Extension vom distalen Gelenkpartner aus; der Winkel zwischen Oberschenkellängsachse und Beckenlängsachse nimmt durch die homolaterale subtile transversale Pferdebewegung rhythmisch jeweils wenig extensorisch zu

Analyse des Bewegungsablaufs im Hüftgelenk. Im Hüftgelenk kommt es zur Kombination von sagittaler und transversaler Ebene:

- proximaler Hebel: Durch das Vorschieben des Hüftgelenks in bezug auf den Brustkorb findet durch den proximalen Gelenkpartner Becken eine Rotation im Niveau Lenden-/Brustwirbelsäule statt;

- distaler Hebel: Im Augenblick der alternierenden horizontalen subtilen Primärbewegung (einseitiger Schub), z. B. rechts nach vorne, wird der Drehpunkt rechtes Hüftgelenk nach vorne geschoben; da das rechte Bein als freies Gewicht hängt, kommt es im Hüftgelenk zur Extension vom distalen Gelenkpartner aus durch Drehpunktverschiebung (Veränderung der Neigung der Oberschenkellängsachse in bezug zur Beckenlängsachse). Das Hüftgelenk wird schneller nach vorne transportiert als das Kniegelenk (Abb. 5.12).

Beobachtet wird diese Extension von der räumlichen Lage des Distanzpunkts Kniegelenk in bezug auf den homolateralen Distanzpunkt Trochanterpunkt: Der Distanzpunkt Kniegelenk wird weniger schnell nach vorne transportiert, d.h., es findet eine Extension im Hüftgelenk vom distalen Gelenkpartner aus statt. Sind die Beine in den Bügeln parkiert, so ist diese Extensionsbewegung vom Oberschenkel im Hüftgelenk kaum beobachtbar.

Reaktionen

Das rhythmische Drehen des Beckens als alternierende positive/negative Rotation im mobilen Bewegungsniveau Lenden-/Brustwirbelsäule wird im Körperabschnitt Brustkorb rotatorisch aktiv widerlagert. Dadurch wird der frontotransversale Brustkorbdurchmesser rechtwinklig zur Bewegungsrichtung stabilisiert.

Reaktion im freihängenden Bein. Durch die alternierende Verschiebung des Drehpunkts Hüftgelenk nach vorne kann bei lockeren Beinen ein Unterschenkelpendel beobachtet werden.

Reaktion in den freihängenden Körperabschnitten Arme. Die Körperabschnitte Arme sind auf dem Brustkorb parkiert, wirken als träge Masse und akzentuieren die Wirkung der transversalen subtilen Primärbewegung: Durch die stabilisierende Gegenaktivität im Körperabschnitt Brustkorb entsteht reaktiv ein alternierendes Pendeln der

Arme im Rhythmus des Pferdeschritts. Der Primärpendel geht in bezug auf den Körper nach hinten, weiterlaufend auf den primären Schub der homolateralen Beckenseite nach vorne. Die Arme pendeln gegenseitig mit nahezu stabilisiertem Ellbogengelenk (Abb. 5.13 a–c).

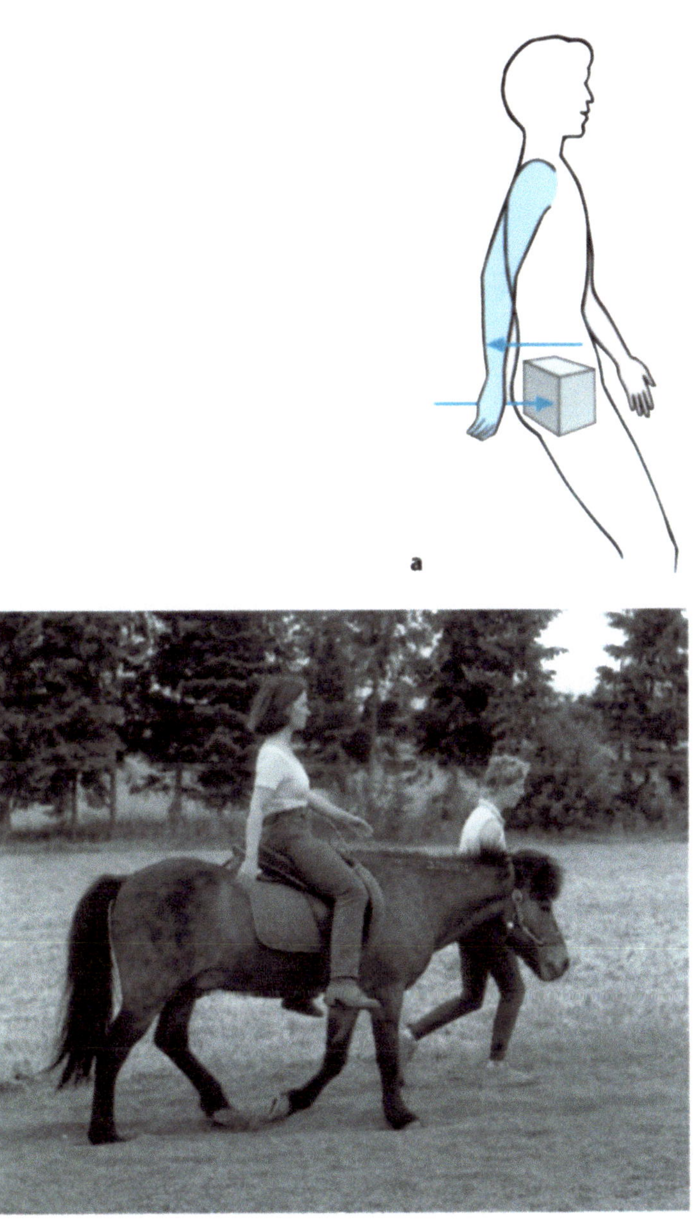

Abb. 5.13 a–c. a, b Die Arme pendeln wie beim Gehen gegengleich zur Vorhand des Pferdes

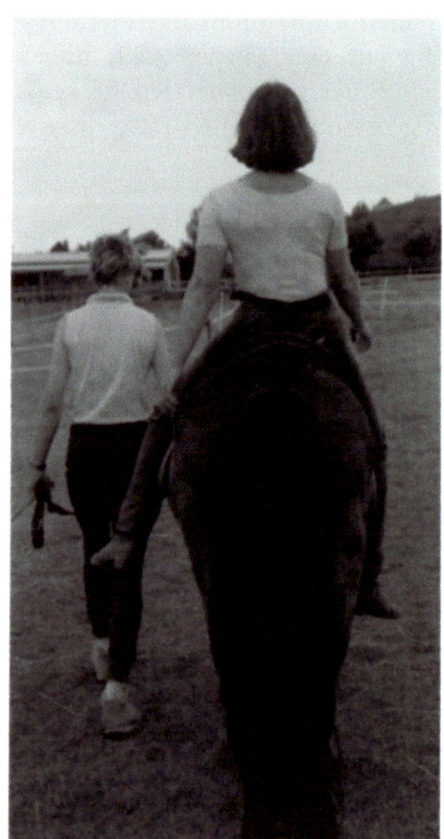

Abb. 5.13 c. Der nach hinten pendelnde linke Arm ist Ausdruck des transversalen subtilen Impulses links. Die nach vorne geschobene linke Beckenseite befindet sich durch die frontale subtile Primärbewegung oben

Bedingungen

Siehe Abschn. 5.3.

Beobachtungs- und Beurteilungskriterien

Siehe Kap. 16.4.

KAPITEL 6

Wirkmechanismen und Anwendungsbereiche

6

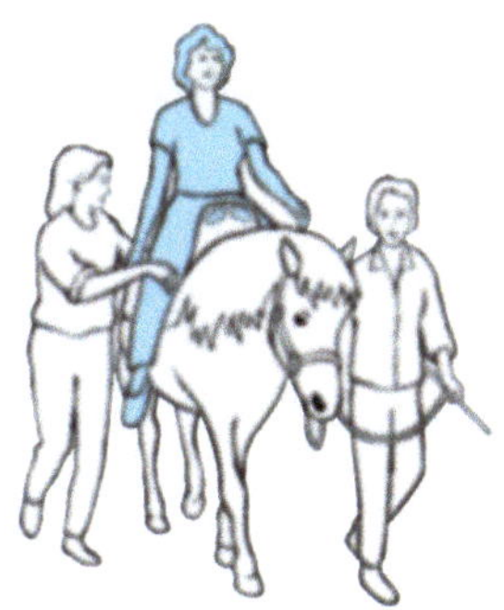

6.1 Wirkmechanismen der Primärbewegung

6.1.1 Wirkung auf die Psyche

Im Gangrhythmus mitgenommen zu werden ist für den Patienten ein beglückendes Erlebnis. Nicht nur die Harmonie des Gleichgewichtsgefühls, sondern auch das Wesen des Pferdes wirken global auf das Empfinden des Patienten.

Im Einklang mit dem Pferd sein, rhythmisches Bewegtwerden und Mitgehen wahrnehmen, bringt ganzheitlichen Gewinn. Es unterstützt die therapeutischen Ziele und trägt eindeutig zum Behandlungserfolg bei. In diesem Sinne wirken physische und psychische Komponenten synergistisch zur Verbesserung gestörter Funktionen.

Diese ganzheitliche Wirkung ist bei allen Therapien mit Hilfe des Pferdes festzustellen.

6.1.2 Wirkung auf die Sensomotorik

In der HTK kann durch den rhythmischen kinetischen Impuls der Pferdebewegung (s. Kap. 5) das Sitzverhalten selektiv und reaktiv beeinflußt werden kann. Die motorische Induktion löst aufgrund sensorischer Informationen einen differenzierten Aufrichtungs- und Haltungsbewahrungsmechanismus aus. Haltungsreaktionen wie im Gleichgewicht sitzen bleiben, Bewegung geschehen lassen, Mitgehenlassen des Beckens funktionieren beim Bewegungsgesunden automatisch.

Im Gegensatz dazu können beim bewegungsgestörten Menschen die rhythmisch einwirkenden Impulse des Pferdes oft nur mit therapeutischer Hilfe verarbeitet werden.

6.2 Zielorientierte Anwendungsgebiete

Die nachfolgenden Ausführungen beziehen sich auf die sensomotorischen Wirkmechanismen bei der HTK.

Die Einteilung der Anwendungsgebiete wird *zielorientiert* vorgenommen, d.h. in bezug auf die zu behandelnde Symptomatik bzw. Bewegungsstörung. Die Ziele der HTK werden in 2 Gruppen (einzeln oder in Kombination) unterteilt (Übersicht):

- Die sensomotorische Wirkung auf *subkortikaler/kortikaler Ebene* ergibt eine globale ganzheitliche Beeinflussung des Körpers mit dem Ziel, die Funktion „Sitzbalance“ zu schulen bzw. erhalten. Dies wird als *HTK-Globalziel* bezeichnet und ist heute ein wichtiges Anwendungsgebiet der therapeutischen Nutzung der Pferdebewegung.
- Die sensomotorische Wirkung auf *spinaler* Ebene kann als Teilaspekt der HTK betrachtet werden. Damit ergeben sich weitere Ziele – *HTK-Lokalziele* –, die sich in speziellen Anwendungsgebieten mit der Beeinflussung des aktiven bzw. passiven Bewegungsapparats befassen.

Aus behandlungsstrategischen Gründen werden in den folgenden Ausführungen die Wirkmechanismen und deren zielorientierte Anwendungsgebiete – getrennt nach Integrationsebene – einzeln betrachtet.

Kinetischer Effekt der Hippotherapie-K
Der Wirkmechanismus der motorischen Induktion aus der Sicht der motorischen Ebene betrachtet:

- **Wirkung auf subkortikaler/kortikaler Ebene (Globalziel der HTK):**
  - **Schulung der Haltungsreaktionen für die Funktion „Sitzbalance“,**
  - **Erarbeitung des vertikalen Türmchens;**
- **Wirkung auf spinaler Ebene: weitere Ziele (Lokalziele der HTK):**
  - **bezogen auf den aktiven Bewegungsapparat:**
    Ziel: Tonus und Selektivität der Muskulatur des Lokalsystems beeinflussen,
  - **bezogen auf den passiven Bewegungsapparat:**
    Ziel: Beweglichkeit in den Lendenwirbelsäule- und Hüftgelenken verbessern.

6.2.1 HTK-Globalziel: „Förderung der Sitzbalance", sensomotorische und motosensorische Beeinflussung auf subkortikaler/kortikaler Ebene

Der Körper wird auf dem Pferd im Schritt in einer speziellen Weise gesamtheitlich beansprucht: Durch Vorwärtstransport, Rhythmus und Frequenz-Unregelmäßigkeiten werden die statisch dynamische Wahrnehmung des Körpers im Raum und in der Bewegung angesprochen und adäquate statokinetische Sitzbalancereaktionen ausgelöst (Abb. 6.1). Diese Reaktionen erfolgen beim neurologisch Gesunden spontan, müssen aber beim Patienten erarbeitet werden.

MERKE

Die Schulung des vertikalen Türmchens erfolgt durch
- **den therapeutischen Sitz auf dem Pferd,**
- **die Induktion gangtypischer Bewegungsabläufe, mittels weiterlaufender Effekte der kinetischen Impulse des Pferdes.**

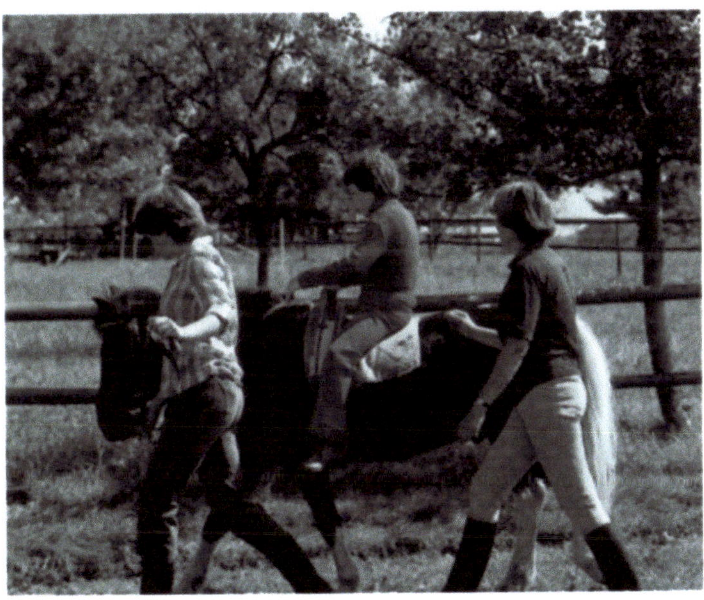

Abb. 6.1. Eine kleine regelmäßige Bewegung macht es auch diesem Kind noch möglich, im Gleichgewicht zu bleiben

Die Gleichgewichtsförderung im Sitzen auf dem Pferd ermöglicht eine optimale gangtypische Schulung der Rumpfkoordination in der Vorwärtsbewegung. Sie vermittelt eine ausgeprägte sensomotorische Stimulation für einen selektiven Haltungsbewahrungsmechanismus. Die dazugehörenden Grundlagen sind:

- die propriozeptiv- und taktilkinästhetische Wahrnehmung,
- das symmetrische und rhythmische Bewegenlassen sowie
- die Fähigkeit zur selektiven Muskelaktivierung.

Die Förderung der Sitzbalance in der HTK entspricht den Prinzipien und Grundsätzen des *Bobath-Konzepts*. Bei der Schulung der Funktion Sitz auf dem Pferd

- findet im Bewegungsablauf reaktiv eine Tonusregulation statt,
- wird eine sensomotorische Erfahrung vermittelt,
- wird der Patient als Ganzes beansprucht,
- ist das Vorgehen auf die Fähigkeiten des Patienten abgestimmt,
- ist der Bezug zur Norm-Sitzhaltung gegeben,
- bezieht sich das Ziel auf Sitzfunktionen im Alltag und auf mehr Selbständigkeit im Sitzen,
- können Sitzfunktionen erhalten bleiben, die durch den Alltag bedroht werden,
- können die Hüft- und Lendenwirbelsäulenbeweglichkeit verbessert bzw. erhalten werden.

Schon seit Anbeginn ist das Bobathkonzept geprägt von der ganzheitlichen Betrachtungsweise. Das hat sich auch nach dem derzeitigen Wissensstand über die kindliche Entwicklung des Gehirns, der Selbstorganisation neuronaler Netzwerke und Bewegungsprogramme in der Auseinandersetzung mit der Umwelt, *nicht* geändert. Derzeit wichtiger Leitgedanken im sensomotorischen Lernprozeß ist „Handhabung über Motivation zur Eigenaktivität und zu mehr Selbständigkeit zu gelangen".

Differenzierte Beobachtungsfähigkeit und exakte Bewegungsanalyse ermöglichen das Erkennen von funktionellen Zusammenhängen, zeigen Möglichkeiten, Fähigkeiten und Probleme eines Kindes. Von eminenter Wichtigkeit ist das Erarbeiten einer Teilfunktion. Es ermöglicht die Ökonomisierung des Bewegungsablaufs und das Finden von Bewegungsstratgien. So das Spüren eines Sitzmusters und der Erwerb der Sitzbalance.

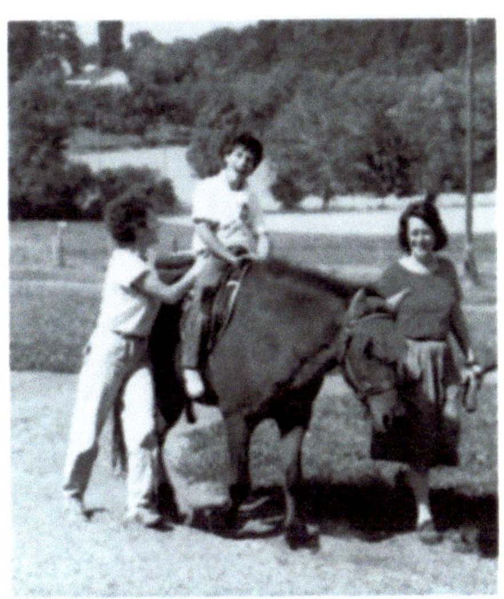

Abb. 6.2. Förderung und Verbesserung der Sitzbalancereaktionen verbunden mit der Freunde an und auf dem Pferd

Die „Übung Sitzbalance“ auf dem Pferderücken spricht die Koordinationsfunktion in verschiedenen Teilaspekten an, die sich gegenseitig ergänzen. Dazu gehören

- die Erarbeitung der Stabilisationsfunktion: Aufbau der selektiven Gegenaktivität und dynamischen Stabilisierung im Türmchen (Abb. 6.2),
- die Körperwahrnehmung durch das Bewußtmachen einer Haltung,
- die Aktivierung der selektiven Haltungsreaktionen,
- die Verbesserung der Symmetrie.

Optimale Grundvoraussetzungen für die Förderung einer funktionellen Aktivierung im Rumpf für die Gleichgewichtsbewahrung im Sitzen auf dem Pferd sind:

- die sensomotorische Fähigkeit, die Ausgangsstellung im HTK-Sitz einzunehmen, abhängig von Gelenkbeweglichkeit, Wahrnehmung, Selektivität bzw. Koordination und Kraft (s. Kap. 9),
- die Mitarbeit des Patienten.

Anwendungsbereiche

Die symptomatische Anwendung des HTK-Globalziels „Sitzbalance“ kommt bei 2 Hauptgruppen der zentralen neurologischen Bewegungsstörungen zur Anwendung.

Zerebralparese

Kinder mit *angeborenen zerebralen Bewegungsstörungen* weisen eine von der Norm abweichende zentralmotorische Entwicklung auf. Bei diesen Kindern kommt die ganzheitliche Wirkungsweise deutlich zum Ausdruck. Sie wirkt auf die gesamten motorischen Fähigkeiten im Sinne einer Schulung des Gleichgewichtsvermögens. Auf dem Pferderücken können sie als Antwort auf die mehrdimensionalen selektiven rhythmischen Bewegungen eine äußerst wertvolle sensomotorische Gleichgewichtserfahrung erleben. Damit wird es für sie möglich, die vertikale Stabilisation des Türmchens differenzieren zu lernen, um dann diese Fähigkeit im Alltag spontan einsetzen zu können.

Zerebralparesen sind heute die größte HTK-Zielgruppe bei Kindern. Dabei wird erreicht:

- Förderung der motorischen Entwicklung im Sinne der Sitzbalance, d.h. Förderung und Verbesserung der Haltungsreaktionen im Türmchen und Hüftbereich. Durch die Verarbeitung und Integration der proprioperzeptiv- und taktilkinästhetischen Wahrnehmung können in der HTK adäquate Tonusregulation und Differenzierung im Haltungsbewahrungsmechanismus erreicht werden.
- Aufarbeiten von Defiziten in der Sitzbalance, die im Alltag aufgrund des gewohnheitsmäßigen Einsatzes der pathologischen Bewegungsmuster entstehen.
- Erhaltung von Sitzbalancereaktionen, die bei Kindern mit Zerebralparese durch wachstumsbedingte Veränderungen der Körperproportionen und durch pathologische Haltungsmuster verlorengehen (Abb. 6.3).

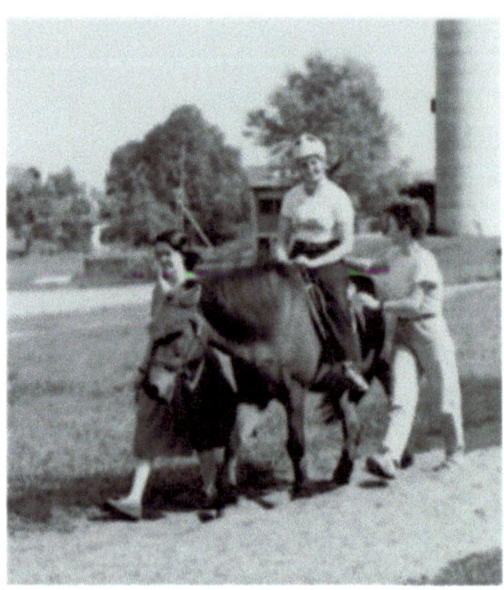

Abb. 6.3. Das leicht abwärts geneigte Terrain unterstützt die Stabilisation des Türmchens

In der Schulung der Sitzbalance ergeben sich kontrollierte Stellungen, die das Kind selbständiger machen. Die Differenzierung der Funktion Sitz in der HTK kann zu neuen Fähigkeiten beitragen, die in höheren Ausgangsstellungen genutzt werden können. Diese Fähigkeiten im Sitzen können zudem die Handlungsfähigkeit für den Einsatz der Arme erweitern.

Erworbene zentrale Bewegungsstörungen

Bei Patienten mit den Symptombildern der Spastik und/oder Ataxie wird HTK zur Erhaltung bzw. Förderung der vorhandenen Balancereaktionen im Türmchen eingesetzt. Dies wird zusammen mit der Harmonisierung der Muskulatur im Lenden-/Hüftbereich angegangen

- durch Provokation der trägen und abgeschwächten Muskeln des Lokalsystems,
- durch die Nutzung des rhythmischen feinen Bewegungsablaufs,
- durch die selektive Aktivierung und den Miteinbezug der globalen Rumpfmuskeln als Kompensationstraining.

Arbeitsweise

Die Patienten beider Anwendungsbereiche weisen veränderte Gleichgewichtsreaktionen im Rumpf auf. Das funktionelle Rumpftraining auf dem Pferd wird je nach Bewegungsstörung (Spastik, Paresen und/oder Ataxie) problemorientiert bzw. schwerpunktmäßig durchgeführt. Es beinhaltet immer beide Komponenten:

- Die Lösung des funktionell blockierten Körperabschnitts Becken: Aus Unsicherheit und manchmal auch gewohnheitsmäßig blockieren diese Patienten jegliches selektive Bewegen im Becken-/Lendenbereich, und sie müssen immer wieder mit verbaler und/oder mit manipulativer Hilfe auf das Bewegenlassen aufmerksam gemacht werden (Abb. 6.4).
- Die Förderung und Erhaltung der Sitzbalancereaktionen: Wenn die Tonusregulation annähernd die Ausgangsstellung im HTK-Sitz erlaubt, so kann am Globalziel „Sitzbalance" durch die Schulung der Stabilisation des Türmchens als Ganzes in den Hüftgelenken (Stufe 1, s. Kap. 13) gearbeitet werden. Erst danach wird an den weiteren Stufen gearbeitet (Abb. 6.5). Da beim motorisch Behinderten eine optimale Bewegungsübertragung und Bewegungsaufnahme stattfinden soll, spielen die therapeutischen Hilfestellungen eine entscheidende Rolle.

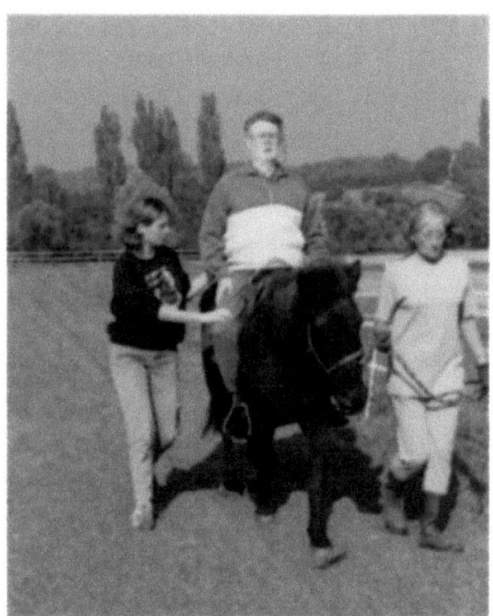

Abb. 6.4. In einer bestmöglichen Ausgangsstellung können Symmetrie und Haltungskontrolle wieder aufgebaut bzw. erhalten werden

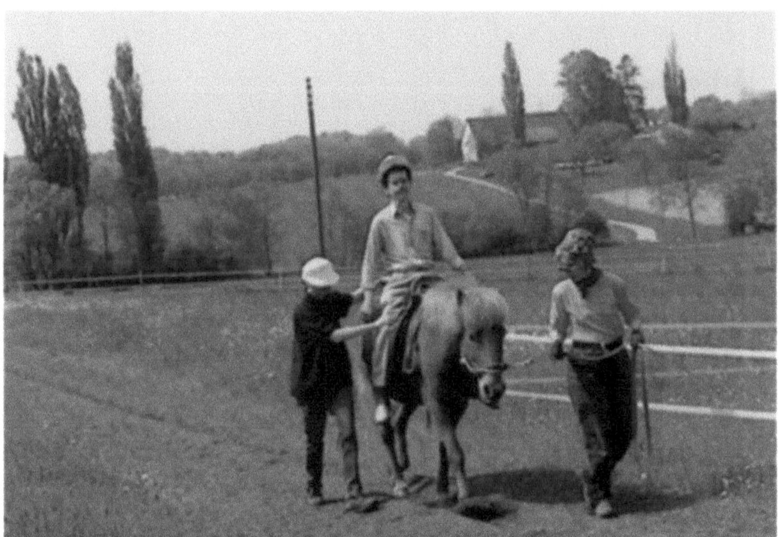

Abb. 6.5. Diskret betroffene Ataxiepatienten empfinden die rhythmische Pferdebewegung als Führung, die ihnen hilft, das normale Ganggefühl wieder zu erleben

Die Kap. 7–16 beziehen sich auf die Förderung des Globalziels „Sitzbalance". Dabei werden im Detail die Behandlungsstrategie mit dem dazugehörenden schrittweisen Vorgehen in Form von Übungsstufen sowie die praktische Anwendung vorgestellt.

6.2.2 Lokalziel (Nutzung sensomotorischer Wirkung auf spinaler Ebene)

Die durch die motorische Induktion provozierten spinalen Wirkmechanismen können verschiedene sensomotorische Auswirkungen haben, die je nach Krankheitsbild therapeutisch einzeln genutzt werden (Tabelle 6.1).

Tabelle 6.1.

Teilaspekte der Hippotherapie-K und deren spezielle Anwendungsbereiche

symptomorientiert mit dem Ziel:

muskelbezogen: a.1.1. Tonusregulation bei pathologischen Reflexmechanismen
a.1.2. Tonusregulation bei Norm-Motorik
a.2. Training der axialen Muskulatur
gelenkbezogen: b. Verbesserung der Beweglichkeit

Symptome	Schwerpunktmäßige Teilaspekte/Lokalziele			
	a.1.1.	a.1.2.	a.2.	b.
Bei erworbenen zentralen Bewegungsstörungen				
Supraspinale Spastizität, z. B. Hemiplegie	x	x		x
Ataxie, z. B. bei Multipler Sklerose	x	x	x	
Spinale Läsionen, z. B. Paraparese	x		x	
Zentral schlaffe Paresen, z. B. bei Multipler Sklerose		x	x	x
Bei angeborenen zentralen Bewegungsstörungen				
Zerebralparese, z. B. Diplegie	x	x	x	x
Spinale Läsionen, z. B. Meningomyelozele	x	x	x	
Bei peripheren motorischen Störungen				
Periphere schlaffe Paresen			x	x
Muskelerkrankungen			x	x
Bei Norm-Motorik				
„Rücken"-Schmerzsymptomatik, z. B. Lendenwirbelsäulensyndrom		x	x	x
Hüftgelenkaffektionen, z. B. Coxarthrose		x		x

Spezieller Einfluß auf den aktiven Bewegungsapparat

Beeinflußung des Muskeltonus

Tonusregulation bzw. -normalisierung bei pathologischen Bewegungssynergien. Bei einer therapeutisch günstigen Ausgangsstellung wirken die induzierten rhythmischen selektiven Bewegungsabläufe
- tonushemmend auf Massensynergien (bei Hypertonus),
- tonusaufbauend auf reziprok gehemmte Muskelgruppen (bei Hypotonus).

BEISPIEL

Angeborene Bewegungsstörungen
Bei *angeborenen Bewegungsstörungen*, z.B. bei Jugendlichen und Erwachsenen mit Zerebralparese, ist die Tonusnormalisierung ein wichtiges Element der Therapie. Sie ermöglicht, die Beweglichkeit im Körperabschnitt Becken zu erhalten. Dadurch werden muskuläre Fixationen abgebaut, bildlich gesprochen die Bremsen gelöst. Dies macht ein Aufrichten der Brustwirbelsäule möglich, so daß die vorhandenen Haltungsbewahrungsreaktionen wieder funktionieren.

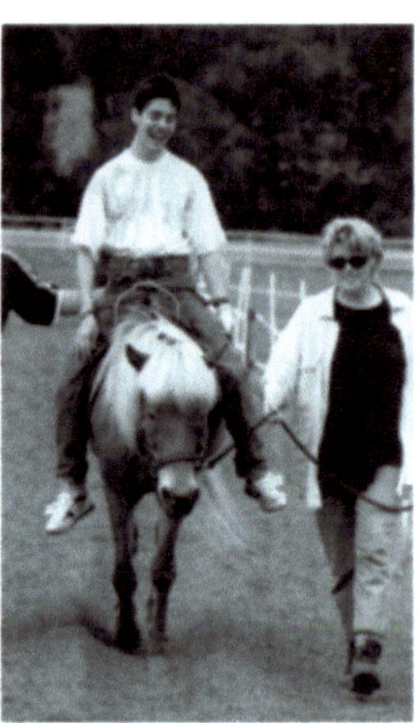

Abb. 6.6. Allein die Tonusregulation durch die Pferdebewegung ist bei Erwachsenen mit Zerebralparesen schon ein wichtiges Ziel

Arbeitsweise. Eine Optimierung der Ausgangsstellung durch Vertikalisierung der Beckenlängsachse (s. Kap. 13) schafft die Voraussetzung für eine Tonusregulation, womit die Haltungsreaktionen erst angesprochen werden können (Abb. 6.6).

BEISPIEL

Erworbene Bewegungsstörungen
Bei *erworbenen Bewegungsstörungen*, z.B. bei Paraspastik, Hemiplegie, vermögen in einer günstigen Ausgangsstellung (Spreizsitz mit parkierten oder hängenden Beinen) die selektiven rhythmischen Bewegungen des Pferdes im Schritt im Becken- und Beinbereich tonusregulierend zu wirken.

Arbeitsweise. Als erstes wird an der Optimierung der Ausgangsstellung (Vertikalisierung der Beckenlängsachse) gearbeitet. Damit wird die Voraussetzung für ein Bewegenlassen des Körperabschnitts Becken erst geschaffen. In einem weiteren Schritt wird der kinetische Effekt der Tonusnormalisierung mit der Hilfe des frontalen Becken-Mobile betont.

In der HTK werden bevorzugt Beckenbewegungen in der Frontalebene für den Teilaspekt „Tonusregulierung" genutzt. Es ist, analog der Bewegungsentwicklung Gang, einfach, Gewichtsverlagerung in der Frontalebene auszuführen. Die Praxis bestätigt, daß das Umleiten der Primärbewegung in die frontale Ebene den stimulierenden Effekt der horizontal wirkenden zwingenden Primärbewegung mindert (Abb. 6.7).

Deshalb wird bei dieser Zielgruppe betont in der Stufe 3 (s. Kap. 8) gearbeitet (s. Kap. 15), auch wenn die Übungsstufen 1 und 2 noch nicht optimal erreicht sind. Es kommt zunächst zu einem selektiven

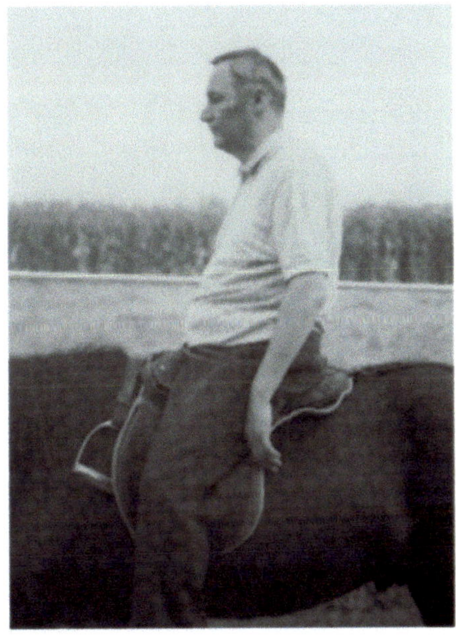

Abb. 6.7. Bei der Hemispastik erarbeitet die HTK die Rumpfsymmetrie durch Ausschalten des spastischen Beines; eine große Hilfe ist, den Schub des Pferdes nach vorne durch die frontale Beckenbewegung zu mindern

Bewegen des Beckens in der Frontalebene, anschließend wird dies meist auch in der Transversalebene möglich, was harmonisierend auf den Muskeltonus im Beckenbereich und in den Beinen wirkt.

Tonusharmonisierung bei Norm-Haltungsmechanismus im Rumpf. Die selektive rhythmische Primärbewegung wirkt reharmonisierend auf eine muskuläre Dysbalance und lockernd auf kompensatorisch fixierende Muskulatur im Lenden- und Hüftgelenkbereich. Die durch den Schritt des Pferdes provozierten Haltungsreaktionen – als rückenschulgerechte Bewegungsabläufe bekannt – erfolgen durch einen motorischen Feedbackmechanismus, der gleichzeitig den Grundtonus in den Körperabschnitten Becken und Beine beeinflußt.

BEISPIEL

Dysfunktion im Lenden- und Hüftgelenkbereich
Die Harmonisierung des Tonus in der Lenden- und Hüftgelenkmuskulatur kann exemplarisch mittels HTK erreicht werden, insbesondere bei
- **Überlastungssyndromen in der Lendenwirbelsäule durch Funktionsstörungen im Bewegungsablauf, bedingt durch spastische oder paretische Beine,**
- **asymmetrischem Gangablauf und statischen Veränderungen (z. B. Kniearthrose), die eine funktionelle muskuläre Dysbalance im Körperabschnitt Becken mit oder ohne Schmerzsyndrom verursachen,**
- **funktionellem Block des Beckengürtels als Kompensationsmechanismus bei Gangunsicherheit, z. B. bei Extremitätenataxien.**

Arbeitsweise. Wie bei der Arbeit mit Patienten, die pathologische Reflexmechanismen aufweisen, spielt die Optimierung der Ausgangsstellung eine maßgebende Rolle. Der Patient soll mit parkierten Beinen sicher und bequem auf dem Pferd sitzen und mit der Hilfe der die frontale Bewegung der subtilen Primärbewegung deutlich wahrnehmen und mit dem Becken aufnehmen können (Abb. 6.8).

Eine deutliche Primärbewegung des Pferdes wie auch eine betont manipulative Hilfestellung für die frontale Beckenbewegung (s. Kap. 15) erleichtern es dem Patienten mit funktionellem Beckenblock, das Gleichgewicht auf dem Pferd besser zu finden (Abb. 6.9).

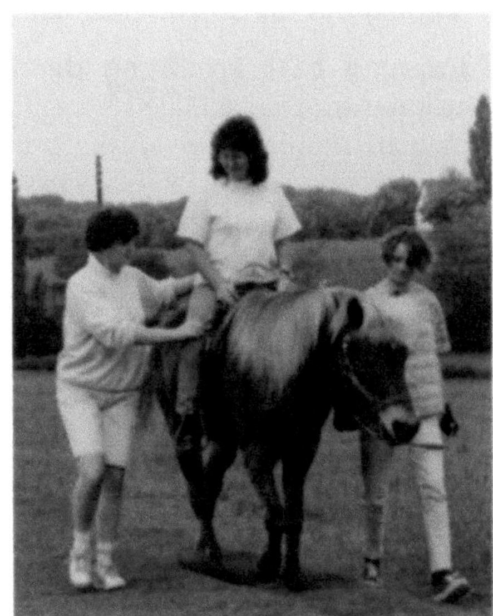

Abb. 6.8. Harmonisierung im Bekkenbereich. Für ein Becken-Mobile sind parkierte Beine Voraussetzung

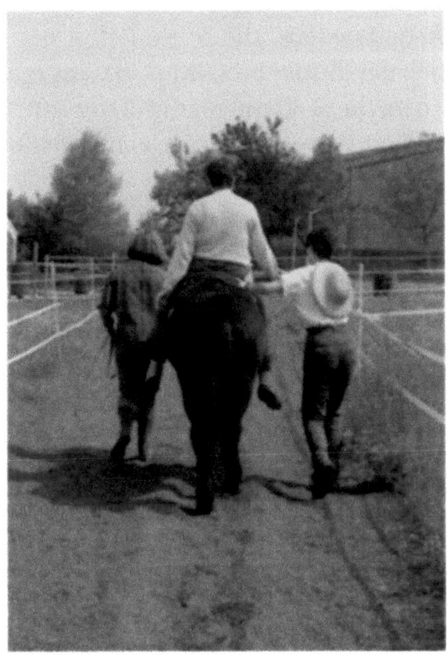

Abb. 6.9. Die Arbeit auf dem geraden Gehweg und das Mitschwingen der Arme helfen, das harmonische Gleichgewicht zu finden

Einfluß auf die Selektivität der Muskelaktivität

Förderung bzw. Erhaltung der Kraft und Ausdauer der axialen Muskulatur. Die spinale/segmentale Wirkung der Primärbewegung stimuliert/trainiert die Muskulatur des Lokalsystems auf Kraft und Ausdauer und trägt dazu bei, Ressourcen für muskuläre Stabilisierung im Türmchen auszuschöpfen.

BEISPIEL

Spinale Läsionen
Die Provokation der selektiven Haltungsreaktionen fördert bei spinalen Läsionen, z. B. partieller Querschnittsläsion, den gezielten Einsatz der autochthonen axialen Muskulatur, insbesondere der Muskulatur des Lokalsystems der Wirbelsäule, im Sinne einer intersegmentalen Stabilisierung im lumbothorakalen Bereich. Dieser isolierte Teilbereich der HTK ist zudem ein selektives, differenziertes Rumpftraining für Paraplegiker mit inkompletten thorakalen und lumbalen Läsionen. Es ist eine wertvolle Ergänzung zum üblichen Rehabilitationsprogramm mit überwiegend Kraftübungen als Kompensationstraining.

Arbeitsweise. Die Stimulation der Stabilisation des Rumpfes wird wie bei der Stufe 1 (s. Kap. 8) angegangen. Für die Vertikalisierung des Türmchens kann manipulativ am Becken (Abb. 6.10) und passiv mit Hilfsmitteln für die Ausgangsstellung nachgeholfen werden (s. Kap. 13 und 14).

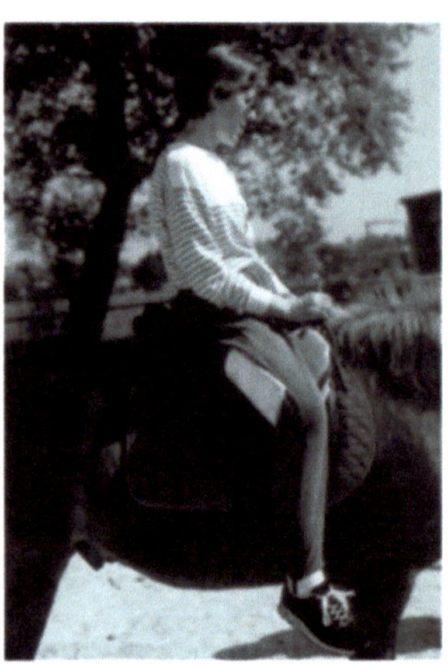

Abb. 6.10. Ziel ist, den Halt am Sattelgriff abzubauen! (Oberschenkelschiene s. Kap. 13.3.2, S. 295)

BEISPIEL

Spina bifida
Je nach Läsionshöhe haben Kinder mit Spina bifida (Meningomyelozele) ein Defizit an Erfahrung an Norm-Haltungsreaktionen im Rumpf, bedingt durch die gelähmten unteren Extremitäten. Auf dem Pferd erlernen diese Kinder die Differenziertheit eines Norm-Türmchens. Die Schulung der selektiven Haltungsreaktionen in der Wirbelsäule und in den Hüftgelenken und die damit verbundene Bewegungserfahrung können durch andere Techniken kaum annähernd so funktionell und gangtypisch angesprochen werden.

Arbeitsweise. Die Ausgangsstellung trägt dazu bei, die durch eine pathologische Statik erworbene gewohnheitsmäßige Haltung auszuschalten. Die durch die Primärbewegung provozierten Gleichgewichtsreaktionen vermindern die durch die Paresen bedingte muskuläre Dysbalance und erlauben die sensomotorische Erfahrung einer adaptierten Sitzstellung (Abb. 6.11).

Kaum ist die Erfahrung des vertikalen Türmchens angebahnt, kann bald mit der weiteren Schulung der Sitzbalance begonnen werden (s. Kap. 14 und 15). Insofern kann beim Lokalziel „Training der axialen Muskulatur“ HTK zur Verbesserung der Sitzbalance angewendet werden.

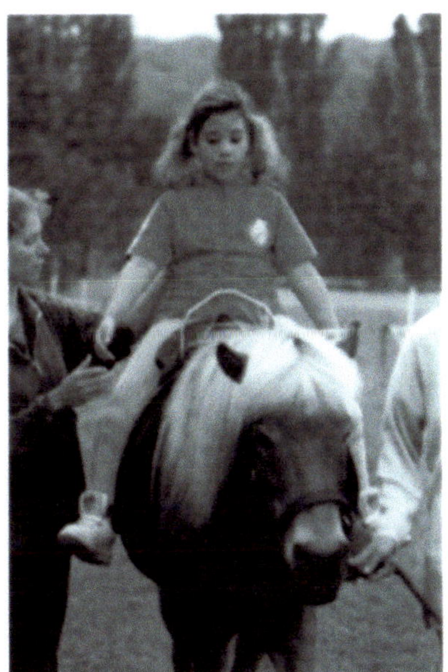

Abb. 6.11. Das Mädchen erlebt spontan durch Ausschalten der asymmetrisch gelähmten Beine eine differenzierte Bewegungserfahrung

BEISPIEL

Extremitätenataxien
Das klinische Bild der erworbenen zentralen Koordinationsstörung (z.B. Multiple Sklerose) ist in Kap. 9 dargestellt. Bei ataktischen Patienten mit Geh- und Gleichgewichtsproblemen kann die axiale Muskulatur im Alltag nicht funktionell zum Einsatz kommen. Im Stehen und Gehen findet als Kompensationsmechanismus ein automatischer „Beckenblock" statt. Auf dem Pferd im Schritt fühlen sich diese Patienten unsicher. Dadurch fixieren sie sich adduktorisch an das Pferd und halten sich mit den Händen am Sattel bzw. am Haltegriff fest.

Arbeitsweise. Der spinale Wirkmechanismus über die Frontalbewegung löst den funktionellen muskulären Block im Beckengürtel (s. S. 119). Dadurch kommt das Becken in ein selektives horizontales und frontales Bewegen. Die autochthone lokale Wirbelsäulenmuskulatur kann zur Haltungsbewahrung reaktiv wieder mitwirken (Abb. 6.12).

Auch bei Patienten mit Koordinationsstörungen spielt die Ausgangsstellung auf dem Pferd die entscheidende Rolle: Der Patient muß sich sicher fühlen, sonst werden alle Bewegungsniveaus blokkiert. Wichtig ist ebenfalls, daß der Patient die Armfixationen – ob die Arme abgespreizt oder die Hände am Sattel sind – bewußt löst.

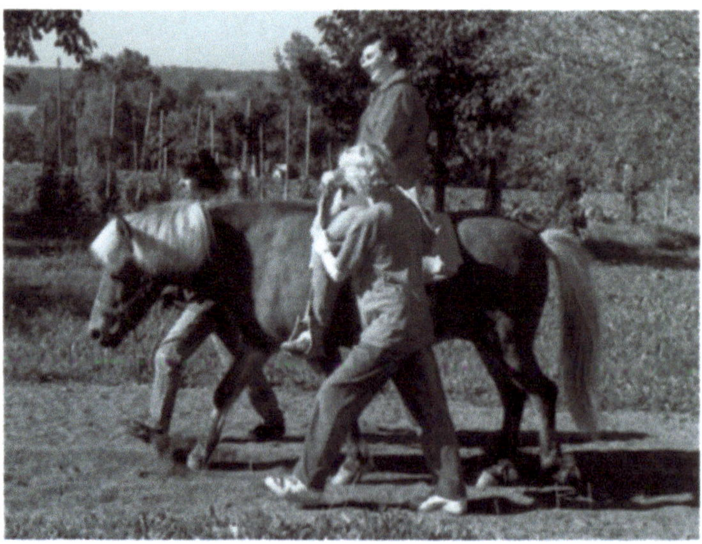

Abb. 6.12. Wichtigstes Ziel bei Ataxien: mit Hilfe von frontalem Becken-Mobile den Beckenblock lösen. Aus Sicherheitsgründen darf die Patientin die Hände lokker am Griff lassen

BEISPIEL

Beispiel: Paresen
HTK ist eine schonende Möglichkeit z.B. bei Schwächen bzw. Paresen der globalen Rumpfmuskulatur, die innervierte autochthone Rückenmuskulatur anzusprechen, zu üben bzw. zu erhalten.

Arbeitsweise. Auch bei dieser Patientengruppe (Affektionen der peripheren motorischen Einheit, z.B. Guillain-Barré-Syndrom) werden zur Förderung der gewünschten Stabilisation der Körperlängsachse mit dem Erarbeiten der Stufe 1 (s. Kap. 8) die selektiven Haltungsreaktionen provoziert. Dabei kann die HTK nicht als „Krafttraining" betrachtet werden, jedoch als differenziertes Schulen bzw. Erhalten der paretischen axialen Muskulatur. Je nach Krankheitszustand kann dieses isolierte HTK-Lokalziel im Rahmen eines Rehabilitationsprogramms mit Erfolg angewandt werden (Abb. 6.13).

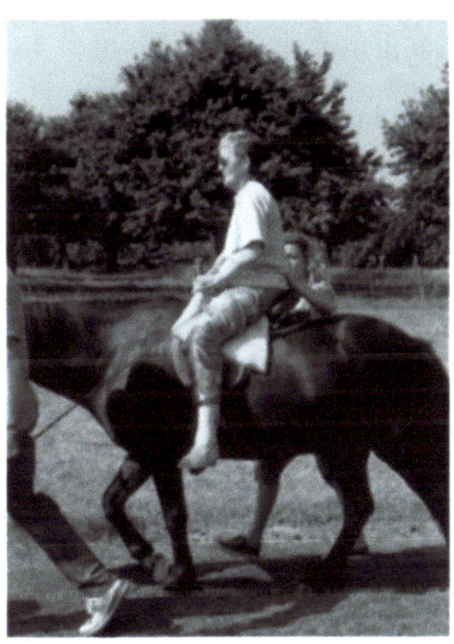

Abb. 6.13. Die paretische Rumpfmuskulatur kann auf dem Pferderükken funktionell und dosiert angesprochen werden. Dabei versucht die Patientin, in der HTK zeitweise einen freien Sitz einzunehmen

Spezieller Einfluß auf den passiven Bewegungsapparat

Der Übertrag der Primärbewegung auf den Körper bewirkt ein Mitschwingen des Beckens im Sinne einer selektiven, mehrdimensionalen, hubfreien/hubarmen Mobilisation im lumbothorakalen Übergang und in den Hüftgelenken. Durch die Minimalbewegungen in der Lendenwirbelsäule und in den Hüftgelenken in einer rhythmischen Wiederholung werden die muskulären Blockierungen gelöst. Es kommt zu einer Verbesserung der Beweglichkeit in diesen Gelenken, und die trophischen Bedingungen im Bereich der aktiven und passiven Strukturen der Lenden-/Brustwirbelsäule und Hüftgelenke werden günstig beeinflußt. Das Lösen des funktionell blockierten Körperabschnitts Becken hilft, das sekundäre Schmerzsyndrom aufzufangen bzw. zu verhindern.

Wie aus den Behandlungstechniken „Hubfreie/hubarme Mobilisation der Funktionellen Bewegungslehre Klein-Vogelbach" (s. auch Klein-Vogelbach et al., 2000: Behandlungstechniken in der Funktionellen Bewegungslehre, Springer, Berlin Heidelberg) bekannt, bedeutet jedes selektive Bewegen eine verbesserte Durchblutung in den entsprechenden Bewegungsniveaus.

Verbesserung der Beweglichkeit in der Lendenwirbelsäule und im lumbothorakalen Übergang

Die rhythmischen feinen Bewegungen der Primärbewegung bewirken ein passiv-assistives Durchbewegen der Wirbelsäulengelenke, verbunden mit selektiver Aktivierung der autochthonen Muskulatur. Das Adaptieren des Türmchens an die feinen Bewegungsimpulse des Pferdes hat adäquate Bewegungsausschläge in der Lendenwirbelsäule zur Folge.

MERKE

Bei Skoliosen bzw. skoliotischen Haltungen muß sorgfältig abgeklärt werden, ob die pathologischen Wirbelsäulenkrümmungen auf dem stehenden Pferd korrigierbar sind; ansonsten besteht die Gefahr, daß der weiterlaufende Pferdeimpuls – bei schlechten Möglichkeiten einer Hilfestellung für die Therapeutin – nur die hypermobilen Segmente mobilisiert und dabei die Skoliose betont.

BEISPIEL

Lumbovertebralsyndrom
Beim Lumbovertebralsyndrom ohne akute radikuläre Symptomatik fördern die selektiven Beckenbewegungen die Lockerung bzw. Harmonisierung im Körperabschnitt Becken. Dadurch werden sekundäre Überlastungs- bzw. Schmerzsyndrome vermindert bzw. aufgefangen. Bei Patienten mit neurologischen Störungen und zusätzlichen vertebragenen Symptomen wirkt sich dieser unmittelbare spinale Effekt positiv aus.

Arbeitsweise. Eine optimale Beckenstellung mit vertikaler Längsachse, wenn nötig mit dorsaler Abstützung, eingeordnet im vertikalen Türmchen, hilft maßgebend, die Wirkung der Pferdebewegung im Sinne einer hubarmen und hubfreien Mobilisation der Lendenwirbelgelenke zu erlangen. Wichtig ist dabei, daß die Beine parkiert sind und das Beingewicht nicht das Becken nach vorne extensorisch in der Lendenwirbelsäule zieht (Abb. 6.14).

Bei Lendenwirbelsäulen-Überlastungssymptomatik, z. B. infolge spastischer Gehbehinderung (s. S. 115), kann die HTK einen beeindrukkend positiven Lockerungseffekt bewirken, der über Tage nachwirken kann.

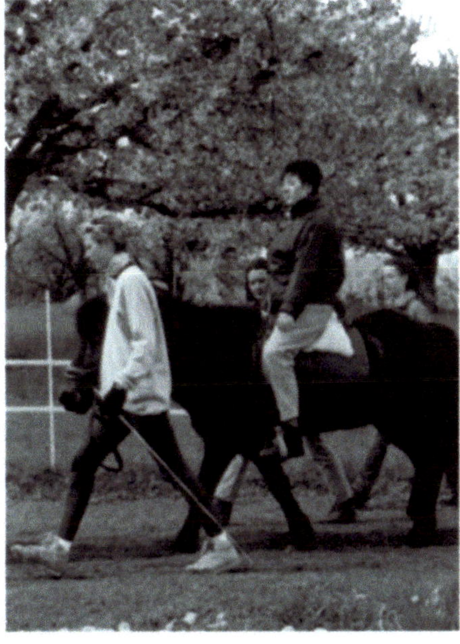

Abb. 6.14. Gehbehinderte mit Spastik/Ataxie leiden oft unter Überlastungsschmerzen in der Lendenmuskulatur. Ein adäquater Sitz mit parkierten entspannten Beinen und eine angemessene Pferdebewegung tragen maßgebend dazu bei, den funktionell blockierten Lendenbereich zu lösen

Verbesserung der Beweglichkeit in den Hüftgelenken

Bei therapeutisch günstiger Ausgangsstellung wirken die selektiven Bewegungen der subtilen Primärbewegung und der Rhythmus des Bewegungsablaufs lockernd auf die Lokalmuskulatur des Hüftgelenks (besonders auf die kurzen Adduktoren und Rotatoren).

MERKE

Um das HTK-Lokalziel „Verbesserung der Beweglichkeit im Hüftgelenk" zu erreichen ist eine bequeme und schmerzfreie Ausgangsstellung im Sitz auf dem Pferd unabdingbare Voraussetzung.

BEISPIEL

Hüftaffektionen

Die arthrotischen Veränderungen in den Hüftgelenken, z.B. bei Coxarthrose, verursachen besonders ein Defizit an rotatorischen, adduktorischen und abduktorischen Bewegungen. Häufig sind sie verbunden mit muskulären Fixationen als Schutzmechanismen. Diese reaktiven Muskelverkrampfungen können auf dem Pferd effizient beeinflußt werden, vorausgesetzt, der Sitz auf dem Pferd kann vom Patienten gut eingenommen werden. Zudem ist es sehr wichtig, daß der Patient beim Bewegenlassen durch die Pferdebewegung bewußt mitdenkt. Die Wahrnehmung für den Bewegungsablauf kann vorbereitend im Therapieraum erarbeitet werden, z.B. im Sitz auf der großen Rolle.

Arbeitsweise. Um eine absolut schmerzfreie Sitzstellung zu erlangen, kann zu Beginn der Behandlung eine asymmetrische Beckenstellung in der frontalen wie auch in der transversalen Ebene toleriert werden. Die Beine sind in den Bügeln oder in den Oberschenkelschienen bequem parkiert. Dabei kann durchaus die Oberschenkellängsachse weniger steil zur Horizontalen stehen als im definierten HTK-Sitz.

In diesem möglichst angenehmen Sitz wird mit den Hilfestellungen für die Stufe 3 (s. Kap. 15.2) gearbeitet (Abb. 6.15), um die Hüftgelenke selektiv, hubfrei und hubarm zu mobilisieren. Viele Komponenten tragen zum Erfolg bei:

- die passive Unterstützung der Beckenlängsachse,
- der gleichmäßige Rhythmus,
- der symmetrische Bewegungsablauf (gerade Therapiestrecke).

Armschwünge können das Finden des Gleichgewichts auf dem Pferd deutlich erleichtern. Dies schafft wiederum die Voraussetzung für eine hubfreie Mobilisation der Hüftgelenke.

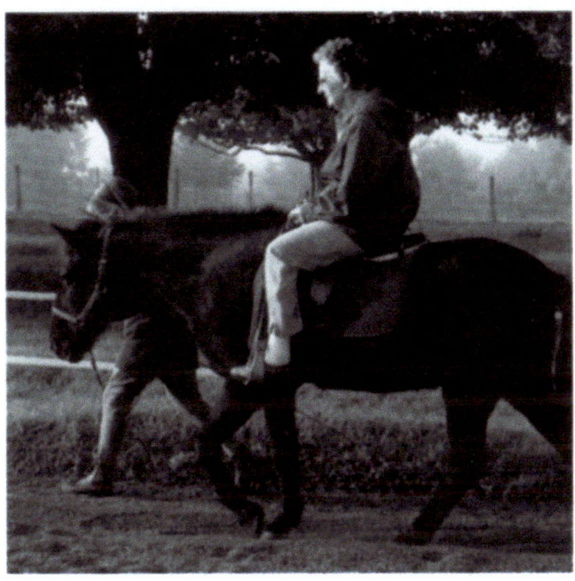

Abb. 6.15. Nur wenn der Patient mit schmerzhaften Hüftgelenken bequem und schmerzfrei sitzt, vermag die Bewegung des Pferdes hubarm im gesamten Bekken-Hüftbereich zu mobilisieren. Bei dieser Zielsetzung wird die Einordnung der Körperabschnitte Becken und Brustkorb als zweitrangig betrachtet: Wichtig ist eine selektive frontale Bewegung des Beckens in der Lendenwirbelsäule

6.3 Krankheitsbezogene Anwendungsbereiche der Hippotherapie-K

6.3.1 Indikation

Beim Globalziel „Schulung der Sitzbalance" umfaßt das *Indikationsgebiet* der HTK Bewegungsstörungen verschiedener Ätiologie:

- zentralneurologische Bewegungsstörungen mit pathologischen Reflexmechanismen (z.B. Spastik) mit/oder ohne Koordinationsstörungen:
  - Kinder mit Folgen frühkindlicher Hirnschädigung (infantile Zerebralparese bzw. Zerebralparese), mit posttraumatischer und postentzündlicher Symptomatik, mit spinalen angeborenen Läsionen,
  - Erwachsene mit posttraumatischer, postentzündlicher und degenerativer neurologischer Symptomatik, z.B. Multipler Sklerose, lumbalen/thorakalen spinalen Läsionen;

- Bewegungsstörungen mit Norm-Reflexmechanismus im Rumpf:
  - überlastungsbedingte Lumbalgien bei Spastik bzw. Paresen,
  - vertebragene Schmerzproblematik,
  - Hüftgelenksproblematik.

6.3.2 Relative Kontraindikationen zur Schulung der Sitzbalance

Eine Kontraindikation ist gegeben, wenn der Patient den Anforderungen der HTK nicht entspricht (s. Kap. 9):
- unzureichende Beweglichkeit in den Hüftgelenken und LWS*,
- mangelnde motorische Entwicklung in bezug auf Sitzfähigkeit*,
- fehlende aktive Mitarbeit,
- zentral gestörte Wahrnehmung,
- herabgesetzte Sensibilität im medialen Bereich der Oberschenkel,
- ungenügende selektive Kraft im Rumpf oder in den Beinen*,
- herabgesetzte allgemeine Belastbarkeit,
- gestörte Blasen- und Mastdarmkontrolle.

Bei den mit * gekennzeichneten Kontraindikationen können die mangelnden Voraussetzungen für eine Schulung des Globalziels „Sitzbalance“ durch vorbereitendes Üben im Behandlungsraum günstig beeinflußt werden, so daß in der Folge eine Probebehandlung auf dem Pferd in den meisten Fällen positiv verläuft.

6.3.3 Absolute Kontraindikationen

Die Anwendung der HTK ist bei folgenden Gegebenheiten absolut kontraindiziert:
- akuter neurologischer Prozeß,
- Infekte und Allergien,
- akute Wirbelsäulen- und Hüftgelenkschmerzen und -entzündungen,
- Spinalkatheter,
- unüberwindbare Angst.

KAPITEL 7

Behandlungsstrategie für das Globalziel „Sitzbalance“

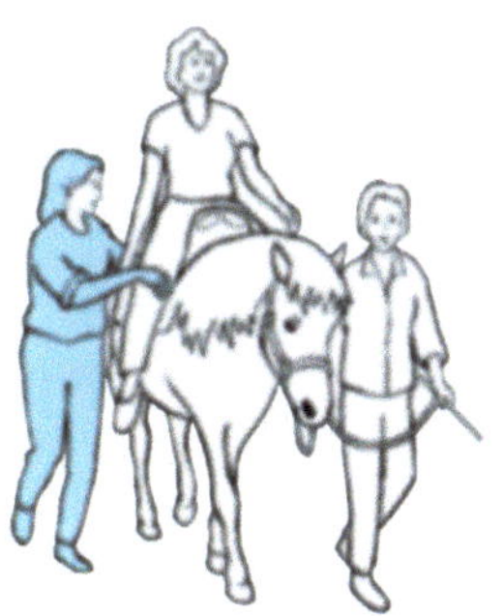

Die Behandlungsstrategie der HTK baut auf neurophysiologischen Erkenntnissen auf, wonach selektives Bewegen in einer dynamisch stabilisierten Ausgangsstellung einen Norm-Haltungsreflexmechanismus auslöst bzw. provoziert: Die selektiven Bewegungen im Körperabschnitt Becken, die der Patient „geschehen lassen“ soll und die gleichzeitig im Körperabschnitt Brustkorb aktiv widerlagert werden, wirken pathologischen Halte- und Bewegungsmustern entgegen und fördern und trainieren die Haltungsreaktionen im Sitzen. Auf dem Pferderükken wird die axiale Muskulatur im Türmchen in einer differenzierten gangtypischen Widerlagerfunktion auf besondere Weise beansprucht.

Die Schulung der Sitzbalance in der HTK entspricht den Grundsätzen des Bobath-Konzepts (s. Kap. 6). Der Aufbau der statischen und dynamischen Haltungskontrolle bei der Funktion „Sitzen“ erfolgt schrittweise. Die einzelnen Teilschritte führen zu einem ganzheitlichen Ziel, zum Norm-Türmchen.

7.1 Aufbau der Sitzbalance

7.1.1 Ausgangssituation

Bei pathologisch erhöhtem Muskeltonus und abnormen Bewegungsmustern können differenzierte Bewegungsimpulse, die vom Pferderücken evoziert werden, nicht aufgenommen werden. Auch wenn der Patient den gestellten Anforderungen entspricht (s. Kap. 9), werden z.B. bei Unsicherheit und Angst die selektiven Bewegungsausschläge der Primärbewegung durch die allgemeine Verkrampfung unterdrückt. Die labile Unterlage bedeutet für den Patienten eine Gleichgewichtsgefährdung, auf die er mit Fixationen reagiert. Er klammert sich an das Pferd und blockiert jegliches differenziertes Mitbewegen bzw. Mitschwingen.

Es ist Aufgabe der Physiotherapeutin abzuklären, ob sich die Ursachen der gestörten Bewegungsübertragung beeinflussen lassen, so daß mit ihrer Hilfe ein Zustandekommen der gewünschten Gleichgewichtsreaktionen möglich wird. Gegebenenfalls kann die Therapeutin mit ausgewählten Sitzhilfen sowie mit verbalen und manipulativen Hilfen die Bewegungsaufnahme optimieren.

7.1.2 Voraussetzungen

Anforderungen an das Pferd. Die Amplitude und Frequenz der Pferdebewegung sowie die Breite des Pferderumpfes müssen den konstitutionellen Gegebenheiten und den Gleichgewichtsfähigkeiten des Patienten entsprechen (s. Kap. 3). Diese Komponenten sind bei der HTK-Arbeit unerläßliche Anforderungen an das Pferd.

Anforderungen an den Patienten in bezug auf die Sitzfähigkeit. Bei abnormer Ausgangsstellung ist die differenzierte Arbeit gegen die Schwerkraft und gegen die Beschleunigungskraft nicht möglich. Das gewünschte Ziel der HTK – Förderung und Training der Haltungsreaktionen im Sitzen – kann nur dann erreicht werden, wenn der Sitz auf dem Pferd bezüglich Tonus und Gelenkstellung annähernd dem des HTK-Sitzes entspricht.

7.1.3 Aufgaben der Physiotherapeutin

Die Aufgaben der Therapeutin (Abb. 7.1; s. Kap. 10.2) sind in der folgenden Übersicht zusammengefaßt:

Aufgaben der Therapeutin bei der Durchführung der HTK

- **Definition des HTK-Ziels und der Behandlungsstrategie,**
- **Sicherstellung eines harmonischen Bewegungsdialogs, d.h. der Optimierung der Ausgangsstellung und der Bewegungsübertragung mit entsprechenden Hilfsmitteln und Hilfestellungen.**

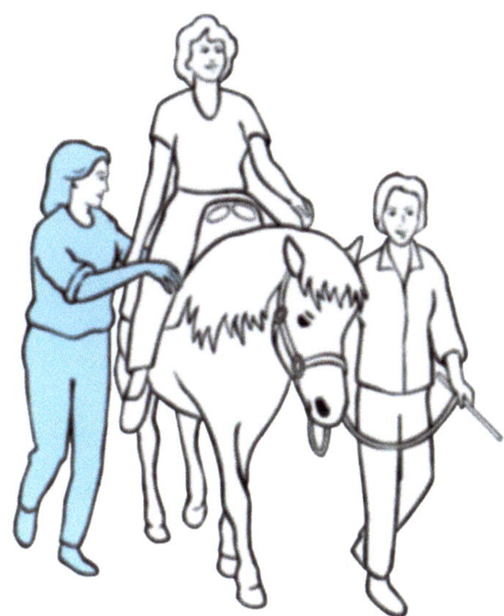

Abb. 7.1. Aufgaben der Therapeutin

Zuständigkeitsbereiche

Die Physiotherapeutin mit HTK-Zusatzausbildung ist für die Durchführung zuständig und verantwortlich für

- die Auswahl des Patienten mittels HTK-Befundaufnahme (s. Kap. 9);
- die Erfassung des funktionellen Problems und die Festsetzung des HTK-Ziels (s. Kap. 6);
- die Auswahl der Methodik, in bezug auf
  - Strategie und Übungsstufe (s. Kap. 8),
  - Einsatz der Hilfsmittel (s. Kap. 3 und 11);
- die Arbeitsweise zur Förderung der Wirksamkeit, d.h. durch
  - Verbesserung der Ausgangsstellung und Sitzhilfen (s. Kap. 13),
  - Optimierung der Bewegungsübertragung durch therapeutische Hilfen (s. Kap. 14 und 15),
  - eine entsprechende Dosierung des Schwierigkeitsgrades (s. Kap. 10);
- die Verlaufskontrolle und den Wirksamkeitsnachweis (s. Kap. 16).

Hilfestellungen

Beim Bewegungsbehinderten muß dem kinetischen Effekt der vom Pferd evozierten Impulse mit therapeutisch adäquater Hilfe nachge-

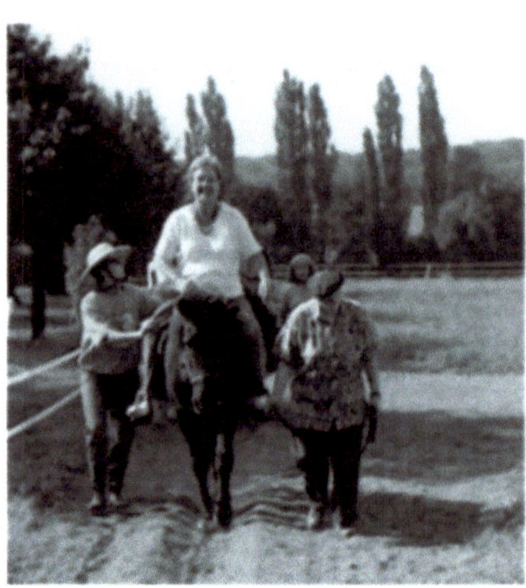

Abb. 7.2. Die manipulative Hilfe unterstützt die Bewegungsübertragung

holfen werden. Erst dadurch kann ein selektives Spiel der Haltungsreaktionen zustande kommen. Daher sind für die gewünschte Bewegungsübertragung spezielle Hilfestellungen notwendig.

Aus der Perspektive der Therapeutin werden diese Hilfen wie folgt unterschieden:

- Passive Hilfen: Dazu gehören Hilfsmittel zur Verbesserung der Ausgangsstellung und der Sicherheit.
- Manipulative Hilfen (perzeptiv für den Patienten): Durch ihre richtig gesetzten Griffe werden Beckenstellungen und -bewegungen fazilitiert (Abb. 7.2).
- Verbale Hilfen (instruktiv für den Patienten): Die verbale Anleitung soll den Patienten auf die Wahrnehmung einer Stellung oder Bewegung aufmerksam machen.

MERKE

Cave! Oft wird nur verbal korrigiert.

Wirkungsweise der Hilfen

Am Patienten kommen passive, manipulative und verbale Hilfen zum Einsatz. Dies geschieht in Form von

- Führungshilfen für die Primärbewegung, z. B. für die Symmetrie,
- Stabilisationshilfen, z.B. für die Förderung der dynamischen Stabilisation des Türmchens,
- Wahrnehmungshilfen, z.B. verbal für die Kontaktempfindung.

7.2 Methodisches Vorgehen in Teilschritten

Durch Vorwärtstransport und den rhythmischen Bewegungsablauf (s. Kap. 5) werden Haltungsreaktionen provoziert, die den ganzen Körper beanspruchen: Türmchen und Beine müssen adäquat reagieren. Diese reaktive Sitzbalance, genannt *dynamisches Stabile Rumpf*, enthält 2 Komponenten:

- Die räumliche dynamische Stabilisation des Türmchens: Die zwingende Primärbewegung provoziert eine stabilisierende Kontrolle des Türmchens während seines räumlichen Transports nach vorne. Diese selektive Kontrolle beinhaltet:
  - die Verankerung des Beckens an den Oberschenkeln,
  - die Erarbeitung des vertikalen Türmchens (Abb. 7.3).
- Die selektive Stabilisation innerhalb des Türmchen: Sie beinhaltet die Differenzierung der Körperabschnitte Brustkorb und Becken innerhalb der stabilisierten Körperlängsachse. Dabei werden die beiden folgenden Fähigkeiten geschult:

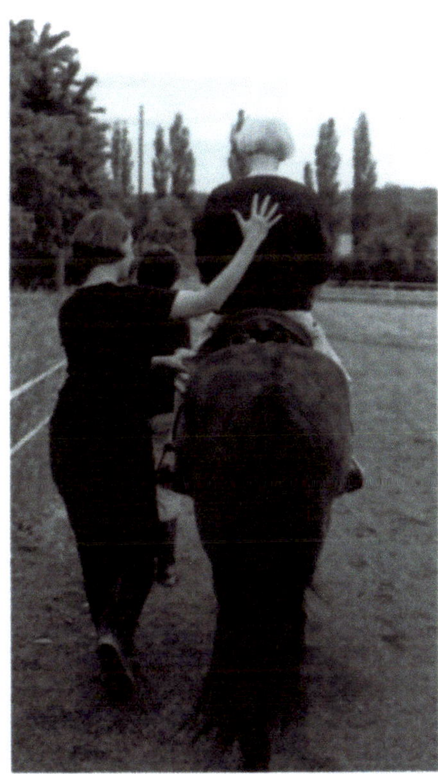

Abb. 7.3. Die Hilfe am Brustkorb soll die Einordnung des Brustkorbs innerhalb des Türmchens bewußtmachen

- Brustkorb-Stabile, d.h., die dynamischen Stabilisation der Brustwirbelsäule wird stimuliert, so daß das rhythmische Becken-Mobile überhaupt stattfinden kann (Abb. 7.4),
- Becken-Mobile, d.h., die Selektivität des Beckens in der Lendenwirbelsäule für die Aufnahme der subtilen Bewegungen des Pferderückens wird gefördert.

Aus diesem Grund wird die Schulung der Sitzbalance in Teilschritten durchgeführt. Folgende Einzelschritte führen zu einem ganzheitlichen Ziel, dem „Norm-Türmchen“:

- 1. Schritt: das Türmchen aufbauen, herstellen (d.h., die Körperabschnitte Becken und Brustkorb einordnen lernen),
- 2. Schritt: das Türmchen optimieren und stabilisieren (d.h., vertikal stabilisieren),
- 3. Schritt: das Türmchen im Niveau Lendenwirbelsäule differenzieren und gangtypische Reaktionen schulen (d.h., Körperabschnitt Brustkorb stabilisieren und Körperabschnitt Becken, eingeordnet in der Körperlängsachse, mobilisieren).

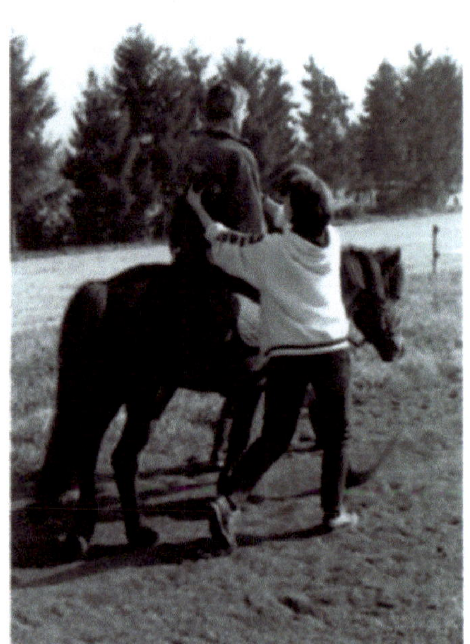

Abb. 7.4. Hilfestellung für die Stabilisation der Brustwirbelsäule ist schwierig, weil der kontinuierliche Türmchentransport hohe Anforderungen an die Therapeutin stellt

7.2.1 Herstellung/Optimierung der Ausgangsstellung

Für Patienten mit tonusbedingten fixierten Hüftgelenken ist es beinahe unmöglich, in einer labilen Ausgangsstellung die Pferdebewegung aufzunehmen. Der Patient fixiert sich dabei mit steifem Rücken nach vorne oder mit Totalflexion der Wirbelsäule und unterdrückt die Primärbewegung. Diese Fixation verhindert die Förderung selektiver Gleichgewichtsreaktionen.

Hilfe für die Ausgangsstellung

Mit der Anwendung von therapeutischen Hilfen für die Ausgangsstellung (Sitzunterlagen und Steigbügeln) wird die Kontaktfläche vergrößert und gleichzeitig auch die Sitzstellung korrigiert (s. Kap. 13).

Der gezielte Einsatz der Hilfsmittel erlaubt nicht nur eine Korrektur der Ausgangsstellung sondern ermöglicht auch, eine gute Ausgangslage für die Schulung der Sitzbalance zu schaffen. Die Hilfsmittel (s. Kap. 13), die manipulativen und verbalen Hilfen (s. Kap. 14) tragen dazu bei

- die Beckenlängsachse vertikal zu stabilisieren (Abb. 7.5),
- die vertikale Stellung des Türmchens zu schulen.

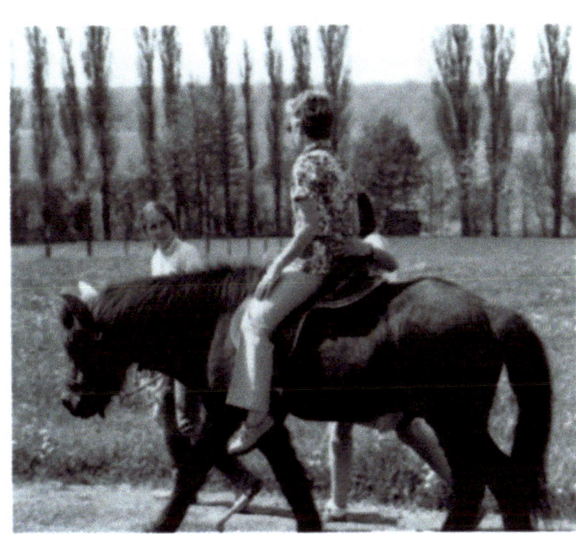

Abb. 7.5. Der Zug der Beine und der tiefe Sattel helfen der Vertikalisierung der Beckenlängsachse

7.2.2 Förderung der Bewegungsaufnahme

Die Aufnahme des Primärimpulses des Pferdes wird durch die Differenzierung zweier Bewegungsabläufe erarbeitet:

- Der räumliche Weg des Türmchens nach vorne bedeutet eine zwingende Standortveränderung. Die Norm-Verarbeitung des vertikalen Türmchentransports erfordert eine selektiv stabilisierte und vertikale Körperlängsachse (erarbeitet durch Vorstufe und Stufe 1 und 2) (Abb. 7.6).
- Die Bewegung des Pferderückens als mobile Unterlage wird durch die Selektivität innerhalb der vertikal stabilisierten Körperlängsachse aufgenommen (erarbeitet durch Stufe 3 und 4).

Sowohl ein unregelmäßiger Bewegungsrhythmus als auch ein vom Patienten nicht eindeutig empfundener Bewegungsimpuls erschweren die Bewegungsaufnahme. Der Patient verkrampft sich und bleibt mit steifem Körper fixiert. Auch hier ist es Aufgabe der Therapeutin, mit adäquaten Hilfen die Bewegungsübernahme zu erleichtern.

Erschwerende und erleichternde Komponenten bzw. Maßnahmen s. Kap. 14.

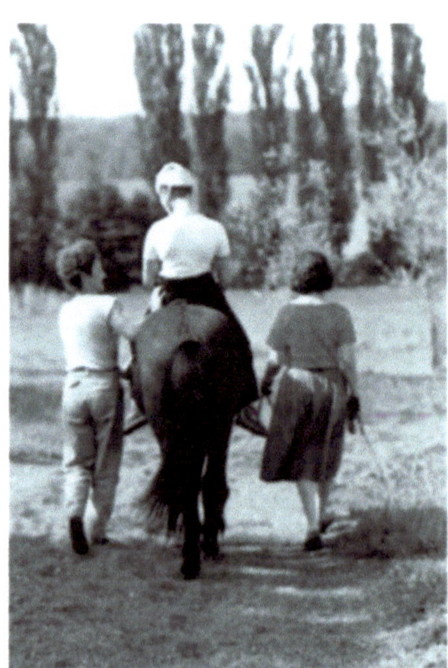

Abb. 7.6. Bei Zerebralparesen mit Lateralität ist die Schulung der Symmetrie ein wichtiges Element bei der Förderung eines stabilen Türmchens

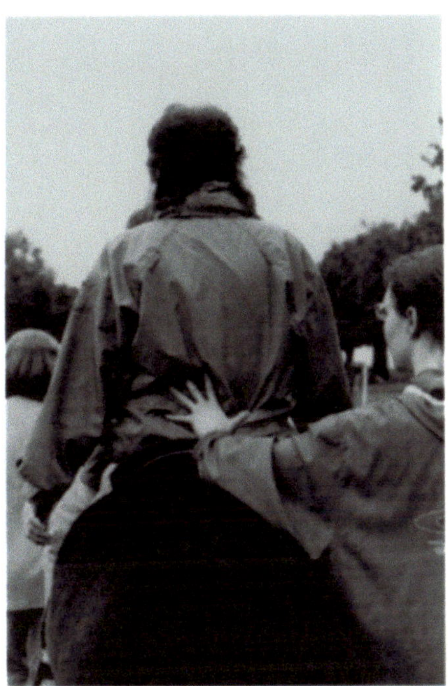

Abb. 7.7. Trotz dicker Kleider kann eine gute Führung der Patientin ein symmetrisches horizontales Mitbewegen des vertikal stabilisierten Beckens erfahren lassen

Hilfe für die Bewegungsaufnahme

Die manipulative und verbale Hilfe der Therapeutin für eine optimale Übertragung des kinetischen Impulses des Pferdes ist *zielorientiert.*

Hilfe für die Aufnahme der zwingenden Primärbewegung. Eine Hilfestellung ist möglich durch

- die Förderung der Einordnung der Körperabschnitte in die vertikale Körperlängsachse,
- die dynamische Stabilisierung des Körperabschnitts Brustkorb,
- die vertikale Stabilisierung der Beckenlängsachse (s. Abb. 7.7),
- die Differenzierung in der sagittalen Verschiebeebene (Translation des Beckens nach vorne).

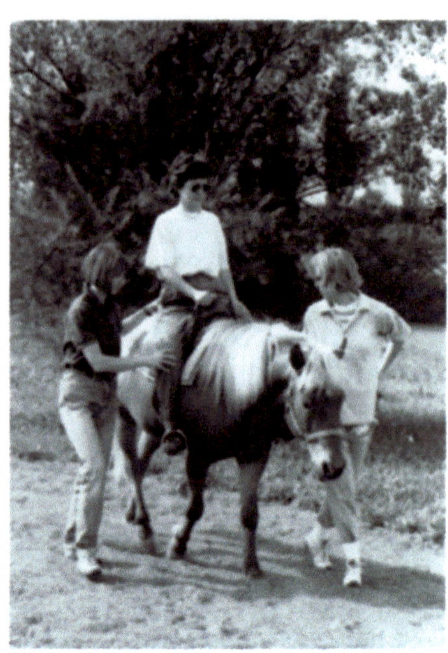

Abb. 7.8. Mit manipulativer Hilfe wird dem Patienten die frontale Bewegung bewußtgemacht

Hilfe für die Aufnahme der subtilen Primärbewegung (Stufe 3 und 4). Folgende Möglichkeiten der Hilfestellung bestehen:

- Die Förderung des Brustkorb-Stabile erfolgt durch
  - die Stimulation der Brustwirbelsäulenextension,
  - die Stabilisation des fronto- bzw. sagittotransversalen Brustkorbdurchmessers mittels Wahrnehmungshilfe und Armstellungen bzw. Armbewegungen.
- Die Förderung des frontalen bzw. transversalen Becken-Mobile, erfolgt durch
  - bewußte Wahrnehmung der Körperkontakte und/oder
  - manipulative Hilfen an Beinen und am Becken (s. Abb. 7.8).

Diese Hilfen werden für die zwingende Primärbewegung (s. Kap. 14) und für die subtile Primärbewegung (s. Kap. 15) gesondert besprochen.

Tabelle 7.1 stellt die einzelnen Schritte beim Vorgehen zur Schulung der Sitzbalance bzw. beim Vorgehen bei einem speziellen Lokalziel vor.

Tabelle 7.1. Nutzung der Wirkmechanismen auf subkortikaler/kortikaler und spinaler Ebene

Vorgehen	Nutzung auf subkortikaler/kortikaler Ebene Ziel: Schulung der Sitzbalance	Nutzung auf spinaler Ebene Ziel: Lokalziel entsprechend dem speziellen Anwendungsbereich
1. Schritt: Aufbau des Türmchens		
Vorstufe	Körperabschnitte Becken/Brustkorb einordnen	Tonusnormalisierung Aktivierung axialer Muskulatur
2. Schritt: Schulung des stabilen Türmchens		
Übungsstufe 1	Körperabschnitte Becken/Brustkorb/Kopf stabilisieren	Kraft und Selektivität der axialen Muskulatur Selektive Verankerung des Türmchens am Oberschenkel
3. Schritt: Schulung des dynamisch stabilisierten Türmchens		
Übungsstufe 2	Becken/Brustkorb differenzieren in der sagittalen Verschiebeebene nach vorne	Ausdauertraining axialer Muskulatur Mobilisation der Lendenwirbelsäule in Flexion/Extension Selektivität in der Translation Becken/Brustkorb
Übungsstufe 3	Becken/Brustkorb differenzieren in der Frontalebene	Tonusnormalisierung in der Lendenwirbelsäule und im Hüftgelenkbereich Mobilisation der Lendenwirbelsäule in Lateralerflexion Selektivität lateralflexorisch in der Lenden-/Brustwirbelsäule Förderung der Durchblutung im Lendenbereiche
Übungsstufe 4	Becken/Brustkorb differenzieren in der Transversalebene, d.h. Selektivität in der Wirbelsäule rotatorisch und Schulung der gangtypischen Reaktionen im Türmchen	

KAPITEL 8

Übungsstufen der Hippotherapie-K

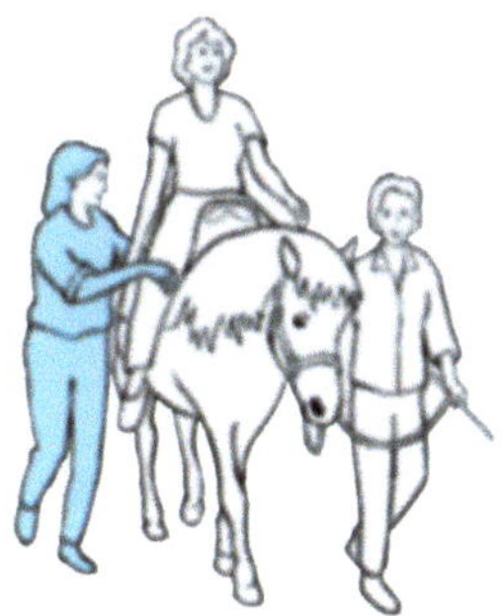

Die Schulung der Sitzbalance wird in *Einzelschritten* durchgeführt (s. Kap. 7). Dabei wird methodisch wie folgt vorgegangen:

Übungsstufen zur Schulung der Sitzbalance

- **für den Aufbau des Türmchens:**
  - **Vorstufe: die Körperabschnitte Becken/Brustkorb einordnen lernen;**
- **für die Stabilisation des Türmchens beim Vorwärtstransport:**
  - **Stufe 1: vertikales Türmchen, d.h. selektive Stabilisation der Körperabschnitte Becken, Brustkorb und Kopf in der vertikalen Körperlängsachse und dynamische Stabilisation des Türmchens in der Vertikalstellung;**
- **für die Aufnahme der zwingenden Primärbewegung:**
  - **Stufe 2: horizontales Becken-Mobile, d.h. Differenzierung innerhalb der Körperlängsachse in der sagittalen horizontalen Verschiebeebene im Lenden-/Brustwirbelsäulenniveau: Das Becken nimmt den rhythmischen Vorwärtsschub des Pferdes auf, Brustkorb/Kopf werden kontinuierlich nach vorne transportiert;**
- **für die Aufnahme der subtilen Primärbewegung:**
  - **Stufe 3: frontales Becken-Mobile, d.h. Differenzierung innerhalb der Körperlängsachse im Lenden-/Brustwirbelsäulenniveau lateralflexorisch: Brustkorb-Stabile bei frontal mobilem Becken,**
  - **Stufe 4: transversales Becken-Mobile, d.h. Differenzierung innerhalb der Körperlängsachse im Lenden-/Brustwirbelsäulenniveau rotatorisch: Brustkorb-Stabile bei transversal mobilem Becken.**

MERKE

Die für den Patienten adäquate Bewegung des Pferderückens ist unabdingbare Voraussetzung für die Erarbeitung eines vertikalen Türmchens. Eine zu große Primärbewegung kann selbst von einem Bewegungsgesunden nicht adäquat aufgenommen werden.

Aufgrund der gestellten Bedingungen und mittels direkter und indirekter Hilfestellungen (s. Kap. 14 und 15) kann die Schulung der Sitzbalance schrittweise erarbeitet werden, indem die beiden unterschiedlichen Bewegungsabläufe (zwingende bzw. subtile Primärbewegung) getrennt angegangen werden:

- Die Reaktion auf den Türmchentransport fördert die Stabilisation der Körperlängsachse:
  - Vorstufe: Einordnen der Körperabschnitte Becken und Brustkorb (Aufbau der Körperlängsachse),
  - Stufe 1: Stabilisation der eingeordneten Körperabschnitte Becken und Brustkorb vertikal.
- Die Reaktion auf die Bewegung des Pferderückens fördert die Differenzierung der Körperlängsachse:
  - Stufe 2: Differenzierung in der Translationsebene nach vorne,
  - Stufe 3: Differenzierung in der Frontalebene in der Lendenwirbelsäule,
  - Stufe 4: Differenzierung in der Rotationsebene im Lenden-/Brustwirbelsäulenniveau.

In Tabelle 8.1. sind die besonderen Merkmale der verschiedenen Übungsstufen zusammengefaßt.

Tabelle 8.1. Unterscheidungsmerkmale der einzelnen Übungsstufen

	Stufe 1	Stufe 2	Stufe 3	Stufe 4
Anteil stabiler Körperabschnitte	**Becken/ Brustkorb/ Kopf**	**Brustkorb/ Kopf**	**Brustkorb/ Kopf**	**Brustkorb/ Kopf**
Bewegungsebene des Becken-Mobile	**-**	**Horizontal/ translatorisch nach vorne**	**Frontal**	**Transversal**
Armstellungen bzw. Armbewegungen	**Arme fixiert**	**Schwingen parallel**	**Kein Pendel, hängen locker**	**Pendeln alternierend**

8.1 HTK-Übungsstufe für den Aufbau eines stabilisierten Türmchens

8.1.1 Vorstufe (Aufbau des Türmchens)

Ziel ist es, die Körperabschnitte Becken und Brustkorb einzuordnen.

Die Verbesserung der Fähigkeit, das Türmchen bzw. die Einordnung der Körperabschnitte Becken/Brustkorb vertikal zu stabilisieren, erfolgt in einem vorbereitenden Teilschritt, genannt *Vorstufe*. Dabei wird je nach Befund an folgenden Teilzielen gearbeitet:

- Verbesserung der adäquaten Verankerung des Beckens an den Oberschenkeln,
- Einordnung der Körperabschnitte Brustkorb und Kopf bei fixiertem Becken,
- Aufbau des Tonus in der Wirbelsäule und Stabilisation der Brustwirbelsäule.

Bei Kindern mit zerebralen Bewegungsstörungen müssen je nach Fähigkeiten zuerst Gleichgewichtsreaktionen verbessert und/oder erarbeitet werden (Abb. 8.1). Deshalb ist eine Vorstufe zur Stufe 1 nötig.

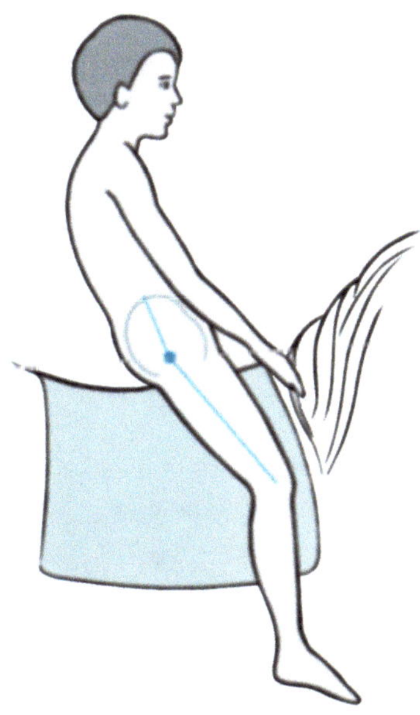

Abb. 8.1. Eine häufige Sitzstellung bei erhöhtem pathologischem Tonus in den Beinen, der eine Aufrichtung im Rumpf unmöglich macht

Voraussetzungen für die Vorstufe

Die Mindestanforderungen für die Vorstufe sind bestimmte Grundfähigkeiten. Der Patient sollte
- den vertikalisierten Rumpf kurz halten und
- mental an dem therapeutischen Geschehen mitwirken können.

Läßt sich bei einem Kind in der Vorstufe durch die Befundaufnahme eine Indikation zur HTK nicht klar erkennen, so können Probebehandlungen während einer definierten Zeit, z. B. während einem halben Jahr, vorgenommen werden. Das Dokumentieren vor und nach dieser Zeit ist bei diesem Verfahren unerläßlich. Mindestens ebenso notwendig ist die Information von Kind und Eltern über diese Planung.

Therapeutische Hilfe

Die Therapeutin kann bei kleinen Kindern mit auf dem Pferd sitzen, was die entsprechende Hilfe für die gute Ausgangsstellung erleichtert (Abb. 8.2 a, b). Wird die Beckenstellung durch die tonusbedingte fehlende Abspreizung der Beine beeinflußt, kann sich durch Hilfestellung die Sitzstellung während der HTK verbessern (s. Kap. 14.2).

Beurteilungskriterien

Siehe Kap. 16.0.

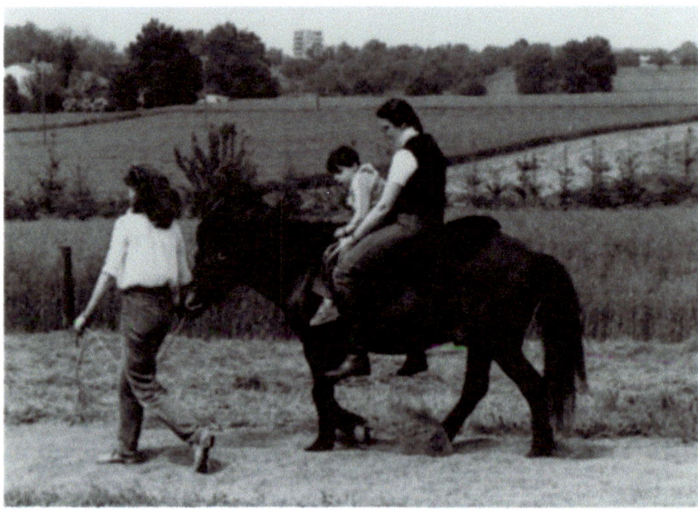

Abb. 8.2 a. Sitzt die Therapeutin mit auf dem Pferd, so kann sie mit ihrem Körper die Sitzposition des Kindes beeinflussen

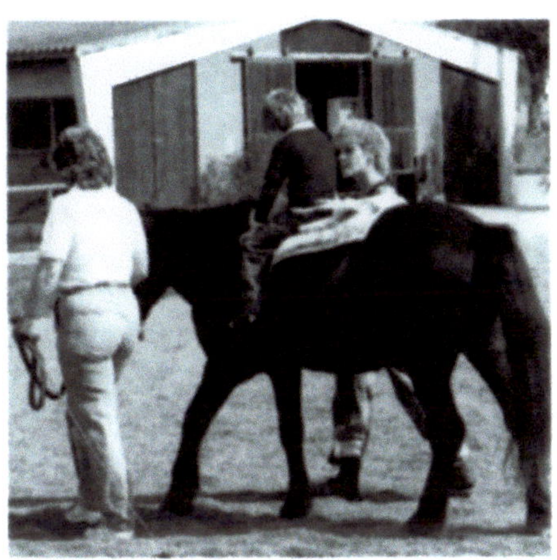

Abb. 8.2 b. Die zuerst adduktorisch fixierte Beckenstellung kann sich bei adäquater Hilfe während der HTK verbessern. Dadurch wird ein Aufbau des Türmchens möglich

8.1.2 Stufe 1 (Stabilisation des Türmchens)

Ziel ist die dynamische Stabilisation der vertikalen Körperlängsachse.

Das Türmchen wird durch selektive Stabilisation in der Vertikalstellung nach vorne transportiert, d. h., das Becken geht mit dem Brustkorb/Kopf kontinuierlich nach vorne. Es findet keine Bewegung in der Verschiebeebene zwischen Becken und Brustkorb statt (Abb. 8.3).

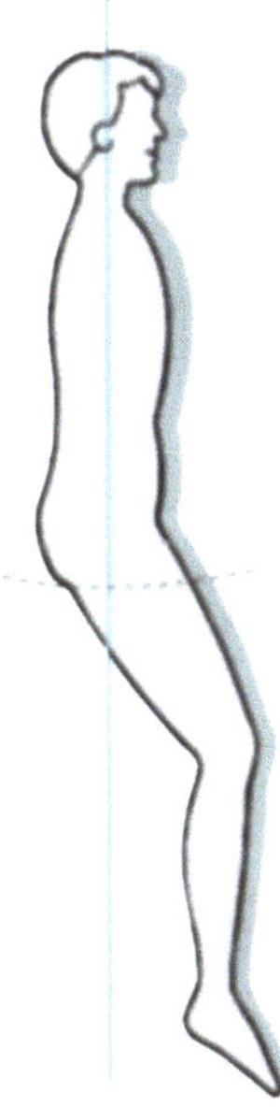

Abb. 8.3. Stufe 1: kontinuierlicher Transport des Türmchens

Die Stufe 1 „*vertikales Türmchen*" beinhaltet die selektive Stabilisation der Körperabschnitte Becken, Brustkorb und Kopf in der vertikalen Körperlängsachse und die dynamische Stabilisation der Vertikalstellung der Körperlängsachse mit angemessener Verankerung der Körperlängsachse an den Oberschenkeln sowie des Körpers an die Unterlage.

Je nach motorischer Läsion wurden vom Patienten in seiner bisherigen motorischen Entwicklung nur Teilfähigkeiten der Haltungsreaktionen im Sitzen erworben. So kann ein Patient in Ruhe die Körperabschnitte einordnen, jedoch vermag er es nicht, in der Vorwärtsbewegung des Pferdes adäquat vertikal zu stabilisieren (Abb. 8.4a, b).

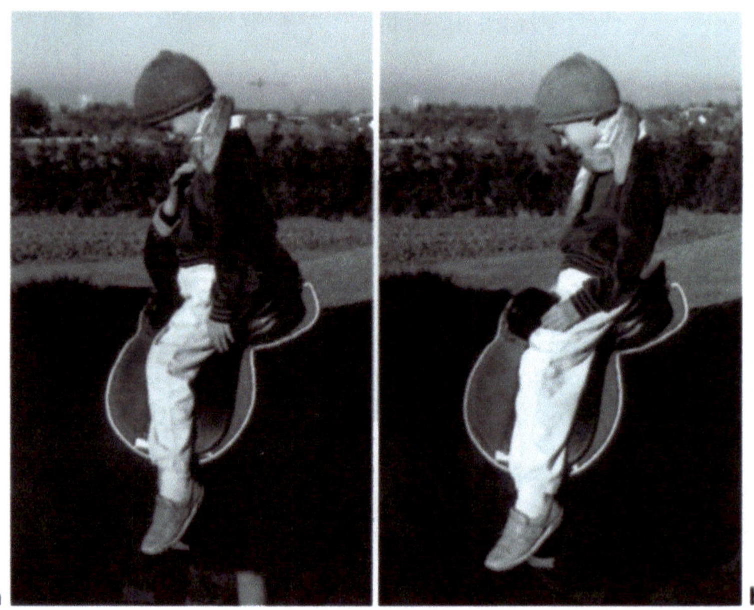

Abb. 8.4a, b. Hilfe für den Aufbau des Türmchens. **a** Bei stehendem Pferd kann das Kind den korrekten Sitz leicht einnehmen. **b** Beim Pferd im Schritt hat es die Tendenz, wieder in den gewohnten Sitz zurückzufallen

Voraussetzungen für Stufe 1

Es gelten die Mindestanforderung der Vorstufe und zusätzlich folgende Kriterien:

- Wahrnehmungsfähigkeit für die Stellung bzw. Bewegung des Türmchens,
- ausreichende Beweglichkeit und selektive Kraft für die Einordnung,
- selektive Einordnung der Körperabschnitte (Sitzverhalten)
  Zur HTK-Befundaufnahme s. Kap. 9.

Beeinflussungsfaktoren

Folgende Faktoren beeinflussen maßgeblich die Möglichkeit, die Vertikalstellung des Türmchens zu gewährleisten:

- Hilfsmittel (Sattel, Steigbügel, Oberschenkelschiene),
- die Breite des Pferdes,
- die Intensität der zwingenden Primärbewegung des Pferdes,
- die manipulative Hilfe der Therapeutin im Sinne der Stabilisation des Türmchens (Abb. 8.5),
- Wahrnehmungshilfen für die Stabilisation des Türmchens (Abb. 8.6).

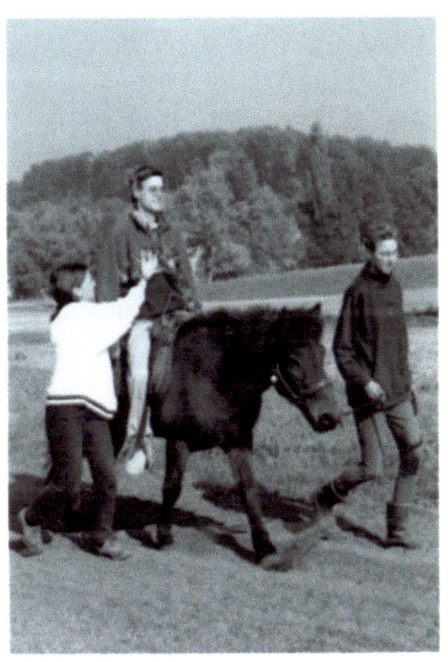

Abb. 8.5. Die Hilfe für die Stabilisation des Türmchens darf den Bewegungsablauf nicht stören

Therapeutische Hilfestellung

Siehe Kap. 14.3.

Beurteilungskriterien

Siehe Kap. 16.1.

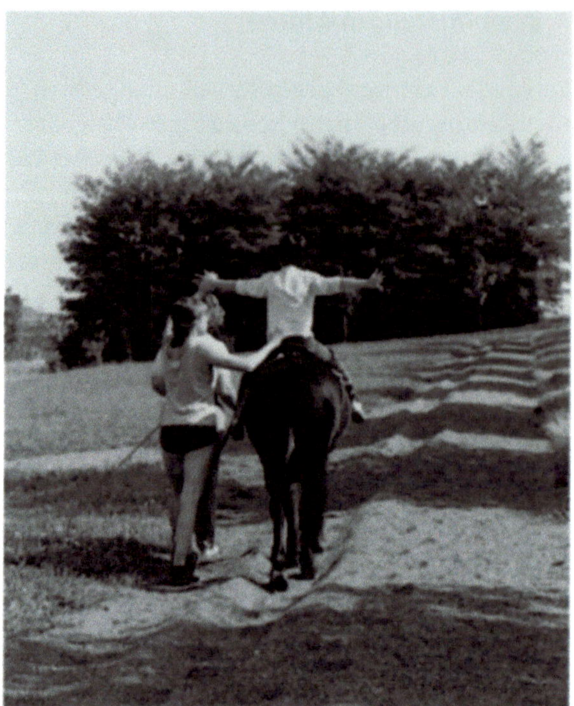

Abb. 8.6. Armstellungen können auf spielerische Weise helfen, den stabilisierten Brustkorb bewußtzumachen

8.2 HTK-Übungsstufe für die Aufnahme der Primärbewegung

8.2.1 Stufe 2 (Aufnahme der zwingenden Primärbewegung)

Ziel ist die Differenzierung und Ausdauer in der dynamischen Stabilisation des Körperabschnitts Brustkorb in der Sagittalebene.

Die Stufe 2 „*horizontales Becken-Mobile*" beinhaltet die Differenzierung der Körperlängsachse im Lenden-/Brustwirbelsäulenniveau translatorisch in der sagittalen Verschiebeeene, indem das Türmchen sich in 2 funktionelle Einheiten unterteilt:

- stabiler Teil: dynamisch stabilisierte Körperabschnitte Brustkorb und Kopf,
- mobiler Teil: mobiles Becken translatorisch nach vorne.

Zusammenfassung der Wirkung der zwingenden Primärbewegung (siehe Kap. 5)

Primärbewegung. Der Bewegungsimpuls des Pferdes geht nach vorn und nimmt weiterlaufend den Körperabschnitt Becken mit. Das Becken wird entsprechend dem Pferderhythmus stabilisiert und dabei nach vorne transportiert. Es entsteht keine frontale und rotatorische Bewegung des Beckens.

Die zwingende Primärbewegung bewirkt eine *scheinbare Schaukelbewegung* des Beckens, d.h. eine Bewegung des Beckens in der Verschiebeebene nach vorne im Bewegungsniveau Lenden-/Brustwirbelsäule (Abb. 8.7). Das Becken wird rhythmisch vom Rücken des Pferdes nach vorne transportiert, dabei bleibt die Beckenlängsachse vertikal stabilisiert; der Bewegungsausschlag findet translatorisch in der unteren Brustwirbelsäule/oberen Lendenwirbelsäule statt und täuscht ein Vor- bzw. Rückkippen des Beckens vor.

MERKE

Die erzielte Aufnahme der zwingenden Primärbewegung ist abhängig von der Ausgangsstellung und von der Fähigkeit, die Körperabschnitte Becken und Brustkorb selektiv zueinander zu bewegen. Bei abnormer Ausgangsstellung und pathologischem Tonus kann diese Selektivität nicht stattfinden: Das Niveau Lenden-/Brustwirbelsäule wird flexorisch/extensorisch fixiert.

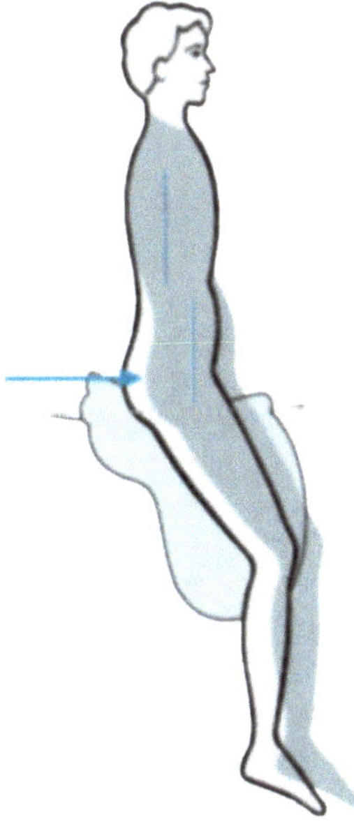

Abb. 8.7. Stufe 2: Das vertikal stabilisierte Becken wird durch den Pferdeimpuls nach vorne mitgenommen, der Brustkorb kommt etwas verzögert nach

Reaktionen. Die *Norm-Reactio* auf die zwingende Primärbewegung ist das „Mitgehenlassen“ des Beckens bei stabilisiertem vertikalem „oberen Türmchen“. Der Körperabschnitt Brustkorb wird dabei rhythmisch mit vertikaler Längsachse verzögert nach vorne bewegt. Die rhythmische Translationsbewegung des Beckens in bezug auf den Brustkorb fängt den Bewegungsimpuls der zwingenden Primärbewegung auf. Dadurch wird die zwingende Primärbewegung im Niveau Lenden-/Brustwirbelsäule „einverleibt“, das obere Türmchen wird kontinuierlich nach vorne transportiert. Diese primär motorische Wirkung funktioniert beim Bewegungsgesunden automatisch.

Die rhythmische Bewegung des Beckens in der Verschiebeebene horizontal nach vorne spielt sich ein: Auf die Translation des Beckens nach vorne folgt der Brustkorb harmonisch verzögert nach. In der Beobachtung von der Seite bewegen sich die Körperabschnitte Brustkorb und Kopf *kontinuierlich* nach vorne.

Bedingungen. Damit der Patient die zwingende Primärbewegung differenziert aufnehmen kann, sind folgende Bedingungen einzuhalten:
- Die Kontaktfläche Körper–Pferd bleibt bestehen.
- Die Druckempfindung beider Tubera ischii auf der Unterlage verändert sich nicht.
- Die Verschiebung der Kontaktfläche Körper–Unterlage nach vorne wird wahrgenommen.
- Die Beckenlängsachse und die Körperabschnitte Brustkorb und Kopf bleiben vertikal stabilisiert.
- Der frontotransversale Brustkorbdurchmesser und die Verbindungslinie der Spinae stehen horizontal und rechtwinklig zur Fortbewegungsrichtung.
- Der sagittotransversale Brustkorbdurchmesser bleibt horizontal.

Auf die gestellten Bedingungen erfolgen folgende stabilisierende Aktivitäten:
- Die Stabilisation der Beckenlängsachse erfordert eine entsprechende flexorische Verankerung im Hüftgelenk, andernfalls ginge beim rhythmischen Zurückbleiben des Brustkorbes die stabilisierte Vertikalstellung der Beckenlängsachse verloren.
- Damit der Bewegungsimpuls des Pferdes sich in der horizontalen sagittalen Verschiebeebene (Transport der vertikalen Beckenlängsachse nach vorne) auswirken kann, muß der sagittotransversale Brustkorbdurchmesser horizontal stabilisiert bleiben, d.h., der Körperabschnitt Brustkorb bleibt in bezug auf Flexion und Extension

stabilisiert. Diese Stabilisation in der Brustwirbelsäule begrenzt die weiterlaufende Bewegung der Translation des Beckens, welche ansonsten die Brustwirbelsäule weiterlaufend flexorisch erfassen würde (Abb. 8.8 a, b).

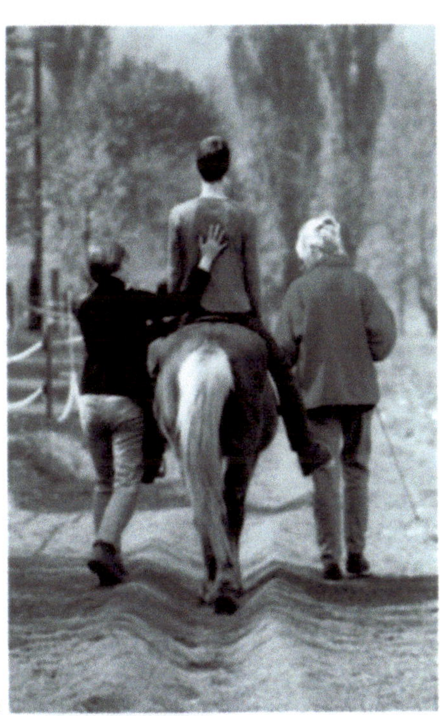

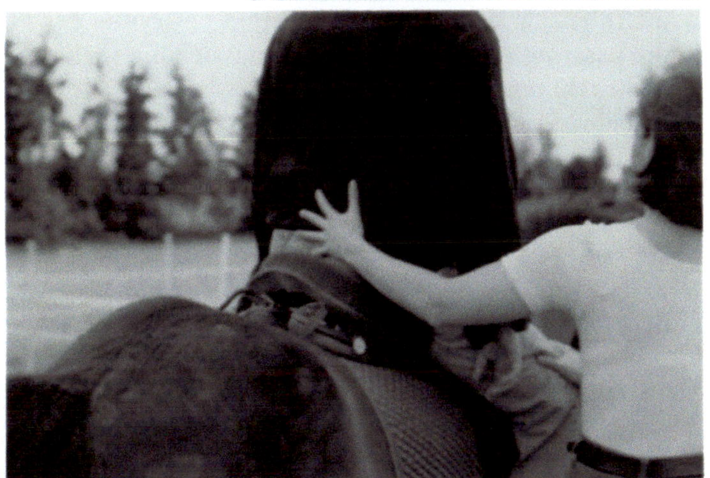

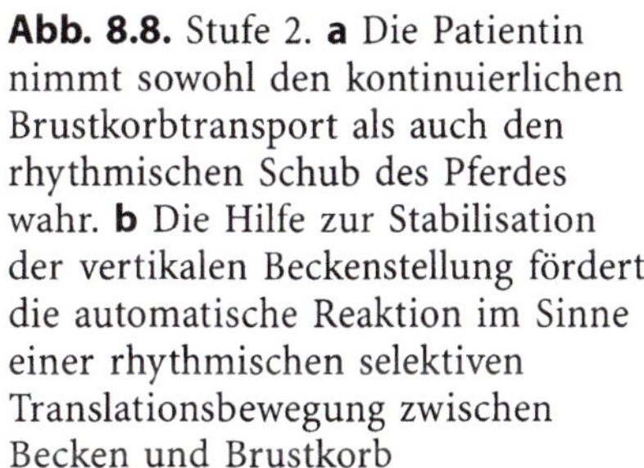

Abb. 8.8. Stufe 2. **a** Die Patientin nimmt sowohl den kontinuierlichen Brustkorbtransport als auch den rhythmischen Schub des Pferdes wahr. **b** Die Hilfe zur Stabilisation der vertikalen Beckenstellung fördert die automatische Reaktion im Sinne einer rhythmischen selektiven Translationsbewegung zwischen Becken und Brustkorb

Voraussetzungen für die Stufe 2

Als Grundlage müssen die Voraussetzungen der Stufe 1 erfüllt sein. Zusätzlich sollten weitere Anforderungen gegeben sein:

- ein intaktes sensomotorisches Rückmeldesystem im Becken- und Oberschenkelbereich,
- die Beweglichkeit in der sagittalen Verschiebeebene Becken/Brustkorb.

Beobachtungskriterien

Die Differenzierung der Körperlängsachse in der sagittalen Verschiebeebene im Niveau Lenden-/Brustwirbelsäule läßt sich an folgenden Kriterien beobachten:

- Die Körperabschnitte Brustkorb und Kopf werden mit vertikaler Längsachse *kontinuierlich* (ohne Rhythmusimpuls) nach vorne transportiert, der Kopf ist eingeordnet und zeigt kein rhythmisches Nicken.
- Das Becken wird mit vertikaler Längsachse *im Rhythmus des Pferdeimpulses* nach vorne transportiert.
- Die Arme als freihängendes Gewicht können *gleichzeitig und gleichgerichtet* im Rhythmus des Pferdes entgegen der Bewegungsrichtung kurz pendeln.

Beeinflussungsfaktoren

Die Differenzierung des Türmchens in 2 funktionelle Einheiten kann durch folgende Faktoren ermöglicht werden:

- die Intensität der zwingenden Primärbewegung des Pferdes,
- die passiven Hilfen für die Ausgangsstellung (Sattel, Steigbügel),
- Wahrnehmungshilfen für das Mitbewegen des Beckens,
- Stabilisationshilfen für die Brustwirbelsäule.

Hilfestellung

Siehe Kap. 14.4.

Beurteilungskriterien

Siehe Kap. 16.2.

8.2.2
HTK-Übungsstufen für die Aufnahme der subtilen Primärbewegung

Zusammenfassung der Wirkung der zwingenden Primärbewegung (siehe Kap. 5)

Dank der bestehenden Bewegungstoleranzen in der Lendenwirbelsäule und in den Hüftgelenken sowie der potentiellen Beweglichkeit des Körperabschnitts Becken kann ein Eingehen auf die subtile Primärbewegung des Pferderückens stattfinden. Dabei erfüllt das Becken die Pufferfunktion zwischen mobilem Pferderücken und den vertikal stabilisierten Körperabschnitten Brustkorb und Kopf.

Der weiterlaufende Effekt der subtilen Primärbewegung wirkt sich in 2 Ebenen aus:

- beim frontalen Becken-Mobile: Das Becken bewegt alternierend frontal;
- beim transversalen Becken-Mobile: Das Becken dreht alternierend, einmal rechts nach vorne, einmal links nach vorne.

Allgemeine Voraussetzung. Die Muskulatur muß elastisch, d.h. anpassungsfähig sein: Sie muß *gestatten bzw. gewähren lassen.* Erst dann wird das Mitgehen des Beckens in die rhythmische subtile Primärbewegung möglich. Die entsprechenden Gleichgewichtsreaktionen auf den Vorwärtstransport und Gehrhythmus werden gangtypisch stimuliert.

Stufe 3 (Aufnahme der frontalen subtilen Primärbewegung)

Ziel ist die Differenzierung und Ausdauer in der dynamischen Stabilisation des Körperabschnitts Brustkorb in der Frontalebene.

Die Stufe 3 *„frontales Becken-Mobile“* beinhaltet die lateralflexorische Differenzierung der Körperlängsachse im Lenden-/Brustwirbelsäulenniveau, indem das Türmchen sich in 2 funktionelle Einheiten unterteilt:

- stabiler Teil: dynamisch stabilisierte Körperabschnitte Brustkorb und Kopf,
- mobiler Teil: mobiles Becken in der Frontalebene.

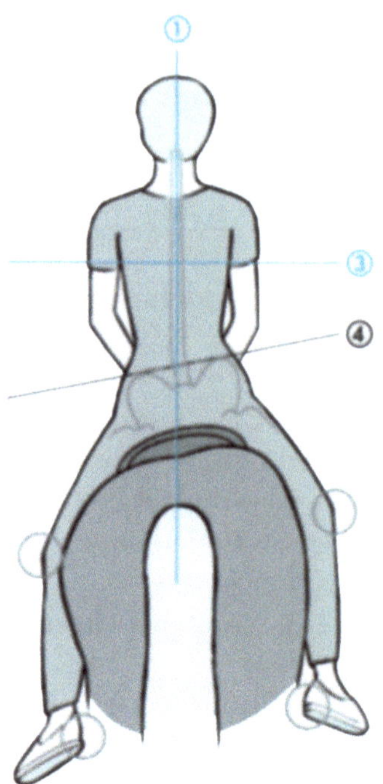

Abb. 8.9. Stufe 3: Das vertikal stabilisierte Becken bewegt sich frontal, einmal nach rechts unten, einmal nach links unten, und bleibt dabei in der Körperlängsachse (*1*) eingeordnet (*3* horizontaler frontotransversaler Brustkorbdurchmesser, *4* Verbindungslinie der Spinae)

Primärbewegung. In einer bestimmten Phase des Pferdeschritts (s. Kap. 5) dreht der Pferdebrustkorb um die eigene Achse. Dadurch wird das Becken des Patienten im Rhythmus des Pferdes alternierend weiterlaufend einmal nach rechts unten, einmal nach links unten, lateralflexorisch in der Lendenwirbelsäule mitgenommen (Abb. 8.9).

Reaktionen. Durch die lateralflexorische aktive Widerlagerung der frontalen Beckenbewegungen im Bewegungsniveau Lenden-/Brustwirbelsäule wird der frontotransversale Brustkorbdurchmesser horizontal stabilisiert.

Als *Ausweichmechanismus* kommt es zur Translation des Brustkorbs nach lateral rechts/links als Gegengewicht zur frontalen Beckenbewegung (Abb. 8.10).

Bedingungen. Um die subtile Primärbewegung differenziert aufzunehmen, sind zusätzlich zur Stufe 2 folgende Bedingungen einzuhalten:

- Die Kontaktflächen Körper–Unterlage und der Druck der Sitzknochen auf der Unterlage bleiben gleich.
- Die frontalen und transversalen Bewegungen der Kontaktfläche Körper–Unterlage werden wahrgenommen.

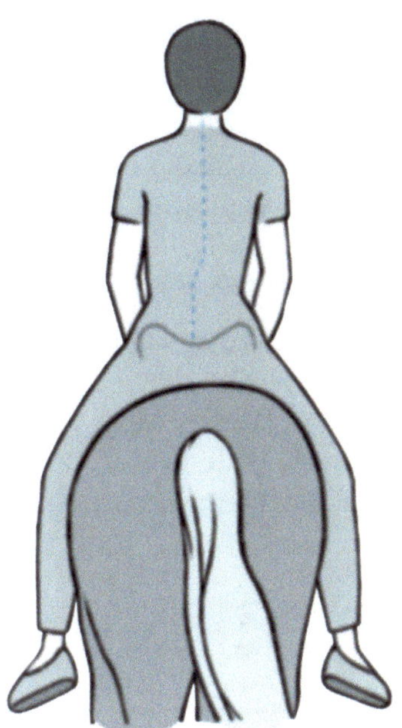

Abb. 8.10. Ausweichmechanismus: Der Brustkorb verschiebt sich in der entgegengesetzten Richtung

Voraussetzungen für die Stufe 3

Es gelten die Voraussetzungen der Stufe 2. Zusätzlich werden gefordert:

- lateralflexorische Beweglichkeit in der Lendenwirbelsäule und Rotation in den Hüftgelenken,
- Selektivität des Beckens in der Frontalebene.

Beobachtungskriterien

Die Differenzierung der Körperlängsachse in der Frontalebene im Niveau Lenden-/Brustwirbelsäule läßt sich an folgenden Kriterien beobachten:

- Die Verbindungslinie der Spinae bewegt sich frontal in bezug auf den stabilen frontotransversalen Brustkorbdurchmesser.
- Die Verbindungslinie der Spinae bewegt sich im Rhythmus des Pferdes.
- Die Körperabschnitte Brustkorb und Kopf bleiben in der 0-Stellung.
- Die Arme hängen locker und zeigen keinen Parallelschwung aus der Bewegungsrichtung.

Beeinflussungsfaktoren

Nachfolgende Faktoren beeinflussen die Intensität der subtilen Primärbewegung frontal:

- die Konstitution und die Schrittvarianten des Pferdes,
- Die Bodenbeschaffenheit.

Therapeutische Hilfestellung

Die Förderung eines beweglichen Beckens in der Frontalebene ist ein Schwerpunkt der HTK bei funktionell blockiertem Körperabschnitt Becken. Dies wird in Kombination mit manipulativer und gleichzeitig verbaler Hilfe geübt, um die bewußte Wahrnehmung des Patienten für den Bewegungsablauf in das therapeutische Wirken mit einzubeziehen (Abb. 8.11; s. Kap. 15.1).

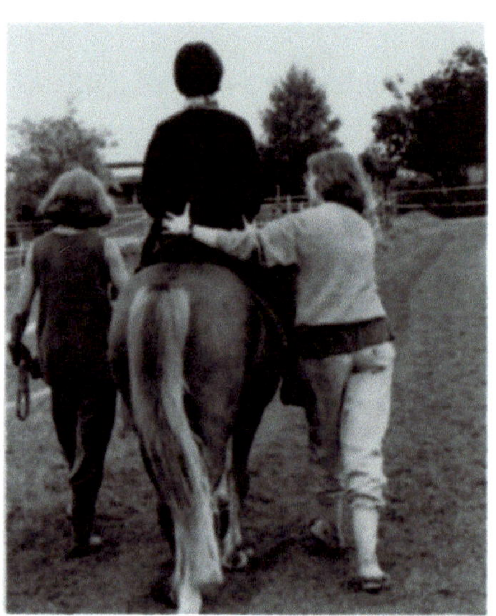

Abb. 8.11. Hilfe für die Beckenbewegung: Die Therapeutin faßt beiderseits am Becken und macht dabei die symmetrische frontale Bewegung bewußt

MERKE

Das Spiel des *frontalen Becken-Mobile* kann einen Teil des Primärimpulses nach vorne in die Frontalebene umleiten. Dies bedeutet für den Patienten eine wesentliche Erleichterung bei der Verarbeitung der Primärbewegung. Somit kann er das Gleichgewicht auf dem Pferd besser finden und bewahren.

Beurteilungskriterien

Siehe Kap. 16.3.

Stufe 4: Aufnahme der transversalen subtilen Primärbewegung

Ziel ist die Differenzierung und Ausdauer in der dynamischen Stabilisation des Körperabschnitts Brustkorb in der Transversalebene.

Die Stufe 4 „*transversales Becken-Mobile*“ beinhaltet die Differenzierung der Körperlängsachse rotatorisch im Lenden-/Brustwirbelsäulenniveau, indem das Türmchen sich in 2 funktionelle Einheiten unterteilt:

- stabiler Teil: dynamisch stabilisierte Körperabschnitte Brustkorb und Kopf,
- mobiler Teil: mobiles Becken in der Transversalebene.

Erst wenn die potentielle Beweglichkeit des Körperabschnitts Becken in der Frontalebene (Stufe 3) erarbeitet ist, kann sich die subtile Primärbewegung in der transversalen Ebene auswirken.

Primärbewegung. Die transversale subtile Primärbewegung nimmt das Becken weiterlaufend einseitig mit und bewirkt im Rhythmus des Pferdes eine positive/negative Rotation des Beckens in der Lendenwirbelsäule (Abb. 8.12). Durch den Schub der homolateralen Hinterhand nach vorne findet eine Verlagerung des jeweiligen Drehpunkts Hüftgelenk nach vorne statt (s. Kap. 5). Die nach vorne geschobene Beckenseite befindet sich als Ausdruck der subtilen Primärbewegung frontal oben.

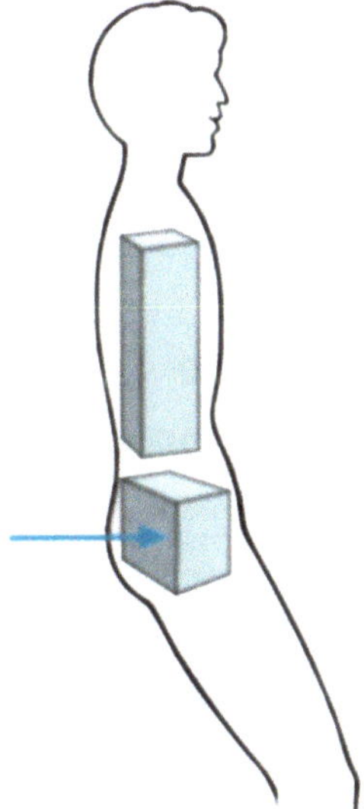

Abb. 8.12. Stufe 4: Bewegungsablauf im Niveau Lenden-/Brustwirbelsäule in der Rotationsebene: Das Becken geht einmal rechts, einmal links deutlicher nach vorne, dabei bleibt der Brustkorb rechtwinklig zur Vorwärtsbewegung stabilisiert

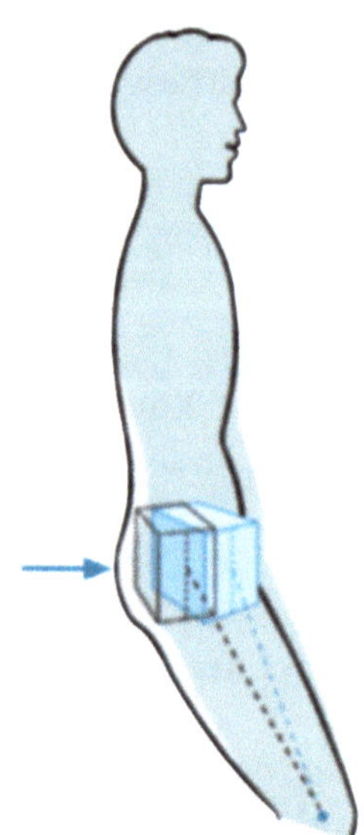

Abb. 8.13. Durch die Verschiebung der Drehpunkte Hüftgelenke nach vorne entsteht eine Extension im rechten Hüftgelenk vom Oberschenkel als distalem Hebel her

Reaktionen. Die Körperabschnitte Brustkorb und Kopf sind vertikal stabilisiert und gehen kontinuierlich nach vorne mit. Die rotatorischen Impulse, die durch die alternierende Drehung des Beckens ausgelöst sind, werden im Niveau Lenden-/Brustwirbelsäule aktiv widerlagert. Es wird unterschieden zwischen:

- Reaktion am frei hängenden Bein: Das Bein hängt locker. Durch die Schubwirkung kommt es als Ausdruck der Drehpunktverschiebung nach vorne im Hüftgelenk zur Extension vom distalen Hebel her, d.h., das Hüftgelenk kommt schneller nach vorne als das Knie (Abb. 8.13).
- Reaktion an den Körperabschnitten Arme: Die Arme pendeln im Rhythmus des Pferdeschrittes als Ausdruck der aktiven Widerlagerung der subtilen Primärbewegung im Niveau Lenden-/Brustwirbelsäule. Sie schwingen alternierend wie beim Gehen und synchron mit dem Schritt der Vorhand des Pferdes (Abb. 8.14a–c).

Bedingungen. Um die subtile Primärbewegung transversal differenziert aufzunehmen, sind folgende Bedingungen einzuhalten:

- Die Kontaktfläche Körper–Unterlage und der Druck der Sitzknochen auf der Unterlage bleiben gleich.
- Beim rhythmisch alternierenden Drehen des Beckens nach vorne bleibt der frontotransversale Brustkorbdurchmesser unverändert rechtwinklig zur Bewegungsrichtung.

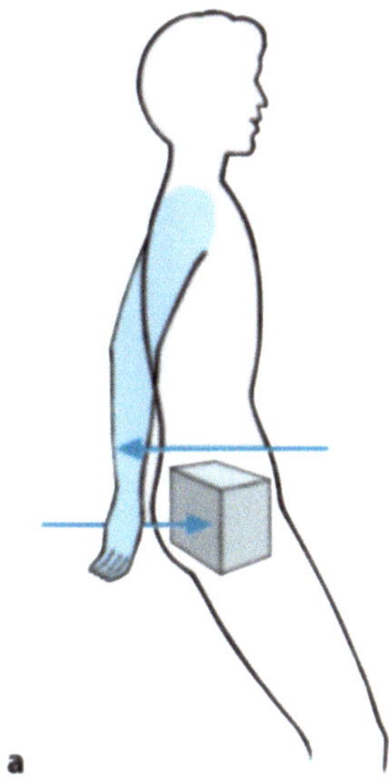

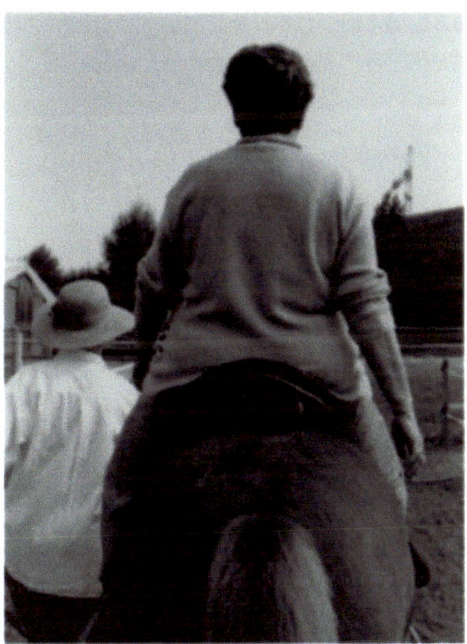

Abb. 8.14 a–c. Reaktion am Türmchen. **a** Beim passiven Schub des Beckens nach vorne pendelt der freihängende Arm als neutrales Gewicht nach hinten, der andere Arm pendelt nach vorne. **b** Die Arme pendeln leicht abduziert und alternierend wie beim Gehen

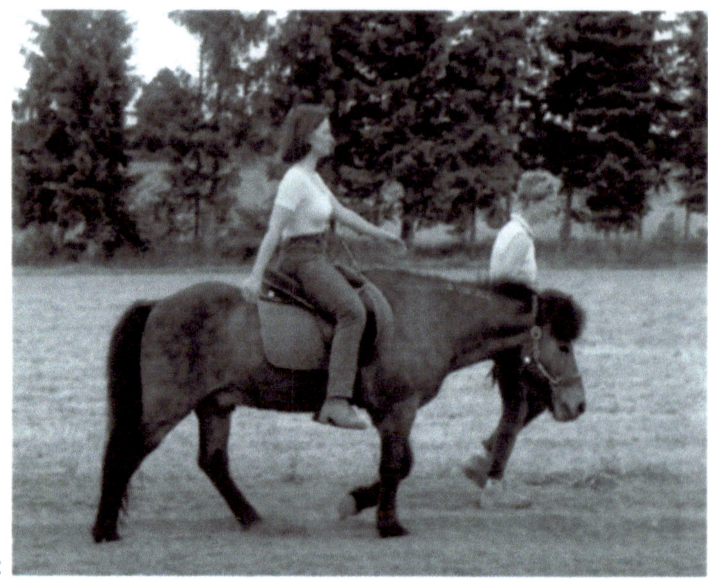

Abb. 8.14c. Bei stabilisiertem Brustkorb kommt es spontan zum gangtypischen Armpendel kontralateral zur Vorhand

Voraussetzungen

Die Voraussetzungen der Stufe 3 müssen erfüllt sein. Zusätzlich werden gefordert:

- eine rotatorische Beweglichkeit im Niveau Lenden-/Brustwirbelsäule,
- ein stabiler Körperabschnitt Brustkorb in den Vertikalebenen.

Beobachtungskriterien

Die Differenzierung der Körperlängsachse im Niveau Lenden-/Brustwirbelsäule in der Transversalebene läßt sich anhand folgender Kriterien beobachten:

- Die Verbindungslinie der Spinae bewegt sich transversal in bezug auf den rechtwinklig zur Bewegungsrichtung stabilisierten frontotransversalen Brustkorbdurchmesser.
- Die Verbindungslinie der Spinae bewegt sich im Gangrhythmus des Pferdes.
- Die Körperabschnitte Brustkorb und Kopf bleiben in der 0-Stellung.
- Die Arme pendeln rhythmisch alternierend und bewegen sich gleichzeitig mit der kontralateralen Vorhand des Pferdes.

Beeinflussungsfaktoren

Folgende Faktoren beeinflussen die Intensität der subtilen Primärbewegung transversal:

- die Intensität des Schubs der Hinterhand des Pferdes,
- die manipulativen Hilfen für die Drehpunktverschiebung des Hüftgelenks,
- die rotatorischen Wahrnehmungshilfen für das Mitgehen des Beckens bei stabilem Sternum,
- die Neigung des Terrains.

Hilfestellung

Mit manipulativen und verbalen Hilfen wird die Förderung des Becken-Mobile in der transversalen Ebene erarbeitet (s. Kap. 15.2).

Das therapeutische Ziel des „funktionellen Rumpftrainings" ist erreicht, wenn die Rotation des Beckens im Körperabschnitt Brustkorb dynamisch und aktiv widerlagert wird und wenn diese Widerlagerung durch einen spontanen rhythmisch alternierenden Armpendel zum Ausdruck kommt.

Beurteilungskriterien

Siehe Kap. 16.4.

KAPITEL 9

Anforderungen an den Patienten 9

Aus der HTK-Befundaufnahme ergeben sich sowohl die Indikation zur HTK wie auch die Behandlungsstrategie und das praktische Vorgehen.

Im ersten Teil dieses Kapitels (Abschn. 9.1–9.3) werden die Anforderungen für das Hauptanwendungsgebiet der HTK – das *Globalziel* „Schulung der Sitzbalance" – vorgestellt. Am Beispiel von 3 problemorientierten Symptombildern (Kind mit Zerebralparese, Erwachsener mit Spastik/Paresen, Erwachsener mit Ataxie) werden die Prüfungen für die notwendigen Voraussetzungen zur Anwendung der HTK beschrieben.

Im letzten Teil (Abschn. 9.4) folgen die Anforderungen – je nach *Lokalziel* – für die speziellen Anwendungsbereiche.

Eine Wegleitung zur HTK-Befundaufnahme befindet sich unter 9.5.

9.1 Anforderungen für die Schulung der Sitzbalance

Bei der therapeutischen Anwendung der Bewegung des Pferderückens zur Förderung der Rumpfbalance sind bestimmte motorische und mentale Fähigkeiten Voraussetzung (Abb. 9.1).

Mentale Anforderungen. Die Mitarbeit des Patienten, seine Bereitschaft zur Kooperation für eine Haltungs- und Wahrnehmungsschulung sind unabdingbare Voraussetzung für die HTK. Der Patient soll auf dem Pferd bewußt versuchen, die Bewegungsfolgen des Pferderükkens wahrzunehmen, im Rhythmus mitzuschwingen und im Gleichgewicht sitzen zu bleiben, ohne sich mit den Armen zu fixieren. Übermäßige Angst oder geistige Behinderung erschweren bzw. verhindern ein differenziertes Arbeiten.

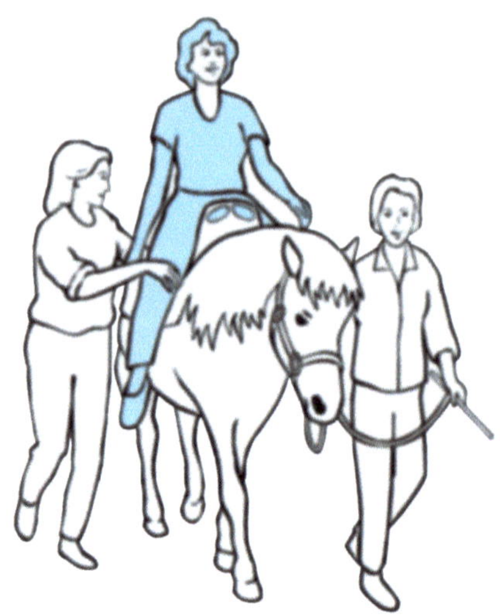

Abb. 9.1. Anforderungen für die Hippotherapie-K

Motorische Voraussetzungen. Die notwendigen Anforderungen an den Patienten für die Schulung der Sitzbalance auf dem Pferd, d.h. für das Einnehmen der Ausgangsstellung und für die Bewegungsübernahme, werden mit der HTK-spezifischen Befundaufnahme erfaßt. Dabei werden folgende Fähigkeiten des Patienten geprüft:

- die entsprechenden Bewegungstoleranzen in Lenden-/Brustwirbelsäule und Hüftgelenken,
- die für die HTK erforderlichen sensomotorischen Fähigkeiten.

9.2 HTK-spezifische Befundaufnahme

Bei der HTK-Befundaufnahme werden (je nach Zielsetzung und Übungsstufe) folgende Komponenten geprüft, die als motorische Voraussetzungen für ein Gleichgewicht im Sitzen notwendig sind:

- der Grundtonus und die Auswirkung der pathologischen Bewegungsmuster,
- die Sensibilität/Wahrnehmung,
- die Gelenkbeweglichkeit im Lenden-Becken-Bereich,
- die selektive Kraft im Türmchen und in den Hüftgelenken,
- das Bewegungsverhalten im Sitzen:
  - Selektivität der Muskelaktivität im Türmchen und in den Hüftgelenken,
  - spontanes Sitzverhalten.

Befundaufnahme und Evaluation

Die Beurteilung von *Tonus, Sensibilität und Beweglichkeit* erfolgt durch die Physiotherapeutin entsprechend der neurologischen Befundaufnahme. Die Beurteilung der *selektiven Kraft* geschieht nach der herkömmlichen Muskelfunktionsprüfung (Skala 0–5) immer unter Ausschaltung von pathologischen Bewegungssynergien.

Beurteilung des Bewegungsverhaltens

Stufenorientiertes Vorgehen. Die Prüfung des Bewegungsverhaltens ist nach dem methodischen Aufbau der Sitzbalance eingeteilt (s. Kap. 7.2). Aus diesem Grunde werden die einzelnen Elemente der Fähigkeit „Sitzen“ in einer stufenorientierten Reihenfolge geprüft. Sie unterteilen sich wie folgt:

- Aufbau des stabilisierten Türmchens:
  - Vorstufe: Vertikalstellung der Becken- und Brustkorblängsachse und damit des Rumpfes,
  - Stufe 1: Stabilisation der eingeordneten Körperabschnitte Becken/Brustkorb in die vertikale Körperlängsachse und des Türmchens als Ganzes;
- Differenzierung des vertikalen Türmchens in der Vorwärtsbewegung:
  - Stufe 2: Vor-/Rücktranslation des stabilisierten Körperabschnitts Brustkorb in bezug auf das Becken,
  - Stufe 3: stabiler Brustkorb bei frontalen Beckenbewegungen,
  - Stufe 4: stabiler Brustkorb bei transversalen Bewegungsimpulsen.

Qualitätsmerkmale. Die Evaluation des Bewegungsverhaltens hinsichtlich Gleichgewichtsvermögen im Sitzen und Spontanverhalten richtet sich nach bestimmten Qualitätsmerkmalen. Diese kommen bei der Prüfung folgender Fähigkeiten zum Ausdruck:

- Stabilisation der eingeordneten Körperabschnitte Becken/Brustkorb/Kopf,
- Stabilisation des vertikalen Türmchens,
- Selektivität zwischen Becken und Brustkorb in der sagittalen Verschiebeebene, in der Frontal- und Transversalebene,
- dynamische Stabilisation des Körperabschnitts Brustkorb bei frontalen und transversalen Beckenbewegungen,
- Stabilisation des Türmchens bei sagittalen, frontalen und transversalen Armbewegungen,
- Norm-Aktivitätszustand der Körperabschnitte Arme.

MERKE

Qualitätsmerkmale sind charakteristische Zeichen eines Bewegungsablaufs, die einen objektiven und meßbaren Vergleich zwischen Norm-Bewegungsverhalten und abnormem Bewegungsverhalten ermöglichen.

Kriterien für die Beurteilung des Bewegungsverhaltens. Ein Beurteilungskriterium ist ein definierter Maßstab für die Beurteilung eines Bewegungsablaufs. Dabei werden Beobachtungslinien und Beobachtungspunkte nach dem Analysekonzept der Funktionellen Bewegungslehre Klein-Vogelbach eingesetzt, um eine Bewegung zu beurteilen. Die Beobachtung basiert dabei auf der Vorstellung des Norm-Verhaltens in bezug auf die Einstellung der kritischen Achsen.

Beurteilungskriterien helfen, das Ausmaß der Abweichung von der Norm zu beurteilen. Damit können die Möglichkeiten des Patienten eingeschätzt bzw. vergleichend bewertet werden.

Die Qualitätsmerkmale der Sitzfähigkeit und die dazugehörenden Beobachtungs- und Beurteilungskriterien werden in Kap. 16 stufenorientiert vorgestellt.

Bewertungsskala. Bei den Fähigkeiten zum Sitzverhalten und zur Selektivität innerhalb der Körperlängsachse wird beurteilt, ob sie spontan oder mit Hilfestellung der Therapeutin vorhanden sind. Sie werden wie folgt bewertet:

- spontan vorhanden: normentsprechend bzw. zu gut für HTK,
- mit wenig Hilfe vorhanden: geeignet für die HTK,
- mit viel Hilfe möglich: bedingt ausreichend für die HTK (muß evtl. vorbereitet werden),
- nicht möglich: ungenügend für die HTK.

Notation der Beurteilung von Haltung- bzw. Bewegungsqualität. Eine bestimmte Körperhaltung bzw. ein bestimmter Bewegungsablauf kann beurteilt werden als: verkrampft, mit vermehrter Fixation, fixiert, blockiert, en bloc, schlaff, hypermobil, asymmetrisch, ohne entsprechende Stabilisation, mit vermehrter kompensierender Bewegung, z. B. vom Körperabschnitt Brustkorb Kompensation nach rechts.

Bei der Beurteilung der Geschwindigkeit bzw. des Zeitfaktors eines Bewegungsablaufs werden Bezeichnungen verwendet wie: im Rhythmus bzw. nicht im Rhythmus mit der Pferdebewegung, hinter der Primärbewegung des Pferdes, den Rhythmus unregelmäßig aufnehmend, überschießend, kontinuierlich, ruckartig.

Wirksamkeitsnachweis

Der Vergleich von bestimmten Qualitätsmerkmalen (d.h. Beurteilungskriterien der Ausgangsstellung und der Art und Weise der Bewegungsaufnahme) als Ist-Zustand des Patienten in bezug zu früheren Beobachtungen oder zur Norm ermöglicht einen objektiv meßbaren Wirksamkeitsnachweis (s. Kap. 16).

Die Verbesserung der Sitzbalance auf dem Pferd kann und muß in der Fähigkeit *Sitzen* zum Ausdruck kommen. Vergleiche mit Bewegungsabläufen in anderen Ausgangsstellungen (z.B. das Gehen als Beurteilungskriterium) können *nicht* in Betracht gezogen werden.

9.3 HTK-Befundaufnahmen bei klinischen Symptombildern

Die HTK-Befundaufnahme für die Schulung der Sitzbalance wird anhand von 3 klinischen Bildern vorgestellt:

- Kinder mit Zerebralparesen (geprüft werden nur Beweglichkeit, Selektivität und Sitzverhalten),
- Erwachsene mit erworbener spastisch-paretischer Symptomatik (bei Spastik: Prüfung aller Elemente mit Betonung auf Selektivität),
- Patienten mit erworbener Ataxie (Schwerpunkt: Selektivität und Sitzverhalten).

9.3.1 HTK-Befundaufnahme bei Kindern mit Zerebralparesen

Nicht immer ist es problemlos, bei Kindern eine exakte HTK-Befundaufnahme zu erstellen, sind doch die Fähigkeiten der CP-Kinder oft von Emotionalität und von besonderem Verhalten beeinflußt.

Um den Kindern eine Zulange Testzeit und einen zu häufigen Ortswechsel zu ersparen, wählen wir in der Regel zur Befunderhebung den Sitz auf der Rolle (Abb. 9.2). Optimal ist es, wenn das Kind auf einer erhöhten fixierten Rolle sitzen kann, in einem Spreizsitz mit ähnlicher Abduktion wie auf dem Pferd:

- die Beine hängen frei, oder sie sind am Boden mit Fußsohlenkontakt parkiert (vorausgesetzt der Tonus wird dadurch nicht pathologisch erhöht),
- die Neigung der Oberschenkellängsachse beträgt mindestens 30° zur Horizontalen (s. Kap. 4).

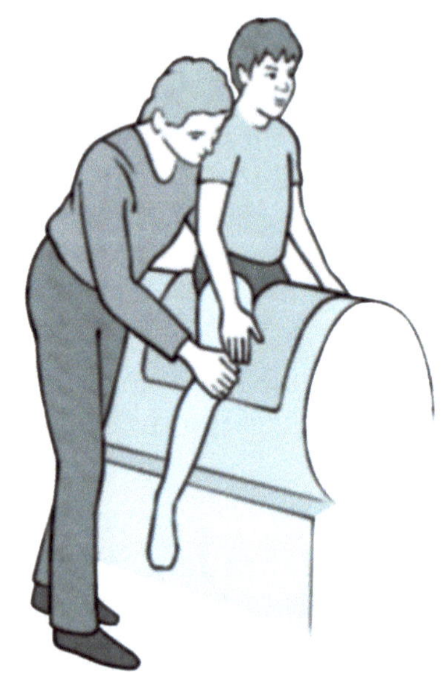

Abb. 9.2. Die simulierte Situation Pferd verlangt evtl. mehr Abduktion, erlaubt aber im Rumpf eine bessere Aufrichtung als auf dem Stuhl

Bei Kindern mit Zerebralparesen werden in der Regel die Sensibilität bzw. Wahrnehmung sowie die isolierte Muskelkraft nicht isoliert geprüft, sondern im Zusammenhang mit dem Bewegungsverhalten beurteilt.

Gelenkbeweglichkeit

Wenn die für die HTK notwendige Gelenkbeweglichkeit nicht aus dem spontanen Bewegungsverhalten abzuschätzen ist, wird die Prüfung passiv durchgeführt. Dadurch wird der störende Einfluß des pathologischen Bewegungsmusters ausgeschaltet und das Bewegungsausmaß des Gelenks kann genau eingeschätzt werden.

Spezifische Prüfung der Hüftgelenke:

Es wird soviel Beweglichkeit benötigt, daß der Patienten in der Lage ist, einen bequemen Sitz auf dem Pferd einzunehmen. Im Sitz auf der Rolle bilden die Oberschenkellängsachsen mit der Horizontalen einen Winkel von annähernd 40°, und dabei hängen die Unterschenkel senkrecht. Für die Aufnahme der Primärbewegung wird zusätzlich eine Toleranz von ca. 15° Extension/Flexion/Abduktion verlangt (Abb. 9.3–9.5).

Ein Spreizsitz kann entweder vor der HTK als vorbereitende Dehnstellung zur Tonusregulierung oder nach der HTK zur Festigung der gewonnenen Tonusnormalisierung eingenommen werden (s. Kap. 10.2.1)

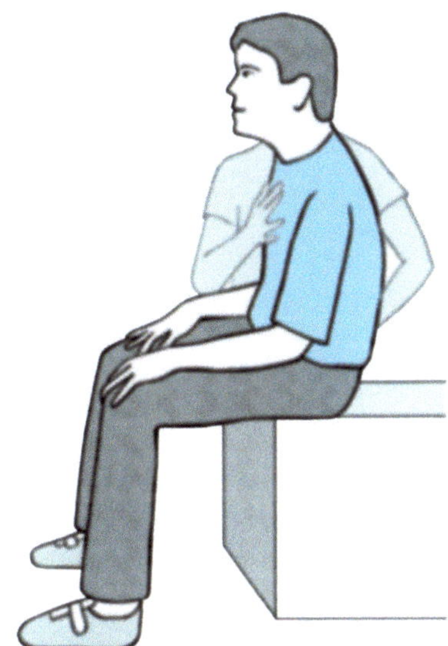

Abb. 9.3. Der hohe Tonus hält das Becken nach hinten geneigt, was eine Aufrichtung im Rumpf unmöglich macht

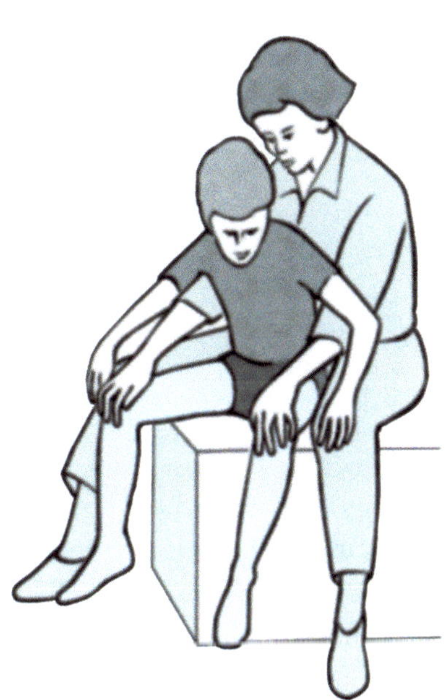

Abb. 9.4. Im Sitz auf der Bank mit horizontalen Oberschenkellängsachse ist die Aufrichtung im Rumpf erschwert

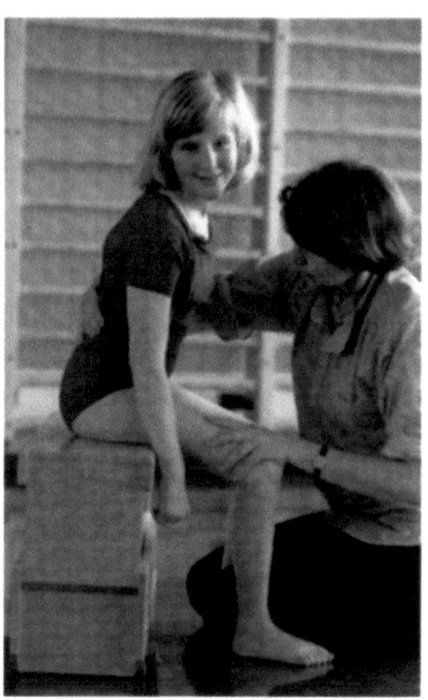

Abb. 9.5. Bei Fixation des nach hinten geneigten Beckens ist es wichtig, die Flexion der Hüftgelenke vom proximalen Hebel Becken zu testen

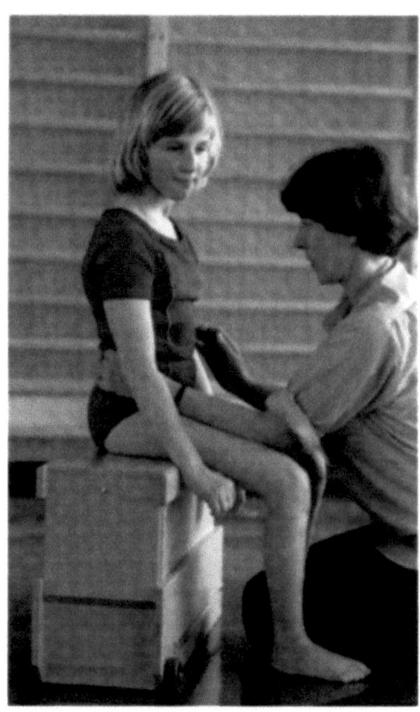

Abb. 9.6. Um die notwendige Beweglichkeit in der Wirbelsäule zu testen, müssen die tonischen Fixationen aufgehoben werden, gegebenenfalls muß das Becken manipulativ vertikalisiert werden

Spezifische Prüfung des Türmchens

Folgende Bedingungen müssen erfüllt sein:

- Vorstufe und Stufe 1: genug Beweglichkeit, um die Körperlängsachse herzustellen (Abb. 9.6),
- Stufe 2–4: Für die Aufnahme der Primärbewegung ist zusätzlich im Niveau Lenden-/Brustwirbelsäule eine vor-/rücktranslatorische, lateralflexorische und rotatorische Toleranz notwendig.

Bewegungsverhalten

Auswirkung der pathologischen Bewegungssynergien

Die Tonusbeurteilung erfolgt aus der Beobachtung des gesamten Bewegungsverhaltens. Ab Stufe 1 werden speziell im Sitzen und beim Transfer von Stuhl zu Stuhl (die Stühle stehen im rechten Winkel zueinander; Abb. 9.7) die Auswirkungen der pathologischen Synergien und die Kompensationsstrategien des Kindes beobachtet.

Provokationsteste (z.B. Klonustest) sind bei Kindern mit Zerebralparese überflüssig.

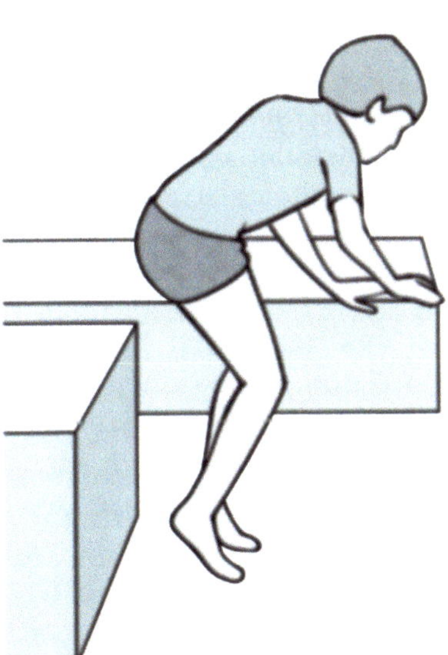

Abb. 9.7. Die Beobachtung des Kindes im Alltag beim Stehen bzw. Transfer zeigt eine Tonuszunahme. Die erschwerte Dissoziation verlangt Kompensation im Rumpf

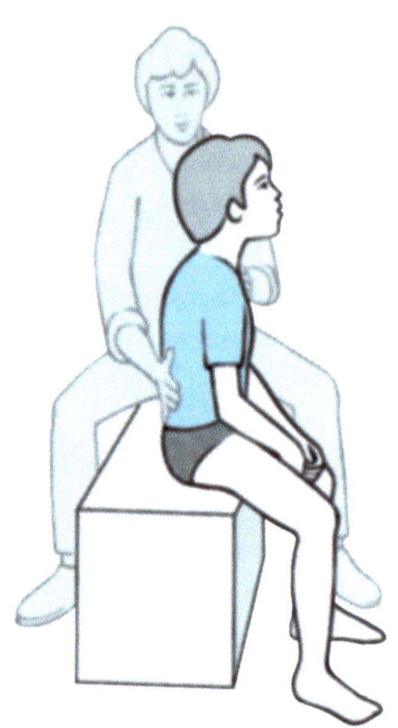

Abb. 9.8. Für die Abklärung zur Selektion von Vorstufe und Stufe 1 genügt die manipulative Einordnung der Körperabschnitte Becken und Brustkorb

Kontrollfähigkeit im Rumpf

Diese Fähigkeit wird im Sitzen – in Ruhe und in Aktivität – beobachtet und nach folgenden Kriterien beurteilt:

- *Mindestanforderung für die Vorstufe:* Passive Vertikalisierung der Becken-Längsachse und Einordnung des Körperabschnitts Brustkorb muß mit therapeutischer Hilfe passiv möglich sein.
- *Voraussetzung für Stufe 1:* Aktive bzw. assistive Einordnung der Körperabschnitte Becken, Brustkorb und Kopf ist mit Hilfe möglich. Die Sitzstellung ist mit therapeutischer Hilfe, aber ohne Zuhilfenahme der pathologischen Synergien, kontrolliert kurz möglich (Abb. 9.8).

Für das Üben der Sitzbalance in den Stufen 2–4 ist ein gewisser Level an motorischen Fähigkeiten (Kontrollfähigkeit) notwendig: d.h. Kinder mit zerebralen Bewegungsstörungen müssen die Grundelemente der Haltungsreaktionen im Sitzen zur Verfügung haben.

Bei diesen Tests wird die Selektivität innerhalb der Körperlängsachse differenziert nach Ebenen betrachtet. Bei Kondern werden diese Prüfungen spielerisch in der Regel auf der Rolle durchgeführt. Nachfolgend werden sie jedoch analytisch vorgestellt.

Bei der Prüfung der Selektivität in der stabilisierten Körperlängsachse wird auf folgendes geachtet:

- Voraussetzung für Stufe 2: Stabilisation des Körperabschnitts Brustkorb in der Sagittalebene und die aktiv-passive Translation des Körperabschnitts Brustkorb nach dorsal in bezug auf das Becken.

- Voraussetzung für die Stufe 3: Stabilisation des Körperabschnitts Brustkorb in der Frontalebene und selektive Lateralflexion in der Lendenwirbelsäule (Abb. 9.9, 9.10).
- Voraussetzung für Stufe 4: Der Körperabschnitt Brustkorb muß vertikal stabil und die aktive Brustkorbrotation bei fixiertem Becken möglich sein.

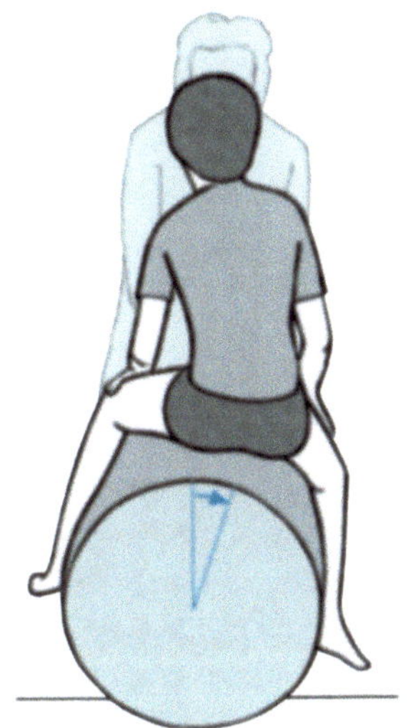

Abb. 9.9. Ballrollung nach rechts, Test der Lateralflexion links konkav: starker adduktorischer Halt links und kompensatorische Neigung des Oberkörpers zum linken Bein

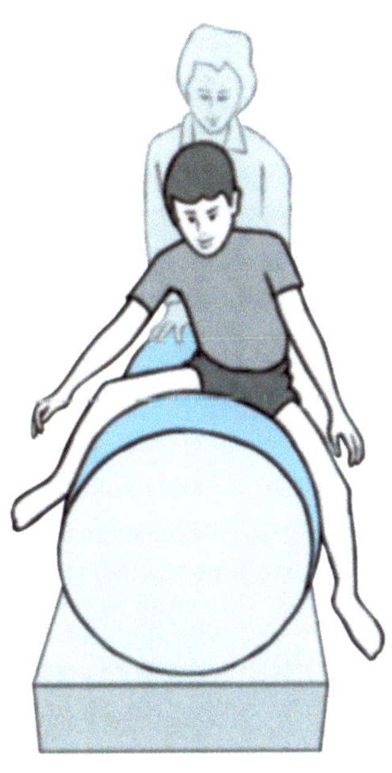

Abb. 9.10. Eine zu große Rolle in bezug auf die gewünschte selektive Lateralflexion in der Lendenwirbelsäule löste kompensatorisch eine starke Flexion im Rumpf und viel Brustkorbgewicht nach rechts aus (für diesen Test genügen eine kleinere Rolle und ein kleinerer Bewegungsausschlag)

Ausweichmechanismen bei der frontalen Gewichtsverschiebung in Form von Totalflexion der Wirbelsäule bzw. Translation des Brustkorbs zur Gegenseite sind häufig gewohnheitsmäßige Gleichgewichtsreaktionen (Abb. 9.11, 9.12).

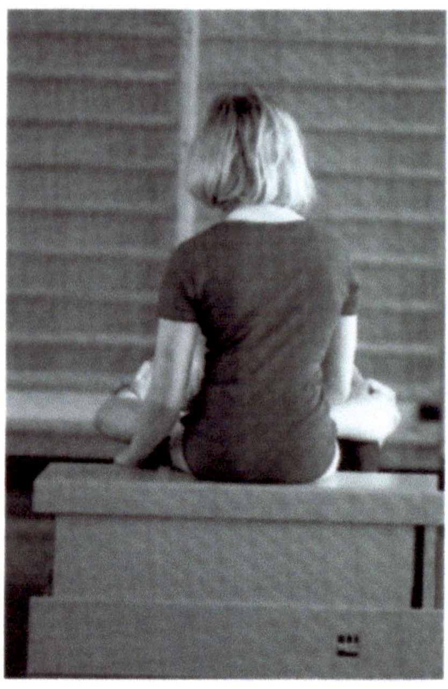

Abb. 9.11. Durch tonusbedingte Lateralität sind skoliotische Haltungen zu beobachten

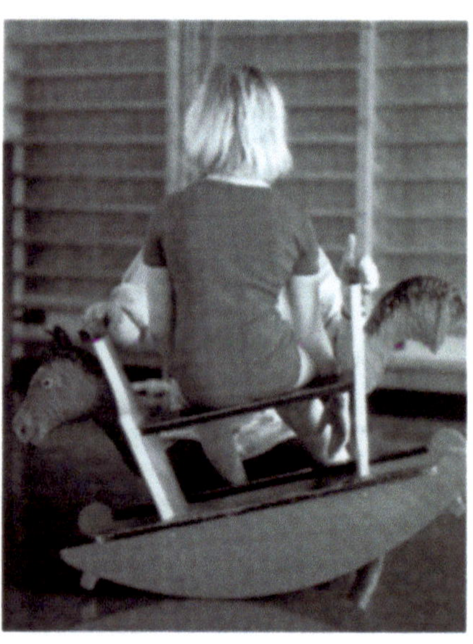

Abb. 9.12. Die herkömmlichen mobilen Unterstützungsflächen bewirken keine befriedigende Korrektur. Es muß exakt geprüft werden, ob die asymmetrische Haltung aktiv aufrichtbar ist, ansonsten würde sie auf dem Pferd verstärkt

9.3.2 HTK-Befundaufnahme bei Erwachsenen mit erworbener spastisch-paretischer Symptomatik

Die Befundaufnahme für die Schulung der Sitzbalance erfolgt in der Regel in einem Spreizsitz mit Fußbodenkontakt auf einer erhöhten fixierten Rolle oder auf der hohen Kiste:

- Die Beine sind in Abduktionsstellung, die der Rumpfbreite des Pferdes entspricht, und in Parkierfunktion.
- Die Neigung der Oberschenkellängsachse beträgt mindestens 30° zur Horizontalen.

MERKE

Bei schwerbehinderten Patienten, die nicht von einer degenerativen Erkrankung betroffen sind, kann ein Teilaspekt der HTK für ein bestimmtes Ziel in Betracht gezogen werden, z.B. zur Tonusnormalisierung (s. S. 145). Bei diesen Patienten wird abgeklärt, ob sie für die *Vorstufe* in Frage kommen, wobei sie den notwendigen Mindestanforderungen entsprechen müssen, also sitzen können und kooperationsfähig sein müssen.

Nachfolgend wird die stufenorientierte Befundaufnahme für die Abklärung der Fähigkeiten im Sitzen vorgestellt, die für einen Aufbau bzw. das Üben der Gleichgewichtsreaktionen notwendig sind.

Tonus

Die Prüfung der pathologischen Reflexaktivität erfolgt bei erworbenen Störungen anhand der Reaktionsbereitschaft der Plantarflexoren bei Provokation (klassischer Klonustest). Auch eine nur geringe Abweichung im Norm-Mechanismus der Tonusregulation ist für die Therapie ausschlaggebend: Eine Tonusabweichung verändert maßgebend die selektiven Haltungsreaktionen.

Sensibilität

Voraussetzung für die Schulung der Haltungsreaktionen im Sitzen ist ein intaktes sensomotorisches Rückmeldungssystem: Die Wahrnehmung der Stellung bzw. Bewegung des Beckens wird vorwiegend durch die Sensibilität an Gesäß und medial an den Oberschenkeln gesteuert. Ferner hilft die Sensibilität, Stellungsveränderungen des Beckens in bezug auf den Brustkorb innerhalb des Türmchens wahrzunehmen.

Auch wenn die Sensibilität am Gesäß und an den Beinen stark bis ganz herabgesetzt ist, findet dank der induzierten Bewegungen durch das Pferd - über spinale Reflexmechanismen - eine günstige Beeinflussung des pathologischen Tonus statt.

Diese Tatsache wird bei Querschnittsläsionen im thorakalen Bereich (mit vollständigem Sensibilitätsverlust) beobachtet. Die Primärbewegung des Pferdes kann eine Tonusregulation in den Beinen bewirken, womit bereits ein Teilziel der Behandlung erreicht ist. Bei dieser Patientengruppe kann es nicht zu einer Verbesserung der Haltungsreaktionen im Sitzen kommen, weil eine funktionierendes Lage- und Empfindungsrückmeldesystems dafür erforderlich wäre.

- Voraussetzung für die Vorstufe und Stufe 1: Wahrnehmung der Stellung und Bewegung des Türmchens;
- Voraussetzungen für Stufe 2–4:
  - Oberflächensensibilität: an Gesäß und medial an den Oberschenkeln sowie Druckempfindung an der Sitzfläche,
  - Tiefensensibilität: Stellung des Beckens und der Oberschenkel in den Hüftgelenken.

Gelenkbeweglichkeit

Die Gelenkbeweglichkeit wird möglichst ohne die störende Einwirkung des pathologischen Bewegungsmusters getestet.

- Voraussetzungen für die Vorstufe und Stufe 1:
  - in den Hüftgelenken: soviel Beweglichkeit, daß der HTK-Sitz auf dem Pferd bequem eingenommen werden kann. Im hohen Sitz bilden die Oberschenkellängsachsen mit der Horizontalen einen Winkel von annähernd 40°, und die Unterschenkel stehen senkrecht (Abb. 9.13 a, b). Für die Aufnahme der Primärbewegung wird zusätzlich eine Toleranz von ca. 10° Extension/Flexion/Abduktion erfordert;
  - im Türmchen: soviel Beweglichkeit, damit die Körperlängsachse hergestellt werden kann;
- Voraussetzungen für die Stufen 2–4:
  - im Türmchen: Für die Aufnahme der Primärbewegung ist zusätzlich im Niveau Lenden-/Brustwirbelsäule eine sagittal translatorische sowie lateralflexorische und rotatorische Bewegungstoleranz notwendig.

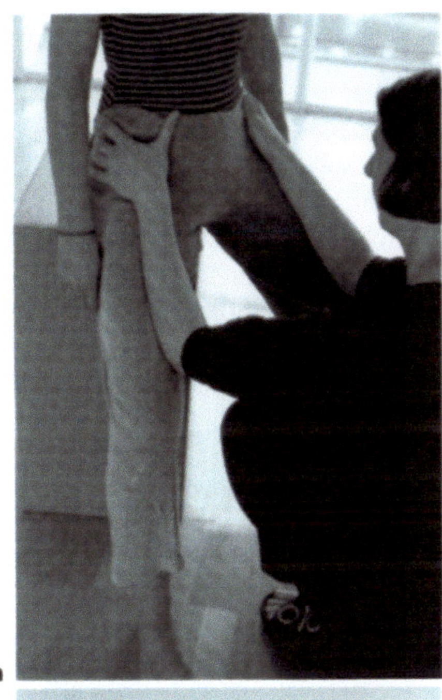

a

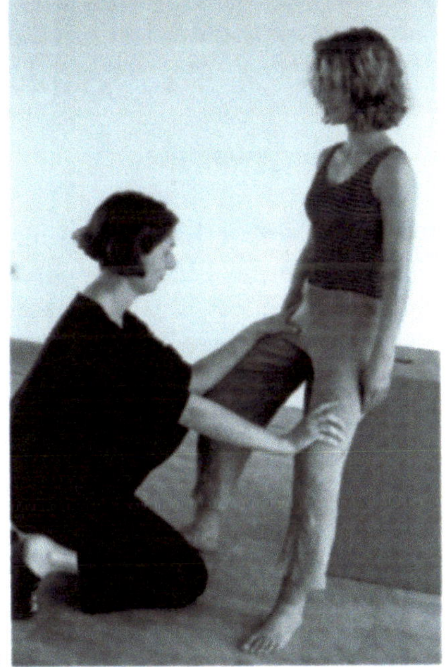

b

Abb. 9.13 a, b. Test Abduktion. **a** Die Therapeutin kontrolliert bei gleichzeitiger passiver Abduktionsprüfung beider Hüftgelenke, daß das Becken nicht in eine Drehbewegung zur Seite mitgenommen wird. **b** Bei Asymmetrie im Bewegungsablauf müssen die Hüftgelenke einzeln getestet werden

Selektive Kraft

Bei der Prüfung der Muskelkraft wird der Einfluß von Bewegungssynergien bzw. Totalmustern möglichst ausgeschaltet. Sie erfolgt durch selektiven Bewegungsausschlag der dazugehörenden Gelenkpartner.

- Mindestanforderung für die Vorstufe:
  - Grundfähigkeit, den vertikalisierten Rumpf kurz zu halten;
- Voraussetzungen für Stufe 1:
  - in den Hüftgelenken: notwendige selektive Kraft um die Körperlängsachse beim Transport nach vorne vertikal zu stabilisieren. Diese entspricht für Extension/Flexion/Adduktion annähernd der Muskelkraft 3;
  - im Türmchen: notwendige selektive Kraft, um die Körperabschnitte Becken, Brustkorb und Kopf einzuordnen und beim Transport nach vorne vertikal zu stabilisieren. Diese entspricht für die dorsale und ventrale Rumpfmuskulatur annährend der Muskelkraft 3 (Abb. 9.14a–c).
- Voraussetzungen für Stufe 3:
  - notwendige selektive Kraft lateralflexorisch in Lenden- und Brustwirbelsäule, um den Körperabschnitt Brustkorb bei mobilem Becken frontal zu stabilisieren.

Bewegungsverhalten

Das Bewegungsverhalten wird für die Stufe 2 und 4 im Sitz auf der fixierten Rolle, für die Stufe 3 auf der beweglichen Rolle getestet. Dabei muß die Fixation mit den Händen ausgeschaltet werden. Die Beine bleiben in Parkierfunktion.

Selektivität innerhalb der Körperlängsachse

Der Test betrifft die motorische Fähigkeit, selektive Bewegungen zwischen Becken und Brustkorb auszuführen und differenziert aktiv aufzufangen:

- Stufe 2: aktiv-assistive Translation des Brustkorbs nach dorsal in bezug auf das Becken,
- Stufe 3: passive frontale Bewegungen des Beckens in bezug auf den stabilisierten Körperabschnitt Brustkorb (Abb. 9.15),
- Stufe 4: aktive Brustkorbrotation bei stabilisiertem Becken (Abb. 9.16).

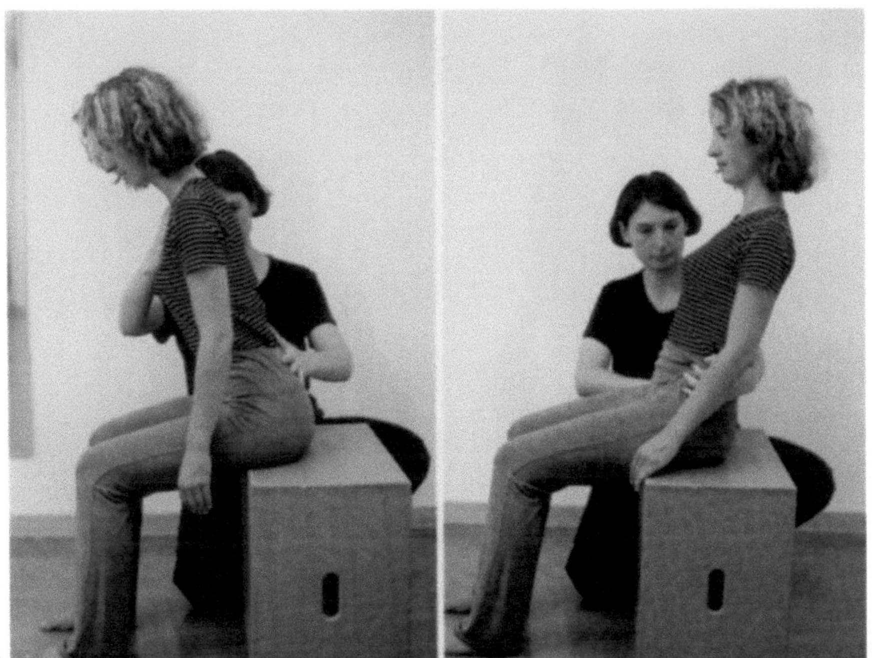

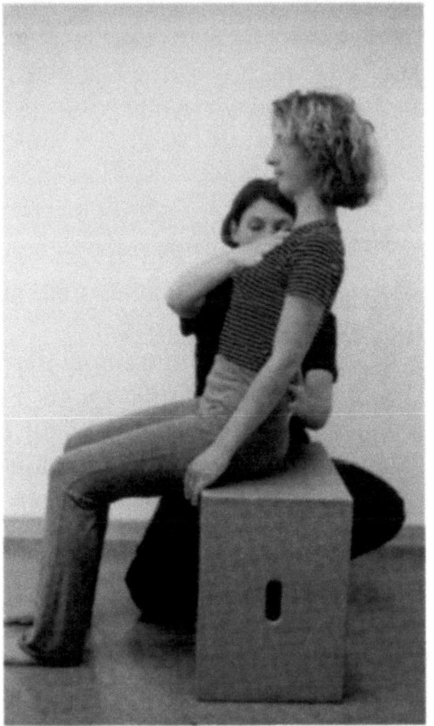

Abb. 9.14 a–c. Test selektive Kraft im Türmchen. **a** Dorsale Rumpfmuskulatur: Durch Vorneigung des Türmchens werden die Rücken- und Hüftextensoren auf Haltearbeit gegen Schwerkraft geprüft. **b** Ventrale Rumpfmuskulatur: Bei abgeschwächter Hüftmuskulatur ermöglicht die Fixation des Beckens, die Kraft der Bauchmuskulatur selektiver abzuschätzen. **c** Ventrale Rumpf- und Hüftmuskulatur: Für die Hippotherapie-K genügt eine leichte Rückneigung des Türmchens; die Therapeutin hilft, die Bewegung der eingeordneten Körperabschnitte Becken und Brustkorb wahrzunehmen

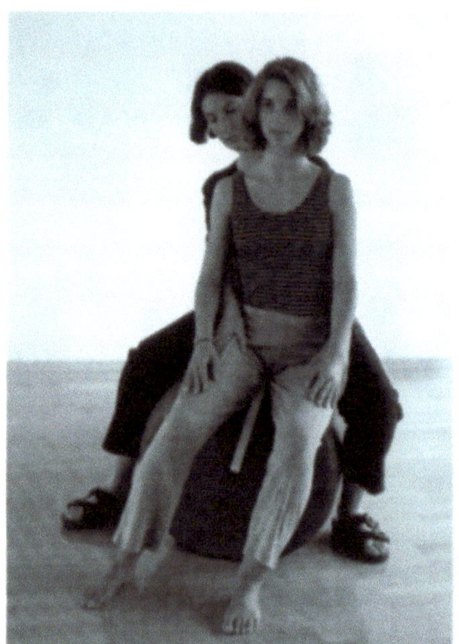

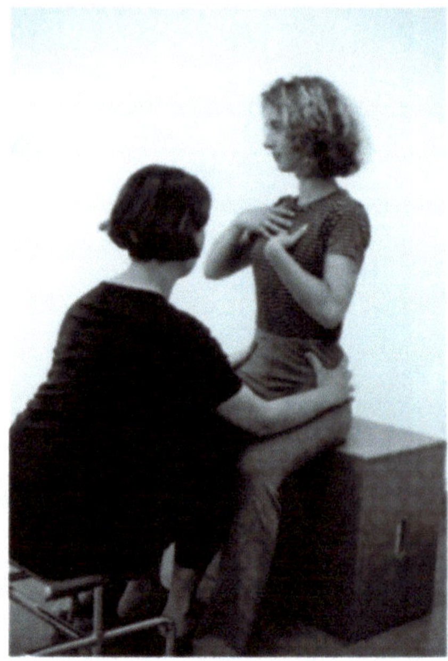

Abb. 9.15. (links) Test Lateralflexion in der Lendenwirbelsäule: Die Bewegung der Rolle nimmt das Becken mit nach links unten, der Brustkorb geht nach außen mit, bleibt dabei aber vertikal stabilisiert

Abb. 9.16. (rechts) Test Rotation Becken/Brustkorb: Die Therapeutin kontrolliert, ob das Becken weiterlaufend mitgenommen wird

Sitzverhalten

Getestet wird die Qualität und Ausdauer der Fähigkeit zur Stabilisation der Körperlängsachse:

- Stufe 1: Aktive Einordnung der Körperabschnitte Becken, Brustkorb und Kopf ist mit Hilfe möglich (Abb. 9.17 a–c).
- Stufe 2: Das Türmchen bleibt bei Armbewegungen sagittal stabilisiert (stabilisierende Gegenaktivität zu den beschleunigten synchronen sagittalen Armbewegungen vorhanden; Abb. 9.18 a, b).
- Stufe 3: Das Türmchen bleibt bei einseitigen Armbewegungen frontal stabilisiert (stabilisierende Gegenaktivität zur einseitigen frontalen Armbewegung vorhanden; Abb. 9.19).
- Stufe 4: Das Türmchen bleibt bei Armbewegungen transversal stabilisiert (stabilisierende Gegenaktivität zu den beschleunigten transversalen Armbewegung bzw. alternierenden Armschwünge vorhanden; Abb. 9.20 a–c).

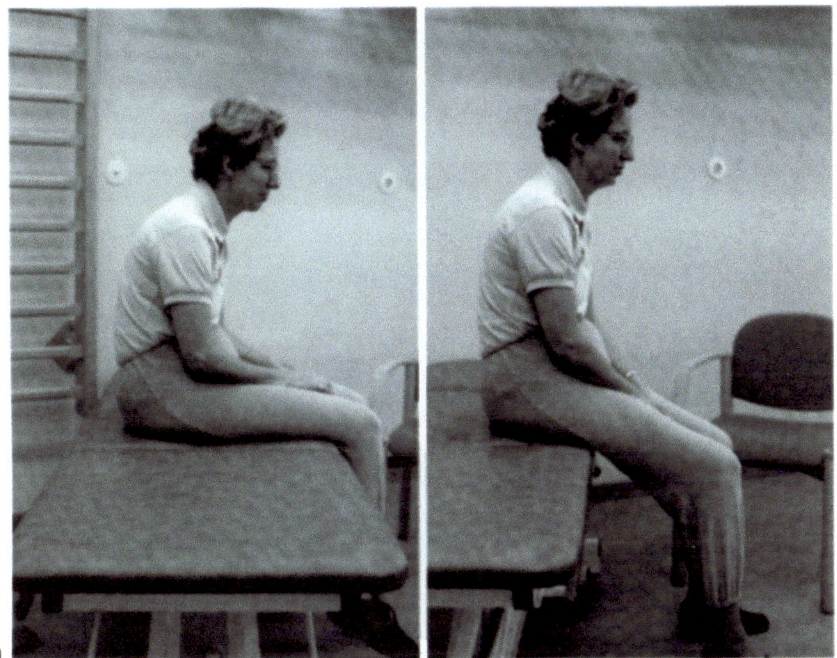

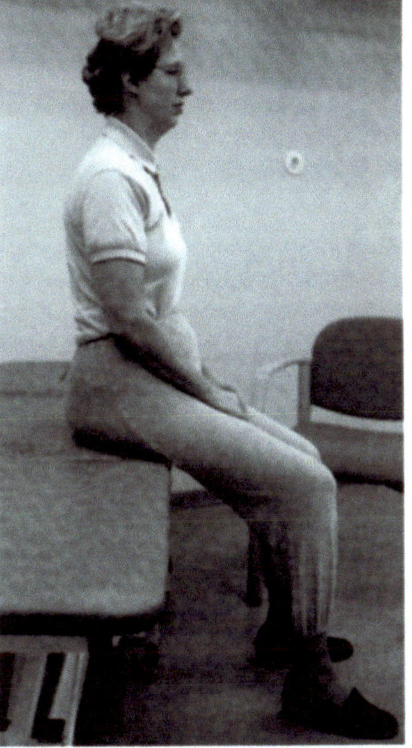

Abb. 9.17 a–c. Sitzverhalten. **a** Patienten mit schwachen Bauch- und Hüftmuskeln sitzen gewohnheitsmäßig in Totalflexion der Wirbelsäule. **b** Auch mit nach unten geneigten Oberschenkellängsachsen verändert sich ihr spontaner Sitz in dieser statischen Haltung kaum. **c** Für die Hippotherapie-K wird abgeklärt, ob die Patientin annähernd die Fähigkeit hat, sich aktiv aufzurichten; die dynamische Situation des Sitzes auf dem Pferderücken wird die Haltungsreaktion aktivieren können

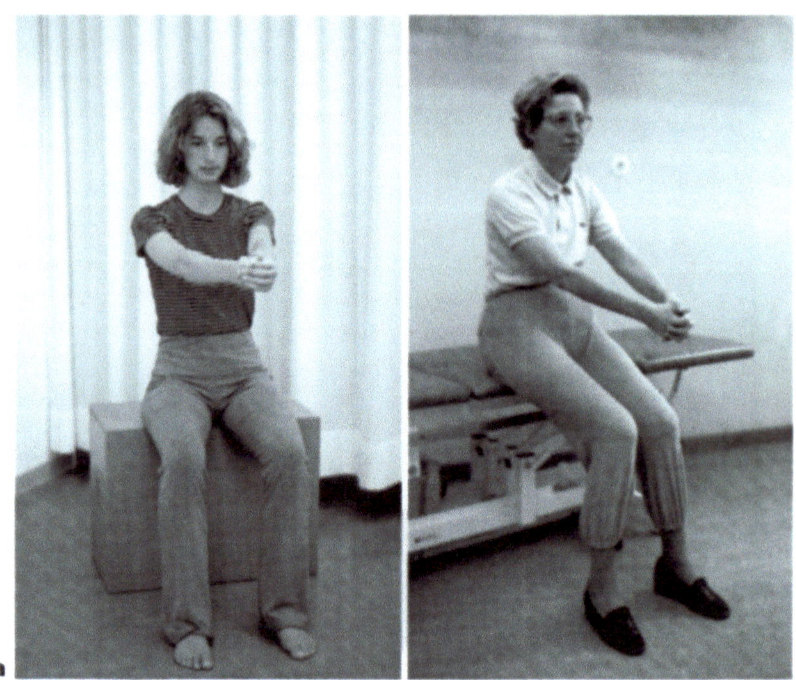

Abb. 9.18 a, b. Test Stabilisation des Türmchens in der Sagittalebene. **a** Diese wird durch rasche Armbewegungen auf/ab provoziert. **b** Patienten mit abgeschwächten Rumpfmuskeln helfen sich bei schnellen Armbewegungen, indem das Türmchen in Totalflexion kompensatorisch zusammenfällt; eine wirksame therapeutische Hilfe ist, Becken und Beine passiv zu fixieren (s. Abb. 9.26)

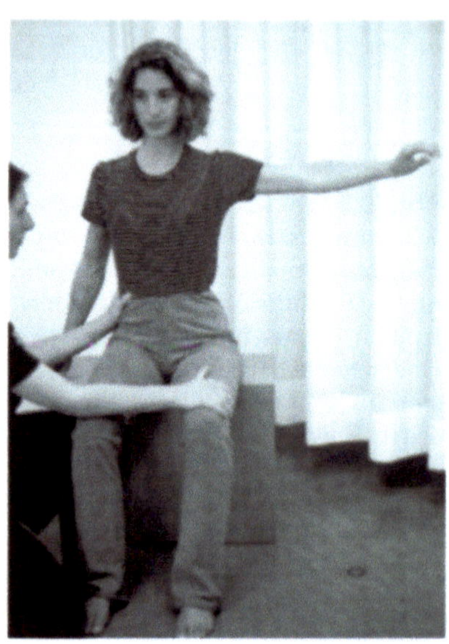

Abb. 9.19. Test Stabilisation des Türmchens in der Frontalebene: Die beschleunigten frontalen Armbewegungen zeigen, ob die laterale Rumpfmuskulatur den Brustkorb stabilisieren kann

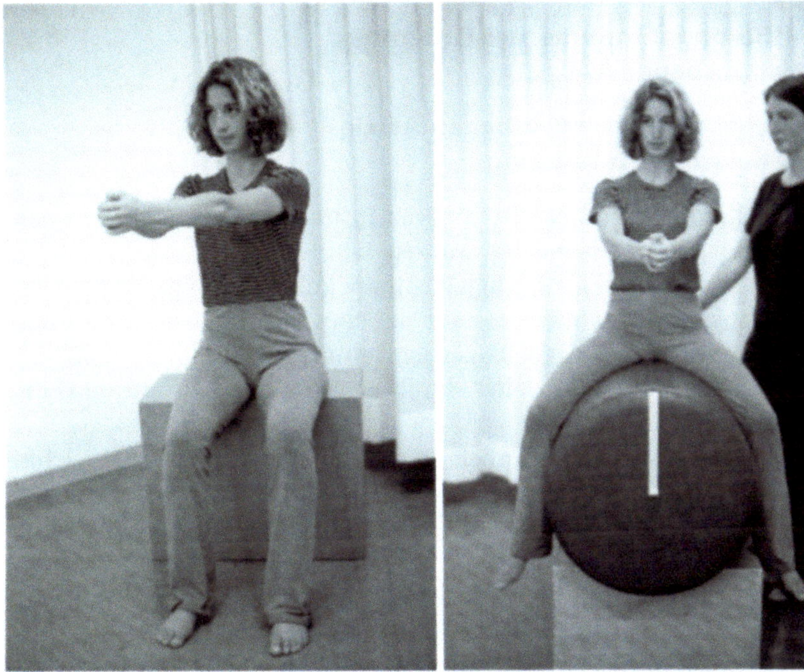

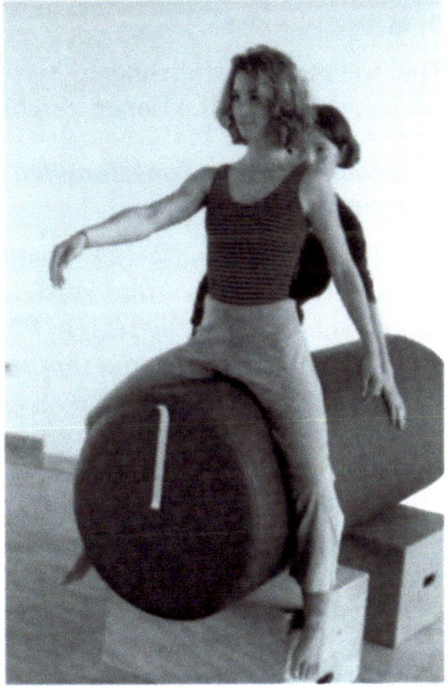

Abb. 9.20 a–c. Test Stabilisation des Türmchens in der Transversalebene. **a** Das durch die Hüftmuskulatur selektiv stabilisierte Becken gewährleistet eine adäquate Gegenaktivität der raschen transversalen Armbewegungen. **b** Der mediale Kontakt der Beine an der Rolle erleichtert entscheidend die rotatorische Gegenaktivität im Rumpf. **c** Der Armschwung wie beim Gehen aktiviert ebenfalls die rotatorische Gegenaktivität

9.3.3 HTK-Befundaufnahme bei Patienten mit erworbener Ataxie

Klinisches Bild der erworbenen Ataxie bzw. Koordinationsstörung

Grundsätzlich muß zwischen der spinalen und der zerebellären Koordinationsstörung unterschieden werden:

- spinale Ataxie: Treten Gleichgewichtsstörungen in Folge von gestörter Tiefensensibilität *sekundär* auf, so kann das gestörte Bewegungsverhalten nicht durch Gleichgewichtsübungen beeinflußt bzw. verbessert werden, sondern eher durch eine betonte bewußte optische Kontrolle;
- zerebelläre Ataxie: Hier handelt es sich um *primäre* Gleichgewichtsstörungen, die sowohl Rumpf und/oder Extremitäten betreffen. Als Symptome können auftreten: ein allgemein tiefer Grundtonus (ohne Paresen), die Fehlkoordination von Agonisten und Antagonisten, die gestörte Kontrolle der statischen und dynamischen Stabilisation, die gestörte Steuerung der Bewegungsrichtung und des Einsatzes von Gegengewicht bzw. Gegenaktivität bei Veränderungen des Schwerpunktes.

Die weiteren Ausführungen betreffen die Problematik bei primärer Ataxie, d.h. bei Affektionen zerebellären Koordinationssteuerung.

Grundlagen der Funktionellen Bewegungslehre Klein-Vogelbach

Die Betrachtungsweise der Funktionellen Bewegungslehre Klein-Vogelbach (FBL) kann zum Verständnis der Norm-Gleichgewichtsreaktionen entscheidend beitragen. Fundamente sind:

- Der Körper arbeitet mit Bezugspunkten, nicht mit Bewegungsvorstellungen. Er nimmt Bewegung aufgrund der Herstellung des Bezugs von einem Punkt zu einem andern Punkt am Körper oder im Raum wahr oder aufgrund der Veränderung der Distanz zwischen einen Punkt zu einem anderen am Körper. Die Bewegung selbst in den Gelenken ist ein Nebenprodukt: Sie geschieht automatisch.
- Der Körper leistet die Geschicklichkeit der Gleichgewichtserhaltung durch die Verarbeitung der mannigfaltigen Inputs wie Wahrnehmung von Druckkontakten, Rückmeldung über Stellung und Bewegung.
- Der Körper bleibt aufgrund eines dosierten Einsatzes der körpereigenen Gewichte, sog. Gegengewichte, mit entsprechend verankernder Muskelaktivität „im Gleichgewicht".

Aus funktioneller Sicht kommt es bei Gleichgewichtsstörungen zu folgenden Störungen:

- Der Ataktiker kann seine körpereigenen Gewichte nicht mehr dosiert einsetzen.
- Das Balancieren der Gewichte um die Trennebene ist nicht mehr gewährleistet.
- Der Patient macht sich kompensatorisch steif, er fixiert sich, um unkontrollierte Bewegungen zu verhindern.

MERKE

Kompensationsmechanismen bei Ataxie

- **Hyperaktivitäten:**
  - **fixierter Körperabschnitt Becken (bedingt den Verlust der Stabilisation der Brustwirbelsäule),**
  - **fixierter Schultergürtel-Nacken-Bereich;**
- **Hypermobilitäten:**
  - **im Übergang Lenden-/Brustwirbelsäule.**

Physiotherapie bei zerebellärer Ataxie

Bestimmte Störungen des Bewegungsverhaltens können in der Physiotherapie erfolgreich behandelt werden. Die Gleichgewichtsschulung richtet sich entscheidend nach dem Schweregrad (diskret, deutlich, ausgeprägt) der Koordinationsstörung, d.h. nach den Ressourcen, die physiotherapeutisch noch ausgeschöpft werden könnten. Demzufolge unterteilen sich die Maßnahmen in 2 Gruppen:

- angepaßtes Funktionstraining: Schulung bzw. Erhaltung der selektiven Gleichgewichtsreaktionen,
- Abbau von Kompensationsmechanismen: Dem Patienten sollen die kompensierenden Fixationen bewußtgemacht werden, um sie abzubauen und in der Folge die noch vorhandenen selektiven Reaktionen zu aktivieren und zu erhalten.

Behandlungsstrategie bei Ataxie

Das funktionelle Gleichgewichtstraining gründet sich auf eine Behandlungsstrategie zur Aktivierung von Sitz- und Standbalancereaktionen. Diese Strategie bei Ataxie beinhaltet folgende Komponenten:

- Druckkontakte und Lageveränderungen der Punkte/Linien am Körper bewußt wahrnehmen,
- Hyperaktivitäten abbauen, um die „Bremsen zu öffnen",
- mit kleinen rhythmischen Bewegungsabläufen arbeiten,
- Haltungsreaktionen im Rumpf erhalten.

Bei Extremitätenataxien spielt die Geschicklichkeit im Rumpf, d.h. die Funktionstüchtigkeit der autochthonen axialen Muskulatur, eine wesentliche Rolle. Bei ataktischen Beinen ist der gute Rumpf eine Gleichgewichtsreserve, die gewohnheitsmäßig kaum eingesetzt wird. Da der Patient sein Gleichgewichtspotential spontan nie ausschöpft, ist es in der Therapie entscheidend, die noch vorhandenen Balancefähigkeiten mit dosiertem Bewegen in einer günstigen sicheren Ausgangsstellung anzusprechen.

Die HTK ist ein Sitzbalancetraining par excellence für Patienten mit diskreter bis deutlicher Ataxie. Sie erfüllt alle Anforderungen eines funktionellen Rumpftrainings. Zudem vermag HTK gleichzeitig die schmerzhaften Überlastungssyndrome infolge kompensatorischer Fixation im Lenden-Becken-Bereich effizient zu lösen.

HTK-Befundaufnahme bei zerebellärer Ataxie

Tonusprüfung

Zum Symptombild der Ataxie gehört der allgemeine Hypotonus der Muskulatur. Klinisch werden aber oft kompensatorische Verspannungen besonders der stabilisierenden Muskulatur beobachtet, die sich im Beckenbereich als funktioneller Block in den Hüftgelenken manifestieren. Diese Verkrampfungen dürfen nicht als pathologischer Hypertonus bezeichnet werden.

Wenn aber beim ataktischen Patienten zu den Gleichgewichtsproblemen eine pathologische Tonussteigerung in Form von Spastik hinzukommt, dann wird zum Nachweis der Spastik vollständigkeitshalber der Provokationstest der pathologischen Reflexaktivität (mit klassischem Klonustest) durchgeführt. Bekanntlich nutzt der unsichere Patient im Alltag die Spastizität aus, um die instabilen Beine zu fixieren. Aus diesem Grund ist es beim Bestimmen des funktionellen Problems unerläßlich, den Einfluß der pathologischen Bewegungssynergien zu erfassen.

Sensibilität

Zentrale Ataxien mit intaktem Lage- und Empfindungsrückmeldesystem haben eine gestörte Verarbeitung dieser afferenten Reize. Speziell bei Extremitätenataxien ist die Sitzbalanceübung zur Erhaltung des Rumpfgleichgewichts besonders wirkungsvoll. Sind im Sitz auf dem Pferd die ataktischen Beine ausgeschaltet, so kann die axiale Muskulatur ihre differenzierte Balancearbeit zur Stabilisation der Wirbelsäule wieder ausführen.

Bei spinaler Ataxie hingegen, bei der die Bewegungskontrolle durch die fehlende Rückmeldung gestört ist, kann die „sekundäre" Koordinationsstörung im Türmchen mittels HTK kaum beeinflußt werden.

Voraussetzung für die Erhaltung/Verbesserung der Sitzbalance bei Ataxie ist die Wahrnehmung der Stellung/Bewegung des Türmchens und des Beckens, was vorwiegend durch eine erhaltene Sensibilität an Gesäß und medial an den Oberschenkeln gesteuert wird.

Gelenkbeweglichkeit

Bei Koordinationsstörungen ist durch den Hypotonus in der Regel die Beweglichkeit in den Gelenken normal bis erhöht (Hypermobilität).

Reaktiv kompensatorisch fixiert sich der ataktische Patient mittels muskulärer Fixation in den Bewegungsniveaus Hüftgelenke und Schultergürtel. In stabilen Ausgangsstellungen lösen sich diese kompensatorischen Verkrampfungen, so daß in den vorher reaktiv fixierten Gelenken Bewegungsfreiheiten eindeutig feststellbar sind. Demzufolge sind die Anforderungen für die HTK in bezug auf Beweglichkeit in der Regel erfüllt.

Selektive Kraft

Patienten mit zentraler Ataxie verfügen zumeist über eine gut trainierte Muskulatur. So besteht ihr Problem eher in einer mangelhaften Koordination für ein selektives Bewegungsvermögen als in fehlender Kraft.

Bei unklaren Kraftverhältnissen muß die selektive Muskelkraft in stabiler Ausgangsstellung auf stabiler Unterlage nachgeprüft werden (s. S. 180).

Bewegungsverhalten

Für das Üben der Sitzbalance auf dem Pferd sind Grundfähigkeiten in der Koordination unentbehrlich, speziell in der Form von Haltungsreaktionen. Diese selektiven Reaktionen im Rumpf und im Hüftgelenk können bei einer labilen oder instabilen Ausgangsstellung aus Unsicherheit blockiert sein. Um die notwendige Sicherheit zu vermitteln, ist es absolut notwendig, daß die Therapeutin beim Testen des Beckens und/oder die Oberschenkel des Patienten fixiert (Abb. 9.21). Dadurch ist eine selektive Bewegung, eine aktive Widerlagerung bzw. eine Stabilisation zwischen Becken und Brustkorb dem Patienten erst möglich.

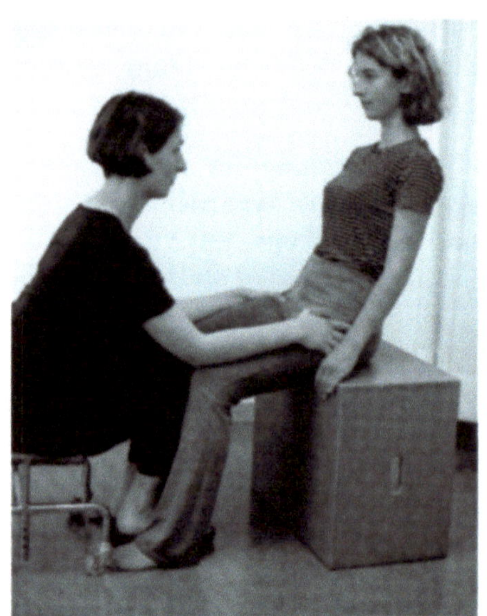

Abb. 9.21. Test Stabilisation des Türmchens in der Sagittalebene: Die Rückneigung des Türmchens kann bei Ataxien ohne passive Fixation von Becken und Beinen nicht selektiv beurteilt werden

Das Bewegungsverhalten wird für Stufe 2 und 4 aus dem Sitz auf fixierter Rolle mit Fußbodenkontakt geprüft. Dabei bleiben die Beine in Parkierfunktion.

Für Stufe 3 wird die Rolle durch die Therapeutin bewegt. Diese Prüfung kann bei diskret betroffenen Patienten auf der Rolle ohne Fußbodenkontakt durchgeführt werden, vorausgesetzt die Fixation mit den Händen ist ausgeschaltet.

MERKE

Bei Tests zur Klärung des Bewegungsverhalten bei Koordinationsstörungen müssen die kompensatorischen Fixationsmechanismen des ataktischen Patienten ausgeschaltet werden.

Selektivität innerhalb der Körperlängsachse

Getestet wird die aktive Widerlagerung als motorische Fähigkeit zwischen Brustkorb und Becken (Selektivität innerhalb der stabilisierten Körperlängsachse):

- Stufe 2:
  - aktiv-assistive Translation des Brustkorbs nach dorsal in bezug auf das Becken,
- Stufe 3:
  - passive frontale Bewegungen des Beckens in bezug auf den stabilisierten Körperabschnitt Brustkorb (Abb. 9.22 a, b; s. S. 180),

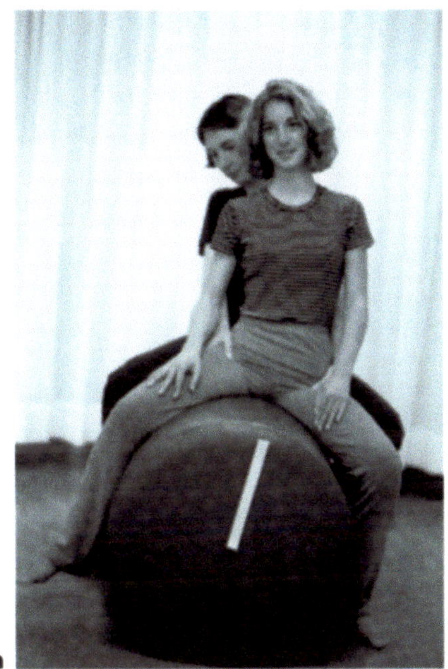

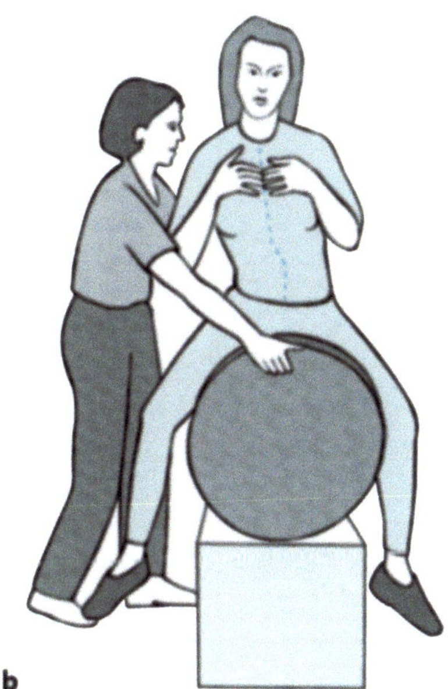

Abb. 9.22 a, b. Test frontale Beckenbewegungen. **a** Der frontotransversale Brustkorbdurchmesser sollte horizontal stabilisiert bleiben, während die Verbindungslinie der Spinae sich mit der Rolle abwechslungsweise nach rechts und nach links bewegt. **b** Ausweichmechanismus: Der Brustkorb translatiert nach rechts als Gegengewicht; es fehlt die lateralflexorische Verankerung rechts

- Stufe 4: selektive Rotation im Niveau der Lenden-/Brustwirbelsäule:
  - aktive Brustkorbrotation bei stabilisiertem Becken (Abb. 9.23),
  - Fähigkeit in den Hüftgelenken, bei Führung der Oberschenkel und des Brustkorbs isoliert das Becken zu bewegen (Abb. 9.24).

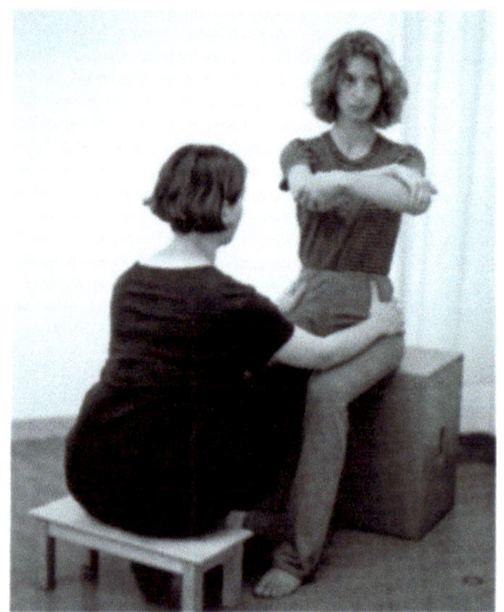

Abb. 9.23. Test aktive Rotation des Brustkorbs: Dies kann nur mit passiver Fixation von Becken und Oberschenkeln selektiv beurteilt werden

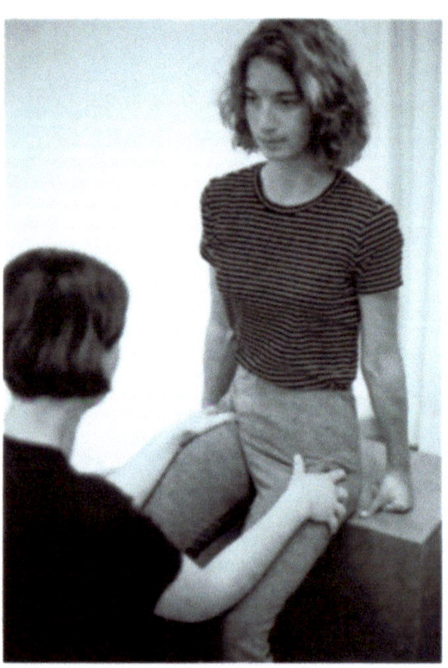

Abb. 9.24. Test aktive Rotation des Beckens mit durch Armstütz stabilisierten Brustkorb: Die Therapeutin hilft manipulativ der alternierenden Drehung des Beckens auf der Unterlage

MERKE

Da ataktische Patienten in der Regel die Ausgangsstellung nur einnehmen können, indem sie sich durch Adduktion der Beine und durch Festhalten mit den Händen fixieren, muß darauf geachtet werden, daß die entsprechenden Bewegungsniveaus nicht kompensatorisch fixiert werden. Ziel der Gleichgewichtstests ist, das Balancevermögen ohne pathologische Fixationen zu beurteilen.

Sitzverhalten. Getestet wird die Qualität und Ausdauer der Fähigkeit zur Stabilisation der Körperlängsachse sowie die Fähigkeit, eine schnelle Bewegung durchzuführen. Dies bedeutet:

- Stufe 1: Aktive Einordnung der Körperabschnitte Becken, Brustkorb und Kopf ist mit Hilfe möglich (Abb. 9.25).
- Stufe 2: Das Türmchen bleibt bei Armbewegungen sagittal stabilisiert (stabilisierende Gegenaktivität zu den beschleunigten synchronen sagittalen Armbewegungen vorhanden; Abb. 9.26, 9.27).

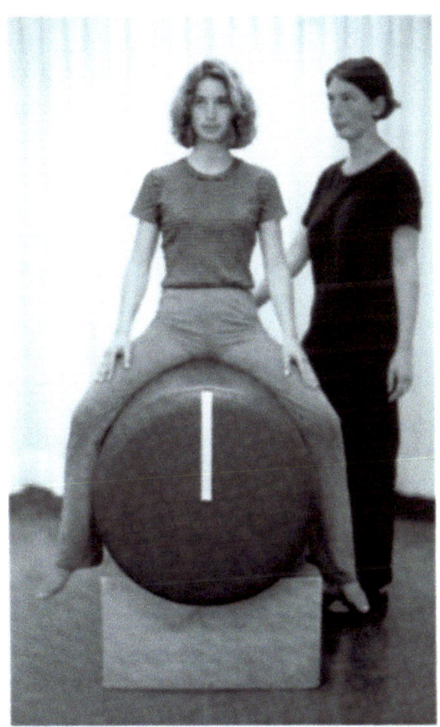

Abb. 9.25. Test Sitzverhalten: Auf erhöhter fixierter Rolle wird die Hilfe der abstützenden Beine ausgeschaltet; der mediale Kontakt der Beine an der Rolle gibt aber viel Sicherheit, so daß auch Schwerbehinderte in dieser Sitzposition frei sitzen können

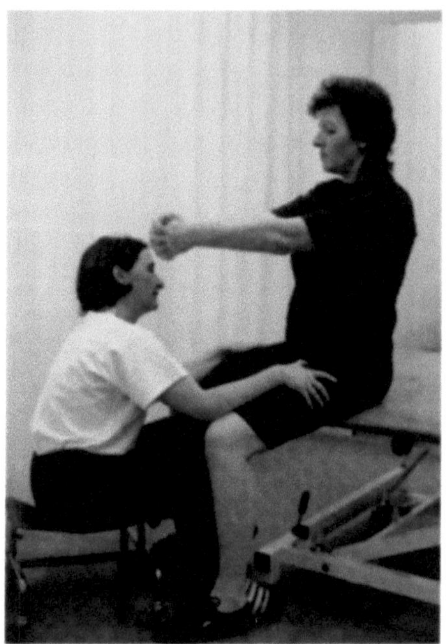

Abb. 9.26. Test Stabilisation des Türmchens in der Sagittalebene: Dank der passiven flexorischen und aktiven adduktorischen Fixation der Oberschenkel kann die Patientin die gewünschte rasche Armbewegung durchführen

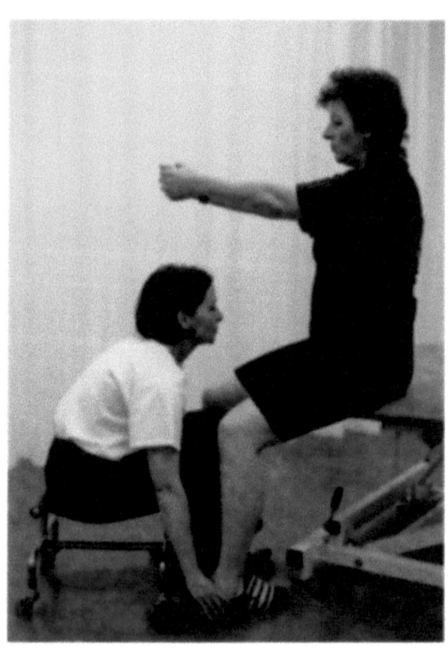

Abb. 9.27. Die Fixation der Füße am Boden kann die Stabilisation in der Sagittalebene auch verbessern

- Stufe 3: Das Türmchen bleibt bei einseitigen Armbewegungen frontal stabilisiert (stabilisierende Gegenaktivität zur einseitigen frontalen Armbewegung vorhanden; Abb. 9.28).

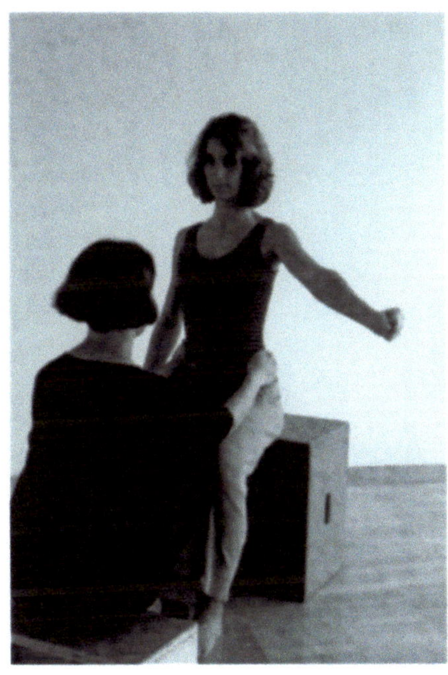

Abb. 9.28. Test Stabilisation des Türmchens in der Frontalebene: Die einseitige frontale Armbewegung verlangt eine starke frontale Fixation des Beckens, meist verbunden mit adduktorischem Halt der Patientin

- Stufe 4: Das Türmchen bleibt bei Armbewegungen transversal stabilisiert (stabilisierende Gegenaktivität zur beschleunigten transversalen Armbewegung bzw. der alternierenden Armschwünge vorhanden; Abb. 9.29).

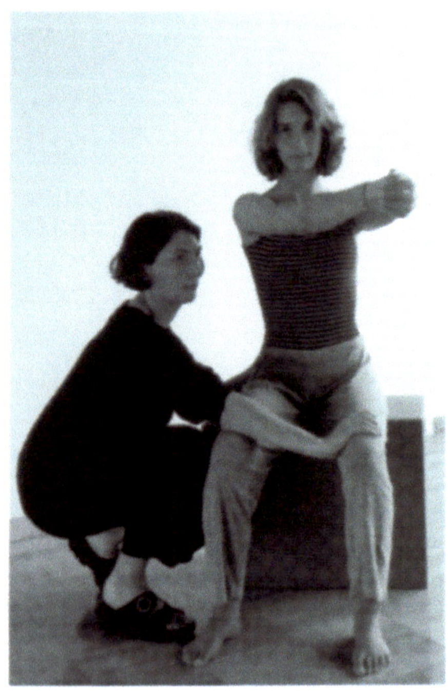

Abb. 9.29. Test Stabilisation des Türmchens in der Transversalebene: Bei Extremitätenataxien müssen Becken und/oder Knie antagonistisch zur Richtung der beschleunigten Armbewegung passiv fixiert werden

9.4 Befundaufnahme bei einem speziellen Lokalziel

Reduziert sich die Anwendung der Bewegung des Pferderückens auf das Erarbeiten bzw. Verfolgen eines Teilaspekts der HTK (s. S. 117), so beschränken sich die Anforderungen an den Patienten auf die dazugehörenden Komponenten dieses speziellen Anwendungsgebietes.

Anforderungen an den Patienten werden in bezug auf die Beeinflussung folgender Merkmale gestellt:

- Tonus und Aktivitätszustand der Muskulatur: die gleichen Anforderungen wie in Stufe 1 hinsichtlich Beweglichkeit und selektiver Kraft (s. Kap. 8.1),
- Kraft, Ausdauer und Selektivität der axialen Muskulatur: die gleichen Anforderungen wie in Stufe 1 hinsichtlich Beweglichkeit und selektiver Kraft und wie in Stufe 2 und 3 hinsichtlich Selektivität innerhalb der Körperlängsachse (s. S. 180 und Kap. 8.2),
- Beweglichkeit in der Lendenwirbelsäule: die gleichen Anforderungen wie in Stufe 2 und 3 hinsichtlich Beweglichkeit und Selektivität innerhalb der Körperlängsachse (s. S. 173 und S. 178),
- Beweglichkeit in den Hüftgelenken: die gleichen Anforderungen wie in Stufe 1 und 3 (s. S. 170 und S. 178 sowie Kap. 8.2.2). Eine bequeme und schmerzfreie Ausgangsstellung im Sitzen auf dem Pferd ist bei Hüftpatienten eine *unabdingbare* Voraussetzung, um eine Tonusnormalisierung im Hüftgelenkbereich und eine Verbesserung der Hüftbeweglichkeit zu erreichen (s. Kap. 6).

9.5 Wegleitung für die Befundaufnahme

Die HTK-Befundaufnahme erfolgt zielorientiert in bezug auf:

- *das Globalziel „Schulung der Sitzbalance"* z.B. bei Kindern mit Zerebralparese oder bei Erwachsenen mit Koordinationsstörungen; dabei werden alle beeinflussenden sensomotorischen Komponenten und Teilfähigkeiten der Sitzfunktion geprüft (siehe Kap. 9, S. 165); diese werden meist im Behandlungsraum, im Laufe einer oder mehrerer ambulanter Physiotherapiesitzungen abgeklärt; damit werden Probleme - die durch HTK beeinflußt werden können - erfaßt und dokumentiert.

In einem späteren Zeitpunkt können dann die einzelnen Befundelemente mit den damaligen Fähigkeiten objektiv und differenziert verglichen werden;

- *ein spezifisches Lokalziel*; bei bestimmten Symptombildern kann an die Möglichkeit gedacht werden, die HTK für die Beeinflussung gestörter Teilfunktionen, wie z.B. Tonusregulation, Erhaltung der LWS- bzw. Hüftbeweglichkeit, durchzuführen. Dies kann bei MS-Betroffenen, Hemiplegikern und Querschnittsgelähmten zutreffen, wie auch unter Umständen bei Jugendlichen und Erwachsenen mit Zerebralparesen.
  Bei der entsprechenden Befundaufnahme werden lediglich die zielorientiert notwendigen dazugehörenden Elemente, wie z.B. Tonus, Sensibilität, Beweglichkeit oder Kraft, geprüft.

Ausgangsstellung

Die Befundaufnahme wird auf stabiler Sitzfläche bzw. auf fixierter Rolle durchgeführt, außer in der Übungsstufe 3, bei der Prüfung des Bewegungsverhaltens, wofür eine bewegliche Rolle notwendig ist.

Der Sitz auf fixierter Rolle oder hoher Kiste ist ein Spreizsitz mit Fuß/Bodenkontakt in einer dem Pferd entsprechenden Abduktion (die Knie stehen tiefer als die Hüftgelenke). Dadurch kann abgeschätzt werden,

- welche funktionellen Probleme vorliegen, die das Bewegungsverhalten in der Sitzfunktion beeinflussen bzw. stören,
- welches Teilziel die HTK verfolgen soll bzw. als Einstieg angegangen werden muß,
- mit welcher Übungsstufe die Sitzbalance verbessert werden kann.

Die spontane Fähigkeit zu einem freien Sitz, d.h. die Ausdauer des bewußt stabilisierten Türmchens, kann indirekt durch schnelle gleich- bzw. gegenseitige Armbewegungen geprüft werden. Diese Stabilisationsteste werden jedoch nur bei selektiven Norm-Armbewegungen durchgeführt.

KAPITEL 10

Praktische Durchführung

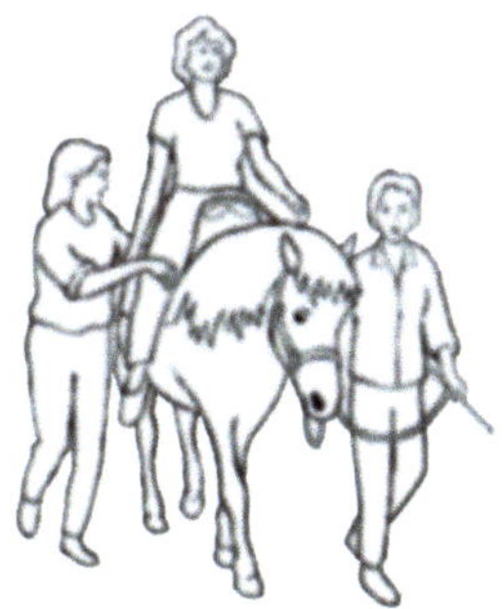

HTK ist – das sei noch einmal betont – nicht Reiten: Die Patienten haben keine aktive Einwirkung auf das Pferd, sondern sie lassen sich vom Pferd bewegen. Die Physiotherapeutin unterstützt und optimiert die Bewegungsübertragung. Das Pferd wird von einem geschulten Helfer geführt.

Praktische Voraussetzungen für die HTK

- **Absolut notwendige Infrastrukturen:**
  - geschultes Kleinpferd,
  - geschulter Pferdeführer,
  - geeignete Hilfsmittel (Sitzhilfen, Aufsteige),
  - geeigneter Gehweg,
  - entsprechender Versicherungsschutz.
- **Zusätzlich wichtige Infrastrukturen:**
  - Aufenthaltsraum und WC,
  - Halle für schlechte Witterung,
  - Transport-, Betreuungsdienst.

Die Durchführungsrichtlinien, die durch die Fachorgane und Kostenträger in der Schweiz vereinbart wurden, regeln das praktische Vorgehen.

Die Anforderungen an das Therapiepferd, die Grundausstattung sowie die Arbeitsweise des Pferdes sind in Kap. 3 aufgeführt.

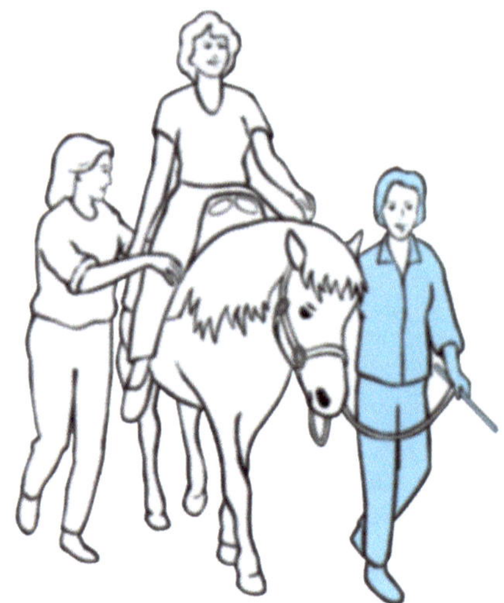

Abb. 10.1. Aufgaben der Pferdeführerin

10.1 Aufgaben der Pferdeführerin

Die entsprechend geschulte Pferdeführerin (Abb. 10.1) verfügt über Erfahrung im Umgang mit Pferden. Sie hilft bei den notwendigen Bodenarbeiten und beim Ausreiten mit und bereitet das Therapiepferd für den hippotherapeutischen Einsatz vor (Abb. 10.2–10.4).

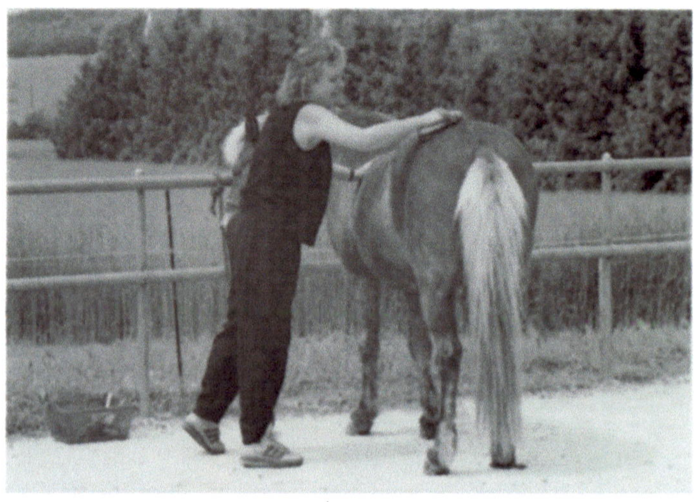

Abb. 10.2. Die Vorbereitung des Pferdes schafft Beziehung zwischen Mensch und Tier

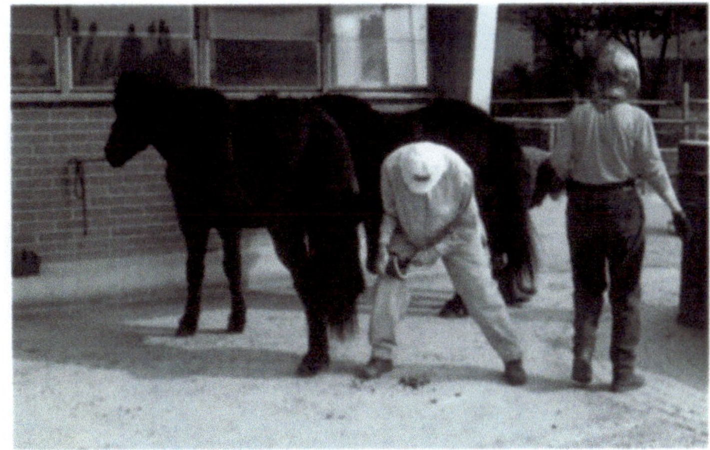

Abb. 10.3. Zuverlässiges Kontrollieren und Reinigen der Hufe vor und nach der Therapie

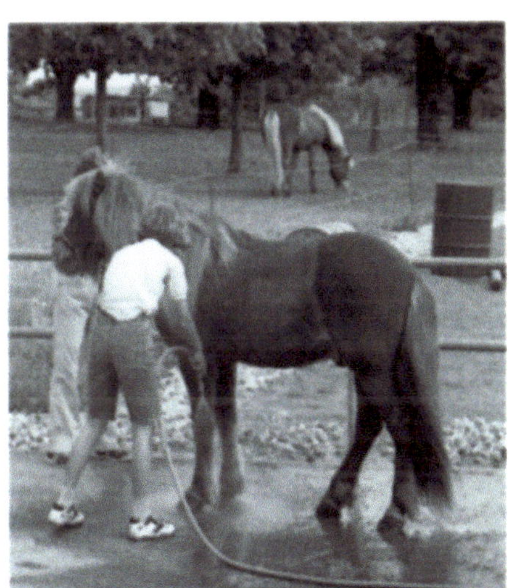

Abb. 10.4. Nach der Arbeit ist das Abspritzen der Beine für das Pferd eine Wohltat

Das in der Therapie eingesetzte Pferd ist der Pferdeführerin vertraut. Von ihr aus gehen über Führleine wie auch über feine Signale der Körpersprache Impulse auf das Pferd über. Aus Gründen der Betriebssicherheit und der Eindeutigkeit dieser nonverbalen Kommunikation muß der Führende eine deutliche Alphastellung* gegenüber dem Pferd einnehmen (Abb. 10.5, 10.6; s. Kap. 3.2).

---

* Alphastellung: Chefstellung in einer gegebenen Ordnung.

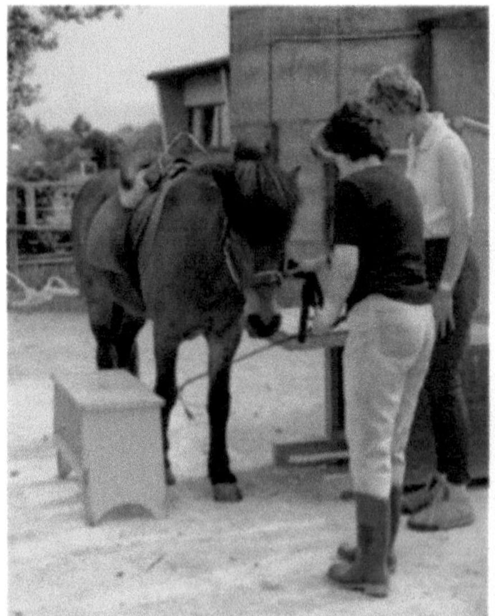

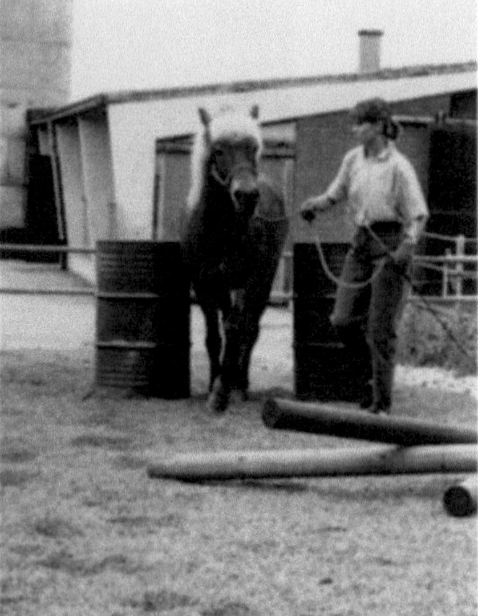

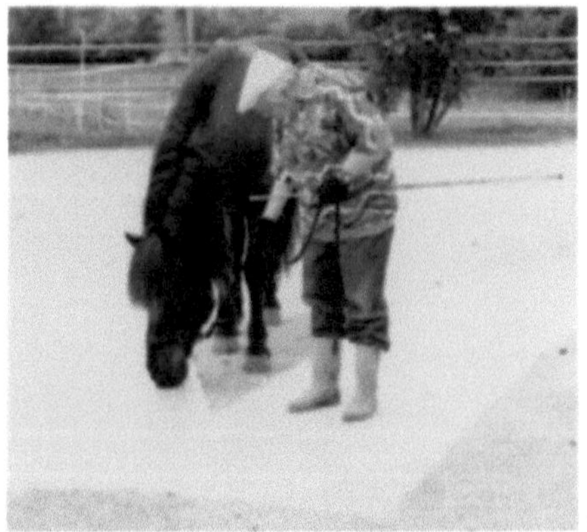

Abb. 10.5. a Jede Führende wird sorgfältig bei den Hilfen für das Pferd angelernt. **b, c** Bodenarbeit gehört zum regelmäßigen Training von Pferd und Führender

In der Therapie hat die Pferdeführerin eine entscheidende Aufgabe: Beim Aufsteigen sorgt sie/er dafür, daß das Pferd ruhig und geduldig stehen bleibt, im Therapieablauf ist sie/er um einen regelmäßigen Schritt des Pferdes bemüht. Sie/er ist in der Lage, auf Anweisung der Therapeutin das Pferd in seinem Schritt zu dosieren und entsprechend dem gewünschten Tempo angemessen zu beruhigen bzw. zu aktivieren (Abb. 10.7–10.9).

In der Regel wird das für die HTK ausgebildete Pferd mit Stallhalfter und Führleine geführt. Der ungestörte Bewegungsimpuls des Pferdes ist das therapeutische Werkzeug in der HTK. Um diesen freien Bewegungsablauf optimal zu nutzen, werden in der hippotherapeutischen Arbeit keine Hilfszügel verwendet.

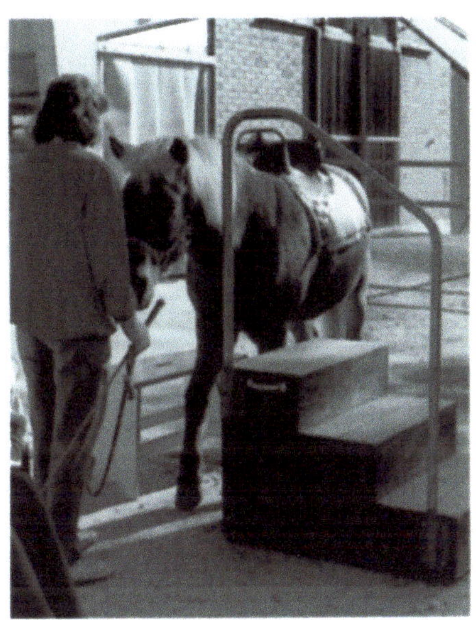

Abb. 10.6. Das Training an der Aufstiegstreppe muß von jeder Führperson gleich ausgeführt werden

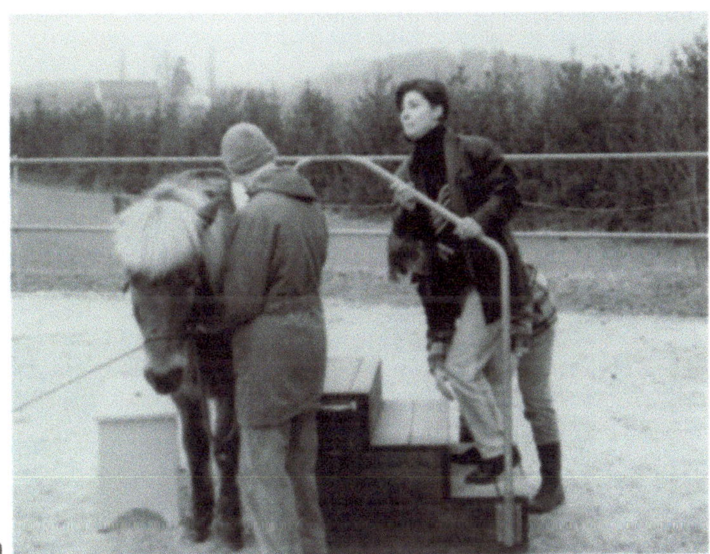

a

Abb. 10.7. a Beim Aufsteigen gewährleistet die Führende ein ruhig stehendes Pferd

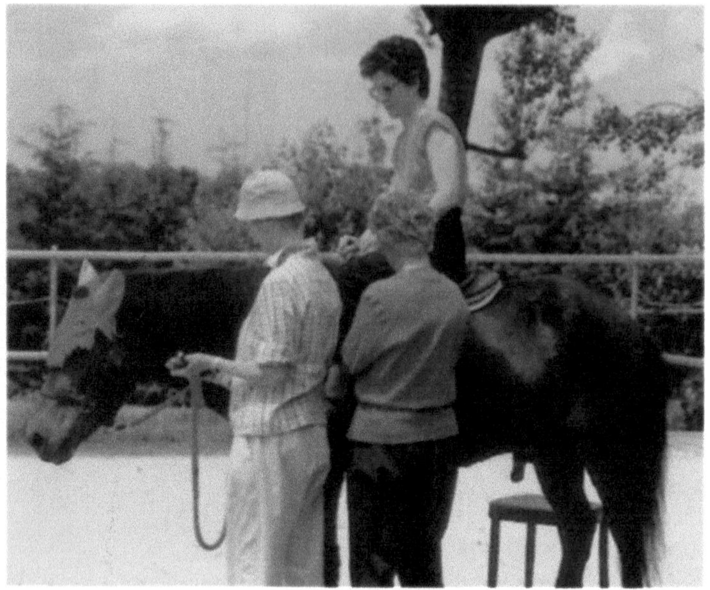

Abb. 10.7 b. Bis Patientin und Therapeutin mit den Vorbereitungen bzw. Stellungskontrollen fertig sind, muß das Pferd zuverlässig warten

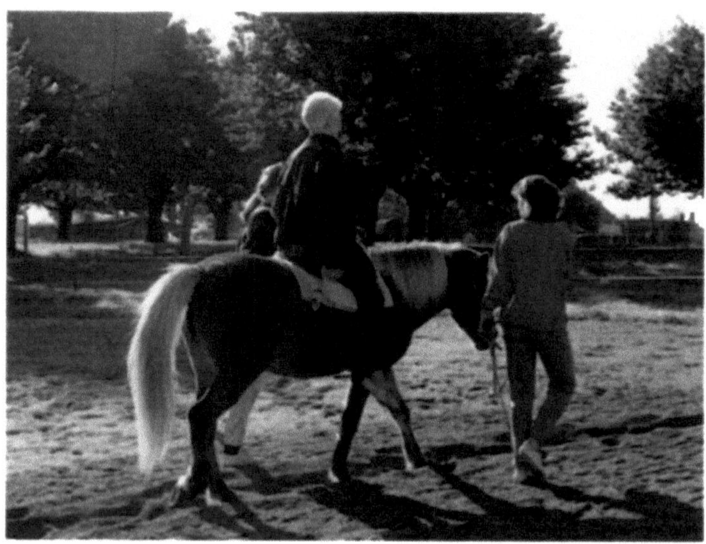

Abb. 10.8. Die Pferdeführerin dosiert den Schritt auf Anweisung der Therapeutin

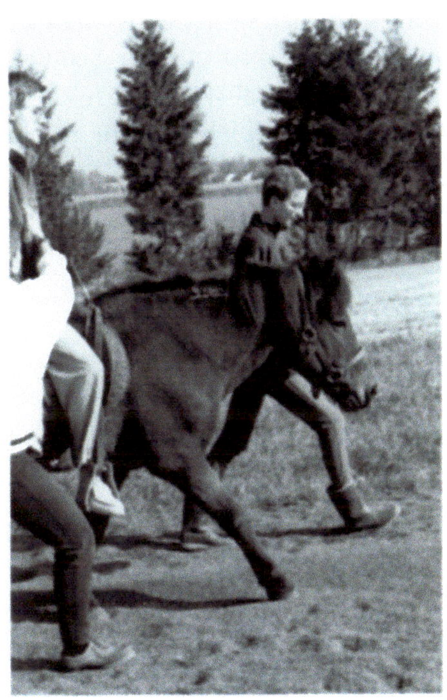

Abb. 10.9. Die mit dem Pferd korrelierende Schrittbewegung der Führerin ist Körpersprache für das Pferd

MERKE

In der HTK hat die Pferdeführerin in Zusammenarbeit mit der Physiotherapeutin eine entscheidende Funktion: Ihr obliegt die Aufgabe, die therapeutisch wirksame Bewegung des Pferderükkens adäquat und individuell an die Fähigkeiten des behinderten Menschen anzupassen.

In speziellen Situation werden andere Führweisen angewendet:

- Das Pferd wird auf der Geraden an der Longe geführt, auch bezeichnet als „therapeutisches Longieren“ (Abb. 10.10).
- Das Therapiepferd kommt als Handpferd zum Einsatz (Abb. 10.11).

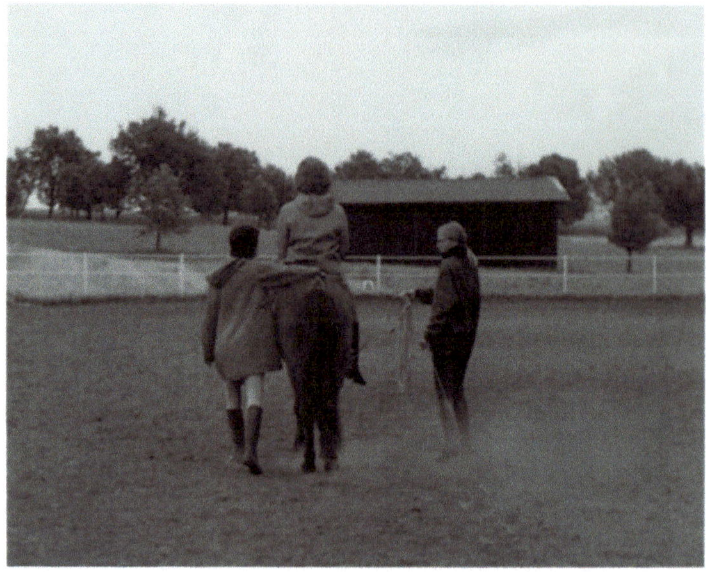

Abb. 10.10. Das Führen an der Longe wird an Therapiestellen durchgeführt, wo nur ein Übungsplatz statt eines geeigneten Therapiegehwegs zur Verfügung steht

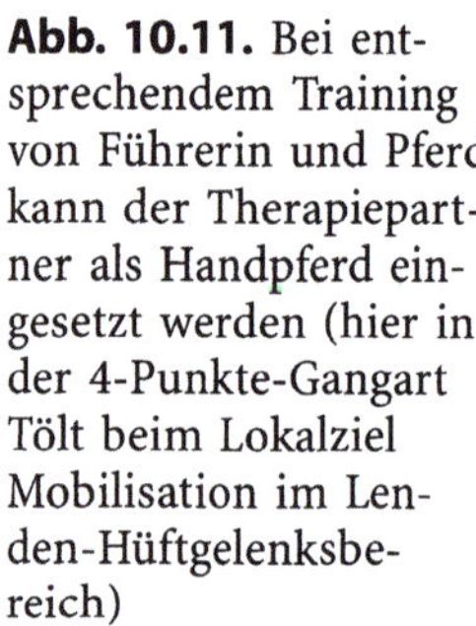

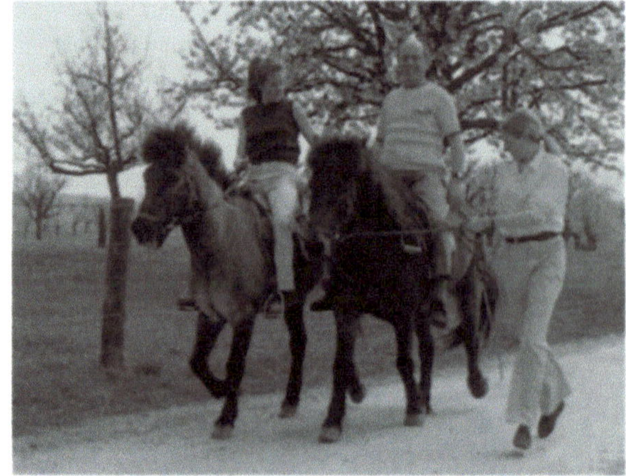

Abb. 10.11. Bei entsprechendem Training von Führerin und Pferd kann der Therapiepartner als Handpferd eingesetzt werden (hier in der 4-Punkte-Gangart Tölt beim Lokalziel Mobilisation im Lenden-Hüftgelenksbereich)

10.2 Aufgaben der Physiotherapeutin

Die Funktionen der Therapeutin (Abb. 10.12) sind in der folgenden Übersicht zusammengefaßt.

MERKE

Aufgaben der Therapeutin bei der HTK
- **Abklären der Indikation zur HTK,**
- **Festlegen des Behandlungsziels und der -strategie,**
- **Verbesserung der Ausgangsstellung auf dem Pferd,**
- **Optimieren der Übertragung der Pferdebewegung.**

Siehe dazu auch Kap. 7.1.3. Die therapeutische Einflußnahme auf den Patienten im Hinblick auf das anvisierte Ziel wird in Kap. 13–15 beschrieben.

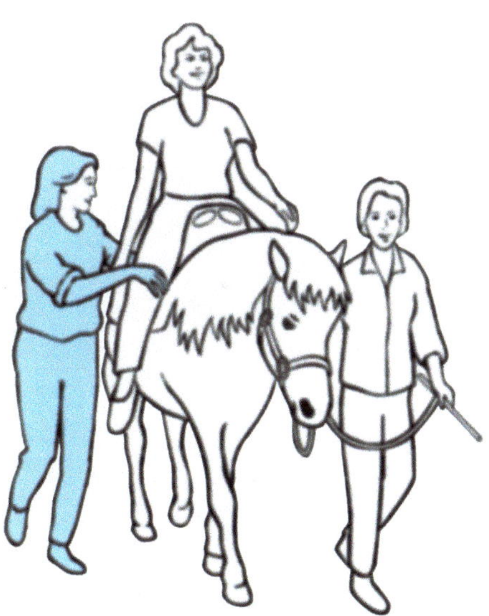

Abb. 10.12. Aufgaben der Therapeutin

10.2.1 Vorbereitung im Therapieraum

Es ist Aufgabe der Therapeutin, die Indikationsstellung abzuklären, um eine optimale Nutzung dieser Therapieform zu gewährleisten. Wenn der Patient den gestellten Anforderungen noch nicht entspricht, können Vorbereitungsmaßnahmen bzw. -übungen eingesetzt werden, die folgende Ziele verfolgen:

- Training der Einordnung der Körperabschnitte Becken und Brustkorb in die vertikale Körperlängsachse,
- Förderung der Wahrnehmung (z.B. für die Stellung der einzelnen Körperabschnitte wie auch für die Druckempfindung an den Sitzhöckern),
- Sensibilisierung des Bewegungsgefühls für ein mobiles Becken bei stabilem Brustkorb. Dies kann im Übungsraum nicht analog zum Sitz auf dem Pferd beurteilt werden, weil der Sitz auf der Rolle bzw. dem Ball nicht dieselben Bewegungsimpulse anbietet bzw. Gleichgewichtsreaktionen auslöst (Abb. 10.13);

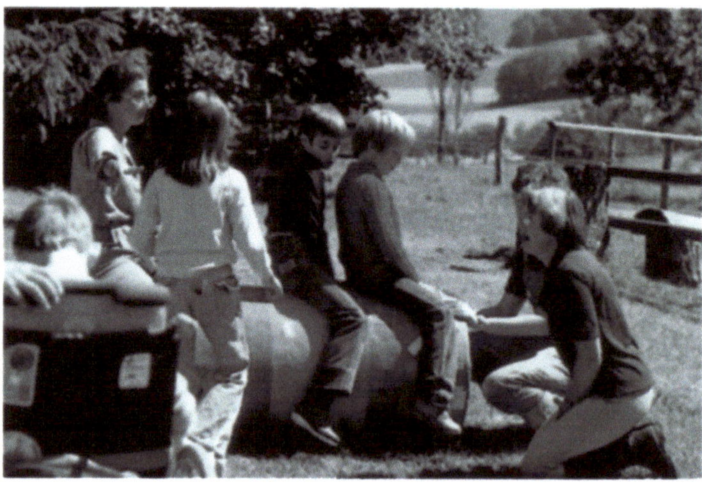

Abb. 10.13. Freihändiges Sitzen erfordert Gleichgewicht und kann spielerisch erprobt werden

- mentale Vorbereitung des Patienten auf die Anforderungen in der HTK,
- Einüben der Bewegungsfolge „Aufsteigen“ mit dem Patienten,
- Erhalten und Fördern der Abduktionsfähigkeit in den Hüftgelenken, die infolge pathologisch erhöhtem Tonuszustand der Adduktoren/Innenrotatoren im Alltag immer wieder eingeschränkt wird (Abb. 10.14).

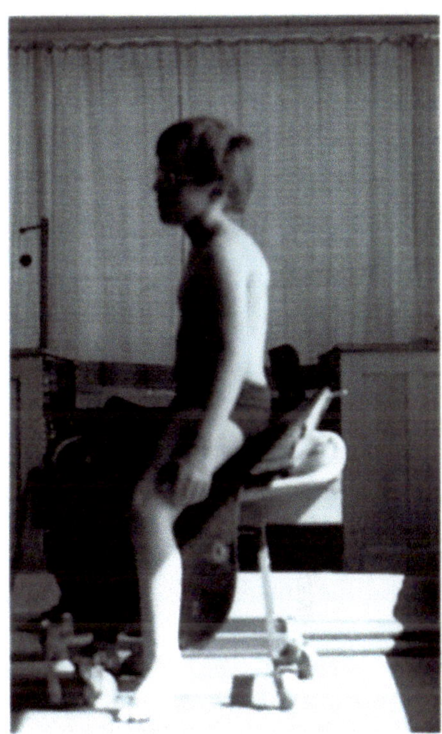

Abb. 10.14. Ein Sattelsitz im täglichen Leben ist ein idealer Sitz bei mangelnder Abduktionsfähigkeit

10.2.2 Versicherungsschutz

Sorgfältig und rechtzeitig muß abgeklärt werden, ob Therapeuten, Führpersonen und Patienten ausreichend und umfassend versichert sind (Betriebshaftpflicht- bzw. Privathaftpflicht-, Personen-, Sachversicherungen). Auch das Therapiepferd kann gegen Unfallrisiko versichert werden.

Im Schadenfall wird die Frage des Verschuldens gestellt. Grundsätzlich sollen keine Schuldanerkennung oder Haftungszugeständnisse unterschrieben oder mündlich abgegeben werden. Die Beurteilung der rechtlichen Situation ist Aufgabe der Versicherungsfachleute.

MERKE

Ein gut geschultes und vorbereitetes Pferd (s. Kap. 3.2) sowie eine pferdekundige Führerin sind maßgebende Faktoren zur Optimierung der Sicherheit in der HTK.

10.2.3 Dosierung in der Praxis

Außer der stufenbedingten therapeutischen Arbeitsweise können folgende Komponenten als Hilfe für die Dosierung der Bewegungsimpulses genutzt werden:

- Die *Bodenbeschaffenheit* des Therapiegehwegs kann die Weichheit und die Intensität der Bewegung des Pferdes wesentlich beeinflussen.
- Die *Neigung* des geraden Therapiegehwegs kann die Wirkung der Primärbewegung effizient unterstützen (s. S. 226).
- Die Übungsstufe 4 ist nur dann effizient, wenn das spezifische *Tempo* eingehalten wird (Abb. 10.15). Ein verlangsamter Schritt verliert den flüssigen Übergang der einzelnen Gangphasen des Pferdes und wirkt zerhackt, ein beschleunigter Schritt (höhere Intensität und Frequenz) verstärkt die zwingende Primärbewegung und erschwert den erwünschten gangtypischen Armschwung.

Die Dauer der HTK-Sitzung richtet sich sowohl nach dem Ziel der Behandlung als auch nach der Belastbarkeit des Patienten, insgesamt 30–40 Min.; davon beträgt die effektive Zeit auf dem Pferd meistens 20–35 Min. Das Auf- und Absteigen ist auch Teil der Therapie, weil dabei einzelne kontrollierte Standbein-Bewegungsabläufe therapeutisch genutzt werden können.

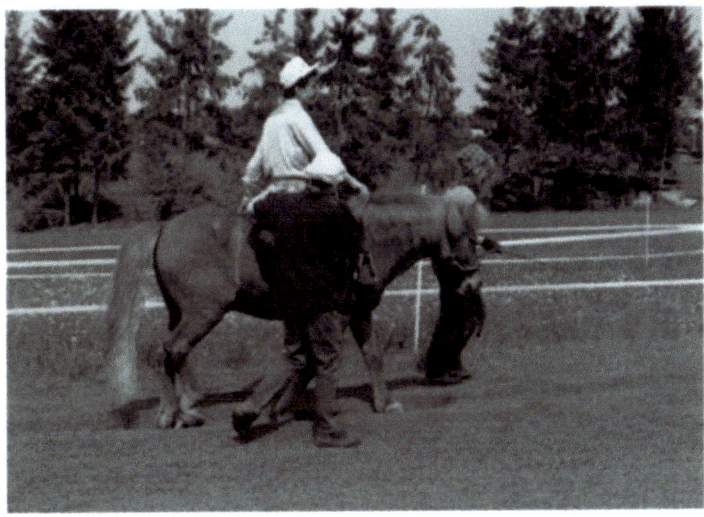

Abb. 10.15. Der flüssige Schritt im adäquaten Tempo hilft maßgebend bei der Förderung der Haltungsreaktionen im Rumpf

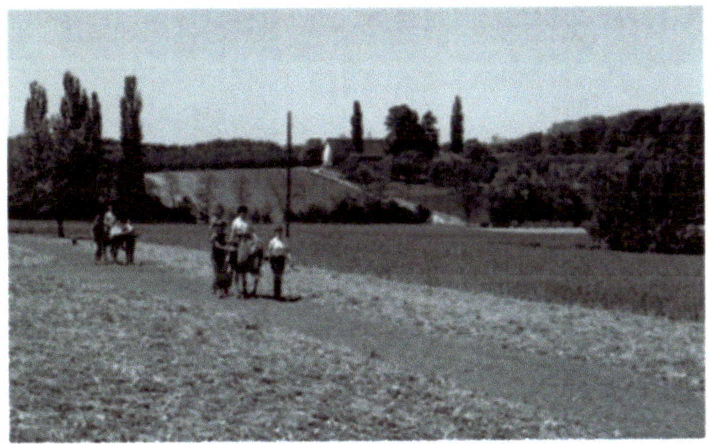

Abb. 10.16. Es ist für die Hilfestellung beim Aufsteigen und in der praktischen Arbeit wertvoll, wenn 2 Therapeutinnen gleichzeitig HTK durchführen

Oft wird HTK in der Gruppe durchgeführt. Dabei kann auf der geraden Strecke die hintere Therapeutin die vordere auf Haltung- und Bewegungsasymmetrien des Patienten aufmerksam machen (Abb. 10.16).

10.2.4 Übungen unmittelbar nach der HTK

Um die gewonnene Tonusregulation therapeutisch zu nutzen, können gleich anschließend an die HTK einzelne kontrollierte Stehübungen (Becken-Mobile im Stand) durchgeführt werden. Auch das kontrollierte Sitzen in einer guten Ausgangsstellung kann z.B. bei angeborenen Bewegungsstörungen nach der HTK dazu beitragen, die Tonusnormalisierung im Beckenbereich zu erhalten (Abb. 10.17).

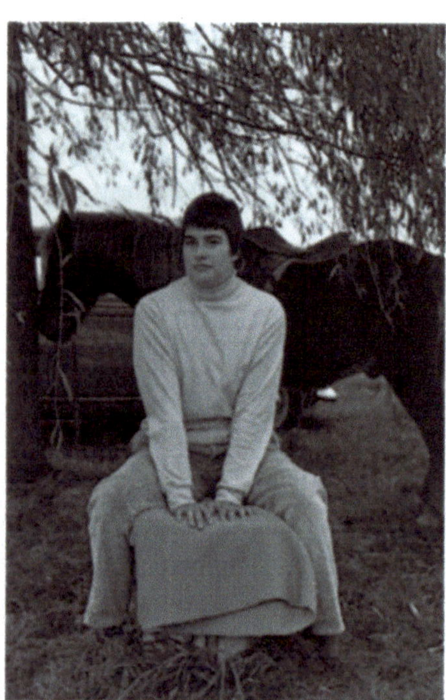

Abb. 10.17. Bei tonusbedingter Lateralität hat ein Spreizsitz nach der Therapie zum Erhalten der erworbenen Tonusregulierung gute Ergebnisse gebracht und das Therapieergebnis verlängert

10.3 Hilfsmittel in der HTK

10.3.1 Auf- und Absteigehilfe

In der Regel kann der Patient sich mittels einer geeigneten Aufsteigehilfe auf das Pferd setzen, wenn er die für die HTK erforderlichen motorischen Anforderungen erfüllt (Abb. 10.18, 10.19; s. Kap. 9).

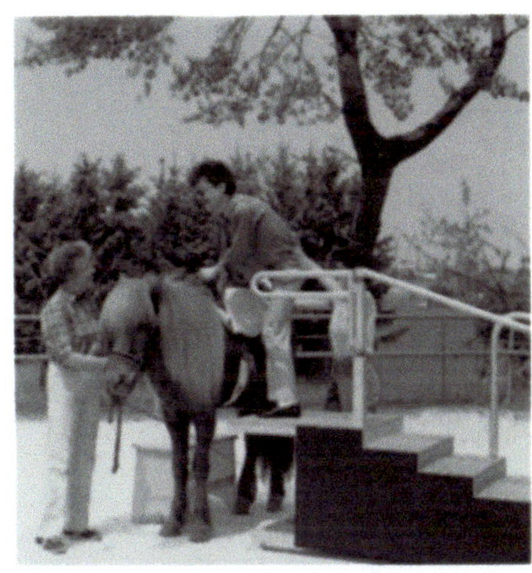

Abb. 10.18. Durch angepaßte Aufsteige und Haltegriffen können auch Gehbehinderte fast ohne Hilfe auf das Pferd steigen

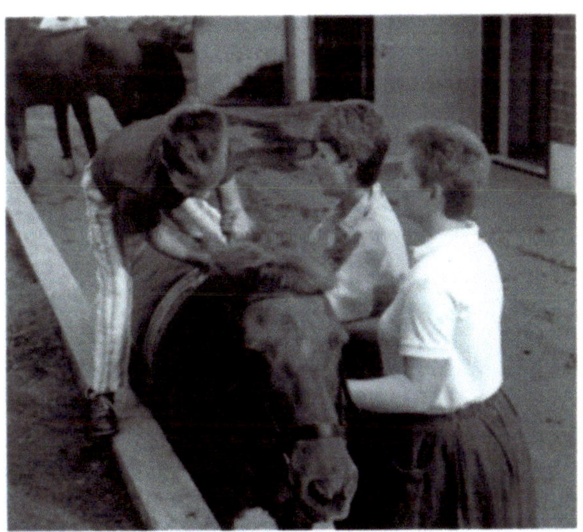

Abb. 10.19. Oft lassen sich vorhandene Möglichkeit zum aktiven Aufsteigen nutzen

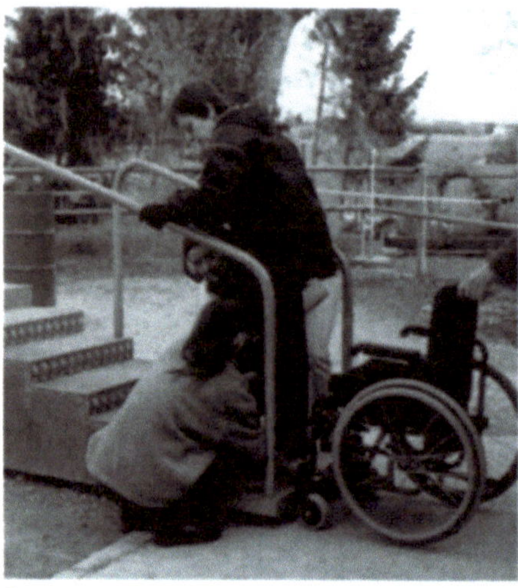

a

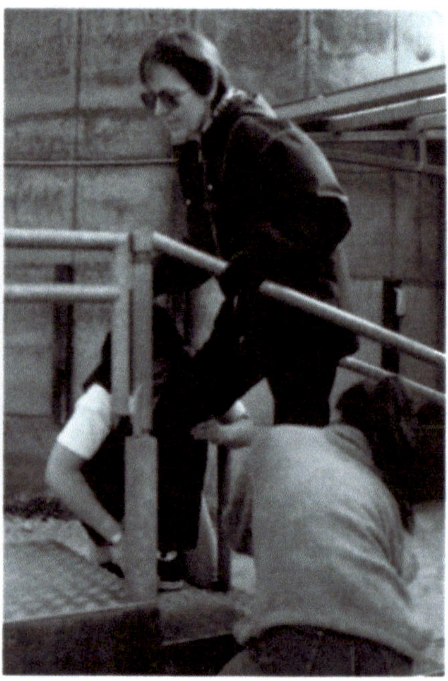

b

Abb. 10.20. a Bei einer geeigneten Aufsteigetreppe kann selbst eine Schwerbehinderte das Erlebnis des Selbstaufsteigens haben. **b** Ein Fuß nach dem anderen wird mit Hilfe hinaufgestellt

Wenn es die Fähigkeiten erlauben, ist es aus psychologischen Gründen wichtig, daß der Patient *selbständig* auf das Pferd aufsteigt, auch wenn beim Treppensteigen Hilfe benötigt wird (Abb. 10.20 a, b, 10.21 a, b).

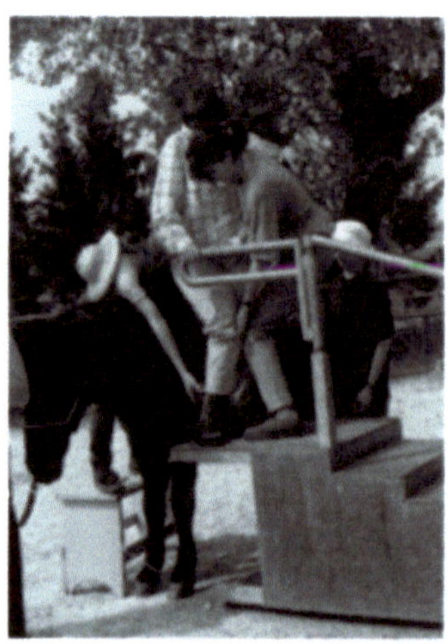

a

Abb. 10.21a. Einmal auf der Plattform angelangt, ist durch geeignete Hilfestellungen das Aufsitzen auf das Pferd kein Problem

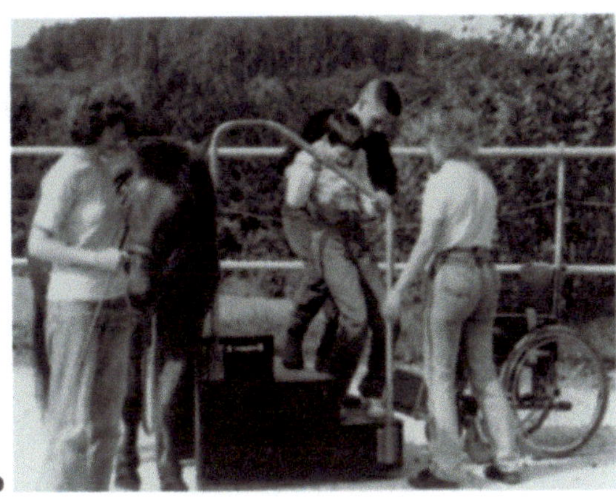

Abb. 10.21 b. Geführt können auch Schwerstbehinderte seitlich Treppen runtersteigen

Der Patient soll *nicht passiv* in den Sattel gehoben werden (ausgenommen kleine, nicht gehfähige Kinder), sondern den Höhenunterschied zwischen Boden und Pferderücken bewußt erleben und dadurch das Pferd als lebendiges Wesen in seiner ganzen Größe wahrnehmen (Abb. 10.22).

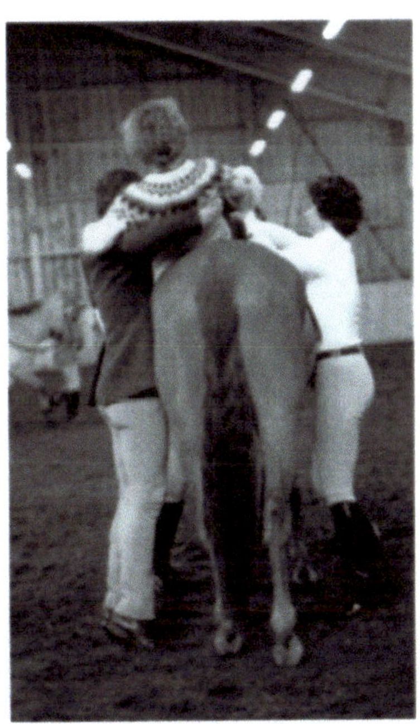

Abb. 10.22. Wie hilflos fühlt sich diese Patientin, wenn sie derart auf das Pferd gesetzt wird!

Treppe

Für den Patienten ist das Treppensteigen mit beidseitigem Handlauf sicherer und einfacher als das Gehen auf schräger Ebene. Zudem verlangt der Bewegungsablauf „Treppensteigen" weniger Kniekontrolle und Koordination als das Gehen (beim Treppensteigen findet kein Abrollen über den Fuß statt).

Zweckmäßig für viele Patienten ist eine Aufstiegstreppe mit Handlauf und mit 10 cm hohen und mindestens 30 cm tiefen *geschlossenen* Tritten. Sie ermöglicht auch den schwer gehbehinderten Patienten, ohne großen Kraftaufwand hinauf- und hinabzusteigen (Abb. 10.23–10.26).

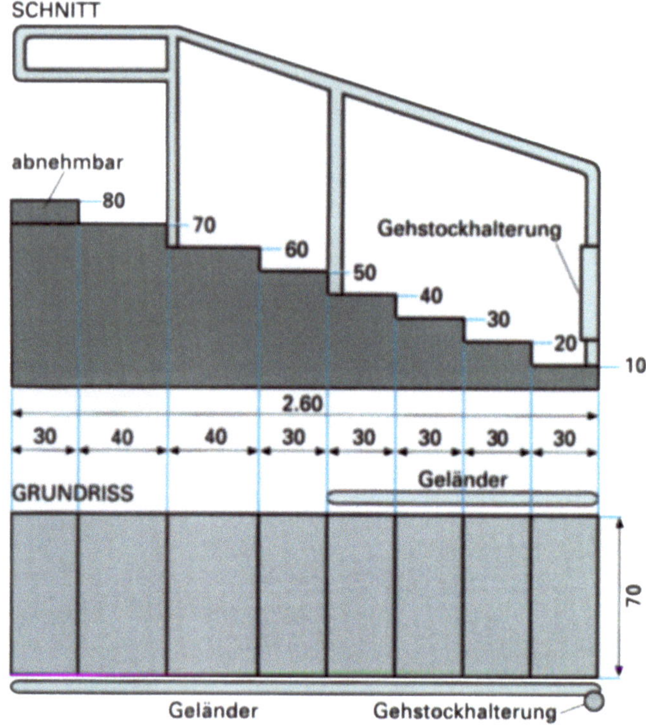

Abb. 10.23. Details zur Aufsteigtreppe

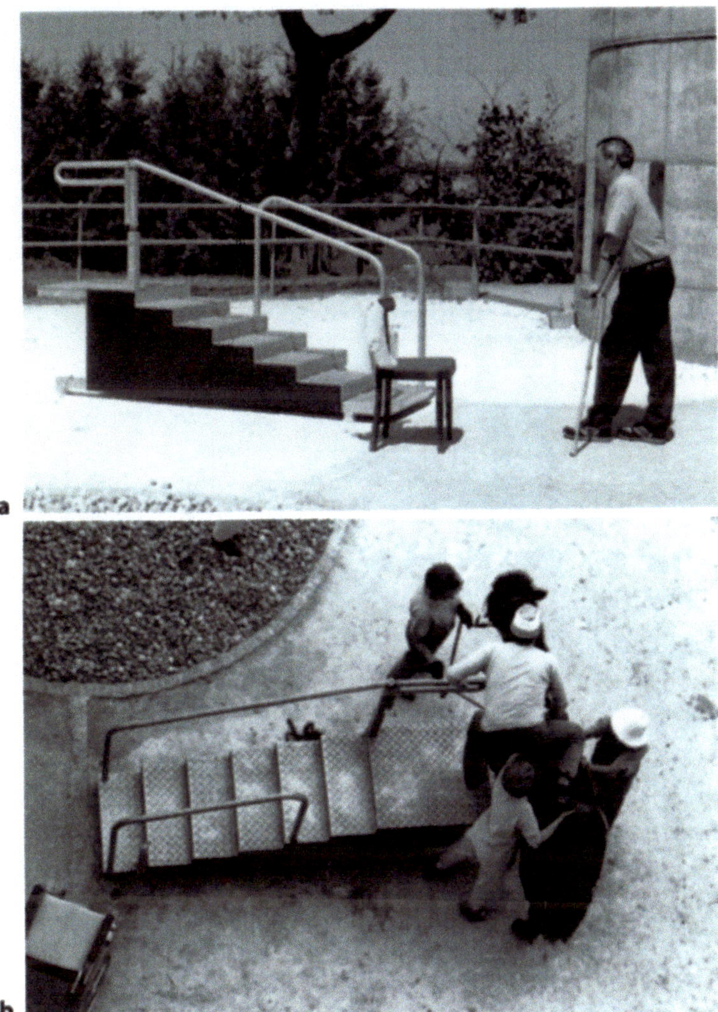

Abb. 10.24 a–b. a Besonders günstig ist die Aufstiegstreppe mit niedrigen geschlossenen Stufen und beidseitigem Handlauf. **b** Der stabile Handgriff links, eine optimale Höhe der Plattform und die Hilfe der Therapeutin am schwächeren rechten Schwungbein ermöglichen auch dem schwer gehbehinderten Patienten ein kräfteschonendes Aufsteigen

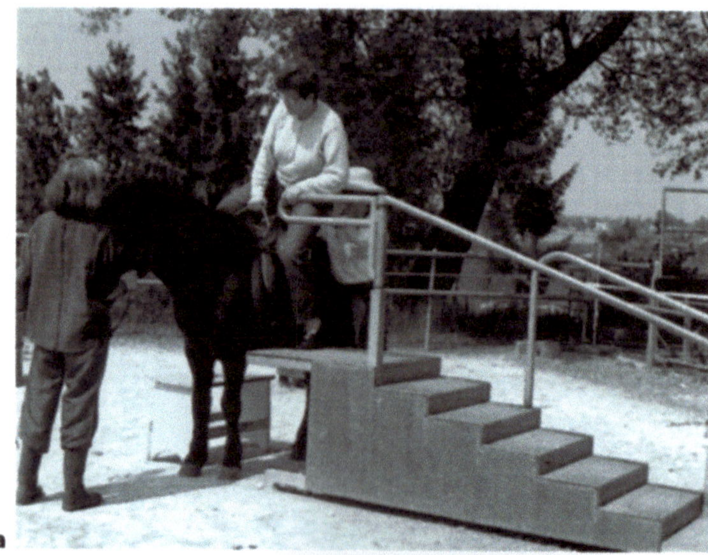

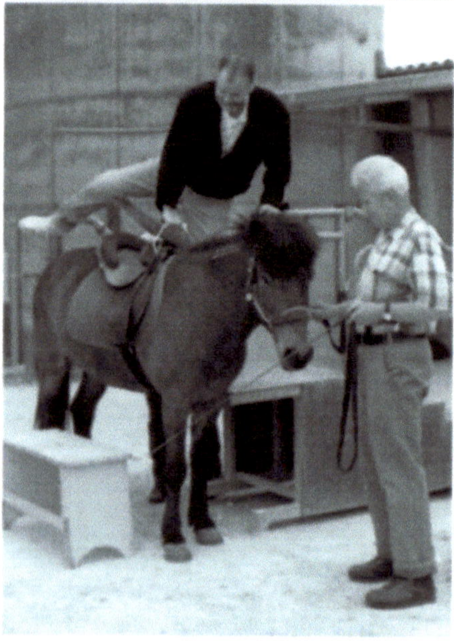

Abb. 10.25 a, b. Handlauf der Treppe. **a** Der Haltegriff gibt Sicherheit und stört bei den Beinen nicht. **b** Beidseitig festhalten können gibt Sicherheit

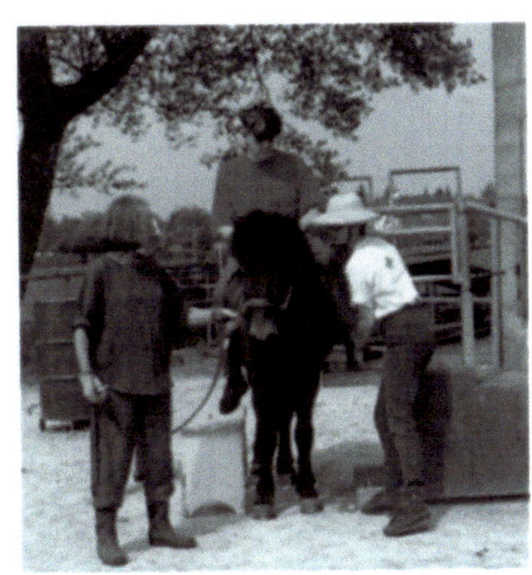

Abb. 10.26. Bei fixen Aufsteigen sorgt die Therapeutin dafür, daß beim Anreiten der Fuß nicht an der Plattform hängenbleibt

Steiler Boden bzw. Rampe

Die Aufstiegsrampe (Abb. 10.27) als Alternative zur Treppe für schwerbehinderte Patienten im Rollstuhl hat eine optimale Neigung von 6°, maximal jedoch von 12°. Sie beansprucht deshalb mehr Platz.

Gehbehinderte haben auf dem steilen Boden erheblich mehr Schwierigkeiten als mit der Treppe. Das Stehen auf schrägem Boden verlangt gute Standbeinkontrolle sowohl in bezug auf Kraft als auch auf Koordination (diverse Aufsteigen: Abb. 10.28a–e).

Zu Patientenheber s. Bemerkung S. 215 sowie Abb. 10.29a, b.

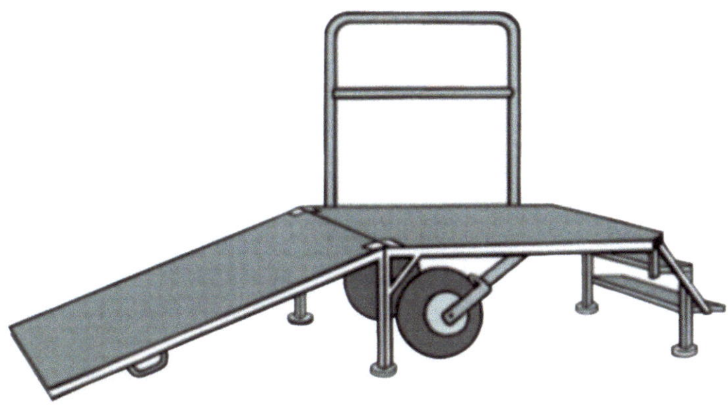

Abb. 10.27. Verschiedene transportable Rampen sind im Handel erhältlich

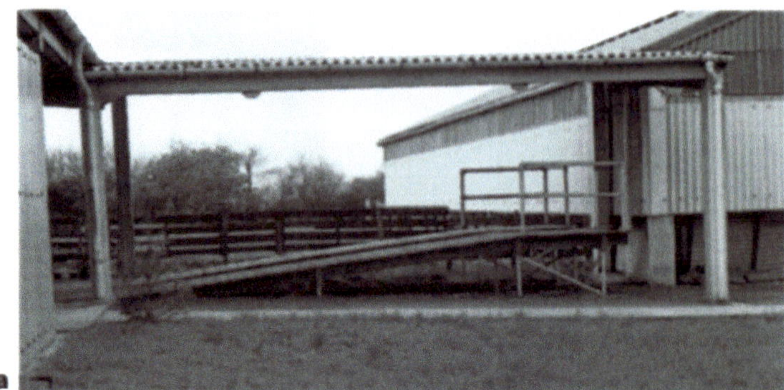

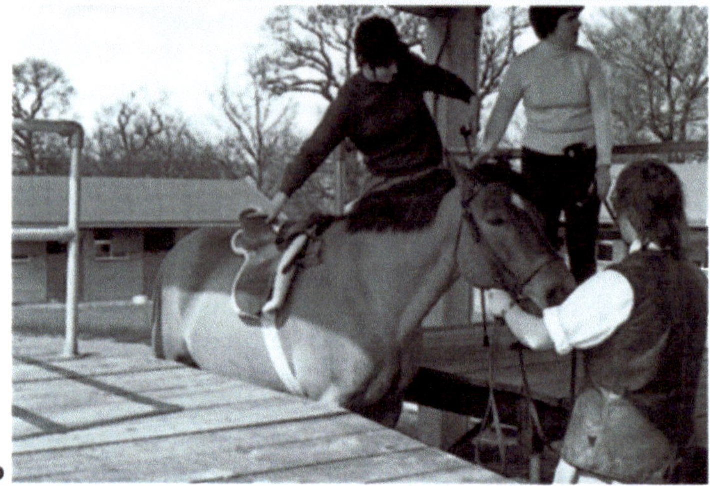

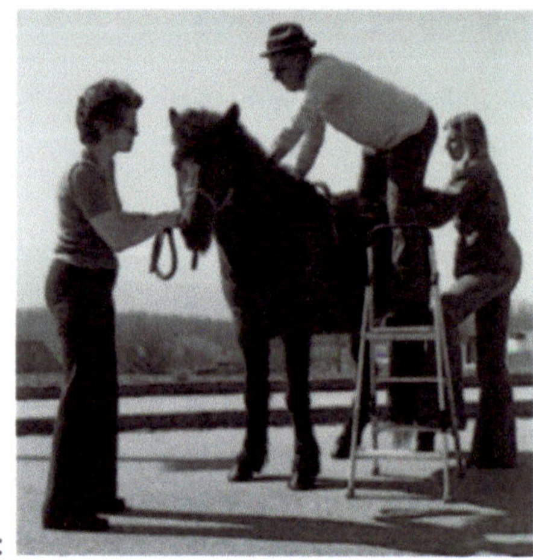

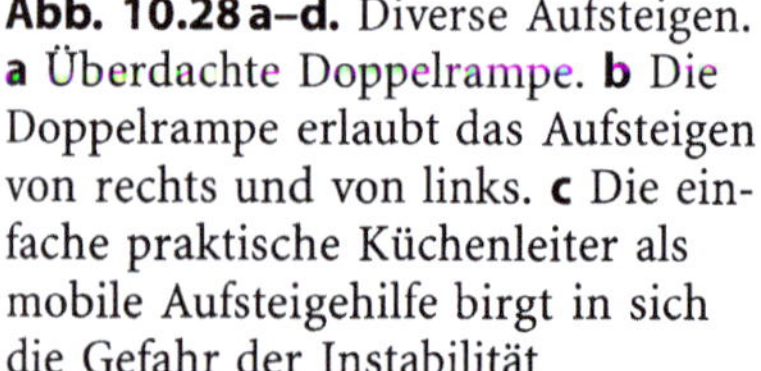

Abb. 10.28 a–d. Diverse Aufsteigen. **a** Überdachte Doppelrampe. **b** Die Doppelrampe erlaubt das Aufsteigen von rechts und von links. **c** Die einfache praktische Küchenleiter als mobile Aufsteigehilfe birgt in sich die Gefahr der Instabilität

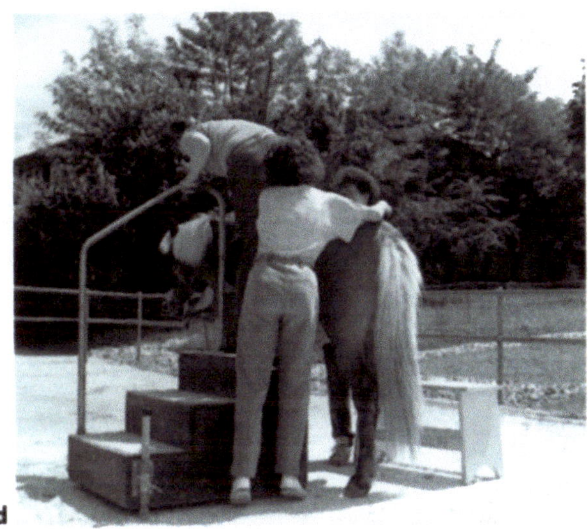

Abb. 10.28 d. Ein einfacher Dreitritt mit verstellbarem Handlauf kann eingesetzt werden, wenn er die gewünschte Höhe hat

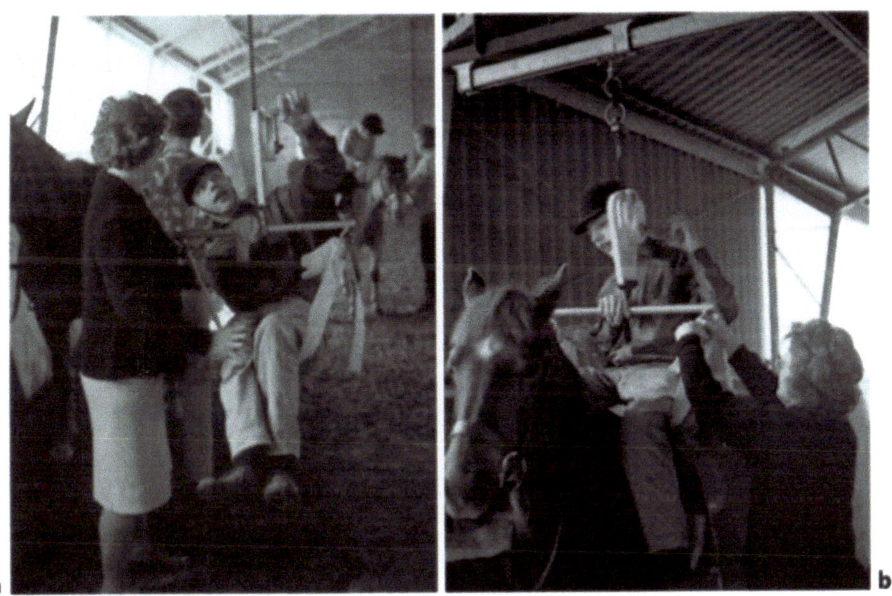

Abb. 10.29 a, b. Patientenheber. **a** Das Aufsteigen mit technischer Hilfe wird beim Behindertensport eingesetzt. **b** Dafür muß das Pferd mit Sorgfalt trainiert werden

Obere Standfläche: Plattform

Es ist günstig, wenn auf der oberen Standfläche Platz für Patient und Hilfsperson vorhanden ist. Besonders bei einer draußen fest montierten Aufsteige muß die Plattform rutschsicher sein, z. B. aus Riffelblech (mit 2 mm Rippen aufgerauhten Aluminium- oder Metallplatte).

Die Höhe der Plattform entspricht der der Bügelhöhe des Patienten (Abb. 10.30, 10.31). Zusätzliche mobile Plattformerhöhungen können bei unterschiedlichen Patientengrößen zweckdienlich sein. Ist die Plattform für den Patienten tiefer als Bügelhöhe, wird das Aufsteigen erschwert (Abb. 10.32). Das Absteigen wird hingegen erschwert, wenn die Plattform höher ist.

Bei Patienten im Rollstuhl ist es erforderlich, daß der Sattel auf gleicher Höhe wie der Rollstuhlsitz ist (Abb. 10.33; s. Kap. 11.1).

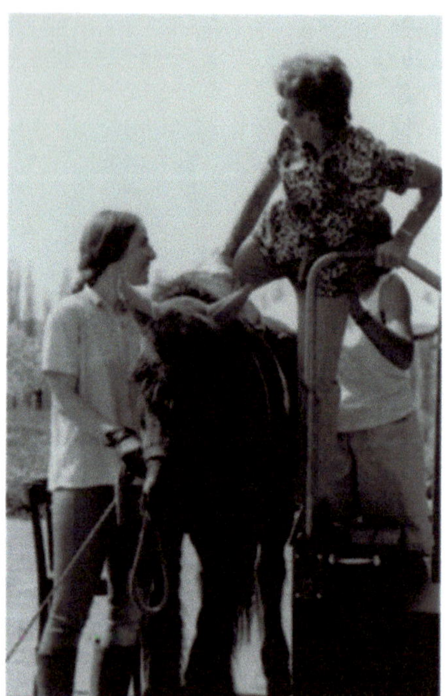

Abb. 10.30. Bei reduzierter Hebekraft der Beine ist eine höhere Plattform günstiger

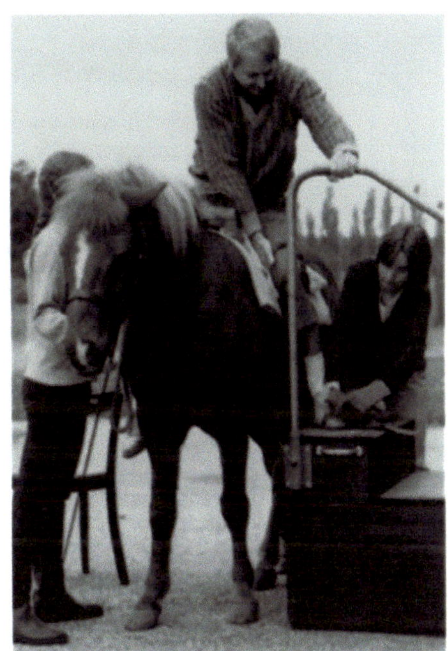

Abb. 10.31. Bei schwacher Beinmuskulatur ist das Absteigen auf niederer Plattform einfacher, vorausgesetzt, der Fuß ist gut plaziert

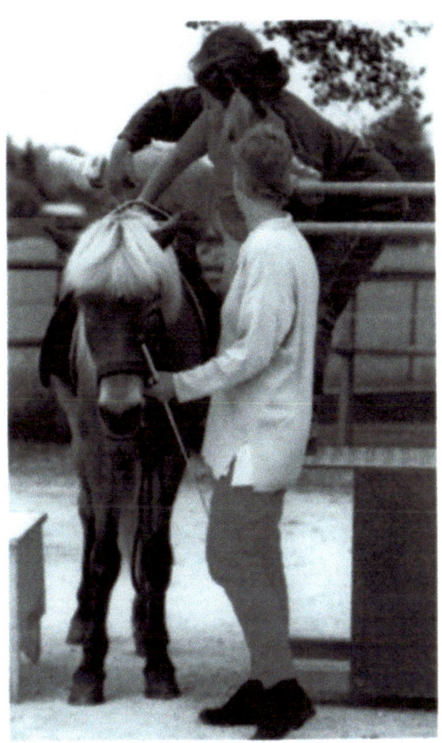

Abb. 10.32. Die tiefere Plattform verlangt gute Abspreizung

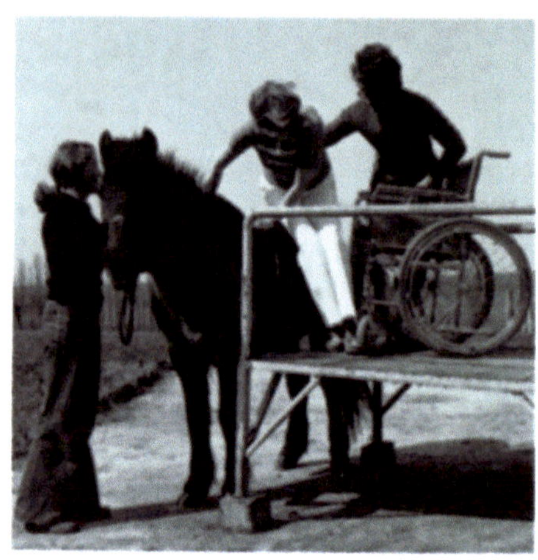

Abb. 10.33. Höhe und Größe der Plattform ermöglichen die optimale Hilfestellung

10.3.2 Therapiegehweg

Zum Schutz der Persönlichkeit des Patienten wird HTK als medizinische Maßnahme an einem vor Neugierigen geschützten Ort durchgeführt.

Weggerade

Die Therapie erfolgt *möglichst auf gerader Strecke* (Abb. 10.34), um den Patienten die Symmetrie der Bewegung erfahren zu lassen. Ein spezieller Therapiegehweg mit möglichst langer gerader Strecke ist für das Erreichen der therapeutischen Ziele sehr wertvoll; ein gerader Naturweg kann ebenfalls geeignet sein, vorausgesetzt Ruhe und Schutz sind für den Patienten gewährleistet.

Wendungen werden vorsichtig in großen Kurven gegangen. Beim Start in die Gerade ist es oft notwendig, die Ausgangsstellung des Patienten nochmals zu kontrollieren.

Gehstrecken auf kürzeren Geraden, wie z.B. im Viereck oder in der Reithalle, sind für die hippotherapeutische Arbeit ungünstig, weil die Bewegungsübertragung durch die Wechsel in der Bewegungsrichtung erschwert wird.

In seltenen Fällen kann, um eine asymmetrische Sitzstellung des Patienten zu beeinflussen, die Arbeit in einer bestimmten Kreisrichtung therapeutisch angewendet werden. Dabei werden beispielsweise bei der Kreisrichtung nach rechts (d.h. gehen auf rechter Hand)

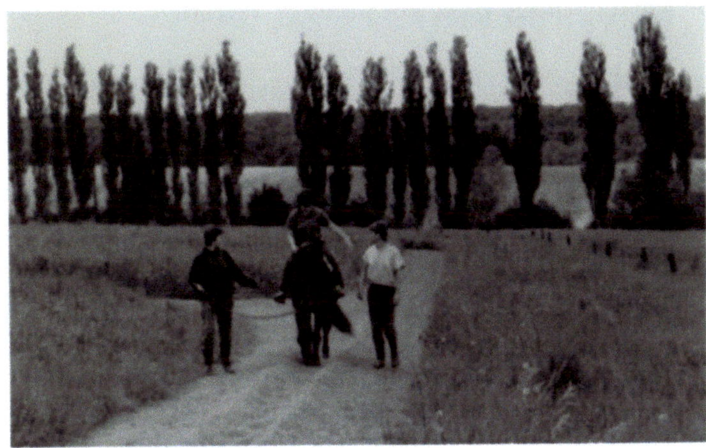

Abb. 10.34. Die Bewegungsübertragung ist auf einer geraden Gehstrecke optimal

durch die Wirkung der Beschleunigung die Gewichte nach außen (d.h. nach links) gebracht, was in der Regel eine rechts-konkave Lateralflexion in der Lendenwirbelsäule und einen Verlust der Oberschenkeltieflage rechts mit sich bringen kann. Um dem entgegenzuwirken, muß der Patient bewußt die frontale Bewegung des Beckens nach rechts unten betonen.

Bodenbeschaffenheit

Die HTK wird auf einem Weg mit *gleichmäßig ebenem Boden* durchgeführt, um die optimale Gleichmäßigkeit im Bewegungsablauf nutzen zu können. Ferner ist es von Vorteil, wenn der Therapiegehweg einen stabilen, mäßig weichen Untergrund bietet, um eine möglichst elastische, schwingende Bewegung des Pferderückens zu erreichen (Abb. 10.35).

Ein harter Boden ist ungünstig, weil dadurch die Primärbewegung abkürzt wird. Der zu weiche, deshalb tiefe Boden, bringt gewisse Ungleichmäßigkeiten mit sich, die sich auf die Schrittbewegung des Pferdes und demzufolge ungünstig auf die Sicherheit des Patienten auswirken würden.

Ansteigendes bzw. abfallendes Terrain

Die *Neigung* des geraden Therapiegehwegs kann die Wirkung der Primärbewegung effizient unterstützen:

- Bei aufwärts gehender Strecke wird durch den alternierenden Schub der Hinterhand die Primärbewegung verstärkt. Dies ist besonders für die Nutzung der frontalen und transversalen subtilen Primärbewegungen wertvoll (Abb. 10.36). Bei Patienten der Vorstufe und der Stufe 1 kann dagegen die Intensivierung der Aktion des Pferdes zu Fixierungen führen, die den Aufbau des Türmchens behindert.

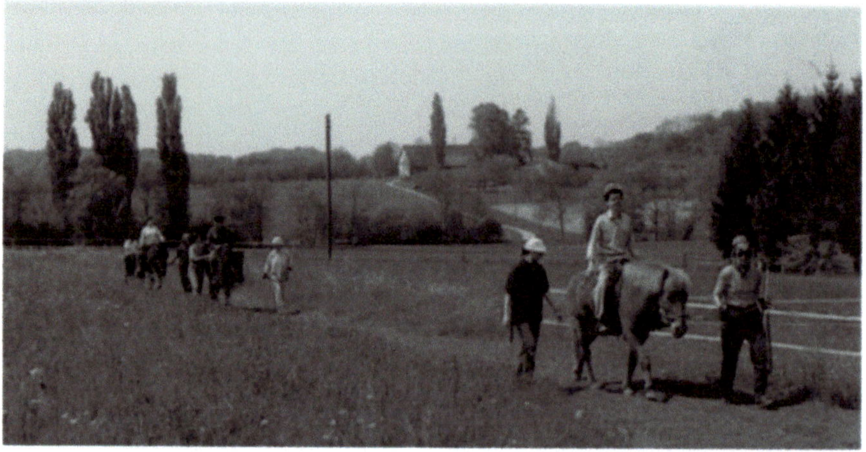

Abb. 10.35. Wünschenswert ist ein spezieller, leicht ansteigender und ebener Gehweg für die HTK

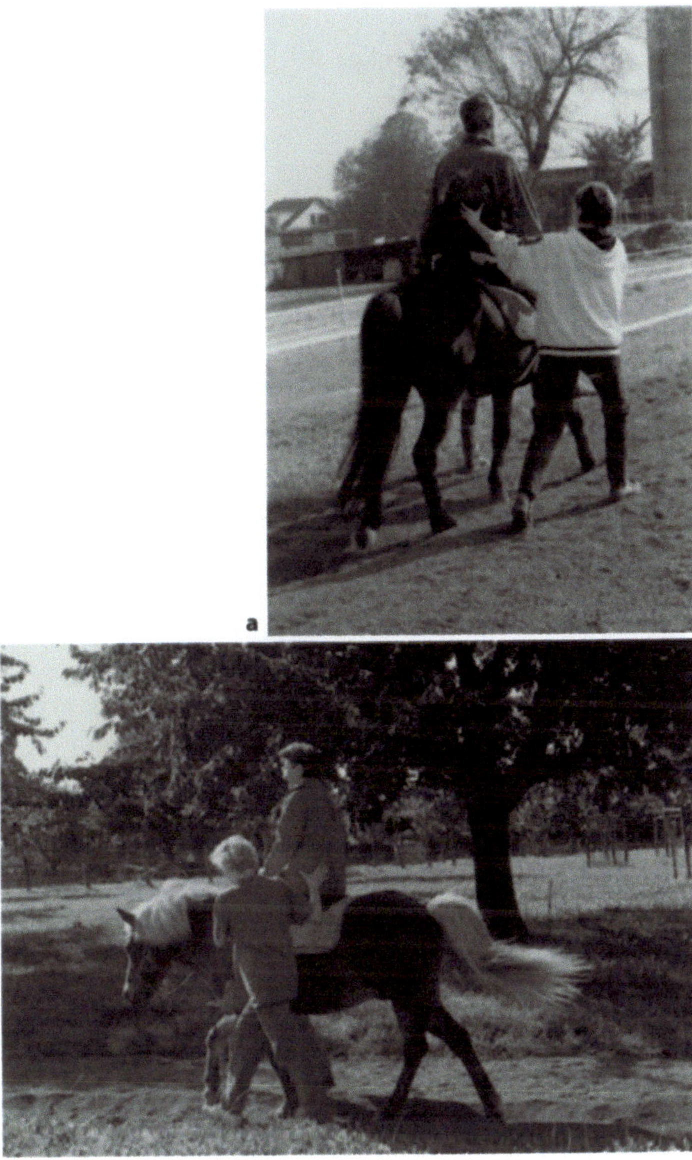

Abb. 10.36. a Beim Aufwärtsgehen kann die frontale subtile Primärbewegung besonders deutlich wahrgenommen werden. Dabei hilft die Therapeutin, dem Patienten den stabilen Brustkorb bewußtzumachen. **b** Die therapeutischen Wirkmechanismen der frontalen rhythmisch alternierenden Pferdebewegung sind auf der aufwärts gehenden Strecke besonders effizient

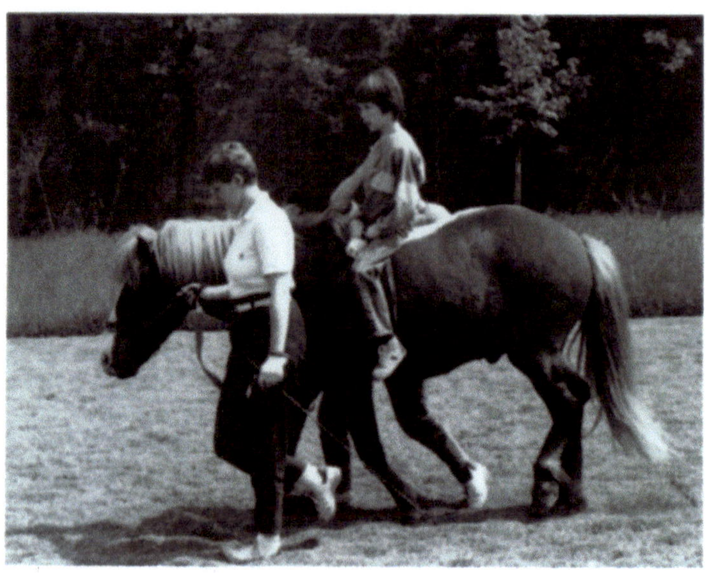

Abb. 10.37. Leicht abwärts gehendes Terrain begünstigt die Aufrichtung im Rumpf

- Bei abwärts gehender Strecke wirkt die betonte Bremsung der Vorhand in der Norm (zwingende Primärbewegung) als extensorischer Impuls auf das Türmchen (Abb. 10.37). Beim Patienten kann dieser Impuls eine Gewichtsverschiebung nach vorne mit kompensatorischer Fixation auslösen. Dadurch werden die Aufrichtereaktionen im Türmchen unterdrückt.
- Eine flache gerade Gehstrecke ist neutral und bewirkt keine besondere Betonung der Schrittbewegung des Pferdes.

Die therapeutische Nutzung der Terrainneigung kommt in Kap. 14–15 zur Sprache.

KAPITEL 11

Aufsteigen auf das Pferd und Absteigen vom Pferd

11

In der HTK werden das Auf- und Absteigen als aktive Bewegungsabläufe betrachtet, da sie ein wertvolles funktionelles Stehtraining darstellen. Die Bewegung wird durch die Motivation des Patienten getragen, selbst auf das Pferd aufsteigen zu können. In diesem Sinne kann bereits bei der Abklärung zur HTK das Auf- und Absteigen als Standtraining therapeutisch vorbereitet und genutzt werden.

11.1 Aufsteigen

11.1.1 Aktives Aufsteigen

Das Aufsteigen kann von der linken oder von der rechten Seite des Pferdes erfolgen.

Der Bewegungsablauf wird jeweils am Beispiel von der linken Seite des Pferdes her dargestellt.

Beschrieben werden 2 verschiedene Arten:

- die übliche Weise: auf dem linken Fuß stehen, dann das rechte Bein hinten über das Pferd schwingen,
- die mögliche Variante: zuerst hinsetzen, dann das rechte Bein vorne über den Hals des Pferdes zur rechten Seite nehmen.

Aufsteigen von der Plattform aus mit dem Bein hinten über das Pferd

In der Ausgangsstellung steht der Patient mit seiner Frontalebene beinahe rechtwinklig zur Bewegungsrichtung des Pferdes. Die linke Fußlängsachse steht parallel zur Längsachse des Pferdekörpers und das linke Kniegelenk über dem linken Fuß.

Bewegungsablauf

Der Oberkörper ist wenig nach vorne geneigt, die rechte Hand stützt am Ansatz der Mähne oder am Sattel ab, die linke Hand am Geländer der Aufstiegstreppe (Abb. 11.1).

Aus dem Parallelstand wird das Gewicht auf das linke Bein verlagert bis zum Einbeinstand links. Das rechte Bein (kritischer Distanzpunkt: rechtes Knie) geht im rechten Hüftgelenk abduktorisch/wenig innenrotatorisch/zuerst flexorisch dann extensorisch über das Pferd, weiterlaufend mit dem Becken abduktorisch/flexorisch im linken Hüftgelenk.

Dabei wird folgendes in Form einer sensomotorischen Erfahrung geübt:

- die Gewichtsverlagerung auf das linke Bein, die Kraft für die konzentrische und exzentrische Stützfunktion des linken Standbeines (wenn auch hubarm durch Abstützung der Arme),
- die angemessene Verankerung des Beckens (abduktorisch/zuerst außenrotatorisch, dann innenrotatorisch im linken Hüftgelenk) und des rechten Schwungbeins,
- die Kontrolle des rechten Unterschenkels als Rotationszeiger des rechten Hüftgelenks,
- die Dissoziation der Beinbewegung und Kontrolle der pathologischen Extensionssynergie in beiden Beinen,
- der Einsatz des Türmchens als Gegengewicht zum rechten Schwungbein.

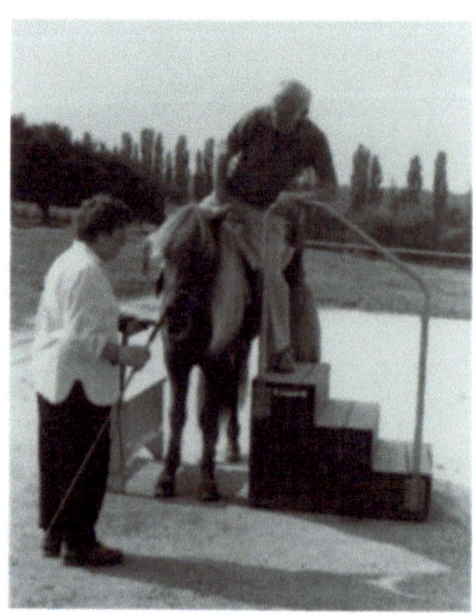

Abb. 11.1. Mit Hilfe der Abstützmöglichkeiten für die Arme gelingt es dem Gehbehinderten, fast alleine aufzusteigen

Hilfestellung

Bei schwerbehinderten Patienten ist es von Vorteil, an einer Pferdeattrappe (Holzpferd) oder mit Hilfe einer großen Therapierolle oder einer Sitzbank den Bewegungsablauf „Aufsteigen" vor der ersten HTK zu üben. Dabei wird speziell auf die Ausrichtung des linken Fußes und auf die Stellung des linken Kniegelenks geachtet.

Je nach Schwierigkeiten des Patienten ist Hilfe notwendig

- am Standbein links:
  - als Führungshilfe für die Gewichtsverschiebung (auf dem Standbein bleiben, bis das rechte Bein über das Pferd ist),
  - als Stabilisationshilfe am linken Knie (Kontrolle der abnormen Extension und Medialrotation; Abb. 11.2);
- am Spielbein rechts zur Gewichtsabnahme beim Hub und zur Kontrolle des Bewegungsablaufs. Dabei wird das Becken soweit abduziert, um das Knie über das Pferd zu nehmen, und dabei soweit innenrotiert, daß beim höchsten Punkt des Kniegelenks der Unterschenkel horizontal zu stehen kommt (Abb. 11.3 a, b; Ausweichmechanismen: Abb. 11.4 a–c).

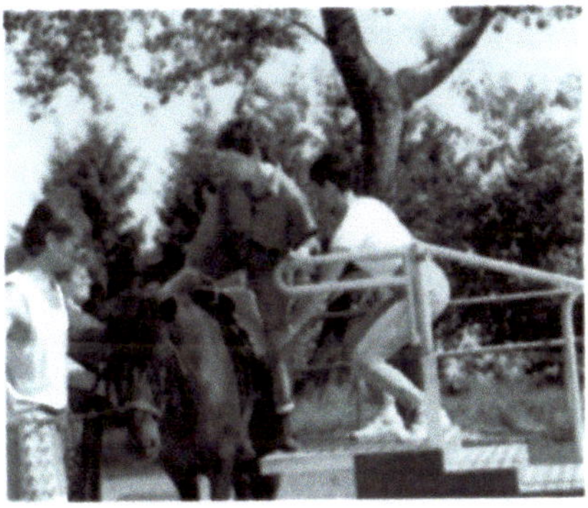

Abb. 11.2. Die Kontrolle am schwächeren linken Standbein kann für das Hinüberschwingen wesentlich helfen

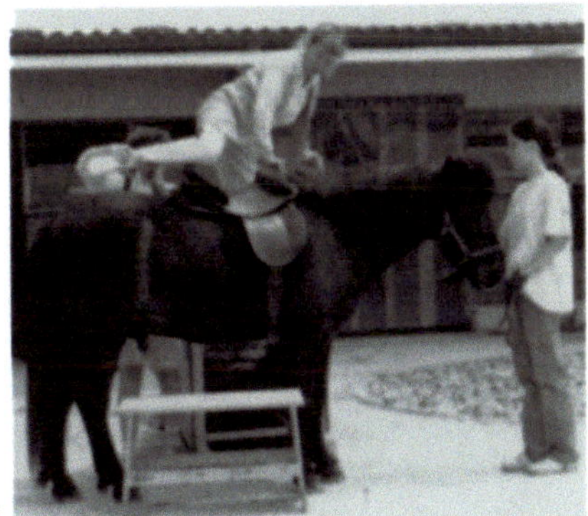

Abb. 11.3 a, b. Hilfe am Schwungbein. **a** Oft genügt eine Hilfe distal am Unterschenkel

a

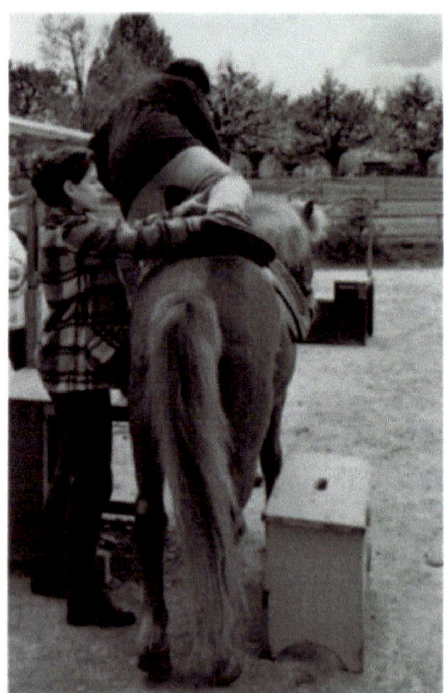

Abb. 11.3 b. Die Unterstützung am Unterschenkel nimmt Beingewicht ab und sichert, daß der Unterschenkel horizontal über das Pferd geführt wird

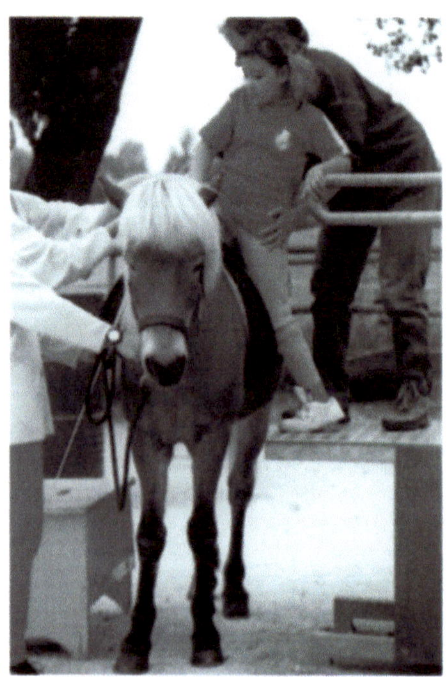

Abb. 11.4 a–c. Ausweichmechanismen. **a** Der Standfuß und das Standknie sollten parallel zum Pferd stehen

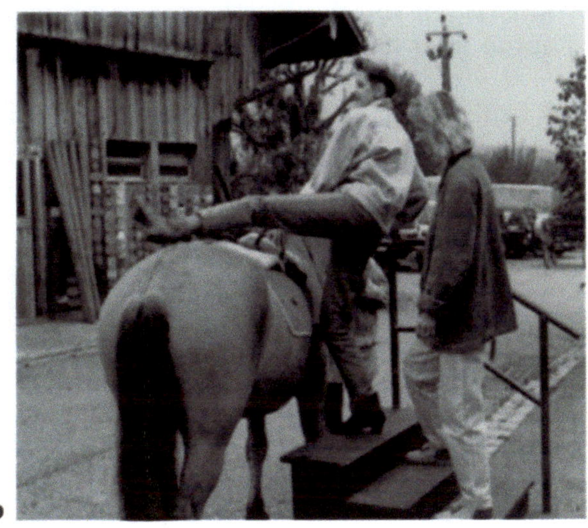

Abb. 11.4b. Der Rumpf bleibt senkrecht, und das linke Knie wird gestreckt

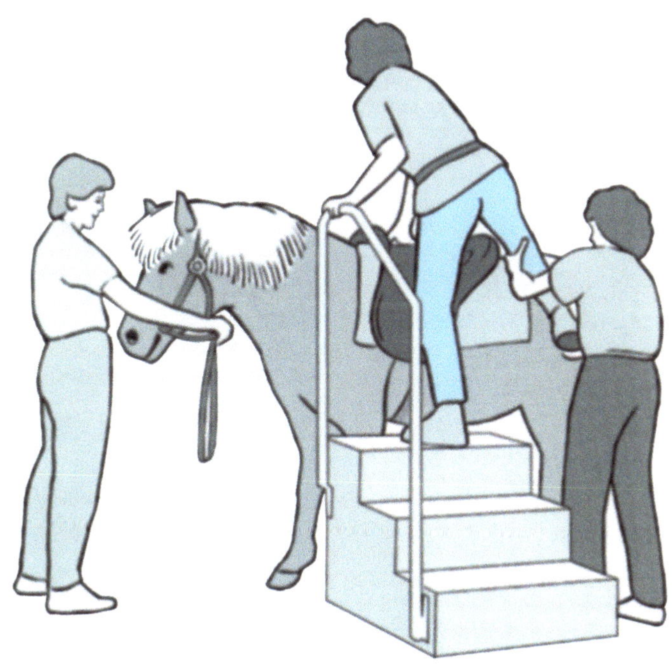

Abb. 11.4c. Die Patientin dreht sich gegen die Bewegungsrichtung. Dabei wird das Abspreizen und Hinüberführen des Schwungsbeins erschwert

Aufsteigen von der Plattform aus mit dem rechten Bein vorne über das Pferd

Das bedeutet für den Patienten zunächst, sich auf den Pferderücken zu setzen und anschließend das rechte Bein vorne über den Pferdehals zur rechten Seite hinüber zu nehmen (Abb. 11.5 a, b).

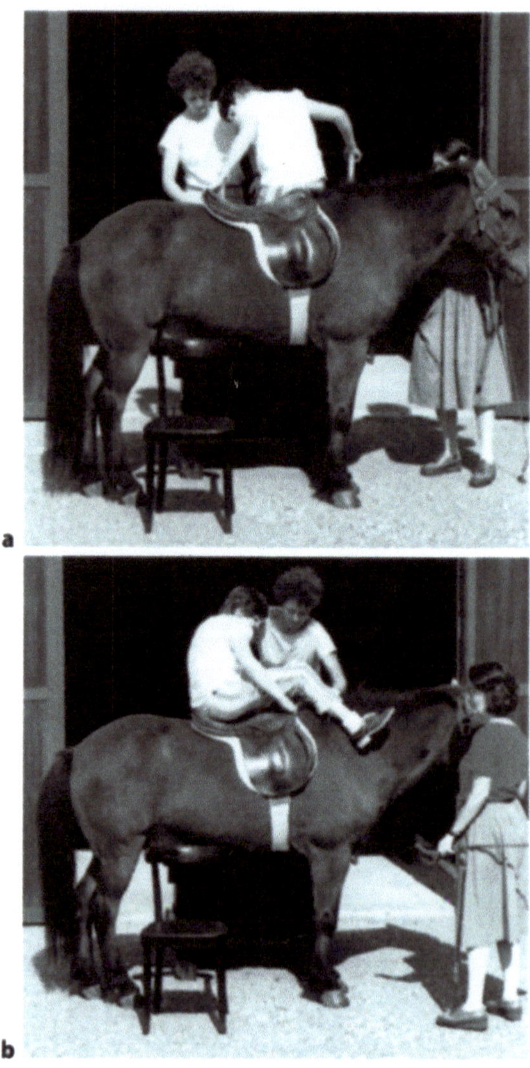

Abb. 11.5 a, b. Hilfe beim vorne rüber. **a** Bei einem schwerbehinderten Kind muß die Therapeutin bei zu niedriger Plattform viel Hilfe anbieten, um den Sitz quer auf dem Pferd zu ermöglichen. **b** Das spastische Bein wird langsam über den Hals des Pferdes geführt

Diese Variante wird bei störendem pathologischem Adduktions-/Extensionstonus bevorzugt, weil durch das Hinsetzen (deutliche Flexionsstellung in den Hüftgelenken) der pathologische Tonus nachläßt und somit die anschließende Abspreizung der Beine erleichtert wird.

Anforderung an den Patienten

Dieses Aufsitzen verlangt weniger Standkraft im linken Bein, hingegen mehr Rumpfkontrolle, weil sich während des Bewegungsablaufs die Körperlängsachse aus der Vertikalstellung leicht nach hinten neigt.

Hilfestellung

Je nach Schwierigkeiten des Patienten, ist eine Hilfe für die Stabilisation des Rumpfes notwendig, um das Gleichgewicht nach hinten zu kontrollieren (Abb. 11.6, 11.7 a–c).

Wenn die Stützkraft des linken Standbeins nicht ausreicht, um beim Transfer kurz das Körpergewicht zu tragen (z. B. beim Transfer vom Rollstuhl aus), dann wird noch vom Rollstuhl aus das rechte Bein zuerst über den Pferderücken gelegt. In einer zweiten Phase wird dem Patienten geholfen, auf das Pferd hinüber zu wechseln (Abb. 11.8, 11.9).

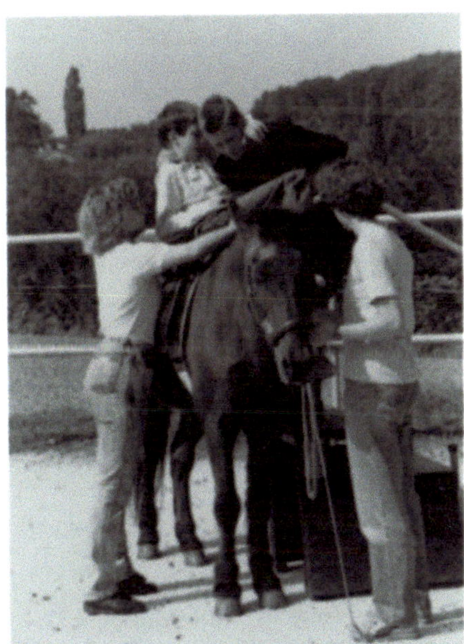

Abb. 11.6. Wenn das Schwungbein über den Hals des Pferdes geführt wird, besteht die Gefahr, das Gleichgewicht nach hinten zu verlieren

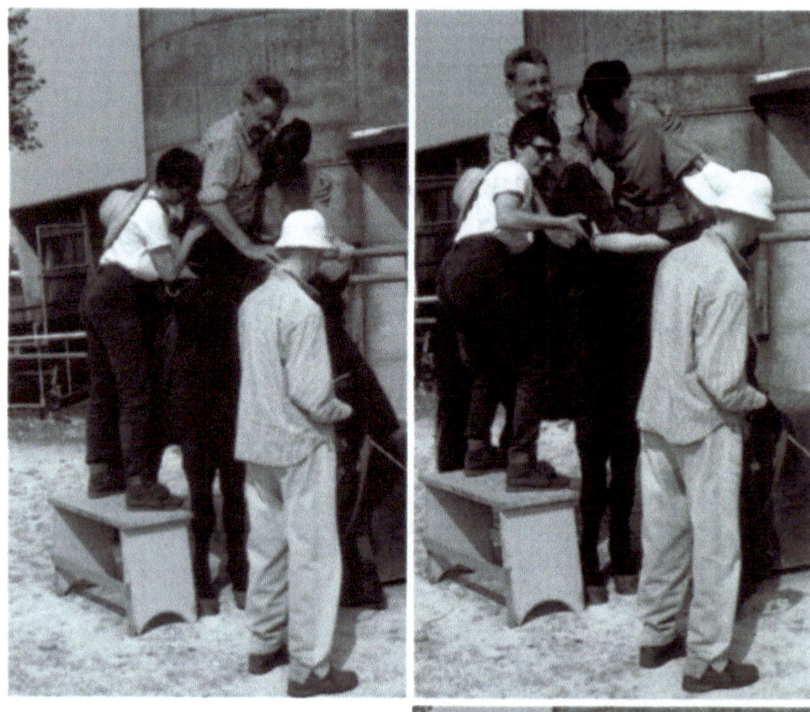

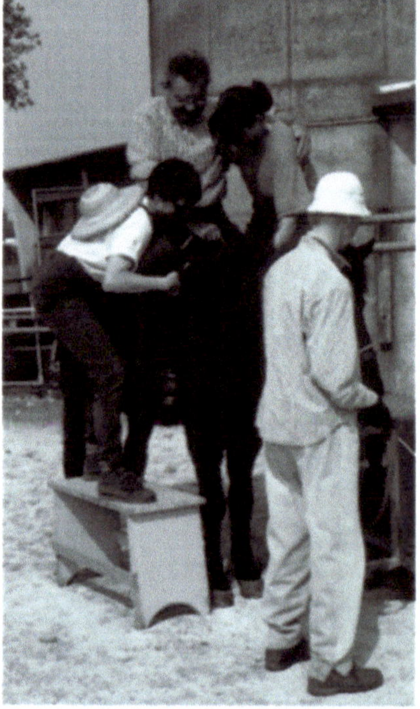

Abb. 11.7 a–c. Hilfe bei Schwerbehinderten. **a** Auch von der rechten Seite des Pferdes her ist Hilfe für das Absitzen nötig. **b** Eine Hilfe sichert den Rumpf, die andere nimmt das spastische Bein über den Hals des Pferdes. **c** Langsam wird das verkrampfte Bein nach unten geführt

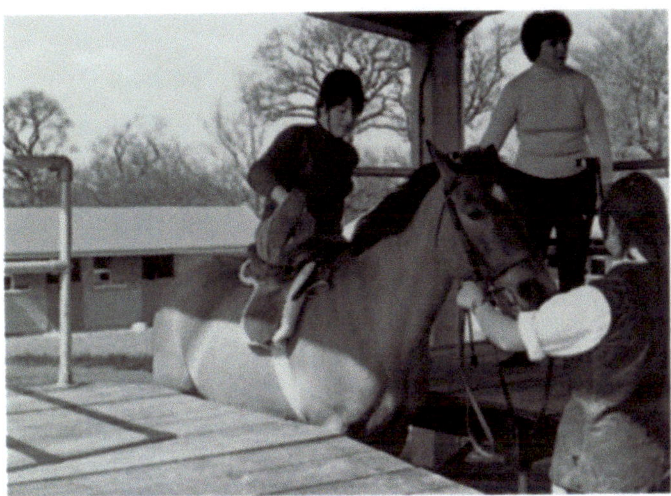

Abb. 11.8. Patienten mit gutem Oberkörper, aber mit schwachen Beinmuskeln steigen mit dem Schwungbein vorne hinüber selbständig auf

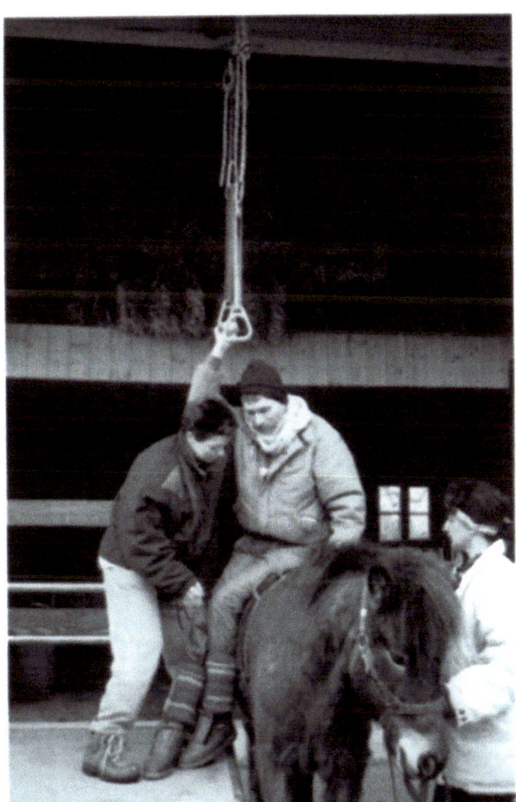

Abb. 11.9. Sind Ort und Höhe der Haltevorrichtung günstig, können sie beim Aufsteigen eine Entlastung für die Therapeutin und eine Sicherheit für den Patienten bieten

11.1.2 Passives Aufsteigen

Gehunfähige, stark spastische Kinder werden ausgehend vom „Päckchensitz“ direkt aufs Pferd gesetzt. Hierbei gibt es 2 Möglichkeiten:

- Zuerst wird das Kind im Stuhlsitz quer auf das Pferd gesetzt; dann wird das rechte Bein vorne über den Hals des Pferdes genommen. Bei dieser Variante kann die pathologische Adduktionssynergie besser kontrolliert werden.
- Das Kind wird (in der Luft mit dem rechten Bein hinten rüber) direkt in den Spreizsitz auf das Pferd gesetzt (Abb. 11.10 a, b).

Die Variante mittels „Jockey-Griff“ am potentiellen linken Bein erlaubt, bei einem weniger betroffenen Kind eine dissozierte Beinbewegung auszunutzen. Dabei soll das Kind das rechte Bein aktiv über den Rücken des Pferdes hinüber bewegen, was zugleich eine wertvolle Abduktionsaktivierung mit sich bringt.

Die Variante „zuerst bäuchlings quer auf dem Pferderücken liegen“ wird in der HTK kaum angewendet. Die Bauchlage quer zum Pferd vermittelt dem behinderten Patienten eine ungünstige, auch nicht funktionelle Lageempfindung. Zudem wirkt sich die fehlende Dissoziation der Beine nachteilig aus, da die Massensynergie der Beine in dieser Ausgangsstellung mit Adduktion und Extension stimuliert wird. Aus dieser Lage können sich die Patienten nur mühsam zum Sitz aufstemmen.

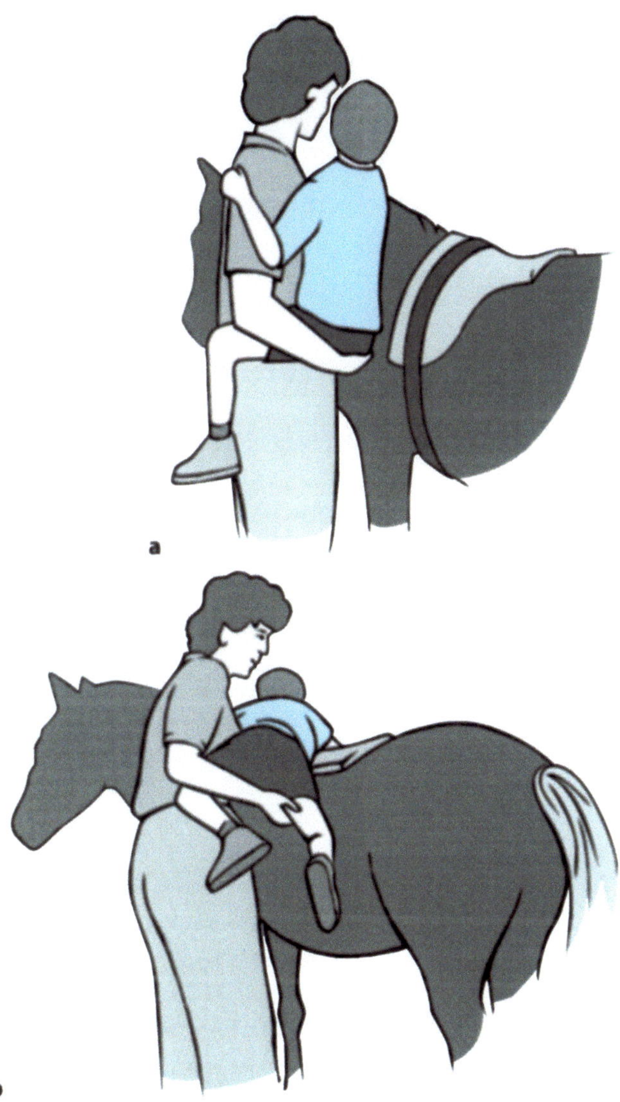

Abb. 11.10 a, b. Direkt auf das Pferd setzen. **a** Der „Päckchen-Sitz“ kontrolliert pathologischen Extensionstonus. **b** Bei kleinen Kindern wird auf diese Weise der Bewegungsablauf geführt

11.2 Absteigen/Absitzen vom Pferd

Das Absteigen kann über die linke oder über die rechten Seite des Pferdes erfolgen.

Beschrieben wird der Bewegungsablauf jeweils am Beispiel über die linke Seite des Pferdes.

11.2.1 Absteigen auf die Plattform

Auch beim Absteigen werden 2 mögliche Varianten vorgestellt:

- die übliche Weise: den linken Fuß auf die Plattform stellen, dann das rechte Bein hinten über das Pferd schwingen,
- die mögliche Variante: das rechte Bein über den Hals des Pferdes nach links hinüber nehmen, erst dann auf die Plattform absteigen.

Absteigen mit dem Schwungbein hinten über das Pferd

Der linke Fuß wird auf der Plattform plaziert, etwas weiter hinten als das linke Knie. Die einleitende Gewichtsverlagerung durch Vorneigung des Oberkörpers nach links vorne, auch mit Abstützen der Arme am Sattel, ermöglicht, auf dem linken Bein voll zu stehen und das rechte Bein als Spielbein abzuheben.

Der Bewegungsimpuls kommt dabei von proximal: Das Becken bewegt sich abduktorisch/innenrotatorisch/zuerst flexorisch dann extensorisch im linken Standhüftgelenk, das rechte Spielbein bewegt sich extensorisch zuerst abduktorisch, dann adduktorisch im Hüftgelenk. Wenn die Patientin sich an einem Haltegriff vorne links stützen kann, dann steht sie mit mehr Sicherheit auf dem linken Standbein und kann leichter das rechte Schwungbein über den Rücken des Pferdes schwingen (Abb. 11.11).

Ein Haltegriff vorne oben verleitet den Patienten, sich am Griff hochzuziehen, ohne die entsprechende Gewichtsverlagerung auf das linke Standbein vorzunehmen (Abb. 11.12). Dadurch entsteht eine schlechte Standphase links. Zudem kann auch in Folge der Anstrengung und unter Zunahme der pathologischen Extensionssynergie der linke Fuß nach vorne wegrutschen.

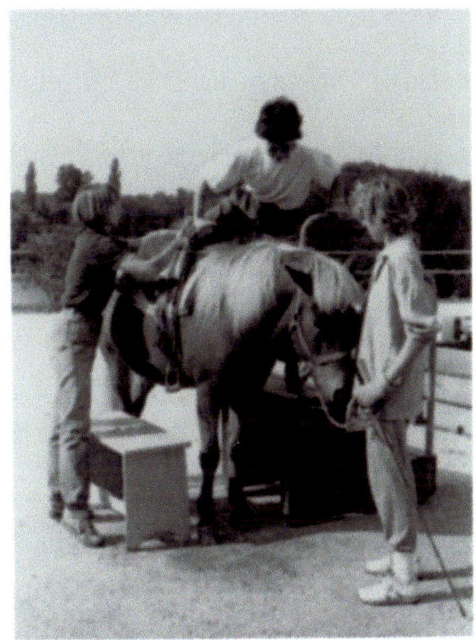

Abb. 11.11. Absteigen hinten rüber: Viele Gehbehinderte können mit wenig Hilfe am Schwungbein mühelos absteigen

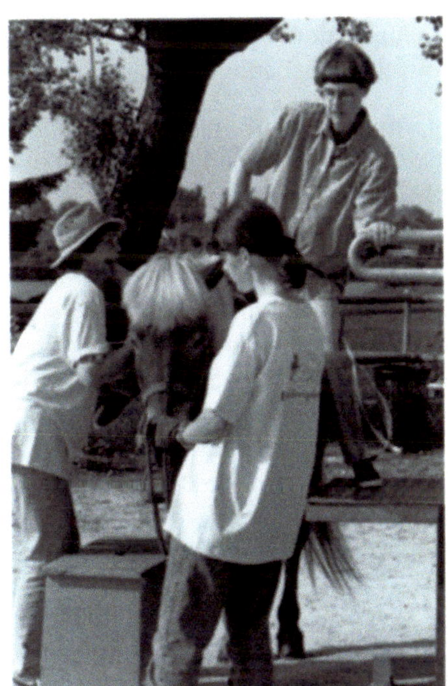

Abb. 11.12. Der Zug am Haltegriff verleitet zur ungenügenden Gewichtsverlagerung auf das linke Standbein

Mögliche Ausweichmechanismen

Bei den Patienten kann es zu folgenden Ausweichmechanismen kommen:

- Das linke Kniegelenk streckt sich, um dem Hub des Schwungbeins rechts nachzuhelfen.
- Beim Abheben des Schwungbeins rechts streckt sich der rechte Unterschenkel im Kniegelenk. Dadurch kommt das rechte Bein nicht durch Abduktion/Rotation des Beckens im Standbeinhüftgelenk über das Pferd, sondern durch vermehrte Flexion im Hüftgelenk.

MERKE

Ziel des kontrollierten Absteigens ist, die durch die HTK gewonnene Lockerung zu erhalten. Zudem kann dabei gleichzeitig und spontan – wie beim Aufsteigen – Standkraft und -kontrolle geübt werden.

Hilfestellung

Je nach den Schwierigkeiten des Patienten (ob durch Schwäche oder durch tonusbedingte Bewegungshemmung) ist eine Hilfe notwendig

- am Standbein links:
  - als Stabilisationshilfe am linken Knie (Kontrolle der Extension und Medialrotation),
  - als Führungshilfe für die Gewichtsverlagerung auf das linke Bein;
- am Schwungbein rechts:
  - zur Gewichtsabnahme beim Hub über das Pferd; dies geschieht durch eine Stauchung des Beins vom Knie her in die Richtung der Oberschenkellängsachse nach medial oben (Abb. 11.13a–d).
  - Zur Kontrolle des Bewegungsablaufs sollte folgendes beachtet werden: soviel Abduktion im Hüftgelenk, um das Kniegelenk über das Pferd zu nehmen, soviel Innenrotation, daß beim höchsten Punkt des Kniegelenks der Unterschenkel horizontal zu stehen kommt.

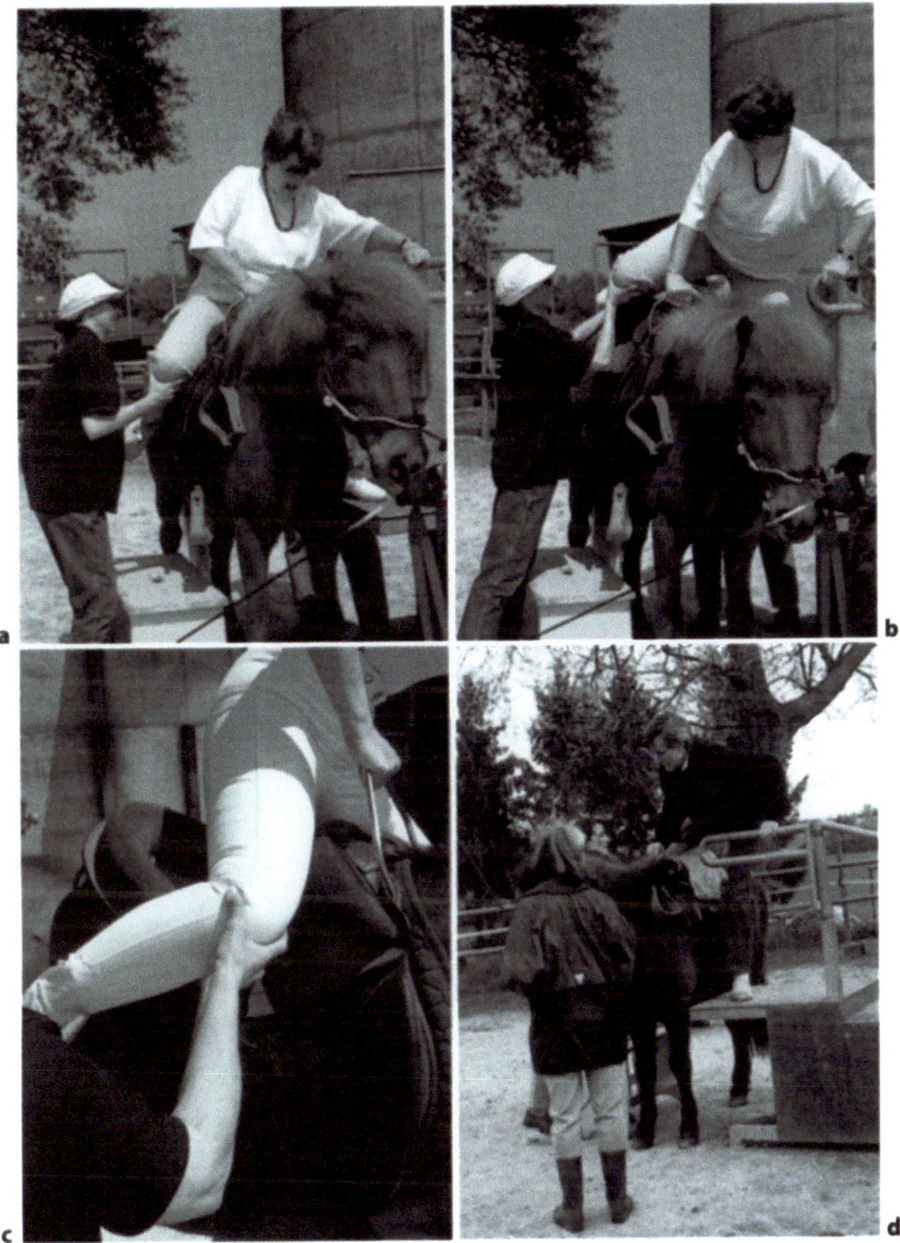

Abb. 11.13 a–d. Hilfe am Schwungbein: **a** zuerst das Knie beugen, indem der Fuß auf Kniehöhe genommen wird; **b** dann das flektierte Knie in die Luft heben helfen; **c** Stauchung vom Knie her in die Längsrichtung des Oberschenkels nach oben links; dadurch wird die Gewichtsverlagerung nach links, d.h. auf das linke Standbein, erleichtert; **d** die Hilfestellung erleichtert, den Schwerpunkt über das Standbein zu verlagern

Absteigen mit dem Schwungbein vorne über das Pferd

Diese Variante ermöglicht eine gute Kontrolle des pathologischen Extensionsmusters in den Beinen.

Anforderung an den Patienten

Zum Aufsteigen s. S. 234. Wenn das Schwungbein über den Hals des Pferdes genommen wird, ist eine gute ventrale Kontrolle des Türmchens in den Hüftgelenken erforderlich, um das Gleichgewicht nicht nach hinten zu verlieren (Abb. 11.14, 11.15).

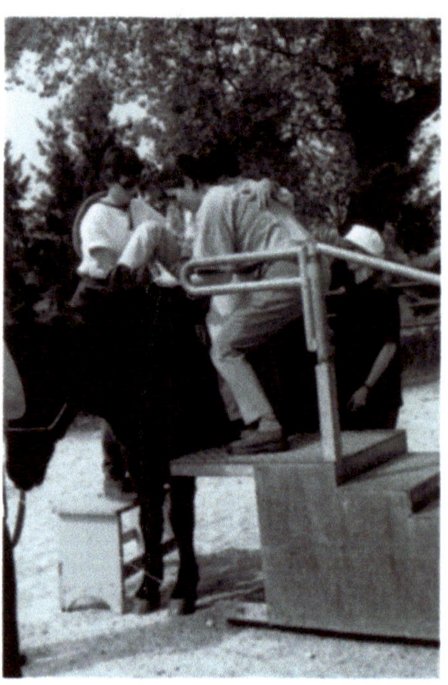

Abb. 11.14. Bei Schwerbehinderten helfen 2 Personen: Eine sichert den Rumpf, und die andere führt langsam das spastische Bein über den Hals des Pferdes. Die Patientin dreht dann ganz nach links und steht auf, indem beide Beine gleichzeitig belastet werden

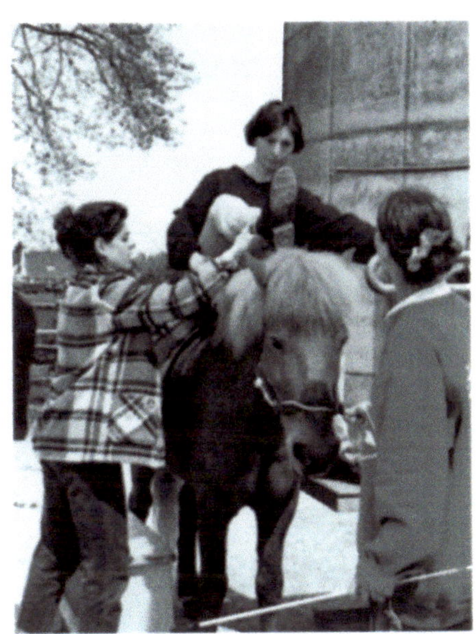

Abb. 11.15. Bei Patienten mit gutem Oberkörper genügt die Hilfe am rechten Bein

Bewegungsablauf

Nachdem das rechte Bein über den Pferdehals hinüber genommen worden ist,

- soll durch eine Gewichtsverlagerung vom Türmchen her nach links vorne Gewicht auf das linke Bein gebracht werden; ein Handlauf ist eine große Hilfe, nicht nur zur Sicherheit, sondern auch für die Gewichtsübertragung auf den linken Standfuß (Abb. 11.16 a, b);
- rutscht der Patient seitlich auf die etwas tiefere Plattform herunter. Der linke Fuß kommt zuerst in Stützfunktion. Mit der rechten Hand hält sich der Patient am Sattel und kommt in den Halbstand bzw. in den Stand, in derselben Bewegungsrichtung wie das Pferd.

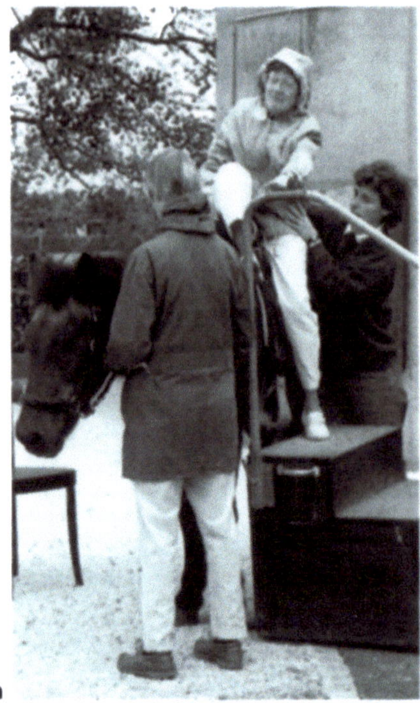

a

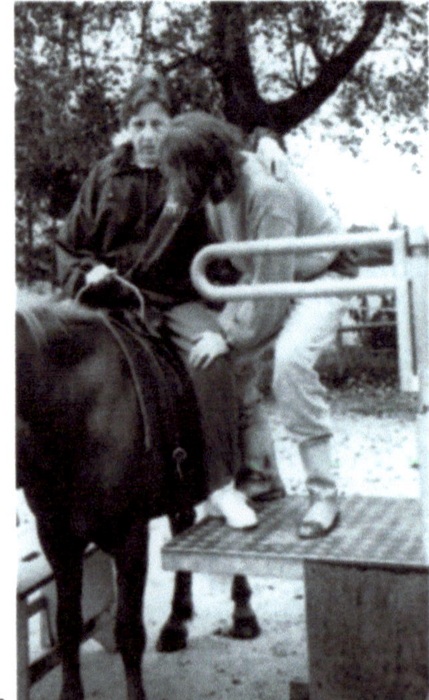

b

Abb. 11.16 a, b. Hilfen beim Absteigen. **a** Der Zug am Haltegriff sollte die Gewichtsverlagerung nach vorne links bzw. auf den linken Fuß nicht ersetzen. **b** Bei reduzierter Hubkraft am Standbein stabilisiert die Therapeutin das Kniegelenk

11.2.2 Absteigen direkt auf den Boden

Gehunfähige, stark spastische Kinder und Erwachsene kommen am besten ohne Podest vom Pferd, da sie sich dann nach kurzem Stehen am Boden neben dem Pferd gleich in den Rollstuhl setzen können.

Absteigen mit dem Schwungbein hinten über das Pferd

Das Türmchen neigt sich nach vorne, die Arme stützen sich auf dem Sattel oder auf dem Hals des Pferdes ab. Die Therapeutin hilft, das rechte Bein nach hinten über das Pferd zu nehmen. Der Patient dreht bäuchlings, bis er quer auf dem Rücken des Pferdes liegt. Dann gleitet er langsam auf den Boden herunter.

Diese Variante wird bei Kindern angewendet, bei denen die physiologische Bewegungsfolge mit Stimulation der gleichseitigen Abduktion ausgenutzt wird (Abb. 11.17a,b). Der ventrale Kontakt beim Heruntergleiten bietet Sicherheit und guten Kontakt zum Pferd. Hingegen kann diese Variante die pathologische Extensionssynergie in den Beinen stimulieren, wodurch die auf dem Pferd gewonnene Tonusnormalisierung verlorengehen kann.

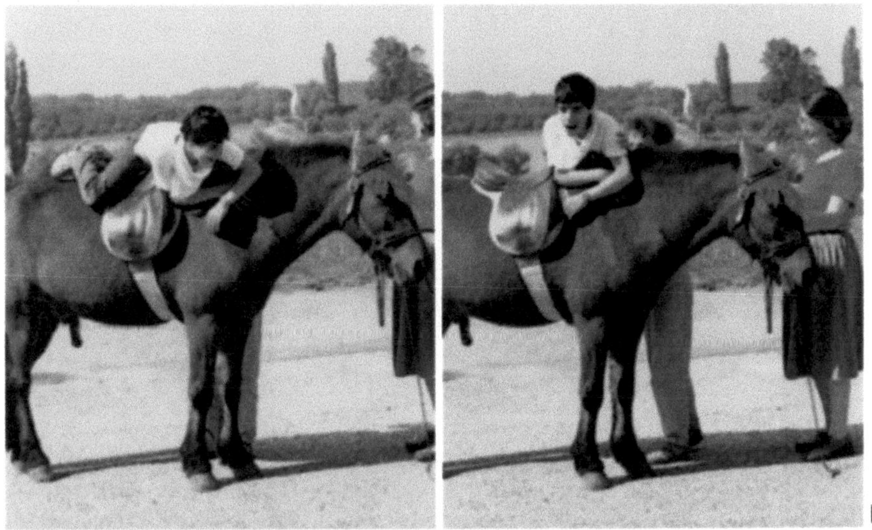

Abb. 11.17a,b. Vom Pferd herunterrutschen. **a** Der linke Arm wird zur rechten Halsseite des Pferdes gelegt. **b** Die Therapeutin kontrolliert das langsame Heruntergleiten vom Pferd

Absteigen mit dem Schwungbein vorne über das Pferd

Diese Variante gestattet eine gute Kontrolle der pathologischen Extensionssynergie in den Beinen.

Anforderung an den Patienten

Erforderlich ist eine gute flexorische Kontrolle des Türmchens in den Hüftgelenken, um nicht das Gleichgewicht nach hinten zu verlieren (s. S. 234).

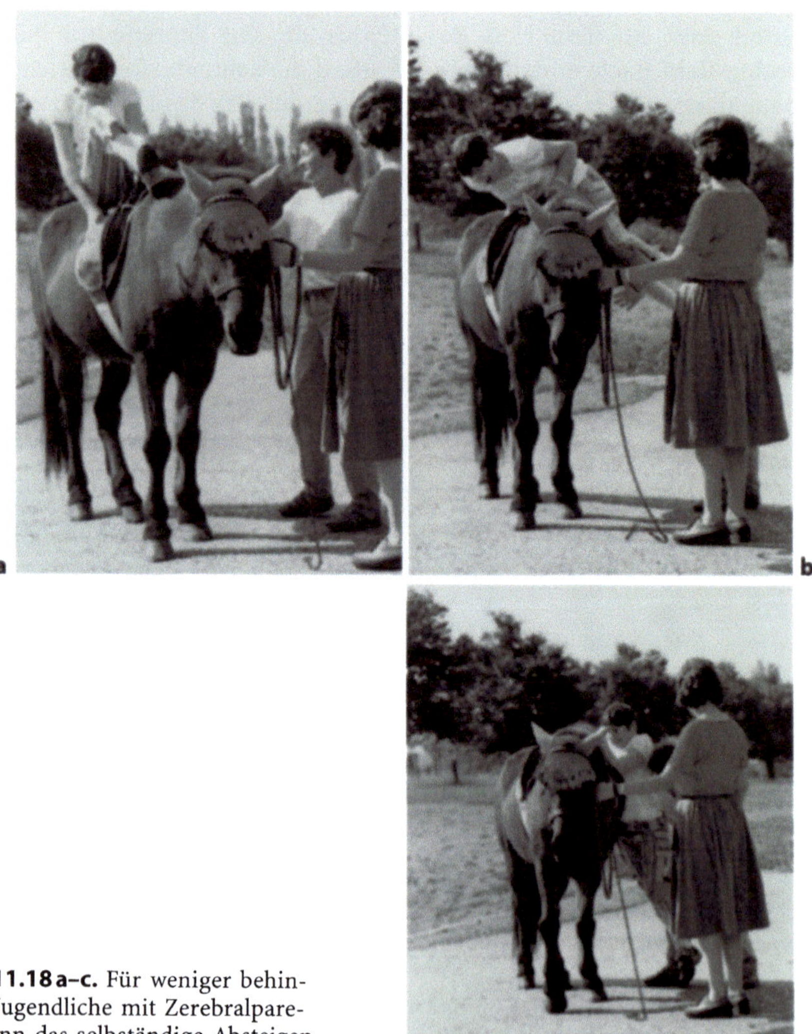

Abb. 11.18 a–c. Für weniger behinderte Jugendliche mit Zerebralparesen kann das selbständige Absteigen als Gleichgewichtsübung erfolgen

Bewegungsablauf

Nachdem das rechte Bein über den Pferdehals hinüber nach links genommen wurde, dreht der Patient zum Pferd, bis er bäuchlings vom Pferd herunterrutschen kann. Dabei hält er sich mit der rechten Hand am Sattel und kommt am Boden in kontrolliertem Stand an (Abb. 11.18 a–c).

Hilfestellung

Je nach Schwierigkeiten des Patienten ist eine Hilfe notwendig für

- die Kontrolle des Türmchens bei der Neigung nach hinten,
- die Drehung des Türmchens zum Pferd, kurz vor dem Heruntergleiten: Die Therapeutin zieht den rechten Oberschenkel dem Sattel entlang nach hinten und hilft damit weiterlaufend der Drehung des Beckens zum Pferd. Der Körper soll ganz auf den Bauch drehen, bevor er nach unten rutscht (Abb. 11.19 a, b).

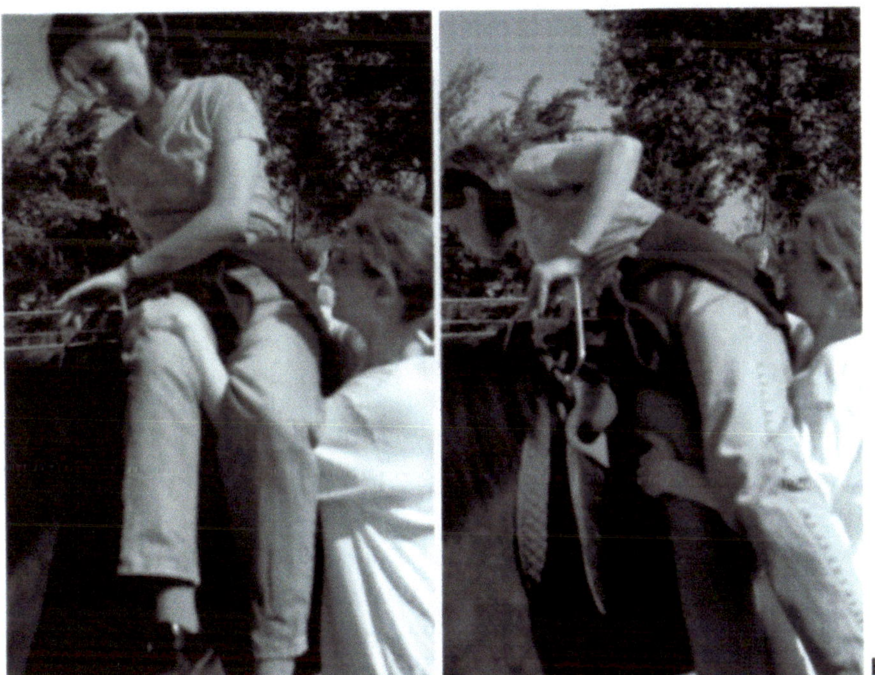

Abb. 11.19 a, b. Die wirksame Hilfestellung beim Heruntergleiten ist: Das rechte Bein gleitet auf dem Sattel unter das linke Bein durch nach hinten, um in Bauchlage auf dem Pferd zu gelangen

Ausweichmechanismen

- Der Patient rutscht mit Körperkontakt lateral rechts am Pferd herunter: Eine häufige Folge ist, daß der Patient zu früh herunterrutscht; der Bewegungsablauf ist nicht kontrolliert und die notwendige Drehung des Türmchens zum Pferd kommt nicht zustande (Abb. 11.20 a, b).

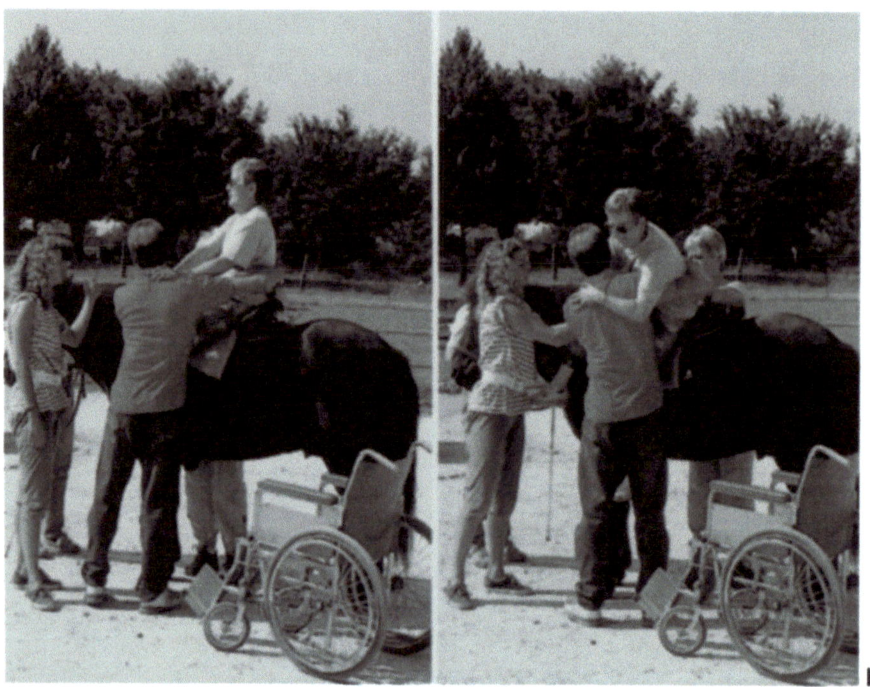

Abb. 11.20 a, b. Absteigen direkt in den Rollstuhl. **a** Dank seiner Größe kann der Therapeut ohne Mühe die Patientin im Sitzen sichern und auch am rechten Bein helfen. **b** Fehler: Die Patientin, statt mit dem Oberkörper zum Pferd zu drehen und damit das Gewicht auf dem Pferd zu behalten, rutscht als Ganzes zum Therapeuten

- Der Patient rutscht mit dorsalem Kontakt am Pferd herunter und wendet sich unnatürlicherweise vom Pferde ab: Dabei wird die Extensionstendenz in der Wibelsäule und den Hüftgelenken betont, was aber bei ungenügender Kontrolle zu einer Zunahme des pathologischen Extensions-/Adduktionstonus führen kann. Diese Bewegungsfolge kann in speziellen Fällen von diplegischen Kindern durchaus therapeutisch genutzt werden.

KAPITEL 12

Von der Norm abweichende Ausgangsstellung und Reaktionen

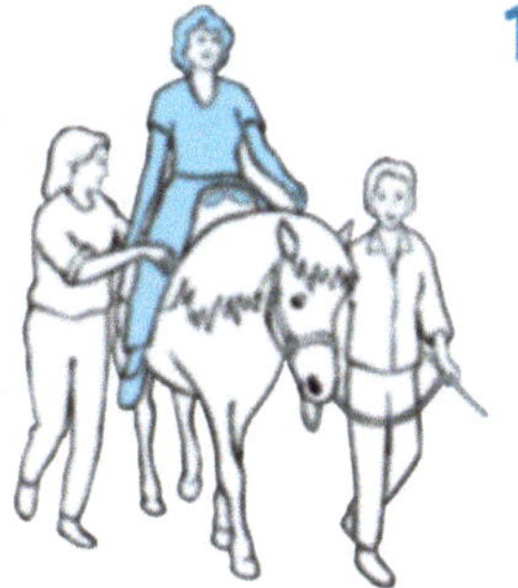

Neurologische Dysfunktionen im Haltungsmechanismus, Beweglichkeitsdefizite und/oder mangelnde Kraft verursachen im Sitz auf dem Pferd eine deutlich von der Norm abweichende Ausgangsstellung (Abb. 12.1).

12.1 Ausgangsstellung auf dem stehenden Pferd

12.1.1 Sagittale Abweichungen vom HTK-Sitz

Abweichungen in der Sagittalebene der einzelnen Körperabschnitte Becken, Brustkorb und Kopf wirken sich auf die Gewichtsverteilung in bezug auf vorne/hinten von der Trennebene bzw. von der Vertikalebene durch die Sitzknochen aus.

Bei der Beobachtung von der Seite lassen sich die abnormen Sitzstellungen in folgende Gruppen einteilen:

- abnormer Sitz mit Gewicht hinter dem Sitzknochen,
- abnormer Sitz mit Gewicht vor dem Sitzknochen,
- abnormer Sitz bei ausgeglichenem Gewicht auf den Sitzknochen,
- abnormer Sitz bei vertikalem Rumpf und abnormer Beinstellung.

Abnormer Sitz mit Gewicht hinter dem Sitzknochen

Das Becken steht extensorisch in den Hüftgelenken (d.h. nach hinten geneigt oder gekippt). Der Patient empfindet die Hauptdruckbelastung am hinteren Gesäßteil bzw. hinter der Mitte der Sitzknochen.

Durch hypotonen Haltungstonus (oft reziprok gehemmt durch den gesteigerten pathologischen Tonus in den Beinen) fällt die Lenden-/Brustwirbelsäule in Totalflexion zusammen. Schultergürtel, Arme und

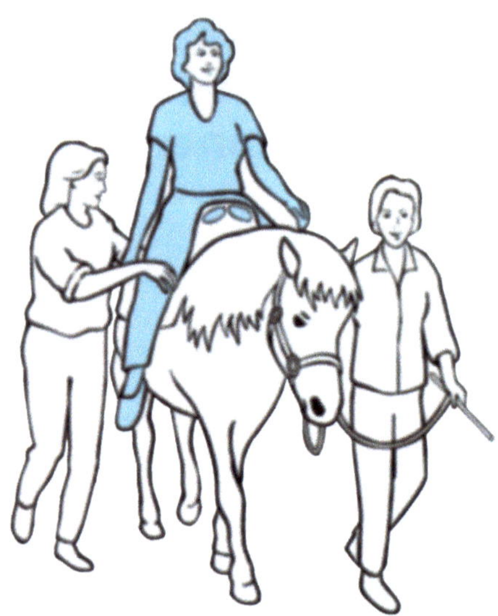

Abb. 12.1. Spontansitz des Patienten

Kopf wirken als Gewicht flexorisch auf die Brustwirbelsäule. In dieser kompensatorischen Totalflexion der Lenden-/Brustwirbelsäule wird der Aufbau des Norm-Haltungstonus deutlich erschwert (Abb. 12.2 a, b). Zudem betont diese Sitzstellung die pathologischen Extensions-/Adduktionssynergien mit Extension in den Kniegelenken.

Abnormer Sitz mit Gewicht vor dem Sitzknochen

Angst und Unsicherheit wie auch inadäquater Pferdeimpuls können den pathologischen Tonus erhöhen. Die resultierenden pathologischen Bewegungssynergien, oft kombiniert mit Defiziten in der abduktorischen Hüftgelenkbeweglichkeit, fixieren das Becken nach vorne geneigt, flexorisch und adduktorisch an den Oberschenkeln. Die Hauptdruckbelastung wird am vorderen Teil der Sitzknochen und medial/ventral an den Oberschenkeln empfunden.

Zu beobachten ist eine abnorme extensorische Verankerung in der Wirbelsäule um die kranialen Gewichte (Brustkorb, Schultergürtel, Arme und Kopf) gegen die Einwirkung der Schwerkraft und der Beschleunigung in die Fortbewegungsrichtung zu halten. Dadurch fixiert sich der Patient in den Hüftgelenken adduktorisch/flexorisch am Pferd, wobei die Unterschenkel ausgleichend nach hinten gezogen werden (Abb. 12.3 a–e).

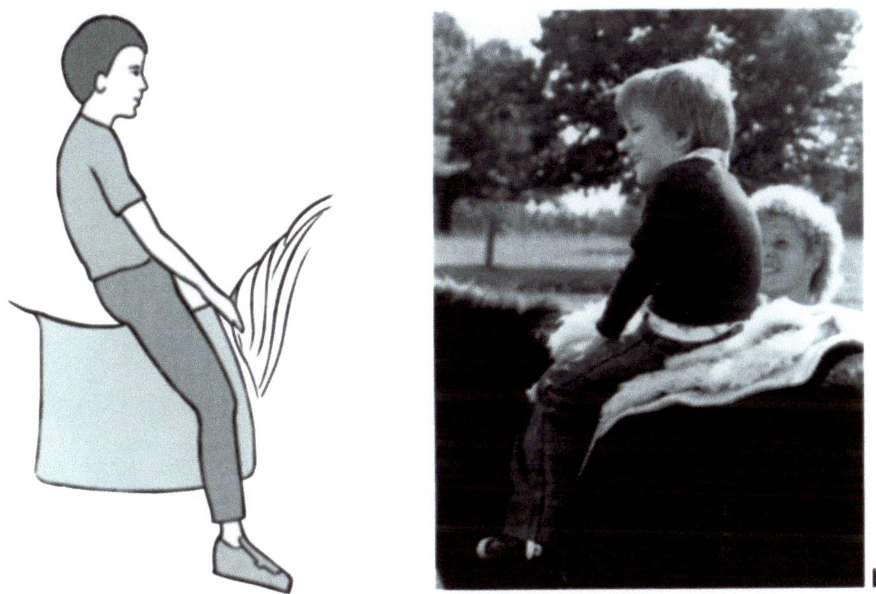

Abb. 12.2. a Gewicht hinter den Sitzknochen: häufige gewohnheitsmäßige und/ oder tonusbedingte Sitzstellung bei Bewegungsbehinderten. **b** Die Beckenstellung kann aufgrund des hohen Tonus in den Beinen nicht vertikal sein und führt zur Totalkyphose

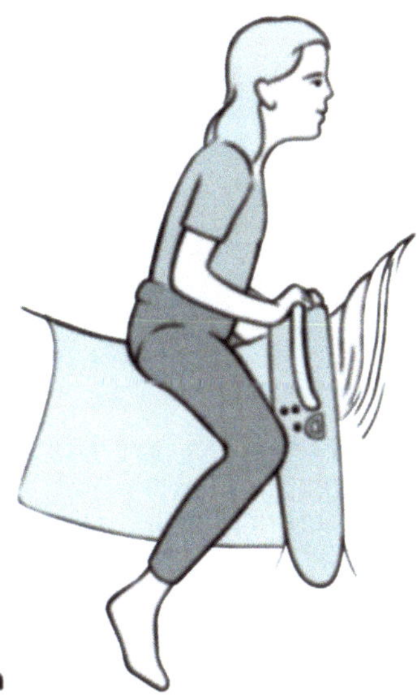

Abb. 12.3 a

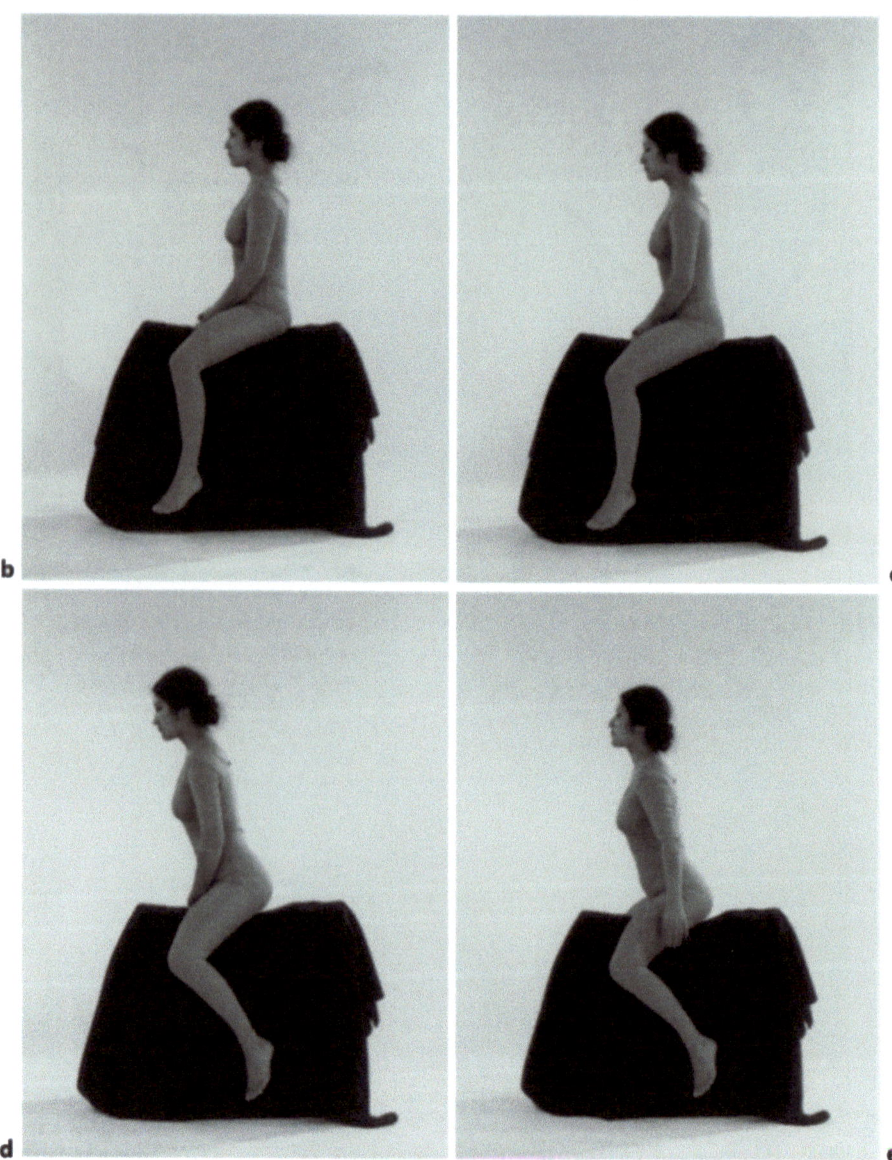

Abb. 12.3. b Von den Gewichten symmetrische Ausgangsstellung in bezug auf vorne/hinten. **c** Wenig Gewicht vor den Sitzknochen führt zur fallverhindernden Tonuszunahme in der dorsalen Muskulatur. **d** Deutliches Gewicht vor den Sitzknochen führt in den Beinen zusätzlich zur Flexion der Unterschenkel in den Kniegelenken; diese Tonuserhöhung wirkt sich negativ auf das Gleichgewicht im Sitzen aus. **e** Bei starker Abweichung der Sitzhaltung helfen die nach hinten verspannten Arme mit, das Gleichgewicht zu halten

Abnormer Sitz bei ausgeglichenem Gewicht auf den Sitzknochen

Ein vertikalisierter Rumpf (d.h. mit nicht eingeordneten Körperabschnitten Becken und Brustkorb) kann – statisch betrachtet – bei ruhig stehendem Pferd im Gleichgewicht erscheinen. Die Gewichte sind in bezug auf vorne/hinten ausgeglichen, d.h., die Sitzknochen sind zentrisch belastet, aber die einzelnen Körperabschnitte weichen von der Nullstellung ab:

- Der Körperabschnitt Brustkorb steht nach hinten translatiert, die Beckenlängsachse steht kompensatorisch nach vorne geneigt. Das Ergebnis ist eine abnorme Betonung der Wirbelsäulenkrümmungen.
- Der Körperabschnitt Brustkorb steht in bezug auf das Becken nach vorne translatiert, die Beckenlängsachse steht nach hinten geneigt. Es kommt zu einer abnormen Haltung in „Sitzkyphose".

Abnormer Sitz bei vertikalem Rumpf und abnormer Beinstellung

Wenn die Körperabschnitte Becken, Brustkorb und Kopf annähernd in der vertikalen Körperlängsachse eingeordnet sind, aber die Stellung der Oberschenkel und der Unterschenkel von der gewünschten parkierten Beinstellung abweicht, so ist diese Beinstellung in der Regel Ausdruck davon, daß

- Abduktionsdefizite in den Hüftgelenken vorliegen, entweder bedingt durch pathologischen Tonus (oft kombiniert mit Innenrotation und Flexion) oder durch muskuläre oder gelenkbedingte Einschränkungen (Abb. 12.4),
- ein schmerzbedingter Ausweichmechanismus im Hüftgelenk das Parkieren der Beine in der HTK-Sitzstellung verhindert.

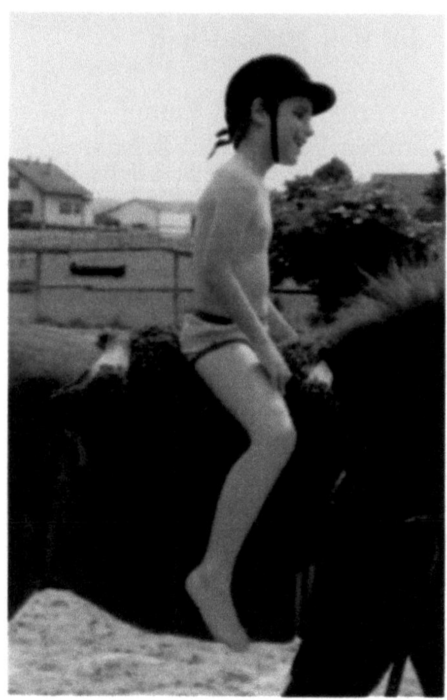

Abb. 12.4. Vertikales Türmchen mit reaktiv nach hinten gezogenen Füßen

12.1.2 Frontale und transversale Abweichungen

Bei ungleich betroffenen unteren Extremitäten fixiert sich das Becken asymmetrisch in den Hüftgelenken. Bei Hemispastik links bzw. bei Beweglichkeitseinschränkung im linken Hüftgelenk ist das Becken in bezug auf die Symmetrieebene häufig nach links unten verschoben (Abb. 12.5 a, b). Die tiefere linke Beckenseite entsteht durch die Fixation in Adduktion: Dadurch wird die fehlende selektive Abduktion im linken Hüftgelenk kompensiert. Zudem wird bei Hemispastikern oft eine Verschiebung der linken Beckenseite nach hinten beobachtet. Als Kompensation der frontalen Verschiebung des Beckens kann der Brustkorb translatorisch/lateralflexorisch zur Gegenseite als Gegengewicht wirken (Abb. 12.6).

Abweichung in der frontalen Ebene

Die Abweichung in der frontalen Ebene bedeutet nicht zwangsläufig eine Veränderung der *Druckbelastung* in bezug auf rechts/links. Diese Druckbelastung bzw. -empfindung hängt direkt von der Verteilung der kranialen Gewichte ab, d.h. von der Lage des Brustkorbs in bezug auf das Becken. Bei kompensatorischer Translation des Brustkorbs zur Gegenseite wird die Druckempfindung von den Sitzknochen auf der Unterlage als symmetrisch wahrgenommen.

Hingegen wird es als deutliche Asymmetrie in bezug auf rechts/links empfunden, wenn sich der Brustkorb ebenfalls in dieselbe Richtung verschoben hat. Dabei erfordert diese Gewichtsverschiebung mit Schwerpunktverlagerung nach links eine betonte adduktorische Verankerung im rechten Hüftgelenk.

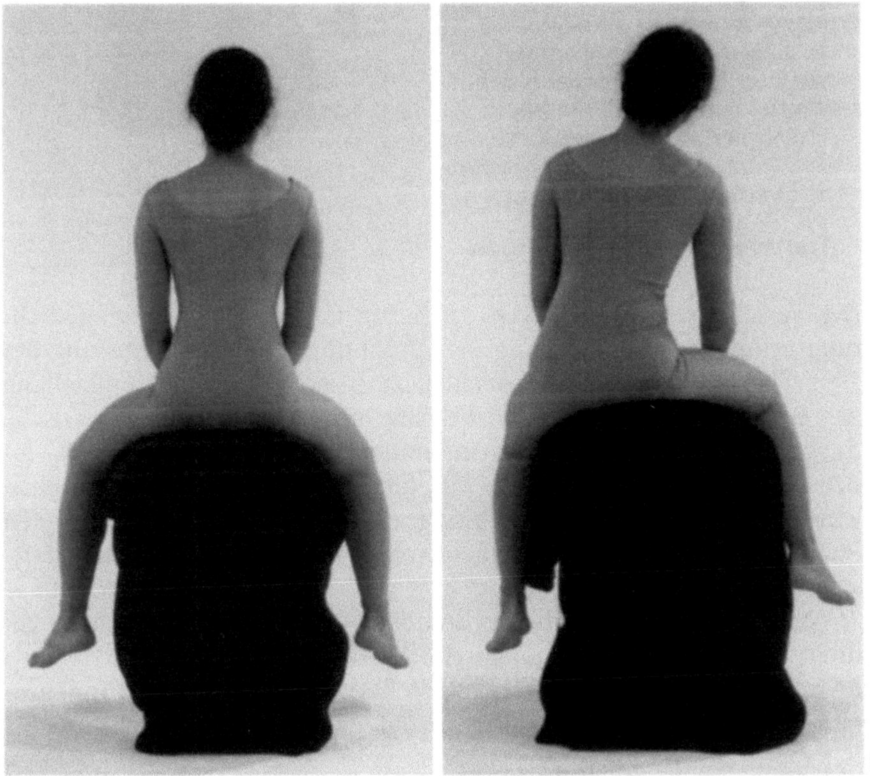

Abb. 12.5. a Von den Gewichten symmetrische Ausgangsstellung in bezug auf rechts/links. **b** Frontale Abweichung: Bei Abduktionsdefizit im linken Hüftgelenk steht das Becken links tiefer; der Gewichtsausgleich erfolgt oft mit einer Totallateralflexion rechts konkav

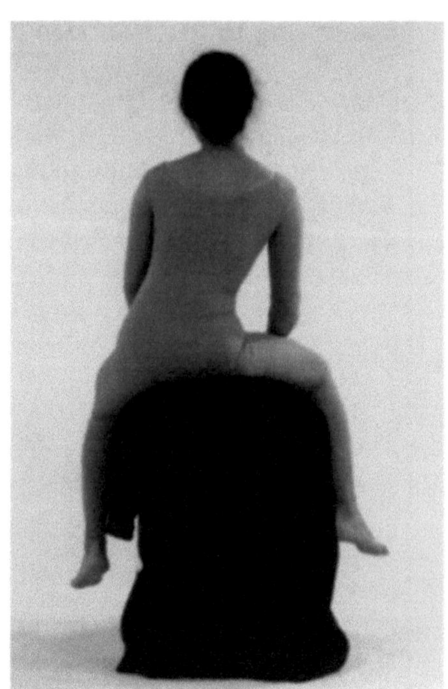

Abb. 12.6. Häufig beobachteter Ausweichmechanismus bei einseitiger Hüftsgelenkbeweglichkeit, z. B. links: Das Becken steht links tiefer, der Brustkorb translatiert als Gegengewicht nach rechts; der frontotransversale Brustkorbdurchmesser bleibt annähernd horizontal, die Verbindungslinie der Augen ist horizontal

Transversale Abweichungen

Die Verschiebung des Beckens in bezug auf die Fortbewegungsrichtung bringt eine Veränderung der Abduktion-/Adduktionsstellung der Oberschenkel in den Hüftgelenken, evtl. auch der Rotationsstellung des Beckens in der Lendenwirbelsäule mit sich. Die asymmetrische Ausgangsstellung des Beckens in bezug auf die Symmetrieebene des Brustkorbs wird selten spontan empfunden. Erst beim Bewußtmachen von Körperdistanzpunkten in bezug auf den eigenen Körper, auf den Raum bzw. das Pferd wird eine Asymmetrie für den Patienten feststellbar.

Wenn das Becken in bezug auf die Vorwärtsrichtung positiv gedreht ist, z.B. durch pathologische Bewegungssynergien am rechten Bein, besteht eine asymmetrische, rechts adduktorische und innenrotatorische Fixation in den Hüftgelenken, dabei steht das Becken rechts tiefer.

12.2 Abnorme Reaktionen auf dem Pferd im Schritt

Ohne Korrektur und/oder bei unkorrekter manipulativer Hilfe reagiert der Körper auf die Labilisierung durch den Pferdeimpuls mit

- aktiver Fixation der Bewegungsniveaus Hüftgelenke, Wirbelsäule und Schultergürtel,
- Zunahme der abnormen Haltungs- und Bewegungssynergien.

Diese aktive Fixation kann mit Norm-Tonus, aber auch kombiniert mit pathologischem Tonus erfolgen. Die muskuläre Fixation ist ein Kompensations- bzw. Ausweichmechanismus für eine mangelnde Stabilisationsfunktion und wird als „funktioneller Block" bezeichnet:

- Ein *„funktioneller Block des Beckens"* ist eine aktive oder reaktive adduktorische Fixation des Beckens in den Hüftgelenken und in der Lendenwirbelsäule, in der Regel kombiniert mit einer nach vorne oder nach hinten geneigten Beckenlängsachse.
- Ein *„funktioneller Block des Schultergürtels"* ist eine aktive oder reaktive Fixation der Arme durch Fixation am Haltegriff oder durch Balancieren mit den Armen.

MERKE

Kompensationsmechanismen in Form einer muskulären Fixation eines Bewegungsniveaus, genannt „funktioneller Block", können bedingt sein durch

- **pathologischen Grundtonus,**
- **Kraftmangel bzw. Paresen, fehlende Selektivität,**
- **herabgesetzte Sensibilität bzw. undifferenziertes Wahrnehmungsvermögen,**
- **Unsicherheit bzw. Angst.**

Kompensationsmechanismen in Form von muskulären Fixationen können eine adäquate Schulung der Haltungsreaktionen unmöglich machen, d.h., selektive Reaktionen gegen die Schwerkraft und gegen die Wirkung der Beschleunigung nach vorne sind gehemmt.

MERKE

Aufgabe der Therapeutin ist, die Ausgangsstellung des Patienten auf dem Pferd zu optimieren, um mit Hilfe der symmetrisch alternierenden Pferdebewegungen die Symmetrie in Haltung und Balancereaktionen zu schulen und zu erhalten.

Die Ausgangsstellung des Patienten auf dem stehenden Pferd verändert sich in der Vorwärtsbewegung wie nachfolgend beschrieben.

12.2.1
Abnorme Reaktionen bei Ruheausgangsstellung mit annähernd vertikalem Türmchen

Sitzt der Patient auch mit annähernd vertikalem Türmchen auf dem ruhig stehenden Pferd, so ist das noch keine Garantie dafür, daß es beim vorwärts schreitenden Pferd und bei veränderter Gleichgewichtssituation so bleibt. In der Fortbewegung können die Körperabschnitte Becken, Brustkorb und Kopf nicht stabilisiert werden. Das Türmchen ist in seinem labilen Gleichgewicht gefährdet, und der unsichere Patient fixiert sich. Als Folge werden pathologische Haltungsmuster ausgenutzt und abnorm verankernde Muskelaktivitäten betont. Dadurch verstärken sich Fehlstellungen und Asymmetrien.

Folgende Beobachtungen gelten als abnorme Reactio:
- Der Pferdeimpuls wirkt sich bei steifem Rumpf weiterlaufend als Schleuderbewegung auf den Kopf aus: Der Scheitelpunkt macht in der sagittalen und/oder in der frontalen Ebene den größten Bewegungsausschlag; dabei kann der Kopf zusätzlich rhythmisch nicken.
- Der vertikal fixierte Oberkörper wird arhythmisch nach vorne transportiert, d.h., er befindet sich *nicht* im Rhythmus des Pferdes.

12.2.2
Abnorme Reaktionen bei bereits bestehender Abweichung in der Ruhestellung

Die bestehende von der Norm abweichende Ausgangsstellung auf dem stehenden Pferd wird in der Regel durch die Beschleunigungskraft der Vorwärtsbewegung betont.

Abnorme Reaktionen in der sagittalen Ebene (von der Seite betrachtet)

Eine Fixation mit *nach hinten geneigter Beckenlängsachse* verstärkt den Kompensationsmechanismus: Der ganze Rücken ist destabilisiert, bleibt in Totalflexion und verankert sich als Ganzes flexorisch an den Oberschenkeln, adduktorisch am Pferd, oft mit Extension in den Kniegelenken (Abb. 12.7, 12.8).

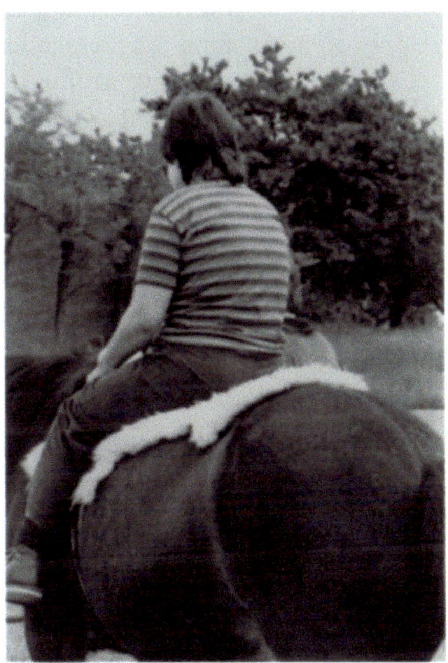

Abb. 12.7. Bei Jugendlichen mit Zerebralparesen ist der Rundrücken oft eine z.T. fixierte Kompensation zum pathologischen Hypertonus in den Beinen

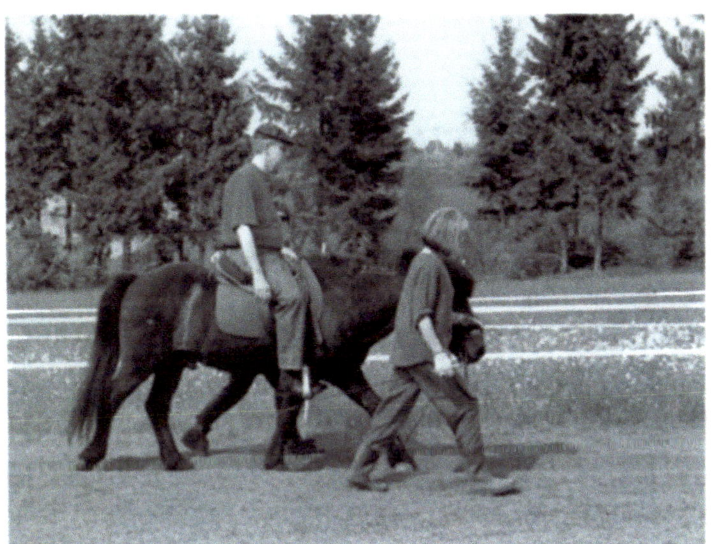

Abb. 12.8. Bei Ermüdung fallen Patienten mit geschwächter Rumpf- und Hüftmuskulatur in Totalflexion

In dieser Totalflexionsstellung des Rumpfes wirkt sich der Pferdeimpuls weiterlaufend als Schleuderbewegung auf den Kopf aus: Der Scheitelpunkt macht den größten Bewegungsausschlag, und der Kopf als distaler Zeiger nickt flexorisch/extensorisch im Rhythmus des Pferdes (Abb. 12.9, 12.10).

Wenn in der Ausgangsstellung die pathologische Extensionssynergie in Becken/Beine nur latent vorhanden ist, so wird diese durch die zwingende Primärbewegung, auch durch Unsicherheit, Angst oder Freude deutlich verstärkt. Durch den pathologischen reziproken Hypotonus im Rumpf wird jeder Aufbau von Norm-Haltungsmechanismen erschwert, der für eine Bewahrung des Gleichgewichts notwendig ist.

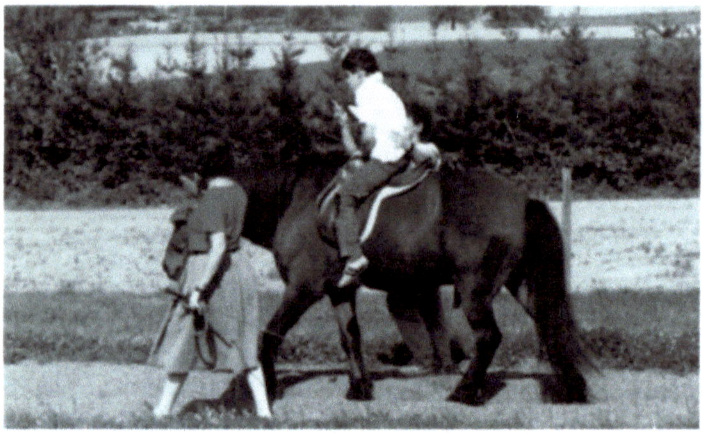

Abb. 12.9. Im Schritt werden die tonischen Bewegungssynergien stärker. Das Kind hat Mühe, seine Ausgangsstellung zu behalten

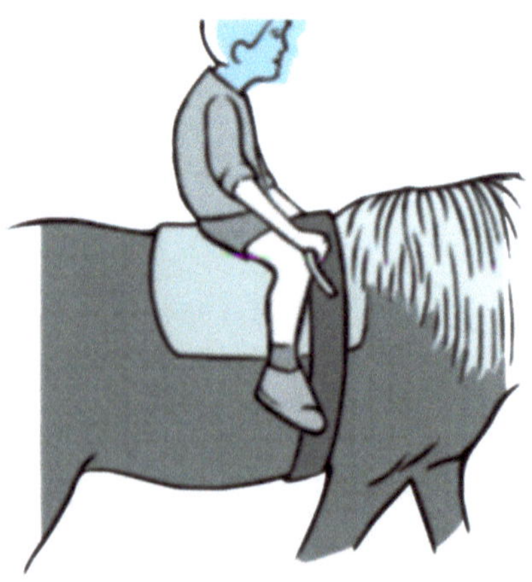

Abb. 12.10. Bei Totalflexion im Rumpf nickt der Kopf im Rhythmus des Pferdeschritts

Bei einer Fixation mit *nach vorne geneigter Beckenlängsachse* schiebt der Pferdeimpuls den bereits nach vorne fixierten Rumpf wie einen steifen Stab in die Vorwärtsrichtung und verstärkt dadurch die Fixation extensorisch in der Wirbelsäule und flexorisch/adduktorisch in den Hüftgelenken (Abb. 12.11, 12.12).

Die zwingende Primärbewegung wirkt sich weiterlaufend auch hier als Schleuderbewegung auf den Kopf aus. Der Kopf nickt flexorisch/extensorisch im Rhythmus des Pferdes. Je nach Symptombild ist auch ein rhythmischer Parallelschwung der Arme (symmetrische Bewegung der Arme, meist mit Betonung nach hinten) zu beobachten. Dieser ist ein Zeichen dafür, daß die Stabilisation in der Brustwirbelsäule und das Spiel „Becken-Mobile/Brustkorb-Stabile" noch nicht funktioniert.

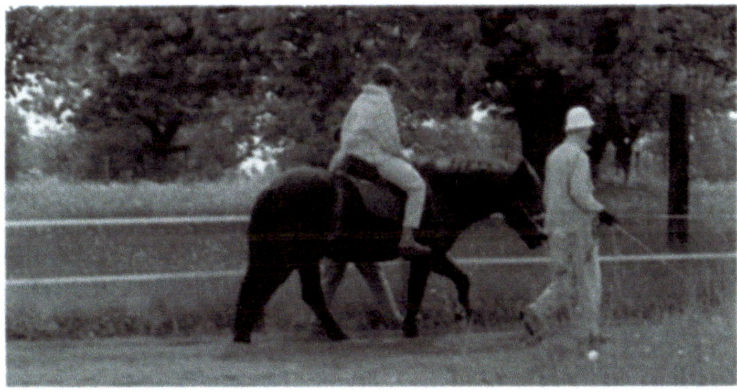

Abb. 12.11. Im Schritt verstärkt sich die Fixation flexorisch und adduktorisch in den Hüftgelenken

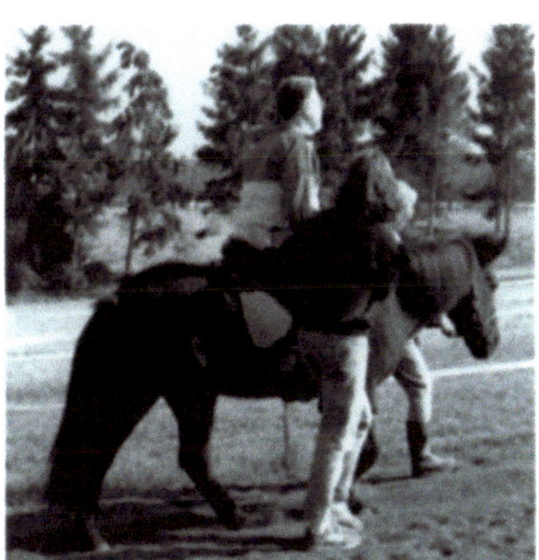

Abb. 12.12. Auch in dieser abweichenden Sitzstellung kommt es zum rhythmischen Kopfnicken

Abnorme Reaktionen in der frontalen und transversalen Ebene (von hinten betrachtet)

Auch die von hinten beobachteten Abweichungen der Norm-Ausgangsstellung auf dem stehenden Pferd werden in der Regel in der Vorwärtsbewegung betont.

Ohne therapeutische Korrektur und Hilfestellung bewirkt die Primärbewegung eine Verstärkung der Asymmetrie, wodurch sich die Unsicherheit beim Patienten vergrößert (Abb. 12.13 a, b). Es entsteht ein funktioneller Block des Beckens in den Hüftgelenken. Durch die Hyperaktivität wird jede Selektivität verhindert.

Die Schwerpunktverschiebung nach links durch Neigung des ganzen Türmchens nach links erfordert eine betonte adduktorische Verankerung im rechten Hüftgelenk (Abb. 12.14 a, b).

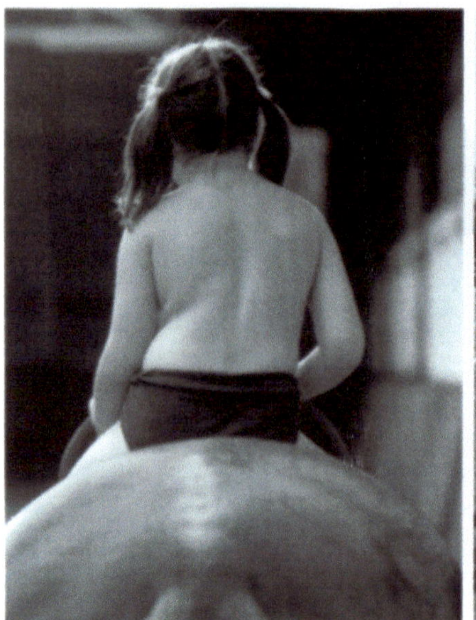

a

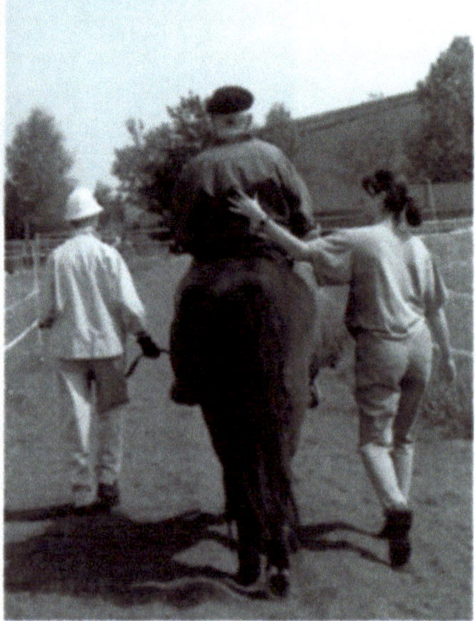

b

Abb. 12.13 a, b. Durch eine zu große Pferdebewegung werden leichte frontale Asymmetrien verstärkt statt aktiv korrigiert. **b** Bei paretischem Rumpf kann sich der Brustkorb translatorisch zur schwächeren Seite verschieben, was eine dorsale Hilfestellung nicht korrigieren kann

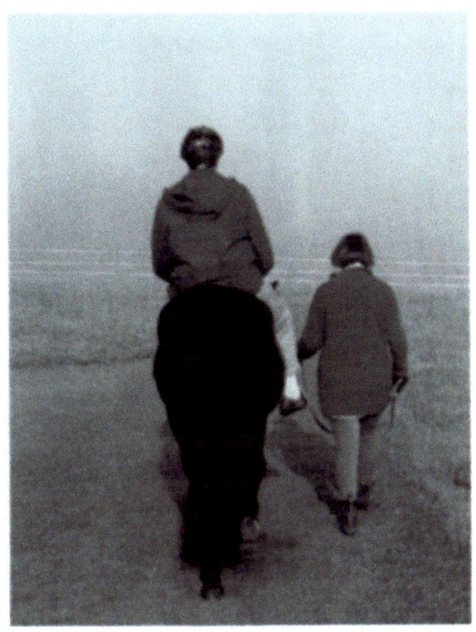

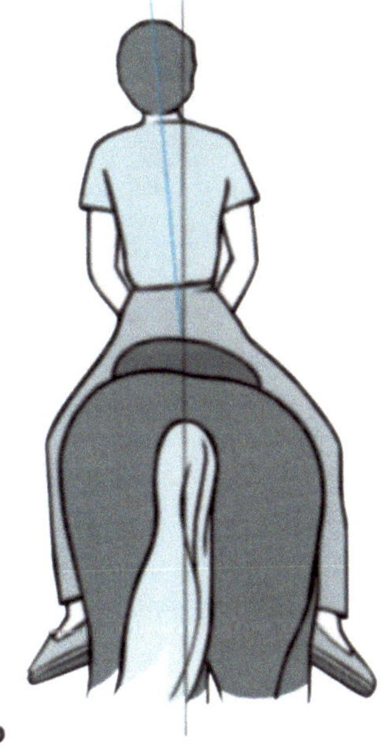

Abb. 12.14. a Die Verschiebung des Gewichts nach links, bedingt z. B. durch Beweglichkeitseinschränkungen im linken Hüftgelenk, verlangt eine verstärkte adduktorische Verankerung rechts. Dadurch wird der Patientin die Mehrbelastung auf den linken Sitzknochen nicht bewußt.
b Patienten mit Koordinationsstörungen sind nicht in der Lage, bei Gleichgewichtsschwierigkeiten ein selektives Gegengewicht einzusetzen. Dadurch fixieren sie sich vermehrt ans Pferd un bleiben steif zu einer Seite geneigt. Hilfestellung: für mehr Sicherheit in einem symmetrischen Sitz sorgen und mit einer adäquaten Pferdebewegung das Becken-Mobile fördern

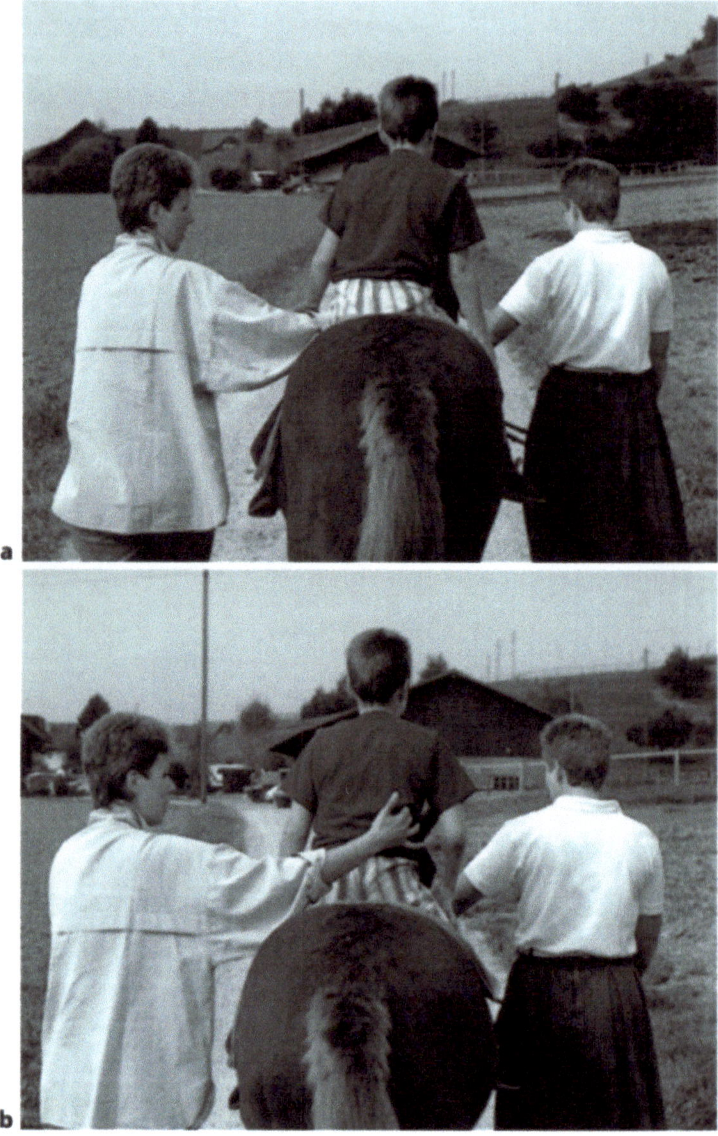

Abb. 12.15 a, b. Korrektur frontaler Abweichung. **a** Spontan steht das Becken links tiefer, und der Brustkorb translatiert kompensatorisch nach rechts. **b** Die Korrektur muß zuerst am Becken erfolgen, dann als begrenzender Berührungskontakt am Brustkorb

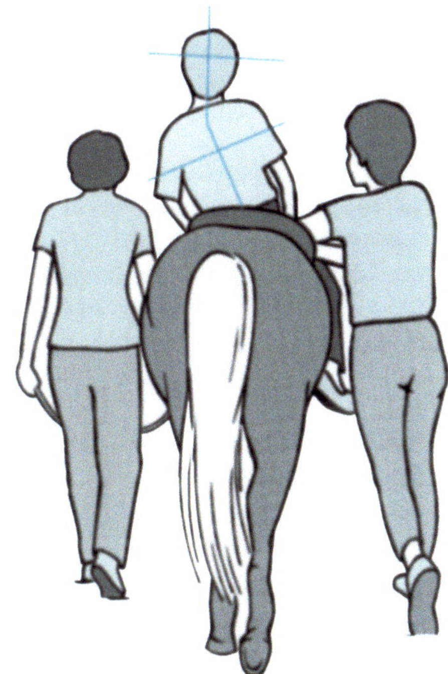

Abb. 12.16. Diese deutliche Abweichung versucht die Therapeutin sowohl manipulativ wie auch verbal zu beeinflussen, indem die Mehrbelastung des linken Sitzknochens (bedingt durch die Verschiebung des Oberkörpers nach links) bewußtgemacht wird

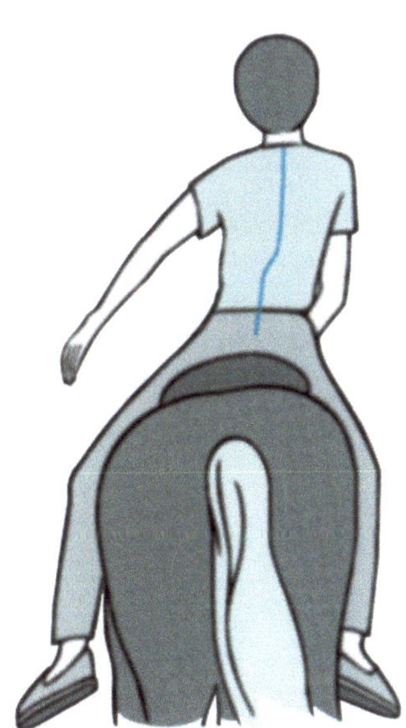

Abb. 12.17. Der linke Arm als aktiviertes Gegengewicht zur Brustkorbverschiebung nach rechts entspannt erst dann, wenn die Körperabschnitte Becken und Brustkorb eingeordnet und im Gleichgewicht sind

Die asymmetrische adduktorische Verankerung in den Hüftgelenken, oft verbunden mit einer kompensatorischen Translation des Körperabschnitts Brustkorb zur Gegenseite, nimmt zu (Abb. 12.15 a, b, 12.16).

Wenn der Oberkörper zu einem Norm-Bewegungsverhalten in der Lage ist, kann beobachtet werden, daß der gegenüberliegende Arm als Gegengewicht aktiviert wird (Abb. 12.17). Dieser Arm ist, funktionell betrachtet, ein aktiviertes Gegengewicht. In diesem Fall muß die ungleiche Gewichtsverteilung, ausgehend vom Becken auf der Unterlage und dem Brustkorb über dem Becken, korrigiert werden.

12.2.3 Therapeutische Hilfe

Hinweise für die Korrektur der Ausgangsstellung werden in Kap. 13 und für die Optimierung der Bewegungsübertragung in Kap. 14 und 15 vorgestellt.

KAPITEL 13

Therapeutische Hilfen für die Ausgangsstellung

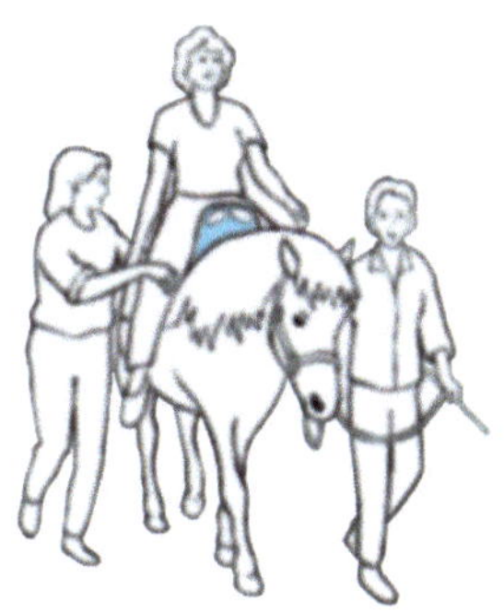

Ein Patient, der auf dem Pferd unsicher ist, fixiert sich adduktorisch am Pferd. Dies kann durch Flexion des Beckens und steifem Rücken nach vorne oder durch Extension des Beckens und Totalflexion der Lenden-/Brustwirbelsäule geschehen. In diesem abnormen Sitz kann die subtile Primärbewegung nicht aufgenommen werden. Sie wird durch abnorme Fixationen unterdrückt; somit können keine selektiven Haltungsreaktionen aufgebaut werden. Um die Ausgangsstellung zu optimieren, werden Sitzhilfen angewendet (Abb. 13.1).

MERKE

Voraussetzung für die Schulung der Sitzbalance sind die annähernd vertikal eingeordneten Körperabschnitte Becken und Brustkorb.

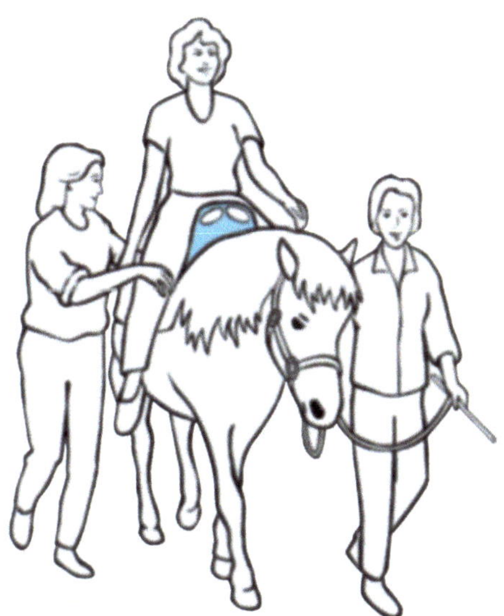

Abb. 13.1 Hilfsmittel für die Ausgangsstellung

13.1 Hilfe durch Wahrnehmungshinweise

Um eine Korrektur der Beckenstellung zu erreichen, werden die Kontaktflächen sowie die Druckempfindung unter dem Gesäß und/oder an der Oberschenkelinnenseite dem Patienten verbal bewußtgemacht. Auch kann er auf die Distanz zwischen 2 körpereigenen Punkte aufmerksam gemacht werden, so daß er beim Stellungswechsel eine Distanzveränderung wahrnehmen kann.

Ferner kann bei frei hängenden Beinen die bewußte Empfindung des Beingewichts, das vorne am Becken nach unten zieht, therapeutisch genutzt werden: Dieses Gewicht hilft, die Beckenlängsachse vertikal zu stellen, und trägt dazu bei, sie ohne Kraftaufwand beizubehalten.

Eine Stellungskorrektur beinhaltet immer einen Lernprozeß für den Patienten. Eine gewohnte Stellung vermittelt bekannte Empfindungen von Druck, Halt und Bewegungsform, die es gilt, allmählich bewußt wahrzunehmen. Erst dann kann der Patient seine kompensatorischen „Bremsen" lösen und eine neue Bewegungserfahrung machen (Abb. 13.2a–f).

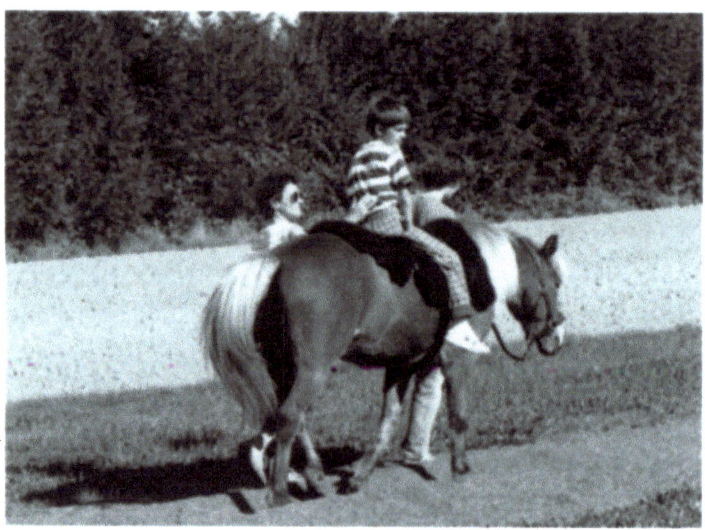

Abb. 13.2a. Auch bei Kindern sind Wahrnehmungshinweise für eine Sitzkorrektur wirksam, z.B. über Druckempfindung auf den Sitzhöckern für die Stellung des Beckens, wenn nicht Interessanteres sie gerade ablenkt

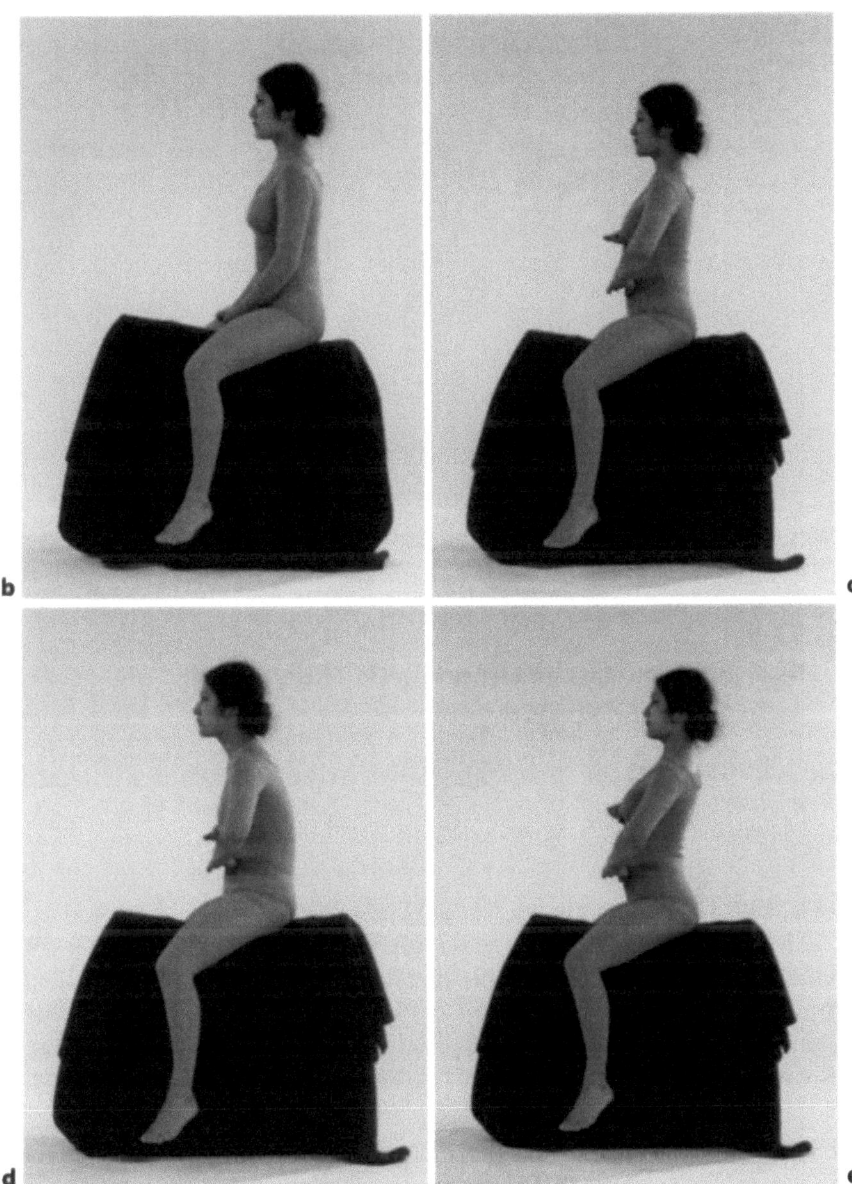

Abb. 13.2. b Gewünschter HTK-Sitz. **c** Die Oberbauchlänge (Distanz zwischen Brustbeinspitze und Bauchnabel) wird deutlich bewußtgemacht, da diese direkt die Extensionsstellung in der Brustwirbelsäule beeinflußt. **d** Eine zu kurze Oberbauchlänge bedeutet eine Flexionsstellung in der Brustwirbelsäule. **e** Eine zu lange Oberbauchlänge bedeutet eine übermäßige Extensionsstellung in der Brustwirbelsäule

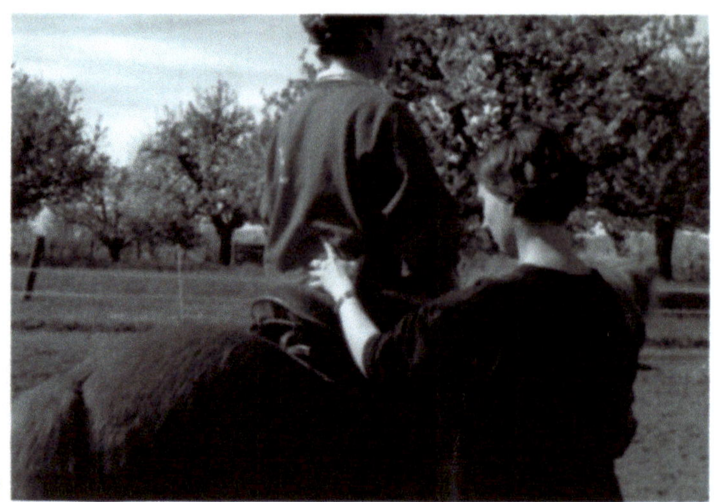

f

Abb. 13.2f. Durch Tastgriff kann die Therapeutin trotz weiter Jacke die Beckeneinstellung einschätzen

13.2 Korrekturmöglichkeiten durch Hilfsmittel: Sattel und Sitzhilfen

Im allgemeinen Gebrauch beim Reiten erfüllt der Sattel die Funktion, den Druck des Reitergewichts auf dem Pferderücken optimal zu verteilen. Voraussetzung dafür ist, daß der Sattel dem jeweiligen Pferderücken optimal angepaßt ist und daß er auch an der richtigen Stelle befestigt wird. Dies gilt selbstverständlich auch in der Therapie.

Der gezielte Einsatz von Sattel, Sitzunterlagen und Sitzhilfen erlaubt eine zweckmäßige passiv korrigierenden Einflußnahme auf die Ausgangsstellung. Zudem wird mit dem Hilfsmittel die Kontaktfläche vergrößert; somit können Unsicherheit und Angst abgebaut und damit die Reaktionsbereitschaft der Muskulatur verbessert werden (Abb. 13.3).

Mit Hilfsmitteln kann zudem eine therapeutisch günstige Ausgangslage für den Aufbau der erwünschten Haltungsreaktionen erarbeitet werden. Dies gilt besonders bei den ersten Stufen der HTK-Behandlungsstrategie. Wird beispielsweise ein Sattel als Stützhilfe und zur Vergrößerung der Kontaktfläche eingesetzt, kann das vertikale Türmchen effizienter erarbeitet werden.

MERKE

Der Sattel betont eindeutig die Primärbewegung, was die Sitzbalance stärker herausfordert als das Sitzen auf dem Fell.

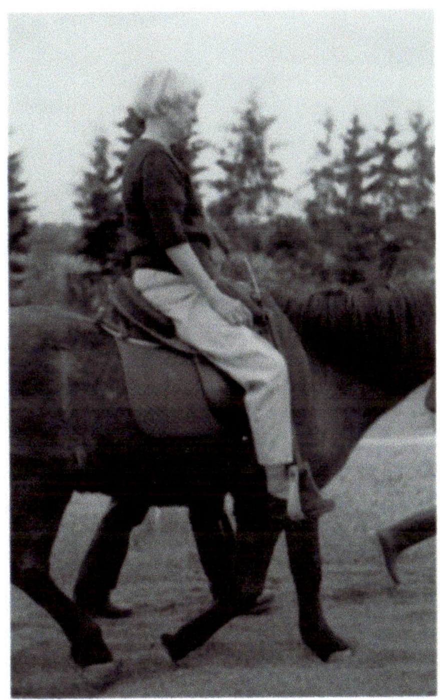

Abb. 13.3. Bei vielen Patienten ist eine gute Führung durch einen Sattel eine wertvolle Hilfe, um im Gleichgewicht sitzen zu können

13.2.1 Therapeutische Nutzung des Sattels

Der Sattel wird aufgrund folgender therapeutischer Überlegungen eingesetzt und genutzt:

- In bezug auf die *Ausgangsstellung*:
  - Er ermöglicht eine optimale Kongruenz der Kontaktflächen Patient/Pferd.
  - Er vergrößert die Kontaktfläche und gibt so dem Patienten Sicherheit (Abb. 13.4).
  - Er kann eine bestimmte Sitzstellung beeinflussen (Abduktion in den Hüftgelenken, Beckenstellung in den Hüftgelenken etc.).

WICHTIG

***Achtung:* Bei Patienten mit starken Gleichgewichtsproblemen kann auf den Sattel nicht verzichtet werden, da ansonsten die Ausgansstellung zu labil würde.**

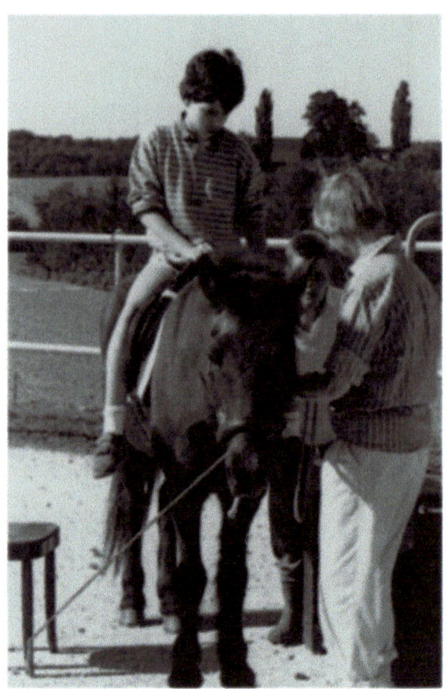

Abb. 13.4. Voraussetzung zum Einsatz des Sattels auch bei Kindern ist, daß sie eine gute Sitzstellung einnehmen können

- In bezug auf die *Bewegungsübertragung*:
  - Er hilft, eine Führungshilfe für die Aufnahme der Primärbewegung auszunutzen.
  - Er vermittelt eine bessere Bewegungsübertragung (deutlichere Primärbewegung, da der Bewegungsimpuls als Resultante sich eindeutiger überträgt).
  - Er mindert die Rutschtendenz.

MERKE

Der Sattel vereinheitlicht und verdeutlicht den Bewegungsimpuls des Pferdes. Ohne Sattel ist die Induktion der evozierten Bewegungsimpulse kleiner, in allen Komponenten gemischter und dadurch für den Patienten weniger eindeutig. Dies bedeutet, daß der Patient größere Schwierigkeiten hat, die Pferdebewegung differenziert aufzunehmen.

13.2.2 Sattelform und -zubehör

Ob ein flacher oder ein tiefer Sattel in der Therapie eingesetzt wird (Abb. 13.5 a, b–13.7), bestimmt das Therapieziel (Tabelle 13.1).

Bei ungenügender Abduktionsbeweglichkeit können die Kniepauschen entfernt werden, was in den Hüftgelenken zu einer wesentlich besseren Ausgangsstellung beiträgt.

a

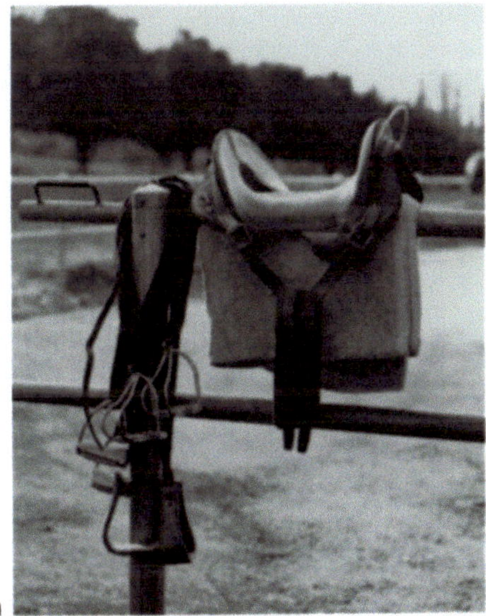

b

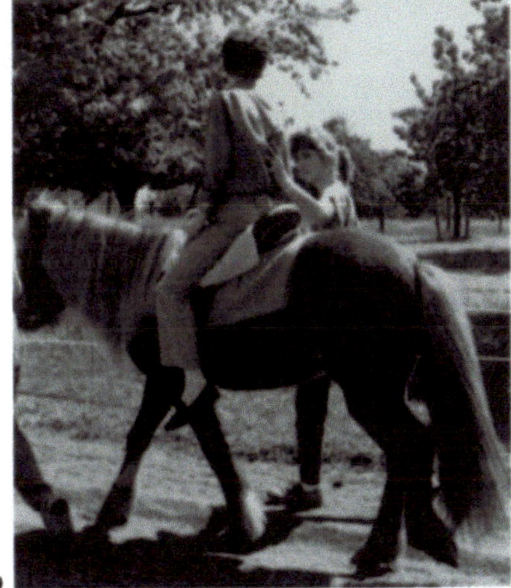

Abb. 13.5. a Einige Wanderreitsattel haben keine Kniepauschen und werden gerne als tiefe Sattel in der Therapie eingesetzt. **b** Der tiefe Sitz hilft maßgebend zur vertikalen Beckenstellung, die wiederum die Aufrichtung im Rumpf begünstigt

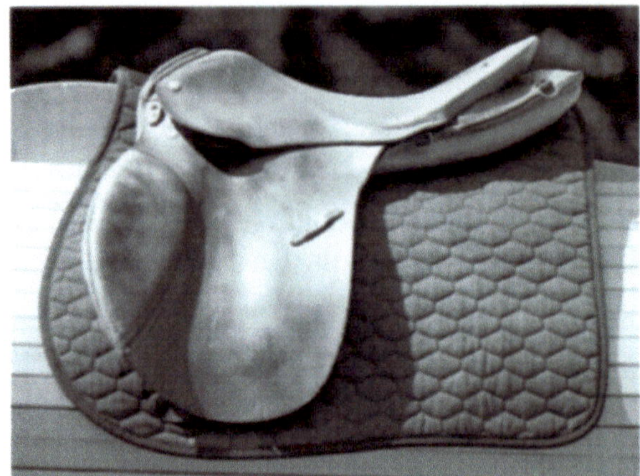

Abb. 13.6. Der Vielseitigkeitssattel als „flacher“ Sattel

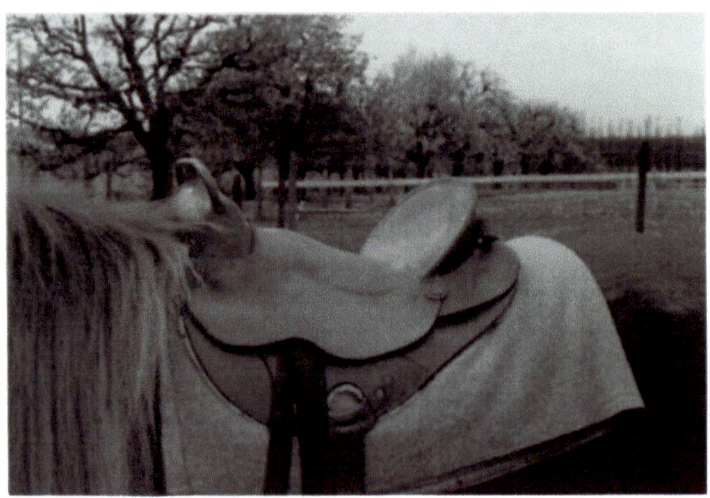

Abb. 13.7. Der für die Therapie angepaßte Westernsattel als „tiefer“ Sattel

Tabelle 13.1. Beeinflussung durch Hilfsmittel: ++ überwiegende Wirkung, + möglicher Einfluß, * indirekter Einfluß, 0 kein Einfluß, - eher negativ/gegenteilig, -- wirkt deutlich gegenteilig

Passiver Einfluß in bezug auf	kein Sattel	flacher Sattel	tiefer Sattel	mit dorsaler Stütze am Becken	mit ventraler Stütze am Oberschenkel	mit Oberschenkel-Schiene	mit Bügel	ohne Bügel
Vergrößerung der Kontaktfläche (mehr Sicherheit)	--	+	+	++	+	++	++	--
Verbesserung bei Abduktionsdefizit	--	-	*	*	-	++	++	--
Förderung der Extensionstendenz des Beckens in den Hüftgelenken	+	+	*	*	0	++	*	-
Förderung der Flexionstendenz des Beckens in den Hüftgelenken	0	0	*	-	*	--	0	++
Förderung der Extensionstendenz des Oberschenkels im Hüftgelenk	*	0	*	*	*	--	--	++
Minderung der Extensionstendenz des Oberschenkels im Hüftgelenk	*	0	-	*	-	++	++	--
Minderung der Intensität der zwing. Primärbewegung	++	+	-	--	-	-	*	*
Erhöhung der Intensität der Primärbewegungen	--	0	+	++	*	*	*	*
Förderung der Aufnahme der frontalen subtilen Primärbewegung	--	0	+	++	*	+	+	-
Förderung der Aufnahme der transversalen subtilen Primärbewegung	--	0	+	++	*	0	*	+

Satteloberfläche bzw. -überzug

Auf dem glatten Leder eines Sattels ist die Rutschtendenz stärker als auf dem aufgerauhten Leder bzw. auf dem Fellüberzug. Zudem geht durch die Rutschtendenz ein Teil des Bewegungsimpulses verloren. Ein Schaffell bzw. dünner Schaumgummi als Sitzunterlage dient nicht nur zum Polstern, sondern kann dank der rutschsicheren Situation eine deutlichere Übertragung der Pferdebewegung gewährleisten (Abb. 13.8).

Zu dicke Schaumgummi und Polster wirken sich hingegen negativ aus: die Pfedebewegung verliert seine eindeutige Bewegungsrichtung, sie wird diffuser; oft bezeichnet es der Patient als weicher, aber die selektive Bewegungsübertragung ist vermindert bis aufgehogen.

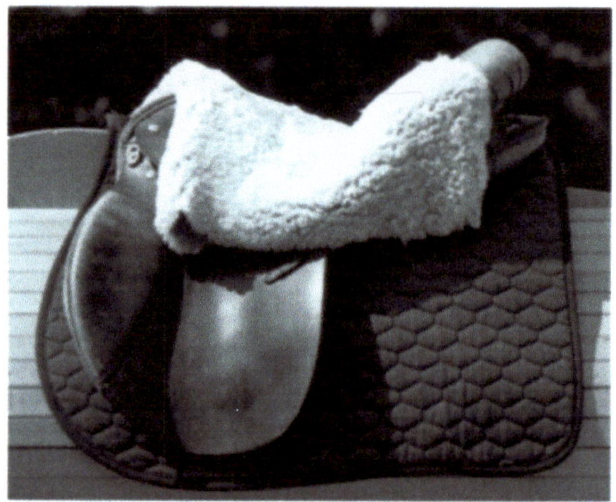

Abb. 13.8. Das Schaffell ist rutschsicher und vermittelt ein angenehm weiches Sitzgefühl

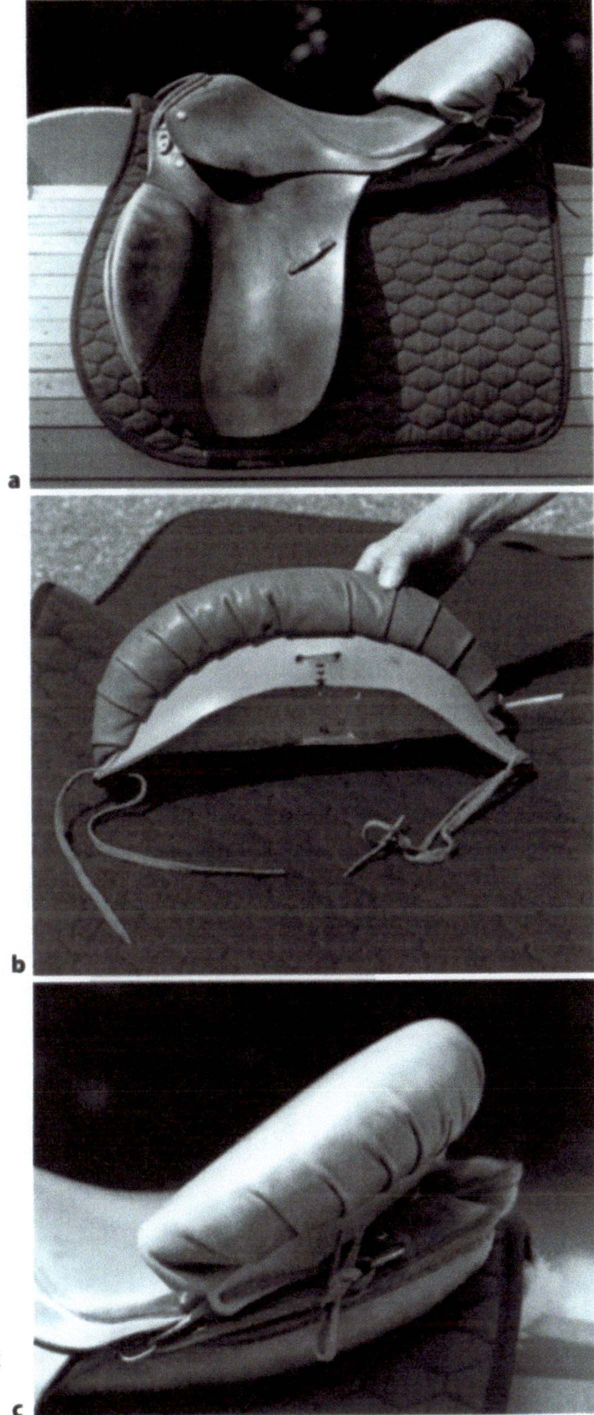

Abb. 13.9 a–c. Der abnehmbare Aufsatz macht aus dem flachen einen tieferen Sattel

Option: Stützhilfen

Der Sattelaufsatz (Abb. 13.9a–c) bzw. der Übersattel (Abb. 13.10, 13.11) bieten als dorsale Stütze eine therapeutisch wertvolle Vergrößerung der Kontaktfläche und können als abnehmbare Stellungshilfe für das Becken dienen. Diese Stütze verhindert die Rückneigung der Beckenlängsachse und fördert damit die vertikale Einordnung der Körperabschnitte Becken, Brustkorb und Kopf.

Die ventrale Stütze des Übersattels verhindert die Vorneigung der Beckenlängsachse, ermöglicht die korrekte Einstellung des Körperabschnitts Becken und bietet eine mediale Abstützfläche für die Oberschenkel, was dem Patienten deutlich mehr Sicherheit vermittelt.

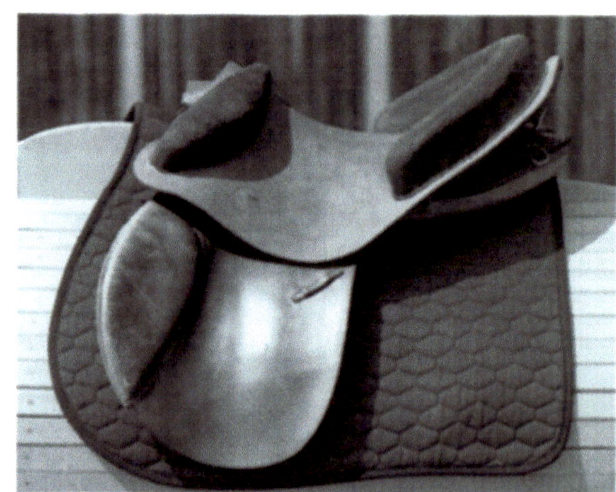

Abb. 13.10. Der Übersattel ist ein beliebter Zusatz, mit dem ein Sattel rasch zu einem tiefen Sitz verändert werden kann

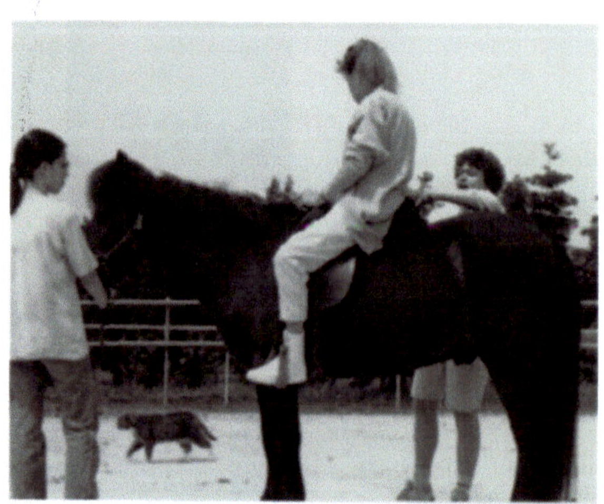

Abb. 13.11. Die dorsale Sattelführung verleitet gerne zum passiven Anlehnen, was der Patientin immer wieder bewußt gemacht wird

Haltegriff

Der am Sattel befestigte Haltegriff (Abb. 13.12–13.14) ist für den erwachsenen Patienten eine wertvolle psychologische Hilfe. Das Wissen um die Möglichkeit, jederzeit und schnell einen Halt am Griff zu finden, baut Angst und Verkrampfungen deutlich ab (Abb. 13.15).

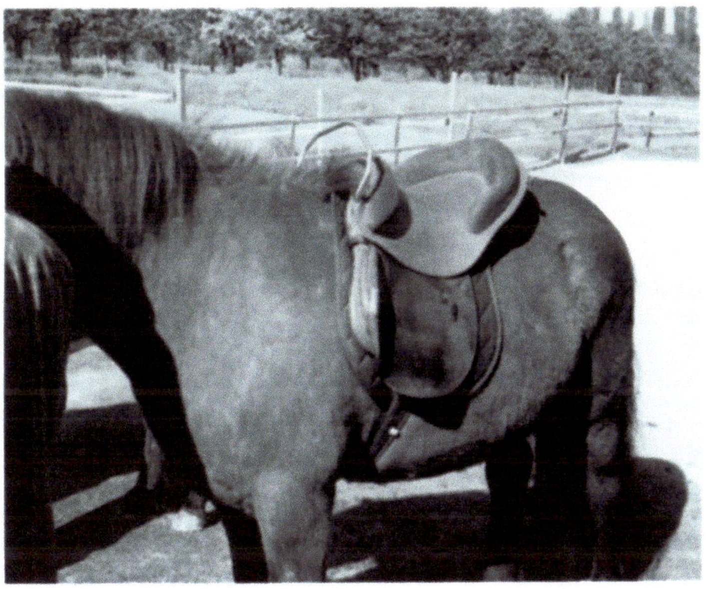

Abb. 13.12. Sattel mit Übersattel und fixem Handgriff sind die ideale Ausrüstung für die HTK bei Erwachsenen

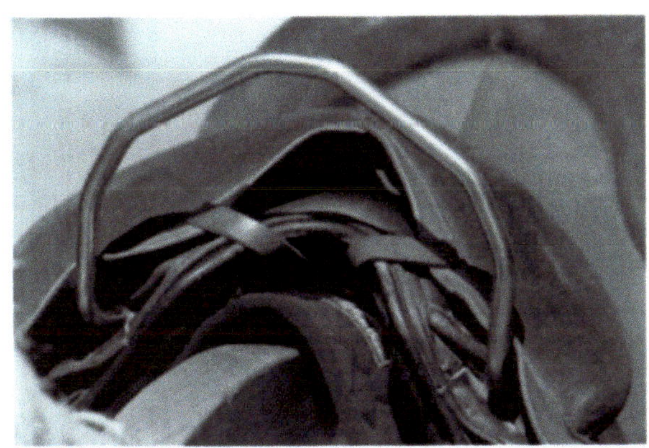

Abb. 13.13. Der Griff kann am Sattel oder an einem Vorgurt fest montiert werden

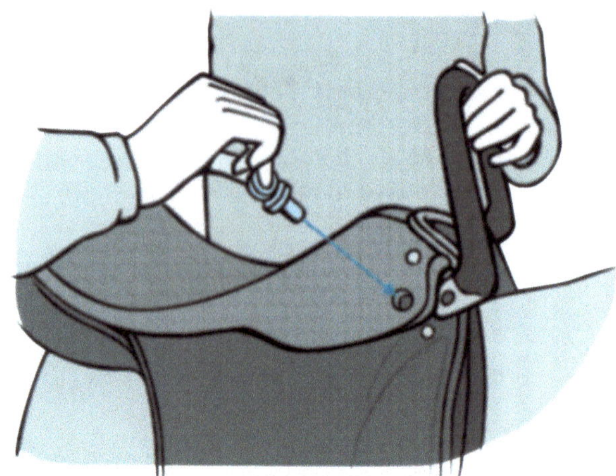

Abb. 13.14. Der Griff kann bei Bedarf montiert werden

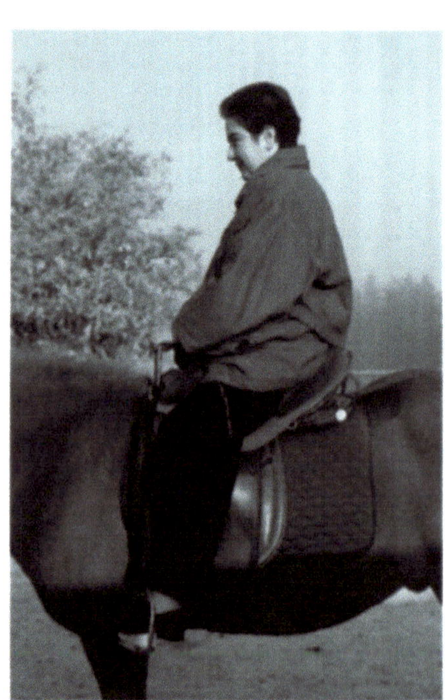

Abb. 13.15. Bei Unsicherheit kann die Patientin den Handgriff schnell und einfach fassen

Bei Kindern hingegen reizt der Griff oft zum Festhalten, was das Üben der Gleichgewichtsreaktionen ohne Zuhilfenahme der Handfixation beinahe unmöglich macht (Abb. 13.16 a, b).

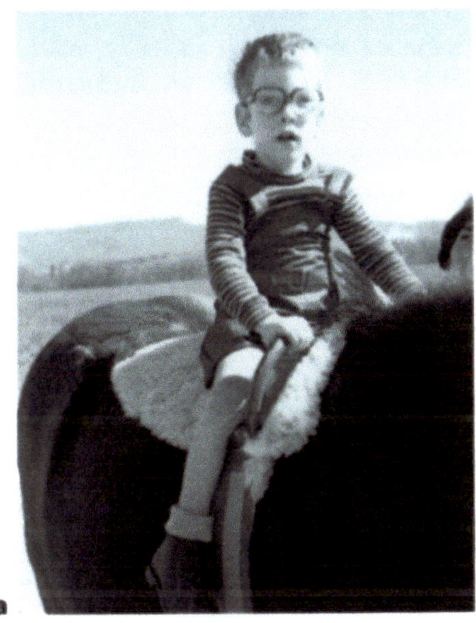

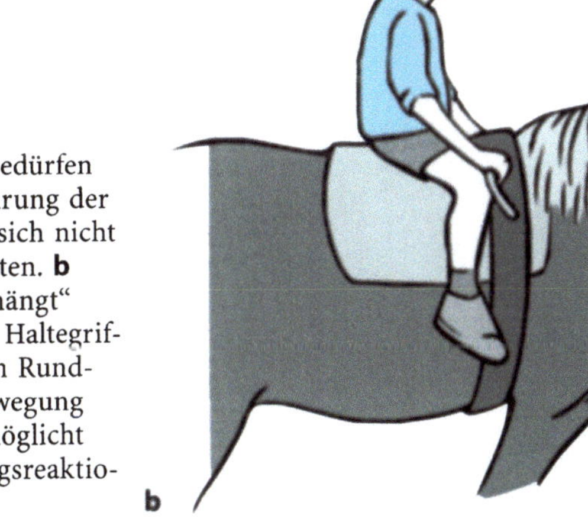

Abb. 13.16. a Kinder bedürfen einer konsequenten Führung der Therapeutin, damit sie sich nicht ständig am Griff festhalten. **b** Durch das Festhalten „hängt" sich der Körper an den Haltegriffen. Dies begünstigt den Rundrücken und die Nickbewegung des Kopfes und verunmöglicht den Aufbau von Haltungsreaktionen im Rumpf

13.3 Hilfe durch veränderte Beinstellung

Beim HTK-Sitz haben die Oberschenkellängsachsen einen Winkel von 30–45° zur Horizontalen. Um die notwendige Parkierfunktion der Beine zu erreichen, ist es je nach Größenverhältnis Patient/Pferd erforderlich, die Bügel als Auflagefläche und als Vergrößerung der Unterstützungsfläche zu verwenden.

Beim Kind ist durch die Größenverhältnisse das Beingewicht auf dem Pferd parkiert (Abb. 13.17, 13.18 a, b, 13.19). Um einen ungünstigen pathologischen Abdruck zu verhindern, wird in der Regel auf den Einsatz von Bügeln verzichtet (Abb. 13.20).

Beim Erwachsenen, der mit frei hängenden Beinen auf dem Kleinpferd sitzt, sind die Beine nicht in Parkierfunktion. Ohne Abstützung, entweder mit Bügeln oder mit speziellen Oberschenkelschienen, stehen Oberschenkellängsachse steiler und Knie tiefer als im HTK-Sitz (Abb. 13.21, 13.22). In dieser Ausgangsstellung wirkt das Beingewicht

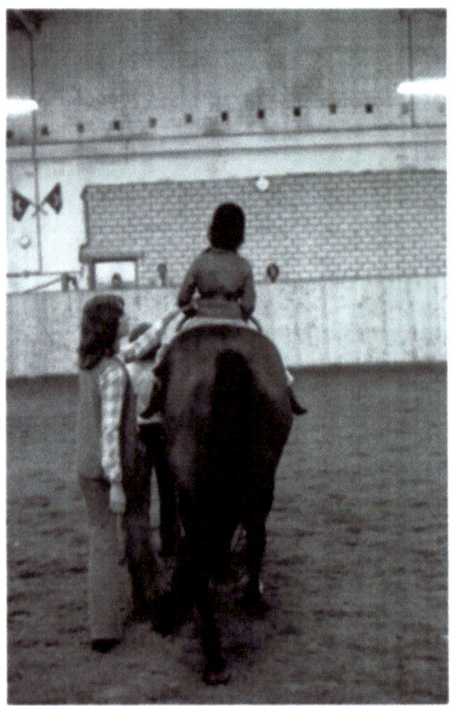

Abb. 13.17. Ein in bezug auf das Kind breites Pferd bietet Sicherheit an, vorausgesetzt die Beweglichkeit in den Beinen läßt diese Sitzstellung zu

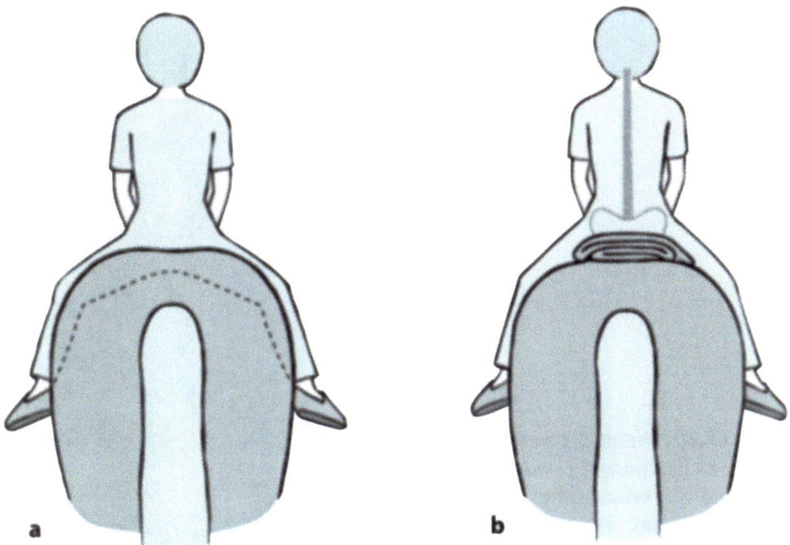

Abb. 13.18 a, b. Ein Sattel bzw. eine gefaltete Decke als Erhöhung der Sitzfläche gibt der Abduktion mehr Spielraum

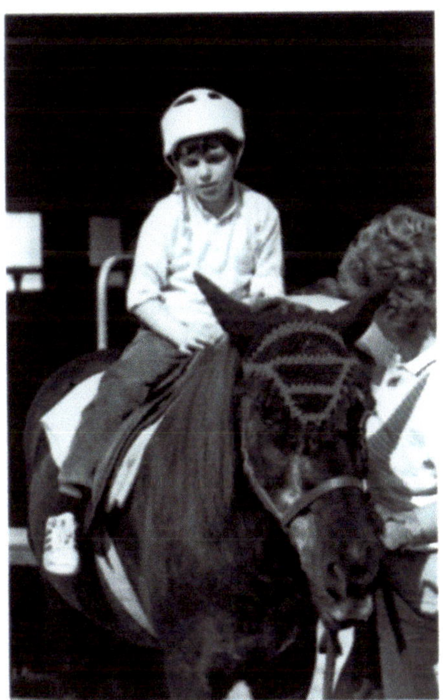

Abb. 13.19. Wenn durch die Breite des Pferdes die Unterschenkel nicht vertikal stehen, so ist es die Aufgabe der Therapeutin zu kontrollieren, daß es nicht zu einer innenrotatorischen-adduktorischen Tonuserhöhung kommt

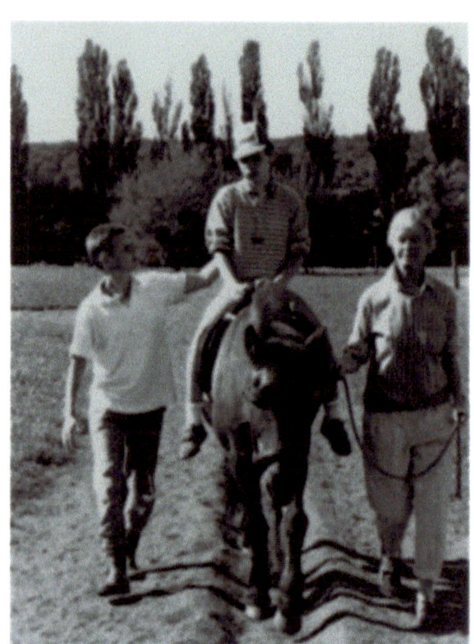

Abb. 13.20. Wenn die vertikale Unterschenkelstellung bei einem größeren Kind gut eingenommen werden kann, wird man oft wegen der Abdruckstimulation der Füße auf die Bügel verzichten

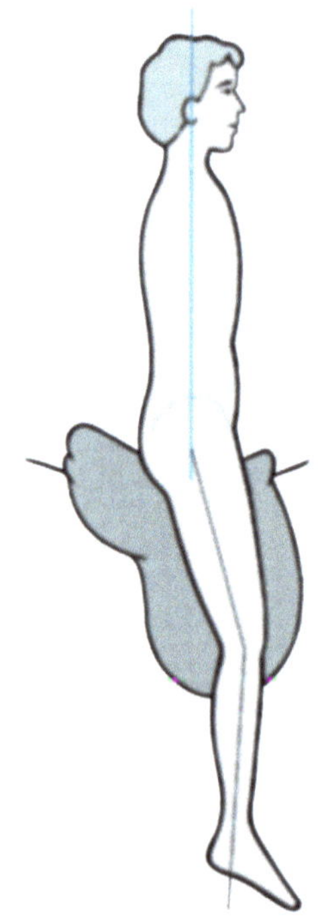

Abb. 13.21. Tiefes Knie: Die Oberschenkellängsachse steht steiler als im HTK-Sitz. Wenn die Hüftbeweglichkeit es erlaubt, kann dank Beingewicht die korrekte Beckenstellung mit weniger flexorischer und adduktorischer Kraft stabilisiert werden

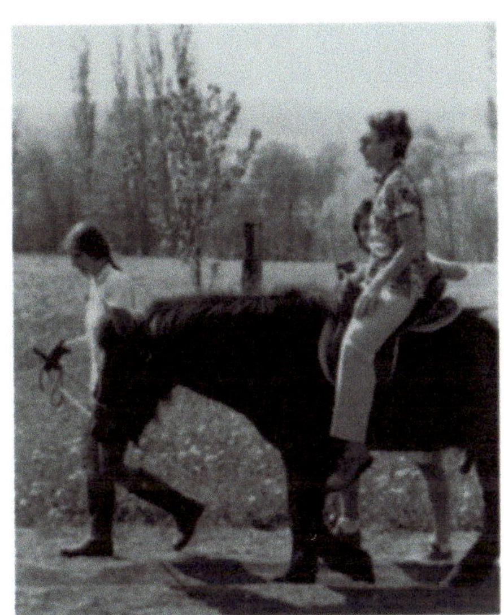

Abb. 13.22. Die paraspastische Patientin mit geschwächter ventraler Muskulatur kann dank frei hängenden Beinen ohne Anstrengung einen guten Sitz auf dem Pferd einnehmen

als ventraler Zug am Becken und hilft, die Beckenlängsachse vertikal zu halten. Vorausgesetzt, daß die Beweglichkeit in den Hüftgelenken diese Stellung erlaubt und dabei kein Beckenblock entsteht, kann bei bestimmter Zielsetzung der Verzicht auf Beinabstützung therapeutisch genutzt werden.

13.3.1 Parkieren der Beine in den Steigbügeln

Beim Reiten dient der Steigbügel als Stütz- und Abdruckfläche, in der HTK dient der Bügel zum Parkieren der Beine: Das Gewicht der Beine wird an den Steigbügel abgegeben. Dadurch wird die Kontaktfläche Körper–Unterlage vergrößert, die Sicherheit erhöht und gleichzeitig die Reaktionsbereitschaft der Muskulatur optimiert.

Besonders in der Stufe 3, beim Üben des frontalen Becken Mobile, spielt die laterale Vergrößerung der Kontaktfläche eine entscheidende Rolle.

Wenn beim Erwachsenen mit paretischen Beinen das Beingewicht nicht in den Bügeln parkiert wird, so ziehen die schweren Beine als ventrales Gewicht am Becken, weiterlaufend an der Wirbelsäule. Das Becken wird dadurch mit nach vorne unten gezogen, dabei kommt die Lendenwirbelsäule in eine verstärkte Lordose. Bei Patienten mit lumbalen Überlastungsbeschwerden muß diese ungünstige Zugwirkung auf die Lendenwirbelsäule mit Hilfe von Bügeln oder Oberschenkelschienen aufgefangen werden. Dadurch kann die wichtige Bedingung für die Tonusregulation und die Förderung der Differenzierung der Gleichgewichtsreaktionen geschaffen werden.

Aufhängepunkt der Bügel

Im Gegensatz zum Reiten werden in der HTK die Bügel weiter vorne angebracht. Dadurch wird der HTK-Sitz gewährleistet: Der Unterschenkel steht vertikal, d.h., der Fuß ist unter dem Knie, und das Bein ist parkiert (Abb. 13.23, 13.24a–c).

Bügelhöhe

Der Steigbügel prägt maßgeblich die Stellung und die Lage des Beines und ermöglicht es dem Patienten, die Stellung des Fußes und besonders der Ferse wahrzunehmen.

Die Länge der Bügelriemen ergibt den Winkel der Oberschenkellängsachse zur Horizontalen, was bei der Optimierung der potentiellen Beweglichkeit des Körperabschnitts Becken eine große Rolle spielt (Abb. 13.25).

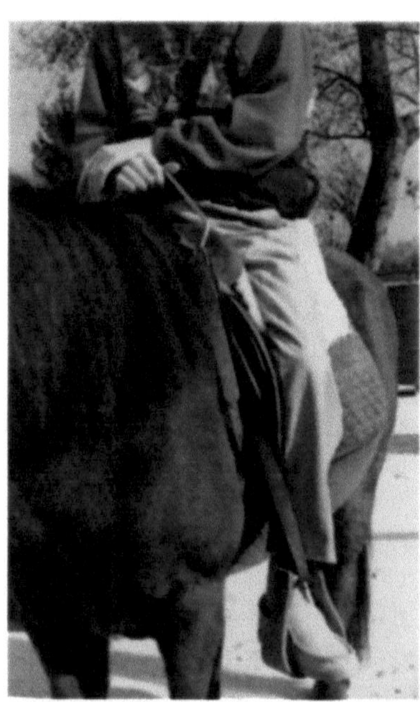

Abb. 13.23. Bei vertikalem Unterschenkel darf der Fuß locker etwas nach außen zeigen

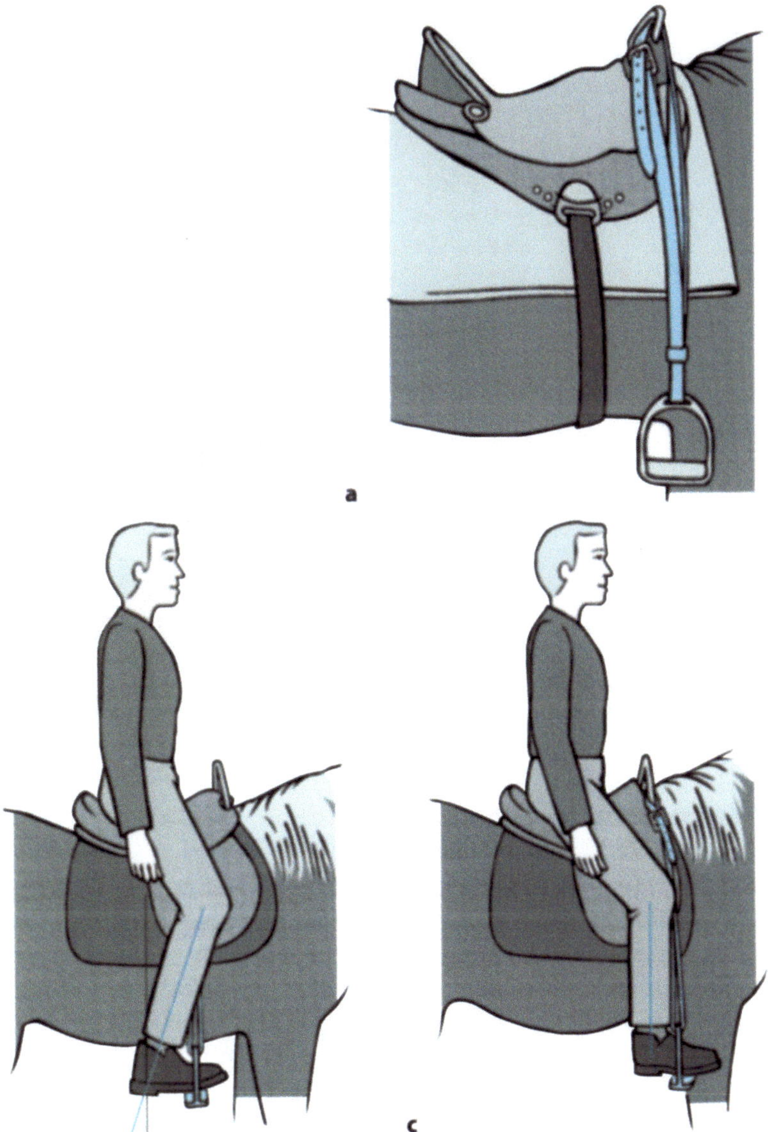

Abb. 13.24. a Aufhängepunkt der Bügelriemen: Sie können am Sattelknopf oder vorne an einer speziellen Vorrichtung angebracht sein. **b** Die Beinstellung beim aktiven Reiten verlangt gute Beweglichkeit in Hüft- und Sprunggelenk sowie hohe Selektivität in der Bein- und Fußmuskulatur. **c** In der HTK wird die Parkierfunktion in den Körperabschnitten Beine mit vertikalen Unterschenkeln und neutraler Fußstellung angestrebt

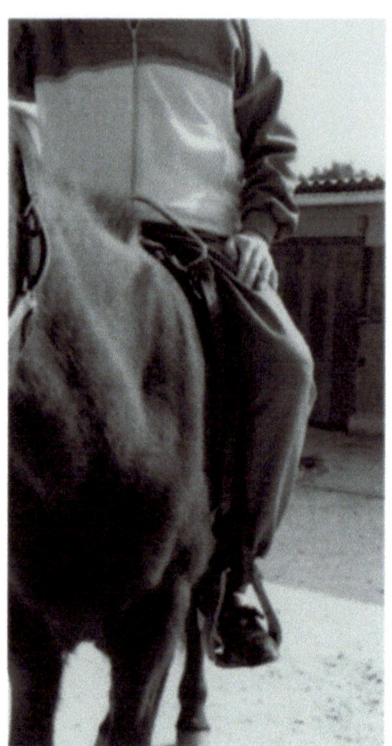

Abb. 13.25. Bei zu kurzen Bügeln verlieren die Knie den Kontakt, und die Füße gehen nach medial

Fußstellung im Bügel

Der Fuß steht in der HTK grundsätzlich weiter „im Bügel" als beim aktiven Reiten (Abb. 13.26a–c). Dadurch kann der Fuß im oberen Sprunggelenk in 0-Stellung parkiert werden.

Eine abweichende Stellung des Fußes am hängenden Unterschenkel läßt sich durch den Einsatz des Bügels korrigieren. Allerdings ist dazu Voraussetzung, daß der Patient nicht aktiv auf den Bügel drückt und daß der Fuß-Bügel-Kontakt keine pathologische Tonuserhöhung auslöst (Abb. 13.27, 13.28).

MERKE

Das Gewicht des Beins soll im Bügel neutral parkiert und der Fuß-Bügel-Kontakt keine pathologische Tonuserhöhung auslösen.

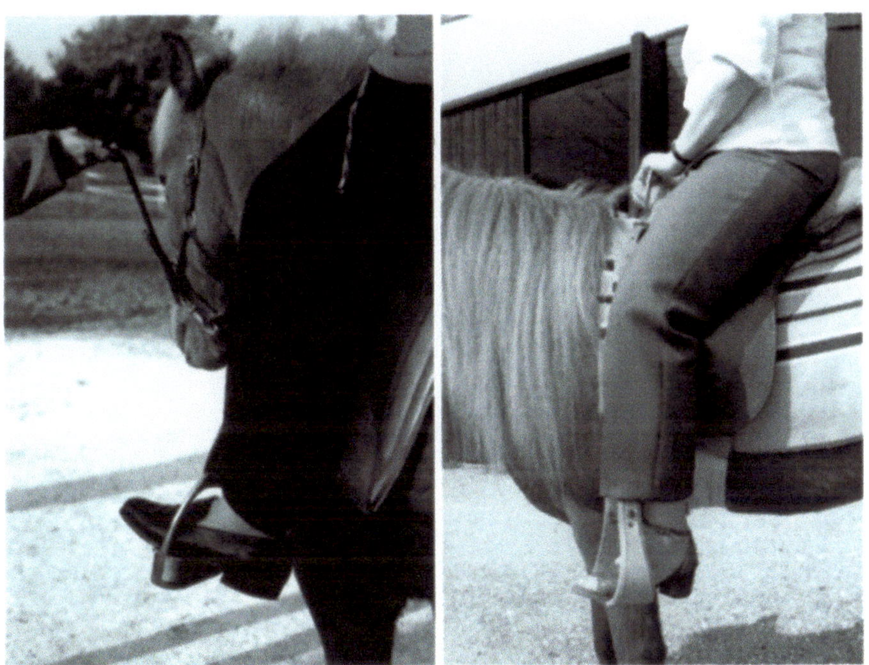

Abb. 13.26 a, b. Fußstellung im Bügel. **a** Bei Abdruckstimulation der Füße, wird der Fuß weiter in den Bügel geschoben, als beim Reiten üblich. **b** Die Ferse muß gleich hoch oder besser etwas tiefer stehen als die Auflagefläche des Bügels. Der Schuh täuscht etwas vor: durch den Absatz wird eine Plantarflexionsstellung verdeckt

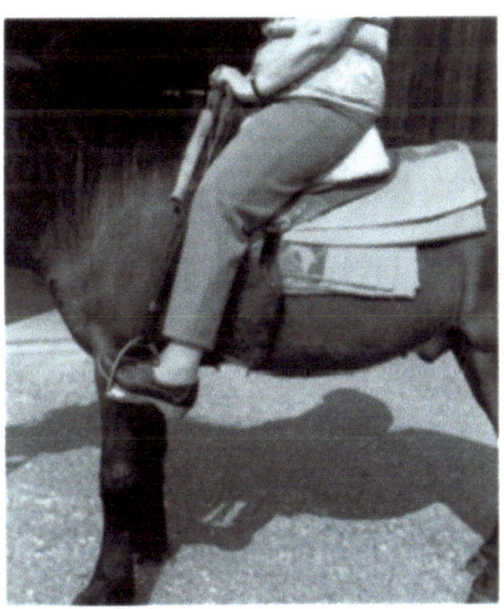

Abb. 13.27. Häufig wird beobachtet, daß der Bügel zum Drücken verleitet, was zur pathologischen Tonuszunahme führt

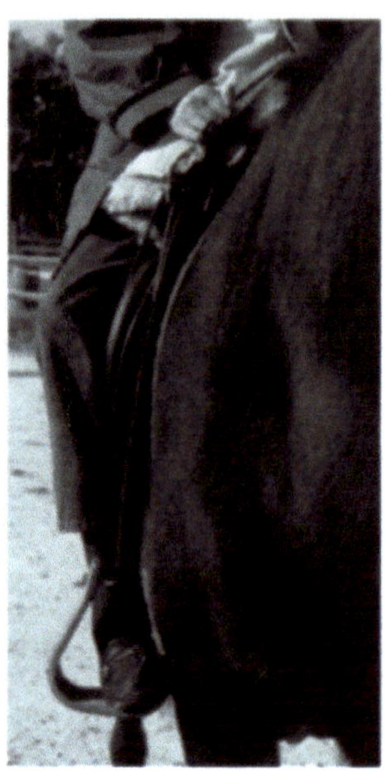

Abb. 13.28. Die Tonuszunahme zeigt sich am Fuß auch durch eine Supinationsstellung mit lateralem Druck auf den Bügel

Ein therapeutischer Einfluß auf die Fußstellung erfolgt durch den Einsatz von

- Reitbügel mit Keileinlage, die eine passive Pronationsstellung des Fußes begünstigen (Abb. 13.29, 13.30);
- hölzerne Westernbügel: Hier läßt sich die Inversions- bzw. Supinationstendenz des Fußes günstig passiv korrigieren (Abb. 13.31);
- beim Westernsattel kann der Bügel mit dem Sattelblatt verbunden und speziell geschaffen sein, so daß der Bügel quer zum Pferd steht (Abb. 13.32). Diese Fußabstützung erlaubt eine mediale Führung des Beines: Unterschenkel und Fuß sind optimal stabilisiert. Dadurch wird eine gute Parkierfunktion des ganzen Beines gewährleistet, was besonders in der Übungsstufe 3 wertvoll ist, wenn beim frontalen Becken-Mobile der Fuß zu stark nach medial bzw. zum Pferd schwingen würde.

WICHTIG

***Cave*: Geschlossene Bügel, z. B. australische Bügel und Korbbügel, verhindern zwar ein Rutschen des Fußes in den Bügel, begünstigen aber das Auftreten einer pathologischen Fußstellung mit Inversion und Plantarflexion! Dieser Ausweichmechanismus mit pathologischer Fixation muß korrigiert werden. Auf diese gewohnheitsmäßige abnorme Drucktendenz muß der Patient immer wieder aufmerksam gemacht werden.**

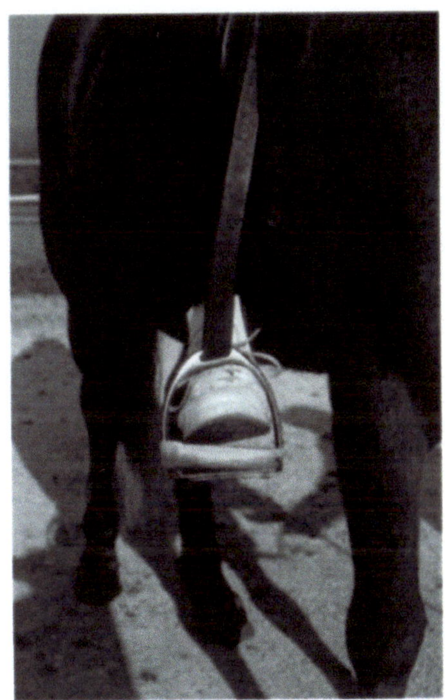

Abb. 13.29. Die Korrektur, die von der Keileinlage erwartet wird, bewirkt oft das Gegenteil

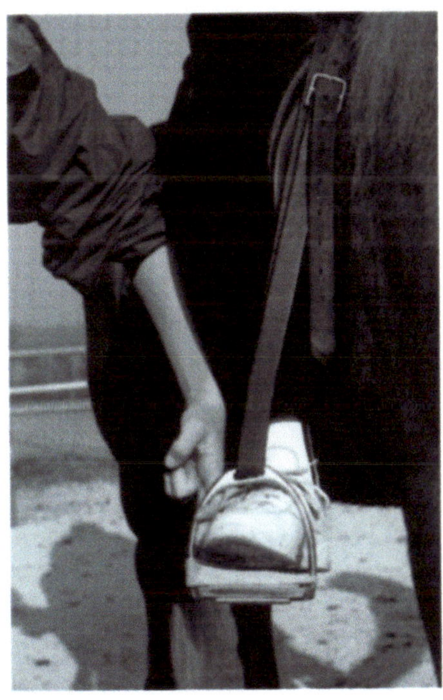

Abb. 13.30. Die passive Beeinflussung des Fußes in Pronationsstellung erfordert manchmal von der Therapeutin eine zusätzliche Kontrolle. Sie stabilisiert die Bügelstellung, um zu verhindern, daß der Fuß bei Tonuserhöhung zu sehr nach medial abweicht

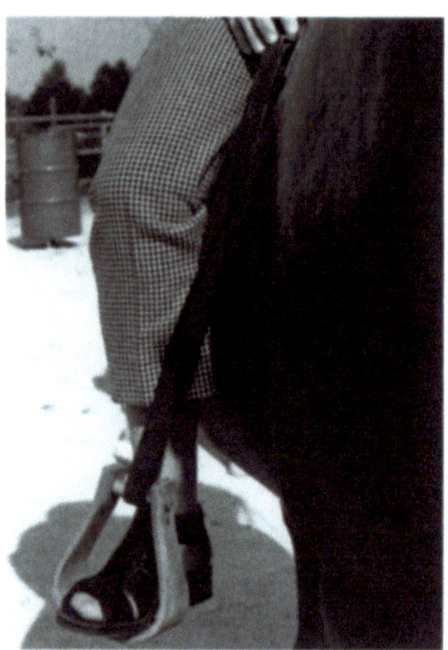

Abb. 13.31. Im Westernbügel mit abgerundeten Seiten bleibt der Fuß passiv in Pronationsstellung, was der Verkrampfungstendenz im Fuß entgegenwirkt

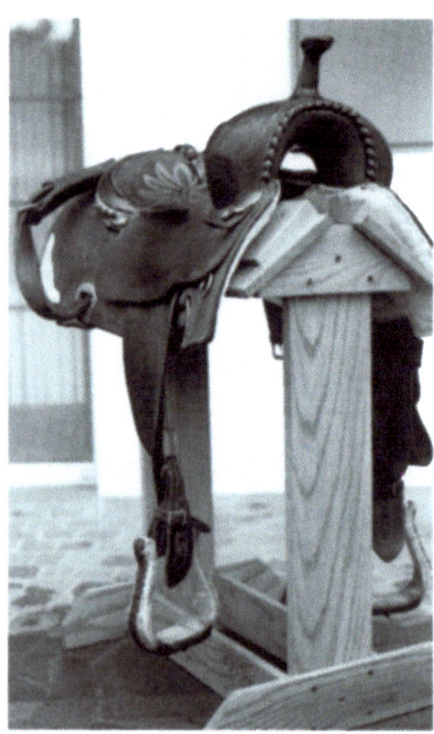

Abb. 13.32. Das Sattelblatt mit Bügelriemen sind so gearbeitet, daß der Bügel rechtwinklig zur Bewegungsrichtung steht. Dies erlaubt bequem parkierte Beine mit optimaler Fußstellung

13.3.2 Parkieren der Beine in den Oberschenkelschienen

Die dorsale Oberschenkelstütze (Abb. 13.33 a, b) bedeutet nicht nur Gewichtsabnahme, sondern auch Bewegungsführung. Sie vergrößert die Kontaktfläche wesentlich und bestimmt zudem die Neigung der Oberschenkellängsachse mit, was die potentielle Beweglichkeit des Körperabschnitts Becken direkt beeinflußt.

In der Regel werden diese Schienen bei den Patienten angewendet, bei denen wegen pathologischer Empfindlichkeit der Fußsohle auf Druckkontakte keine Unterstützung durch den Bügel möglich ist.

MERKE

Oberschenkelschienen (wie auch Steigbügel) müssen hinsichtlich der symmetrischen Stellungs- und Bewegungswahrnehmung immer rechts *und* links eingesetzt werden.

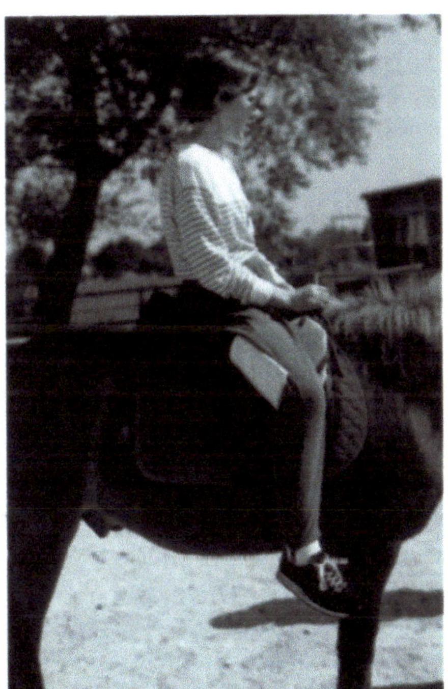

a

Abb. 13.33 a, b. Oberschenkelschiene. **a** Wenn die Füße nicht in den Bügeln parkiert werden können, helfen Oberschenkelschienen, das Gewicht der Beine abzunehmen

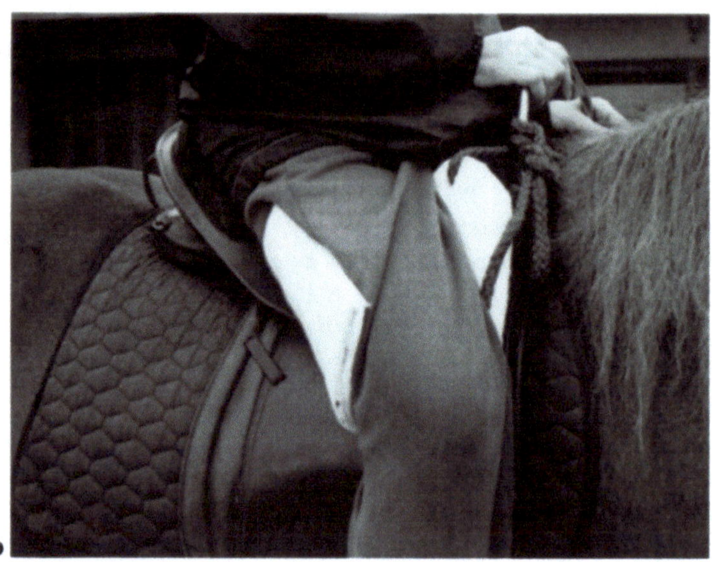

Abb. 13.33 b. Die Beine sind in den Oberschenkelschienen parkiert und erleichtern deutlich das Becken-Mobile

13.4 Korrekturmöglichkeit ohne Sattel

Wenn aus therapeutischen Überlegungen auf den Sattel verzichtet wird, müssen folgende Bedingungen erfüllt sein:

- Der direkte Sitz auf dem Rücken des Pferdes ist für den Patienten komfortabel.
- Die Größenverhältnisse Pferd/Patient lassen zu, daß die Beine des Patienten in bequemer Abduktion parkiert sind (s. Abschn. 13.3.2). Aus diesem Grund wird bei kleinen Kindern selten ein Sattel benötigt (Abb. 13.34 a–b).
- Das Pferd kann die punktuelle Belastung des Patientengewichts gut verkraften.

Wenn auf die Stütz- und Führhilfe des Sattels verzichtet wird, so muß außerdem eine rutschsichere Sitzunterlage, die durch einen Gurt am Pferd stabil fixiert ist, verwendet werden. Dabei kann es sich um ein Schaffell, eine Filzunterlage oder eine Decke handeln.

Wenn nötig, müssen Bügel am Sitzkissen bzw. am Deckengurt fixiert werden, um die Parkierfunktion der Beine zu gewährleisten. Es muß zuverlässig darauf geachtet werden, daß das Gewicht der Beine nicht die potentielle Beweglichkeit des Körperabschnitts Becken stört und dadurch das Becken-Mobile verhindert.

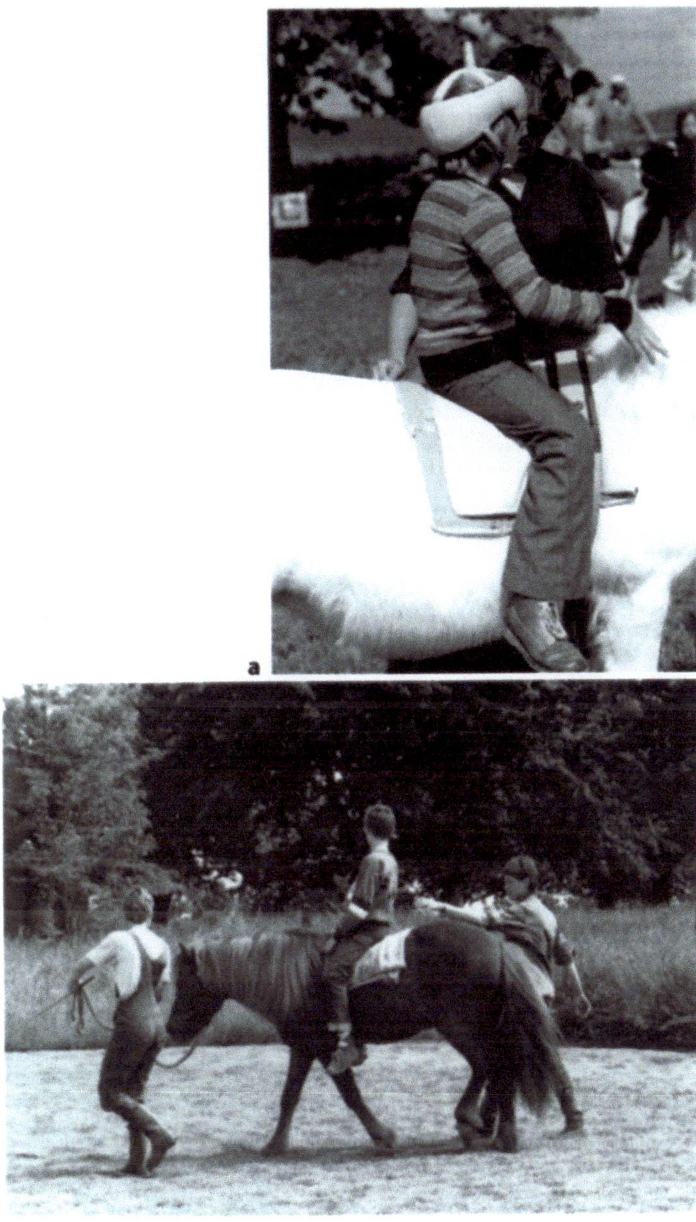

Abb. 13.34 a, b. Bei Kindern sind die Beine durch die große Auflagefläche in Parkierfunktion. Ein Schaffell genügt, um ein rutschsicheres bequemes Sitzgefühl zu vermitteln

13.5 Therapeutin mit auf dem Pferd sitzend

Bei Kindern ist eine spezielle Form der Hilfe für die Ausgangsstellung möglich: Die Therapeutin sitzt - hinter dem Kind - mit auf dem Pferd (s. Kap. 14.2). Voraussetzung für diese spezielle Hilfestellung ist, daß das Pferd dafür trainiert worden ist, das Reitergewicht weiter hinten als im tiefsten Punkt des Rückens zu tragen.

Vorteile sind:

- Das ängstliche Kind Vertrauen gewinnt zum Pferd und zur neuen Therapieform.
- Für die Therapeutin sind Abweichungen der Symmetrie besser zu erkennen und die notwendigen manipulativen Korrekturen exakter durchzuführen (Abb. 13.35).
- Die Vergrößerung der Kontaktfläche durch den Oberschenkel der Therapeutin wirkt stabilisierend auf die labile Sitzbalance des Kindes. Zudem kann die Therapeutin eine zusätzliche Kontrolle ausüben (Abb. 13.36).

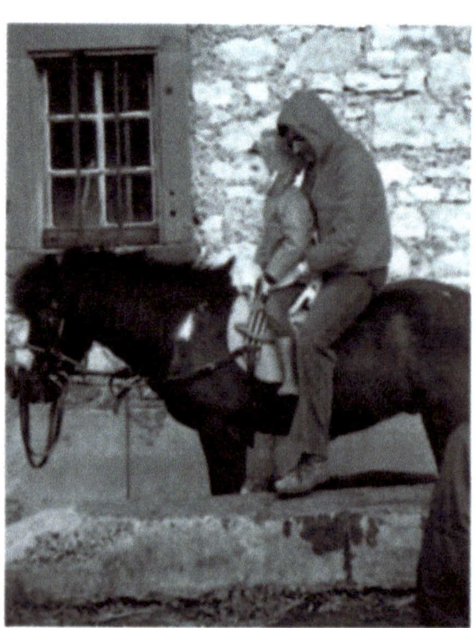

Abb. 13.35. Mit auf dem Pferd sitzend, kann die Therapeutin die Ausgangsstellung optimal manipulieren

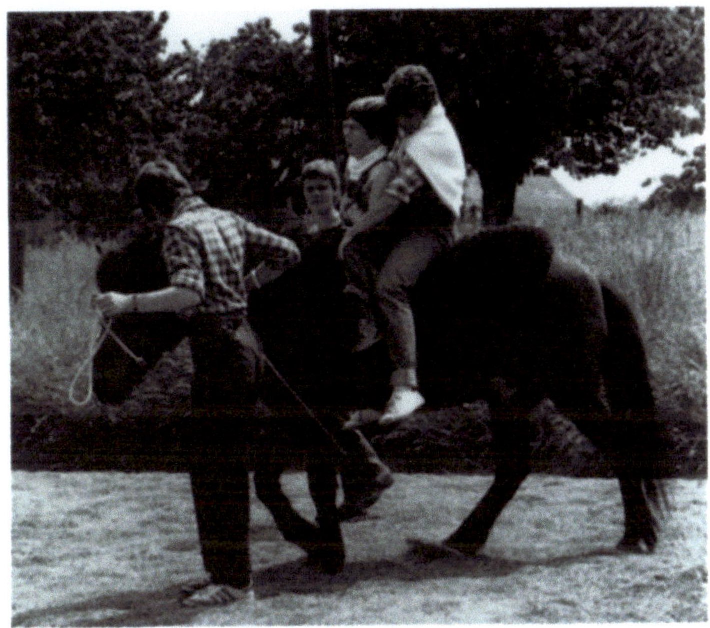

Abb. 13.36. In der Vorstufe steht die Sicherheit im Mittelpunkt der therapeutischen Hilfestellung

Wenn die Therapeutin mit auf dem Pferd sitzt, müssen folgende Nachteile ins Bedenken genommen werden:

- Das Kind lehnt sich an und weicht damit dem therapeutischen Ziel „Schulung der Sitzbalance" aus.
- Bei quadratisch gebautem Pferd mit kurzem Rücken wie auch bei mangelnder Abduktionsfähigkeit des Patienten sitzt das Kind zu weit vorne auf dem Pferderücken, sogar ungünstigerweise auf dem Widerrist des Pferdes. An dieser Stelle besteht keine subtile Primärbewegung. Aus diesem Grund wird in dieser Sitzposition das Wirkungsfeld der HTK in Frage gestellt.

Therapeutische Hilfen für den Aufbau des Türmchens und für die Aufnahme der zwingenden Primärbewegung

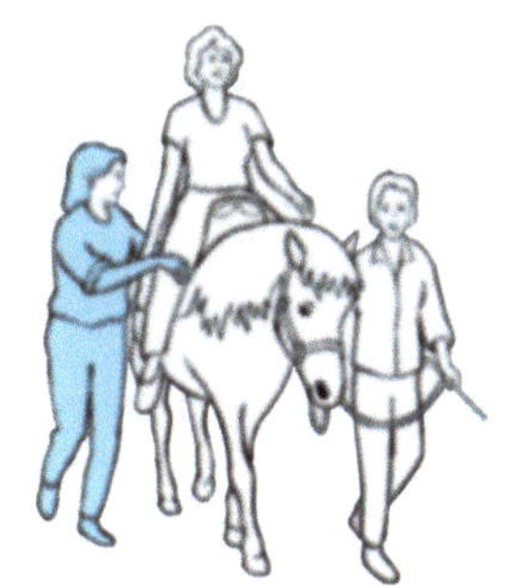

14.1 Ausgangssituation

14.1.1 Zusammenfassung der zwingenden Primärbewegung

Die zwingende Primärbewegung ist der Schub des Pferdes nach vorne, der unabdingbar eine Standortveränderung mit sich bringt: Der Transport des Türmchens nach vorne provoziert die Stabilisation der vertikalen Körperlängsachse in den Hüftgelenken und löst eine Differenzierung in der sagittalen Verschiebeebene aus (s. Kap. 5).

Bei Norm-Tonusregulation funktioniert es wie folgt:

- Das Becken wird rhythmisch nach vorne transportiert und fängt somit den rhythmischen Bewegungsimpuls des Pferdes auf. Die rhythmischen Bewegungen des Beckens nach vorn in bezug auf den kontinuierlich ruhig transportierten Körperabschnitt Brustkorb täuschen eine Schaukelbewegung des Beckens vor.
- Die Körperabschnitte Brustkorb und Kopf werden mit vertikalen Längsachsen kontinuierlich mittransportiert, die alternierenden Bewegungen des Beckens werden rhythmisch im Bewegungsniveau Lenden-/Brustwirbelsäule aufgefangen.

14.1.2 Zusammenfassung der abnormen Reaktionen auf dem Pferd im Schritt

Neurologische Dysfunktionen im Haltungsmechanismus, Beweglichkeitsdefizite und/oder mangelnde Kraft verursachen im Sitz auf dem Pferd – durch die vom Pferdeimpuls ausgelöste Labilisierung – eine von der Norm abweichende Ausgangsstellung und ein abnormes Bewegungsverhalten.

Der unsichere Patient fixiert sich. Als Folge werden pathologische Haltungsmuster ausgenutzt und abnorm verankernde Muskelaktivitäten betont. Dadurch verstärken sich Fehlstellungen und Asymmetrien (s. Kap. 12):

- Das Türmchen wird – je nach Größe der Primärbewegung – ruckartig und nicht im Rhythmus des Pferdes nach vorne transportiert. Dabei können die Körperabschnitte Beine eine abnorme Stellung aufweisen.
- Die zwingende Primärbewegung wirkt sich verstärkend auf Abweichungen aus:
  - *Sagittal*: Sowohl die fixierte Totalflexion als auch die Totalextension in der Lenden-/Brustwirbelsäule, beide verbunden mit einer adduktorischen Fixation am Pferd, werden betont. Dabei wirkt der Schub des Pferdes als beschleunigte Bewegung auf den distalsten Körperabschnitt: Der Kopf nickt in den oberen Halswirbelsäulen- und Kopfgelenken flexorisch/extensorisch im Rhythmus des Pferdes; die Arme werden am Brustkorb fixiert, oder beide schwingen in Form einer parallelen sagittalen Pendelbewegung mit Betonung nach hinten.
  - *Frontal/transversal*: Die asymmetrische Stellung des Beckens auf dem Pferderücken wird betont. Dadurch nehmen die ungleichen adduktorischen Verankerungen in den Hüftgelenken und die kompensatorische Fixation im Rumpf zu.

MERKE

Ohne Korrektur und/oder bei unkorrekter manipulativer Hilfe reagiert der Patient mit aktiver Fixation der Bewegungsniveaus Hüftgelenke, Wirbelsäule und Schultergürtel und/oder mit Zunahme der abnormen Haltungs- und Bewegungssynergien. Diese Kompensationsmechanismen bzw. muskulären Fixationen können eine adäquate Schulung der Haltungsreaktionen unmöglich machen, d.h., die selektiven Reaktionen gegen die Schwerkraft und gegen die Wirkung der Beschleunigung nach vorne sind gehemmt.

14.1.3 Möglichkeiten, die Primärbewegung aufzunehmen

Aufgabe der Therapeutin ist, die Ausgangsstellung des Patienten auf dem Pferd zu optimieren, um mit Hilfe der rhythmischen Pferdebewegungen die Symmetrie in Haltung und Balancereaktionen zu schulen bzw. erhalten (Abb. 14.1).

Die weiteren Ausführungen betreffen die möglichen Hilfen für die Aufnahme des Bewegungsimpulses des Pferdes. Sie gehen davon aus, daß die Rückenbewegung des Pferdes im Schritt den Bewegungsmöglichkeiten des Patienten entspricht (eine zu große Primärbewegung kann selbst ein Bewegungsgesunder nicht widerlagern).

Generelle Beeinflussungsfaktoren, die in jeder Übungsstufe die Aufnahme der Primärbewegung begünstigen bzw. erschweren, sind:

- der Rhythmus, die Betonung und Intensität des Pferdeimpulses,
- die Thoraxform und -breite des Pferdes,
- Hilfsmittel für die Sitzstellung und für das Parkieren der Beine (s. Kap. 13),
- die manipulativen und verbalen Hilfen der Therapeutin,
- die Bodenbeschaffenheit und Terrainneigung (s. Kap. 10).

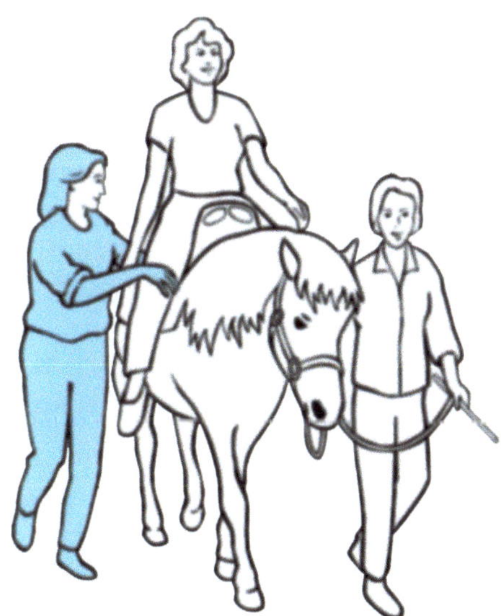

Abb. 14.1. Aufgaben der Therapeutin

Störend auf die Aufnahme der Primärbewegung wirken sich folgende Gegebenheiten aus:

- eine instabile Ausgangsstellung,
- eine Abweichung des Türmchens von der Vertikalstellung,
- die fehlende Möglichkeit, die Beine zu parkieren,
- ein unregelmäßiger Rhythmus,
- ein zu langsamer bzw. zu schneller Rhythmus,
- ein für den Patienten nicht eindeutiger Bewegungsimpuls.

Erleichternd auf die Aufnahme der Primärbewegung wirken sich aus:

- eine stabile Ausgangsstellung (d.h. Sicherheit),
- ein annähernd vertikales Türmchen,
- ein gangtypischer gleichmäßiger Rhythmus,
- eine deutliche Primärbewegung,
- eine gerade Gehstrecke,
- ein leicht aufwärts steigender Therapiegehweg.

14.2 Hilfen für die Vorstufe

Hilfe für den Aufbau des Türmchens (Einordnung in die Körperlängsachse) ist nötig, wenn

- die Körperabschnitte nicht eingeordnet werden können,
- Totalmuster bzw. Hyperaktivitäten die Bewegungsniveaus blockieren.

Das Erlernen bzw. Trainieren der Fähigkeit, die Körperabschnitte Bekken und Brustkorb vertikal einzuordnen, erfolgt in einem vorbereitenden Teilschritt, genannt *Vorstufe*. Dabei wird je nach Befund an folgenden *Teilzielen* gearbeitet:

- Verbesserung der adäquaten Verankerung des Beckens an den Oberschenkeln,
- Provokation der extensorischen Aktivität in der Brustwirbelsäule,
- Einordnung der Körperabschnitte Brustkorb und Kopf bei passiv korrigierter Beckenstellung.

Bei Kindern mit angeborenen Bewegungsstörungen wird man oftmals an Teilaspekten der Funktion Sitzbalance arbeiten, da der Erwerb und die Verbesserung der Sitzkontrolle mit der HTK funktionell erarbeitet werden (Abb. 14.2 a, b).

Für Erwachsene mit spinalen Teilläsionen (nicht degenerativer Art) ist die Vorstufe eine vorbereitende Übungsstufe, die meist schnell von der nächsten Stufe als Steigerung abgelöst wird.

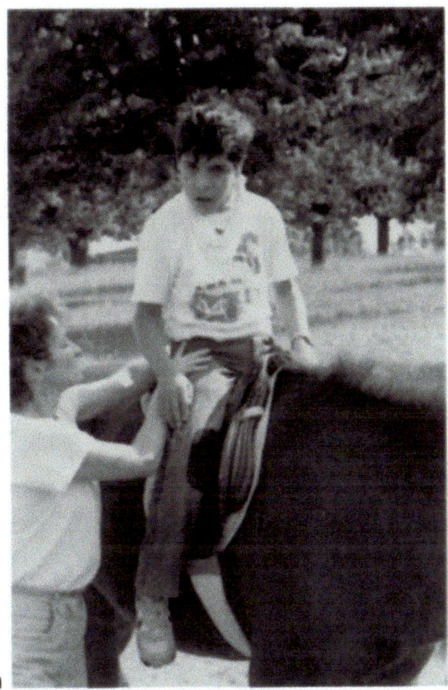

a

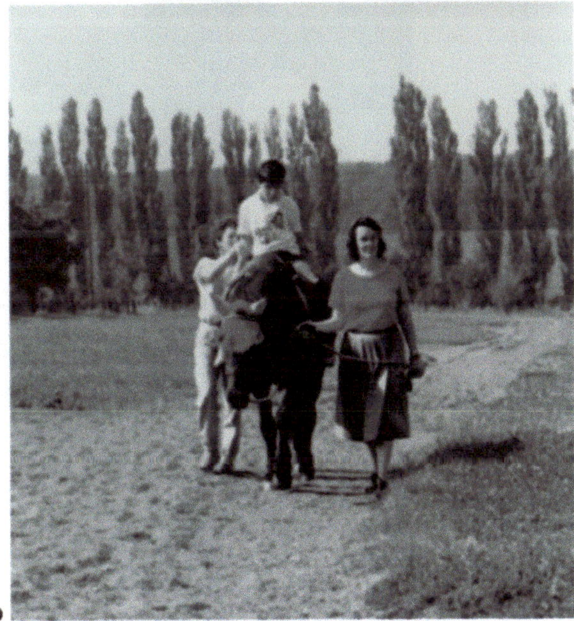

b

Abb. 14.2 a, b. Zur Tonusregulation und Förderung von Haltungsreaktionen im Rumpf: Gekonnte Hilfestellung am Becken (**a**) und am Brustkorb (**b**) mittels weiterlaufend aufrichtender Armstellung

14.2.1 Hilfe für die Verankerung des Beckens

Die pathologischen Bewegungsmuster im Sitzen lassen sich durch die veränderte Ausgangsstellung in den Hüftgelenken (Spreizsitz, vertikale Beckenlängsachse und geneigte Oberschenkellängsachse) neutralisieren, so daß selektive Haltungsreaktionen im Niveau Hüftgelenk in Form von selektiver Verankerung des Beckens an den Oberschenkeln überhaupt möglich werden (s. Kap. 13).

Unterstützend wirken dabei

- die manipulative stabilisierende Hilfe der Therapeutin,
- die adäquaten Hilfsmittel (z.B. Übersattel oder Stütze), die die Stabilisation der veränderten Beckenstellung verbessern helfen und zugleich Sicherheit vermitteln.

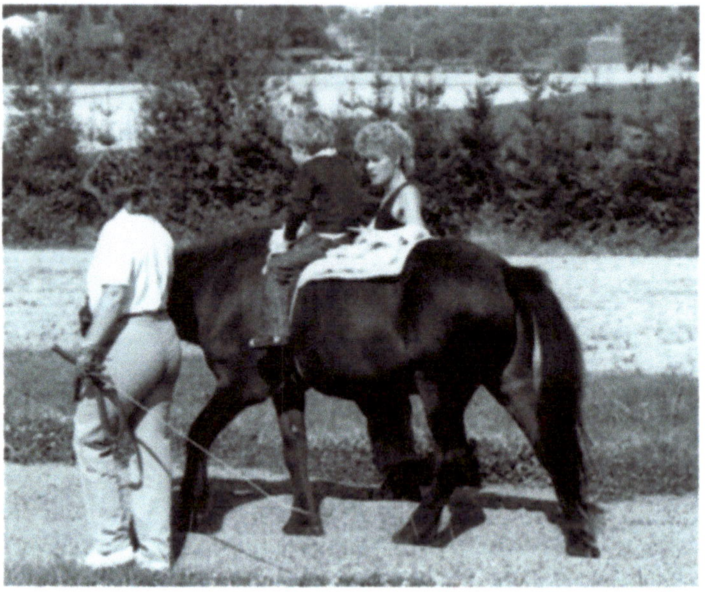

Abb. 14.3. Um das Kind aus der Totalflexionsstellung herausholen zu können, ist es nötig, zuerst die Vertikalstellung des Beckens zu erarbeiten

14.2.2 Hilfe für den Tonusaufbau in der Wirbelsäule

Bei Zerebralparesen kann der Tonus im Rumpf erst dann aufgebaut werden, wenn der abnorme Tonus in den Beinen neutralisiert ist. In der HTK hat das zerebralparetische Kind mit hypotonem Rumpf eine besonders günstige Möglichkeit, Haltungsreaktionen zu entwickeln und somit Tonus im Rumpf aufzubauen und zu verbessern (Abb. 14.3).

Die manipulativen Hilfen der Therapeutin wirken dabei unterstützend (Abb. 14.4, 14.6):

- fixierend am Becken und/oder am Oberschenkel, um die Einordnung der Körperabschnitte Brustkorb und Kopf zu erleichtern,
- stabilisierend am Brustkorb.

Sitzt die Therapeutin bei kleinen Kindern mit auf dem Pferd (s. Kap. 13.5), kann sie notwendige Korrekturen bei Abweichungen der Symmetrie besser erkennen und die Manipulationen exakter durchführen (Abb. 14.5).

14.2.3 Wirksamkeitsnachweis

Siehe Kap. 16.0.

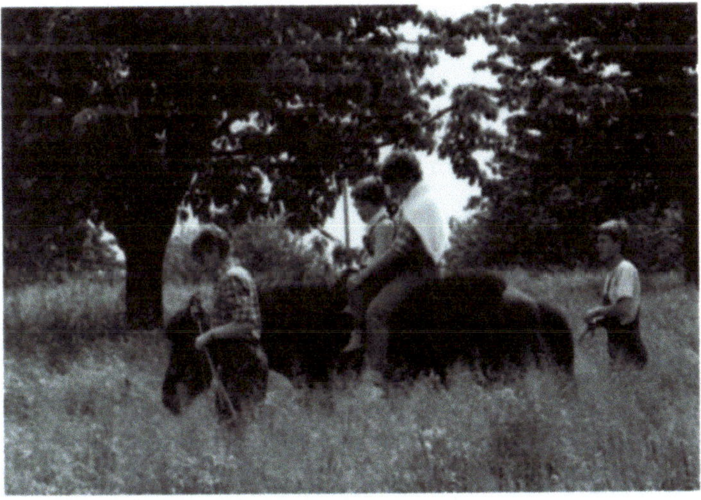

Abb. 14.4. Die Therapeutin hilft mit der Führung ihres Körpers maßgebend an den Fähigkeiten des Kindes, das Türmchen aufzubauen

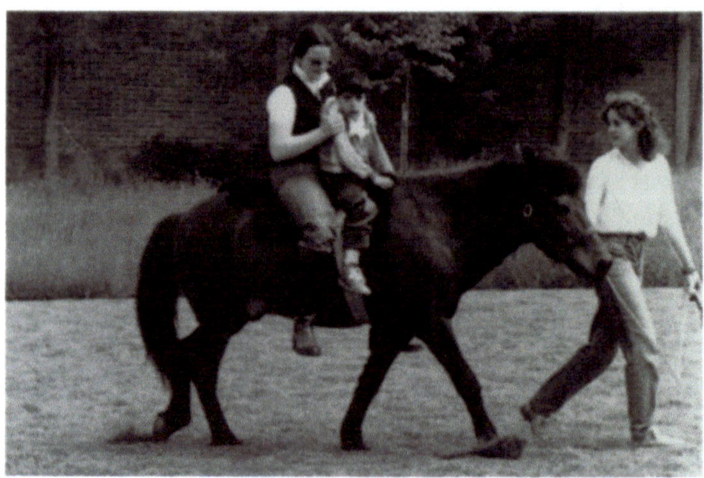

Abb. 14.5. Nur bei vertikalem Türmchen helfen Approximationen in Form von Pressio, das Gefühl für die Sitzhaltung zu spüren und zu verbessern

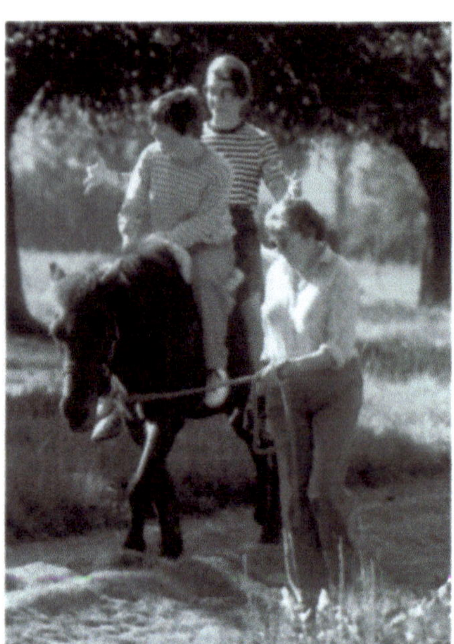

Abb. 14.6. Das schwerbehinderte Mädchen soll versuchen, zwischendurch frei zu sitzen

MERKE

Sitzt die Therapeutin mit auf dem Pferd muß die Tendenz des Kindes, sich anzulehnen, abgebaut werden. Das Kind soll lernen, den freien Sitz allein zu bewahren!

14.3 Hilfe für die Übungsstufe 1 (vertikales Türmchen)

Ziel ist die dynamische Stabilisation der Körperlängsachse in den Hüftgelenken, die den kontinuierlichen Transport der vertikal eingeordneten Körperabschnitte Becken, Brustkorb und Kopf nach vorne gewährleistet.

Beobachtungskriterien. Das Türmchen wird senkrecht mittransportiert, der Kopf ist eingeordnet und zeigt kein rhythmisches Nicken (Abb. 14.7).

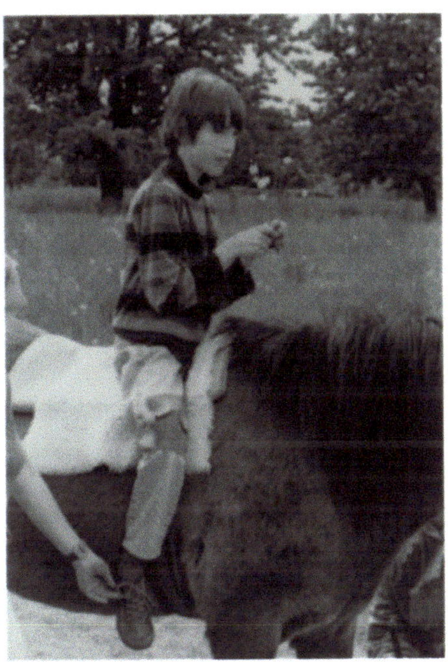

Abb. 14.7. Indirekte Aufträge führen eher zum Ziel. Das Übernehmen von Blumen löste die Hände vom Haltegriff, bzw. vom Halten an der Decke

14.3.1
Hilfe für die Ausgangsstellung

Hilfsmittel (z.B. Übersattel) dienen zur Verbesserung der Sicherheit und fördern die Schulung der selektiven Haltungsreaktionen, die den Aktivitätszustand der „Stabilisation" gewährleisten (s. Kap. 13).

14.3.2
Hilfe für die Stabilisation des vertikalen Türmchens

Hilfe ist nötig, wenn
- die Körperabschnitte nicht eingeordnet bleiben können,
- als distalster Körperabschnitt am Türmchen der Kopf rhythmische Nickbewegungen zeigt (Abb. 14.8),
- Totalmuster bzw. Hyperaktivitäten die Bewegungsniveaus blockieren.

Viele Kinder mit angeborenen Bewegungsstörungen bleiben oft lange in der Übungsstufe 1, da der Erwerb der Fähigkeit zur Stabilisation und deren Verbesserung erst mit der HTK funktionell erarbeitet werden muß.

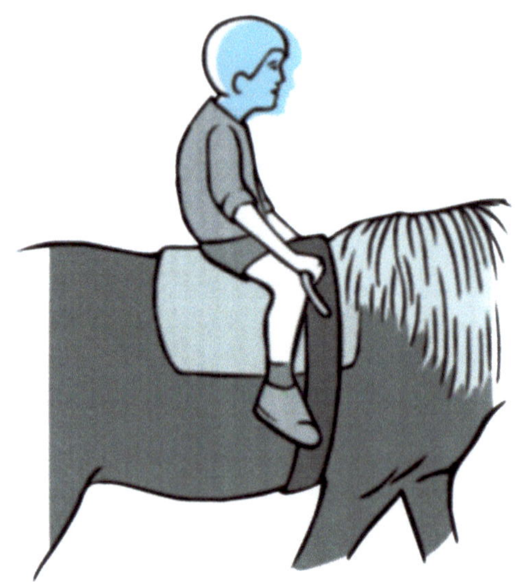

Abb. 14.8. Der Kopf als distalster Körperabschnitt am Türmchen nickt im Rhythmus des Pferdes, wenn der Rumpf kompensatorisch oder pathologisch fixiert ist

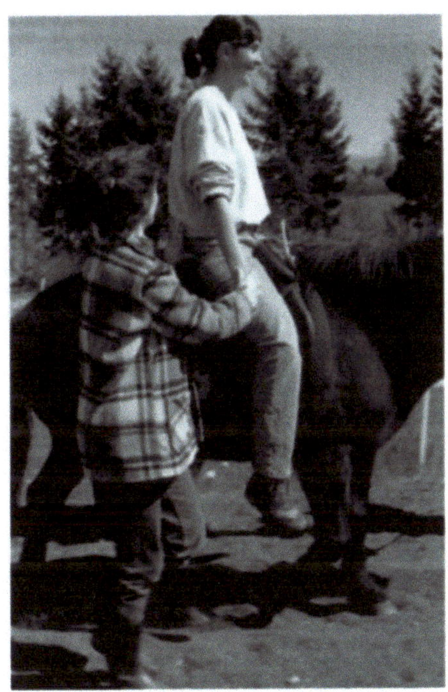

Abb. 14.9. In der Stufe 1 wird erzielt, das Halten am Sattelgriff aufzubauen. Bietet die Therapeutin einen leichten Halt an, so spürt sie, ob die erwünschte Rumpfkontrolle übernommen wird

Für Erwachsene mit erworbenen zentralneurologischen Störungen ist die Stufe 1 oft eine kurze Eingewöhnungsphase, die dann bald von den Stufen 2 und 3 abgelöst wird (Abb. 14.9).

14.3.3 Spezielle beeinflussende Faktoren

Einmal mehr wird darauf hingewiesen, daß die Sicherheit des Patienten auf dem Pferd eine wichtige Voraussetzung für den Aufbau der Haltungsreaktionen im Sitzen ist. Zur Förderung der Sicherheit dienen die „allgemeinen Beeinflussungsfaktoren" (s. Abschnitt 14.1.3) und zusätzlich für die Stufe 1:

- Hilfsmittel wie Sattel mit dorsaler Stütze und parkierten Beinen (s. Kap. 13),
- ein Pferd, das nicht zu schmal ist und mit gleichmäßigem Schritt ruhig vorangeht,
- eine gerade Gehstrecke mit gleichmäßigem halbweichem Untergrund,
- aus psychologischen Gründen ein Haltegriff.

14.3.4 Manipulative Hilfe

Hilfen der Therapeutin für die Stabilisation der Einordnung der Körperabschnitte in der virtuellen Körperlängsachse sind:

- Stabilisation der vertikalen Beckenlängsachse (Abb. 14.10).
- Vertikale Stauchung: Die Therapeutin staucht das Türmchen als Ganzes vom Brustkorb her durch kontinuierliche vertikale Pression nach unten. Diese stabilisierende Hilfe verharrt eine Weile, bis das Kind die aktive Aufrichtung gegen die Schwerkraft übernimmt. Bedingt durch das Größenverhältnis Therapeutin/Pferd/Patient ist diese Hilfe nur bei Kindern durchführbar (Abb. 14.11).
- Unterstützung für die Extension der Brustwirbelsäule: Der Brustwirbelsäulenextension und der Einordnung des Körperabschnitts Brustkorb kann manipulativ nachgeholfen werden. Die Therapeutin unterstützt (mit einer Hand dorsal kaudal an der Brustwirbelsäule und mit der anderen Hand am Sternum) die Aufrichtung und die Einordnung des Brustkorbs (Abb. 14.12 a, b, 14.13 a).

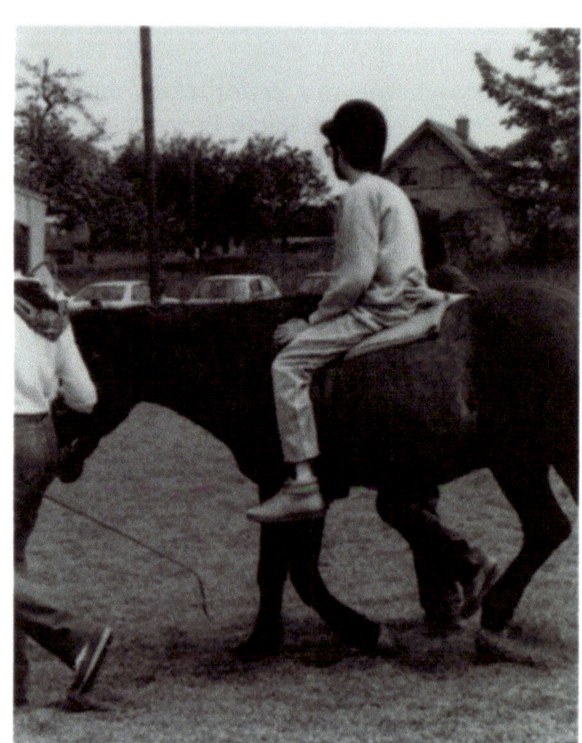

Abb. 14.10. Nur eine Hilfe am Becken führt bei diesem Patienten nicht zur Aufrichtung der Brustwirbelsäule

In der herkömmlichen Therapie wird häufig mittels „Tapping“ die Extension der Brustwirbelsäule und die Stabilisation der Einordnung des Körperabschnitts Brustkorb stimuliert. Diese Hilfe wird in der HTK selten angewendet, da sie - wenn ungünstig dosiert - die Stabilisation des Türmchens in der Vorwärtsbewegung eher verhindert.

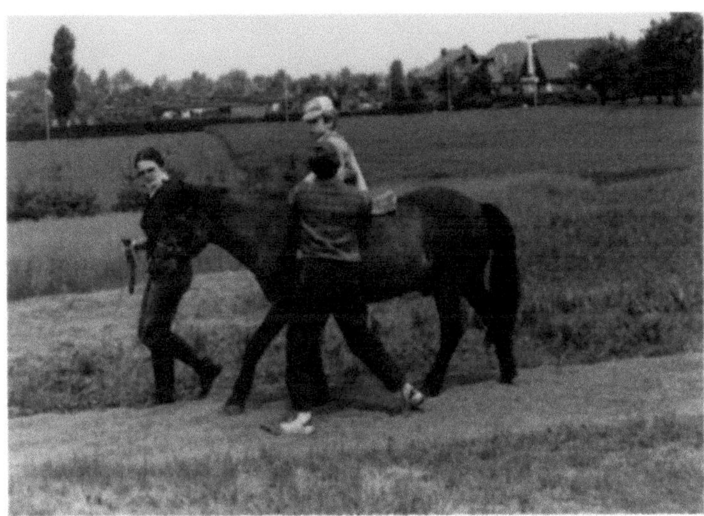

Abb. 14.11. Die Hilfe am Brustkorb darf nicht stören!

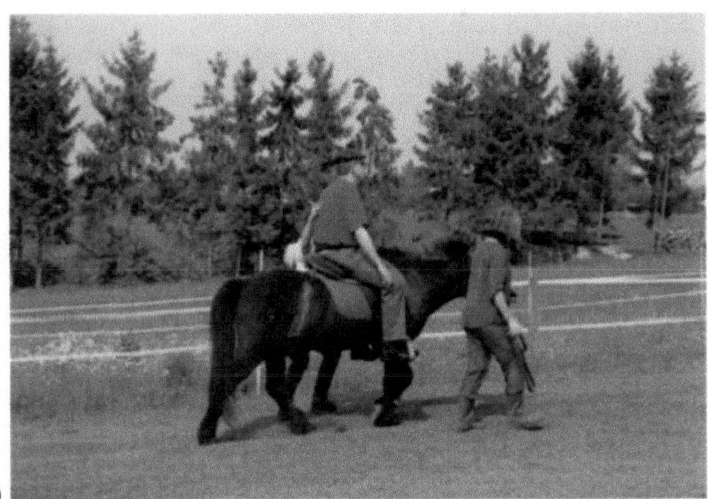

a

Abb. 14.12. a Die Aufrichtung im Rumpf kann aus der Rundrückenstellung (mit dem Becken nach hinten gekippt) nicht mit alleiniger Stimulation der Brustwirbelsäuleextensoren erfolgen

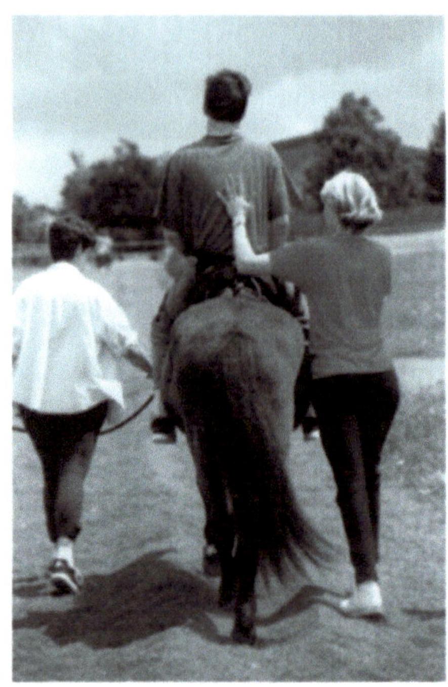

Abb. 14.12. b Konstante Korrektur am Thorax verleitet den Patienten, sich anzulehnen

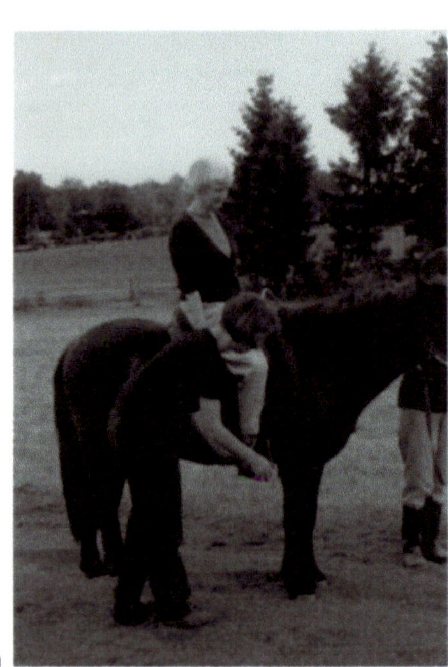

Abb. 14.13. a Oft während der HTK muß die Fußstellung überprüft bzw. korrigiert werden; die Unsicherheit der Patientin führt oft zu Verkrampfungen: Dadurch geht die Parkierfunktion des Beines verloren

14.3.5 Verbale Hilfe

Als didaktische Hilfestellungen zur Wahrnehmungsschulung bieten sich folgende Möglichkeiten an:

- Bewußtmachen des stabilisierten vertikalen Türmchens,
- Wahrnehmen des vertikalen Drucks auf die Sitzhöcker,
- verbale Anweisungen wie beispielsweise „groß machen“, „lang werden, aufrecht bleiben“, „Aufrichten“ oder „Kontakt Gesäß/Beine mit dem Sattel beibehalten“.

MERKE: Keine Rhythmusangaben! In der Stufe 1 geht das Türmchen kontinuierlich nach vorne.

Bei Kindern bedarf es großer Zurückhaltung mit verbalen Aufträgen, da sie selten selektiv, sondern nahezu immer mit Totalmustern und einer Tonuserhöhung beantwortet werden. Verbale Hilfen werden qualitativ am besten mit Hinweisen auf räumliche, indirekte (nicht körperbezogene) Ziele beantwortet.

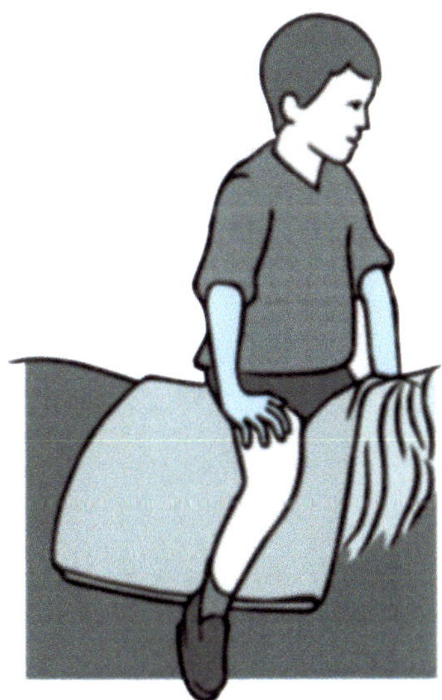

Abb. 14.13. b Kinder stützen sich oft spontan auf den Oberschenkel ab, um sich im Rumpf aufzurichten

14.3.6 Hilfe durch Armstellung

Die Stellung der Arme des Patienten kann von der Therapeutin gezielt eingesetzt werden:

- Seitliches Ausstrecken der Arme: Die Arme wirken als Verlängerung des frontotransversalen Brustkorbdurchmessers. Dadurch wird die Gleichgewichtslage verbessert, was eine Stabilisation der Körperabschnitte in der Körperlängsachse erleichtert (Abb. 14.14).
- Ausstrecken der Arme mit gefalteten Händen nach vorne: Die Arme wirken als Verlängerung des sagittotransversalen Brustkorbdurchmessers. Der relativ räumliche Fixpunkt der Hände in bezug auf den Pferdehals macht den kontinuierlichen Transport des kranialen Türmchens sichtbar. Dadurch wird der Brustkorb als Stabile bewußtgemacht (Abb. 14.15). Bei dieser Armstellung nach vorne wird zudem die extensorische Stabilisation der Brustwirbelsäule durch das vermehrte ventrale Gewicht stimuliert.

Die Hilfen über die Armstellung sind bei Kindern nur begrenzt anwendbar, da sie oft zu große Schwierigkeiten mit der Selektivität der Armbewegung haben (Abb. 14.16–14.18).

14.3.7 Wirksamkeitsnachweis

Siehe Kap. 16.1.

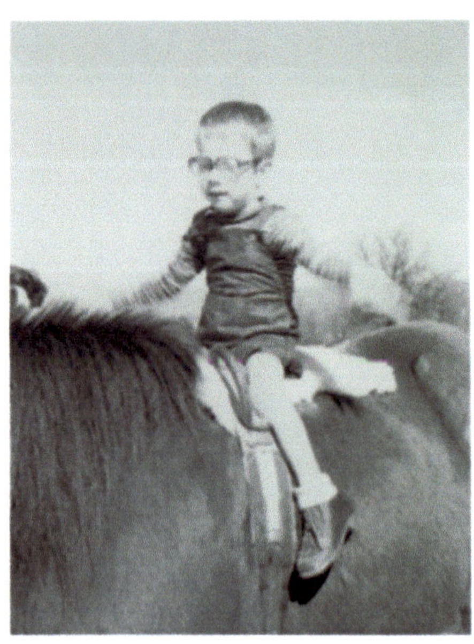

Abb. 14.14. Das seitliche Abheben der Arme verbessert das Gleichgewicht, vorausgesetzt der pathologische Tonus im Beckenbereich nimmt nicht zu

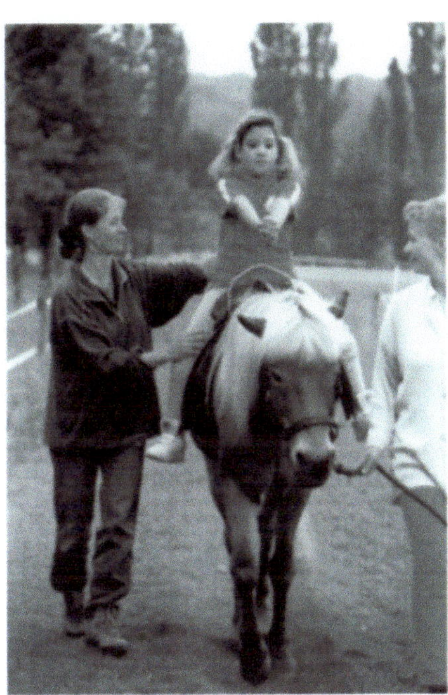

Abb. 14.15. Bei Kindern ist auch diese Armstellung kurzfristig anwendbar

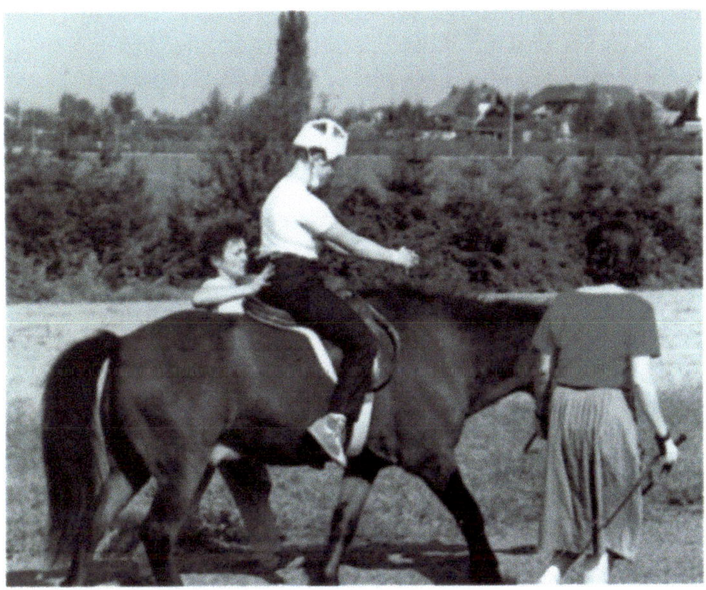

Abb. 14.16. Besteht bei der Ausgangsstellung bereits ein Mehr-Gewicht vor dem Tuber, kann diese Armstellung kontraproduktiv sein

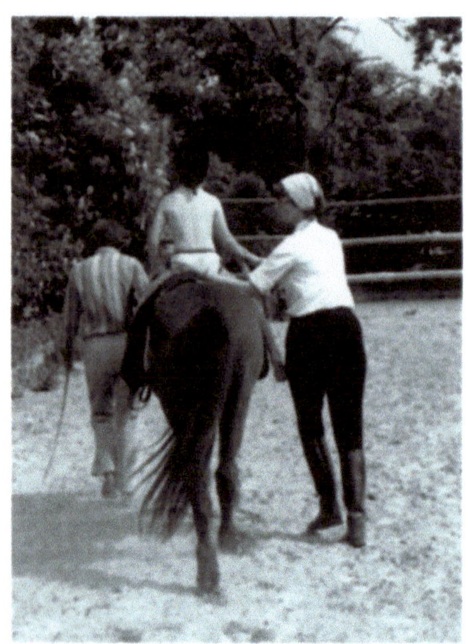

Abb. 14.17. Korrekturen am Hemi-Arm können sich negativ auf die Sitzhaltung auswirken

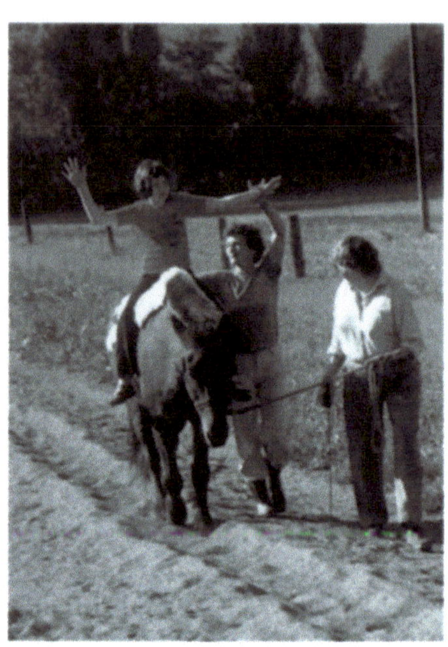

Abb. 14.18. Cave: Mangel an Dissoziation der Arme kann zu Rumpfasymmetrie führen

14.4 Hilfe für die Übungsstufe 2 (horizontales Becken-Mobile)

***Ziel* ist**

- **die Differenzierung der Körperlängsachse in der sagittalen Verschiebeebene im Bewegungsniveau Lenden-/Brustwirbelsäule (der stabilisierte Körperabschnitt Brustkorb folgt verzögert und wird rhythmisch in die Körperlängsachse eingeordnet),**
- **das Gefühl für ein rhythmisches *Vorwärts-transportiert-Werden* entwickeln.**

Hilfe ist nötig, wenn bei den vertikal eingeordneten Körperabschnitten Becken und Brustkorb die zwingende Primärbewegung nicht durch eine Translation des Beckens nach vorne in bezug auf den Brustkorb aufgenommen wird.

MERKE

Bei Patienten mit funktionellem Beckenblock (infolge Spastik, Ataxie) wird oft die Übungsstufe 3 vorbereitend vorweggenommen, weil das Spiel des *frontalen Becken-Mobile* eine wirksamere Lockerung im Beckenbereich mit sich bringt und zudem einen Teil des Primärimpulses in die Frontalebene umleiten und infolgedessen mindern kann. Dies bedeutet für diese Patienten eine wesentliche Erleichterung, die zwingende Primärbewegung zu verarbeiten. Sie fühlen dann besser, wie sie vom Pferd mitgenommen werden. Somit finden sie das Gleichgewicht auf dem Pferd leichter und können es auch mit weniger Kraftaufwand bewahren.

14.4.1 Beeinflussende Faktoren

Zusätzlich zu den Beeinflussungsfaktoren der Stufe 1 dienen zur Förderung der Stufe 2 insbesondere:

- eine Hilfe (z. B. Sattel mit dorsaler Stütze) für die Stabilisation der vertikalen Beckenlängsachse,
- die Beschaffenheit der Sitzauflage (wenn zu weich: diffuse Druckwahrnehmung der Sitzstellung),
- die deutliche Primärbewegung (durch Intensität der Primärbewegung, durch Bodenbeschaffenheit und Neigung des Terrains).

14.4.2 Manipulative Hilfe

Folgende Hilfen können eingesetzt werden:

- Das manipulative Führen des Beckens synchron mit der zwingenden Primärbewegung kann die Wahrnehmung des Pferderhythmus unterstützen (Abb. 14.19 a, b).

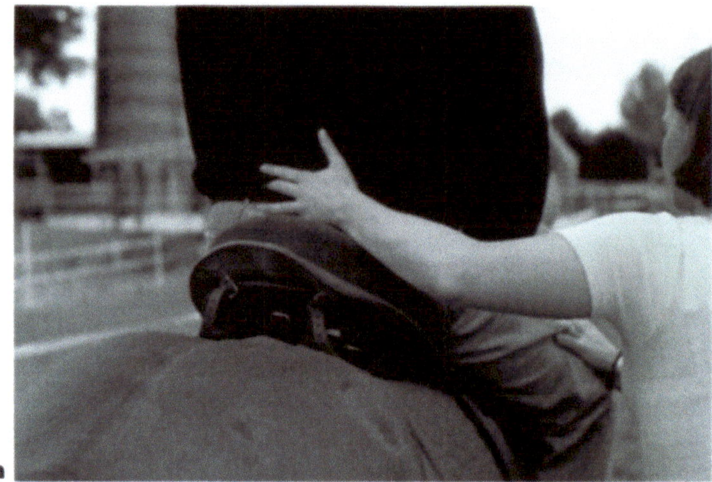

a

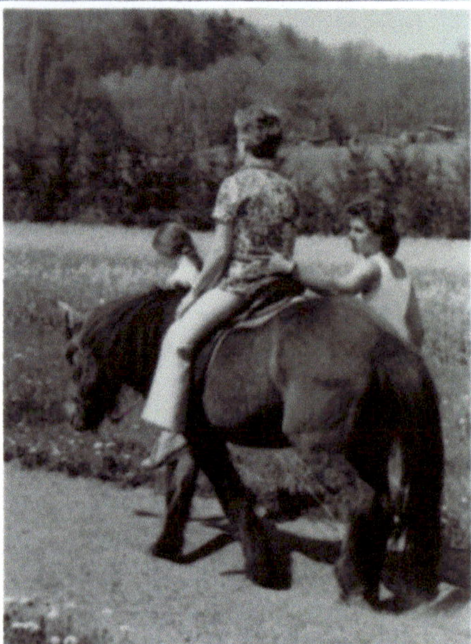

b

Abb. 14.19 a, b. Das Führen der horizontalen Beckenbewegung macht den Pferdeimpuls besser bewußt

- Das manipulative Führen des stabilisierten Brustkorbs kann je nach Proportionen Pferd/Therapeutin/Patient technisch schwierig durchführbar sein (Abb. 14.20 a, b). Diese Hilfe darf keine kontinuierliche Unterstützung sein (Hilfe für die Wahrnehmung des stabilen Brustkorbs und gleichzeitigem mobilen Becken horizontal)!

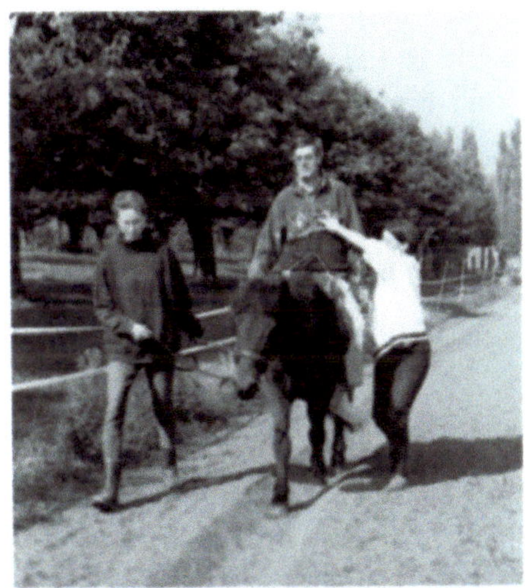

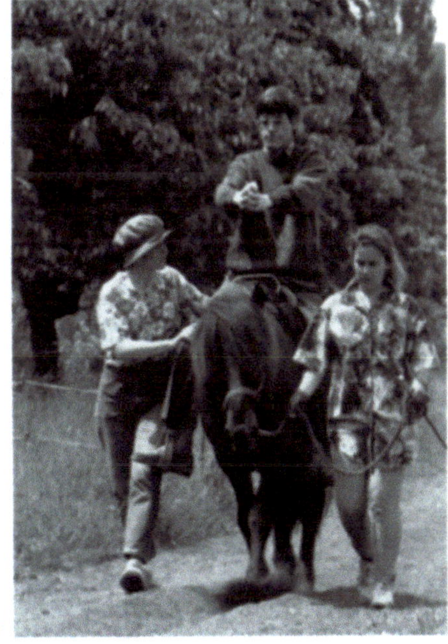

Abb. 14.20. a Selbst bei einem Kleinpferd ist die manipulative Hilfe am Brustkorb des Patienten je nach Proportionen schwer durchführbar. **b** Der stabile Körperabschnitt Brustkorb wird dem Patienten deutlicher bewußt, wenn die Arme vorne einen relativen räumlichen Fixpunkt bilden (s. S. 323)

14.4.3 Verbale Hilfe

Die folgenden Aspekte können dem Patienten bewußtgemacht werden:

- die Druckwahrnehmung der Sitzhöcker,
- die gleichbleibende vertikale Beckenstellung,
- der rhythmische Schub des Pferdes, insbesondere die Veränderung im Rhythmus,
- die isolierte Verschiebung des Beckens in bezug auf den Brustkorb als geradliniges Mitgenommenwerden,
- der relative räumliche Fixpunkt „Sternum", der kontinuierlich nach vorne geht (Abb. 14.21).

Für Kinder sind diese verbalen Hilfen nur begrenzt anwendbar.

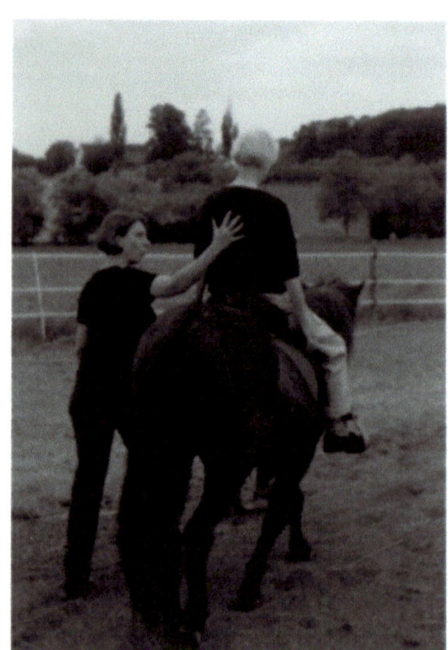

Abb. 14.21. Kurze Berührungskontakte an der Brustwirbelsäule helfen, die Einordnung des Körperabschnitts Brustkorb zu gewährleisten

14.4.4
Hilfe durch Armstellung

Funktionell betrachtet, bedeuten die Arme ein bestimmtes Gewicht, das am Türmchen verankert werden muß:

- Durch Ausstrecken der Arme nach vorne wird die extensorische Stabilisation der Brustwirbelsäule bewußtgemacht (Abb. 14.22). Der relativ räumliche Fixpunkt „gefaltete Hände" verhindert ein Auf- und Abbewegen der Hände und fördert den kontinuierlichen Transport der Körperabschnitte Brustkorb und Kopf (s. Abschn. 14.3.6).
- Durch das ventrale Armgewicht wird die Extension in der Brustwirbelsäule stimuliert, die aber die Translation des Beckens in bezug auf den Brustkorb begrenzt.
- Durch das seitliche Ausstrecken der Arme als Verlängerung des frontotranversalen Brustkorbdurchmessers wird die Gleichgewichtslage verbessert, die wiederum die Fixation im Niveau Lenden-/Brustwirbelsäule löst und damit spontan die Translationsbewegung erlaubt.

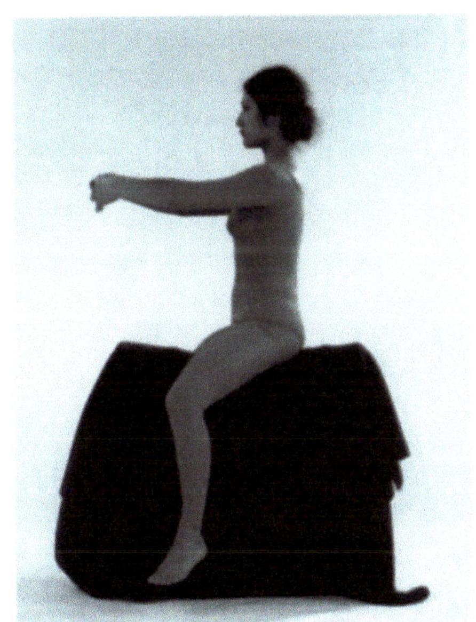

Abb. 14.22. Die nach vorne ausgestreckten Arme sind in bezug auf das Pferd ein eindeutig beobachtbarer räumlicher Fixpunkt für den Patienten. Zudem wirken die Arme als ventrales Gewicht, das die Extension in der Brustwirbelsäule stimuliert

14.4.5 Hilfe durch Armbewegungen

Die gleichzeitig gleichgerichtete Armbewegung mit Betonung nach hinten wird manchmal zur Förderung der aktiven Widerlagerung der zwingenden Primärbewegung eingesetzt. Damit kann die Translation zwischen Becken/Brustkorb zustande kommen und somit die selektive Stabilisation der Körperlängsachse provoziert werden. Dabei muß aber unabdingbar der Körperabschnitt Brustkorb eingeordnet bleiben (Abb. 14.23 a, b).

MERKE

Armbewegungen und Geschicklichkeitsübungen, die im herkömmlichen Reitunterricht oft eingesetzt werden, erschweren die Aufnahme der Primärbewegung und behindern das therapeutische Ziel „Mobile Becken/Brustkorb-Stabile"!

14.4.6 Wirksamkeitsnachweis

Siehe Kap. 16.2.

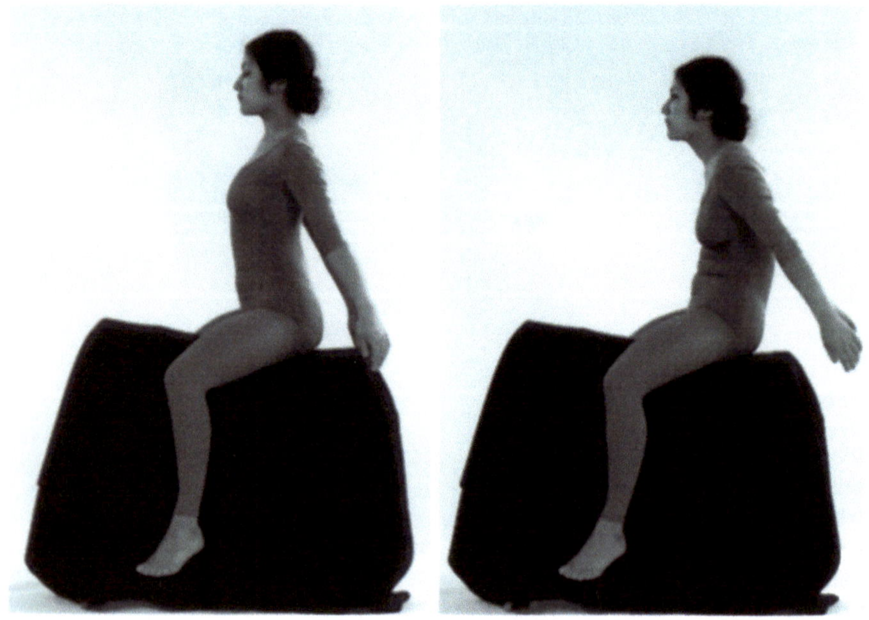

Abb. 14.23. a. Aktive Armbewegungen nach hinten fordern eine Stabilisation des Körperabschnitts Brustkorb im vertikalen Türmli; **b** Ausweichmechanismus: bei unstabilem Rumpf wirkt die aktive Armbewegung nach hinten weiterlaufend flexorisch auf die Brust- und Lendenwirbelsäule

KAPITEL 15

Therapeutische Hilfen für die Aufnahme der subtilen Primärbewegung

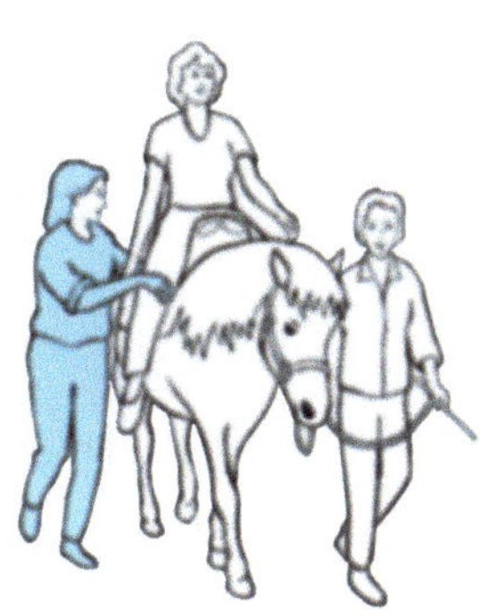

15.1 Ausgangssituation

15.1.1 Zusammenfassung der subtilen Primärbewegung

Die subtile Primärbewegung ist die selektive Bewegungsinduktion der mobilen Sitzunterlage, die die Differenzierung innerhalb der vertikal stabilisierten Körperlängsachse schult und dabei das frontale und das transversale Becken-Mobile erzielt (s. Kap. 5).

Die weiterlaufenden Bewegungen der subtilen Primärbewegung werden auf 2 Ebenen reduziert:

- frontale Ebene: Das Becken bewegt sich alternierend *frontal* im Einklang mit der Drehung des Pferdethorax;
- transversale Ebene: Das Becken bewegt sich *transversal*, d.h. alternierend horizontal drehend in bezug auf den Brustkorb.

Die allgemeinen *Beobachtungskriterien* der subtilen Primärbewegung sind

- der kontinuierliche Transport von Brustkorb und Kopf,
- die im Einklang mit den Bewegungen des Pferderumpfes sich bewegende Verbindungslinie beider Spinae (frontal bzw. transversal).

15.1.2 Zusammenfassung der abnormen Reaktionen auf dem Pferd im Schritt

Die subtilen Bewegungsausschläge der *Sattellage* sind so differenziert, daß sie ohne weiteres – oft unbewußt – unterdrückt werden können. Selbst beim Bewegungsgesunden wird oft die subtile Primärbewegung des Pferdes nicht aufgenommen, d.h., sie kommt nicht zum Ausdruck. Es werden keine weiterlaufenden frontalen/transversalen Bewegungen ausgelöst, das Becken bleibt stabilisiert (Beobachtungskriterium: die Verbindungslinie der Spinae bleibt frontotransversal und horizontal).

Patienten mit zentralmotorischen Bewegungsstörungen fixieren sich und machen sich steif. Dadurch können die subtilen selektiven Impulse nicht aufgenommen werden (s. Kap. 12).

Aufgabe der Therapeutin ist es (Abb. 15.1), manipulativ und verbal adäquat zu helfen, die funktionellen Fixationen zu lösen, um die Möglichkeit zu schaffen, daß durch den kinetischen Effekt der Primärbewegung das Becken mitschwingen kann.

MERKE

Das Einnehmen einer annähernd guten Ausgangsstellung ist für die Therapie entscheidend, um die Aufnahme der weiterlaufenden Bewegungen der subtilen Primärbewegung zu erarbeiten.

Durch das Mitbewegenlassen des Beckens in die subtile Primärbewegung können Asymmetrien/Fixationen abgebaut werden.

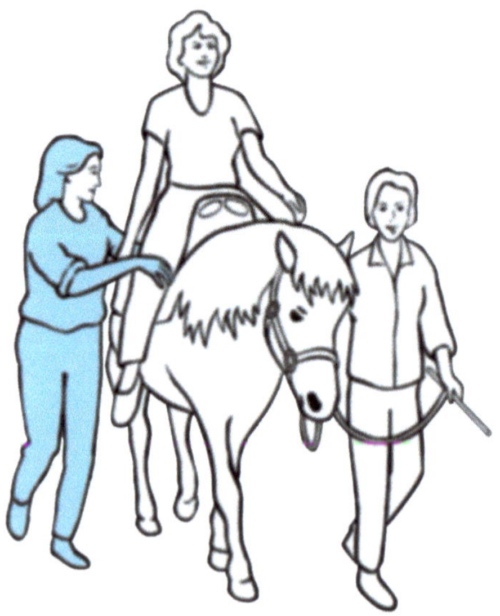

Abb. 15.1. Aufgaben der Therapeutin

15.2
Hilfe für die Übungsstufe 3 (frontales Becken-Mobile)

ZUSAMMENFASSUNG

Ziele sind:

- die Körperlängsachse im Niveau Lendenwirbelsäule in der Frontalebene differenzieren, d.h., wenn sich das Becken zusammen mit der Unterlage frontal bewegt, den Körperabschnitt Brustkorb mit lateralflexorischer aktiver Widerlagerung stabilisieren;
- das Gefühl für die frontale Beckenbewegung entwickeln,
- den hyperaktiven Beckenblock lösen.

Durch die Bewegung des Pferderumpfes wird die Bewegung in der Frontalebene des Patienten ausgelöst. Das Becken kann nur bei stabilisiertem Körperabschnitt Brustkorb auf diese Pferdebewegung eingehen.

Das Spiel *frontales Becken-Mobile/Brustkorb-Stabile* erleichtert wesentlich das Finden des Rhythmuses und ist Voraussetzung für jede weitere Selektivität in der Rotationsebene der Wirbelsäule.

Bei funktionell blockiertem Körperabschnitt Becken ist die Förderung eines beweglichen Körperabschnitts Becken in der Frontalebene ein Schwerpunkt der Therapie. Um die Wahrnehmung des Patienten anzusprechen, wird die frontale Bewegung des Beckens gleichzeitig mit manipulativer und verbaler Hilfe betont (Abb. 15.2).

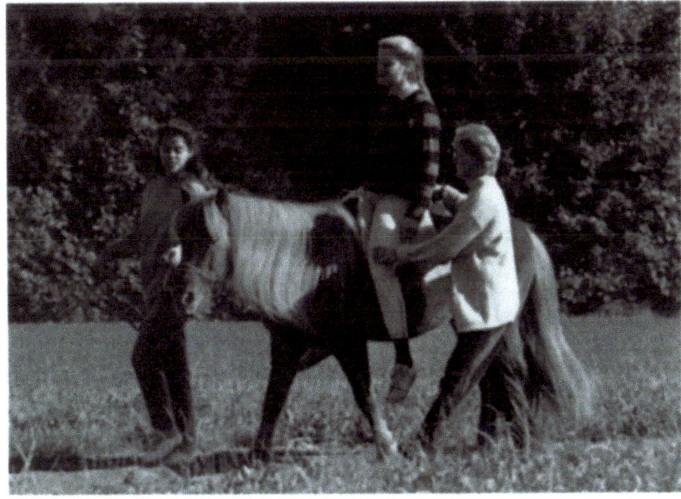

Abb. 15.2. Die Schulung des frontalen Becken-Mobile spielt eine große Rolle in der HTK

15.2.1 Beeinflussende Faktoren

Zur *Erleichterung* der Aufnahme der frontalen subtilen Primärbewegung gelten dieselben Faktoren wie bei den vorherigen Übungsstufen, besonders die für die Stufe 3:

- parkierte Beine (in den Bügeln oder Oberschenkelstützen),
- rumpfiges Pferd (mit etwas breiterem Thorax),
- Schrittvariante des Pferdes in Form einer Taktabweichung mit Tendenz zur Betonung der lateralen Fußfolge (Abb. 15.3a–c; s. Kap. 5.3),
- Intensität der Schrittbewegung: das wenig langsamere Tempo begünstigt die Frontalbewegung des Beckens (s. Kap. 3.3.2),
- ein leicht aufwärts geneigtes Terrain,
- Bodenbeschaffenheit: der weichere Boden begünstigt den weiterlaufenden Effekt der frontalen subtilen Primärbewegung (Abb. 15.4).

Höhere Anforderung an das Gleichgewicht stellen im allgemeinen

- die Labilisierung der Ausgangsstellung,
- die Minderung der Sattelführung,
- der intensivere Schub des Pferdes,
- der höhere Grad der Differenzierung der Primärbewegung (d.h. mehr Selektivität),
- der unregelmäßige Rhythmus,
- die schnellere Bewegungsfrequenz,
- die Kurven im Gehweg.

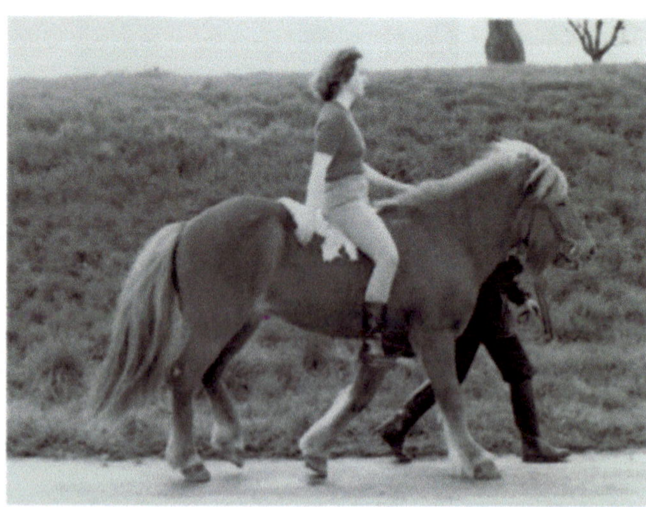

Abb. 15.3. a Bei der lateralen Zweibeinstütze rechts ist die linke Beckenseite am tiefsten Punkt.

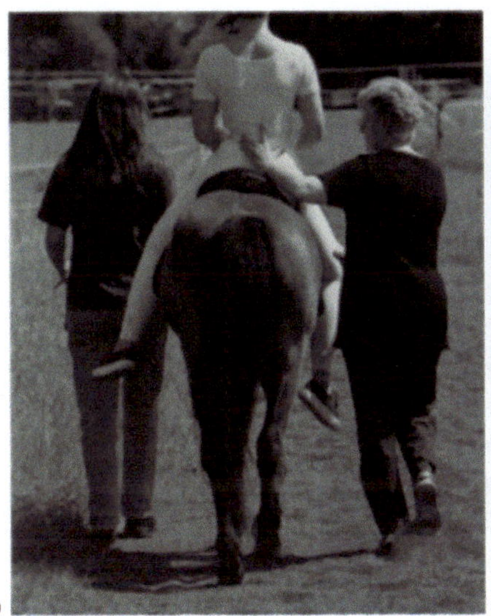
b

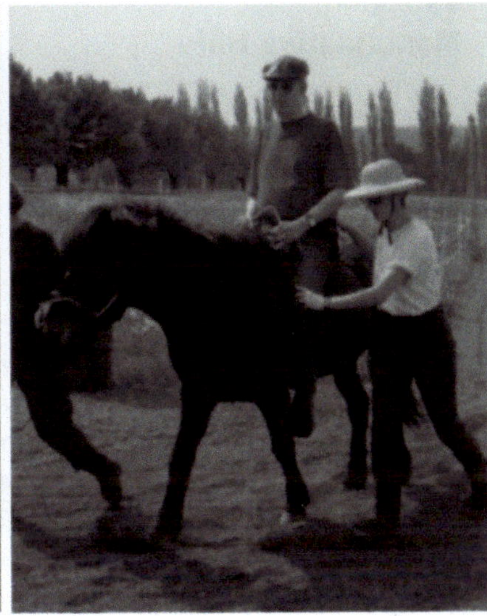
c

Abb. 15.3. b Beim frontalen Becken-Mobile bleibt das Becken vertikal stabilisiert. **c** Kurz vor dem Abfußen der linken Vorhand unterstützt die Therapeutin die Bewegung des Beckens/Oberschenkels nach links unten

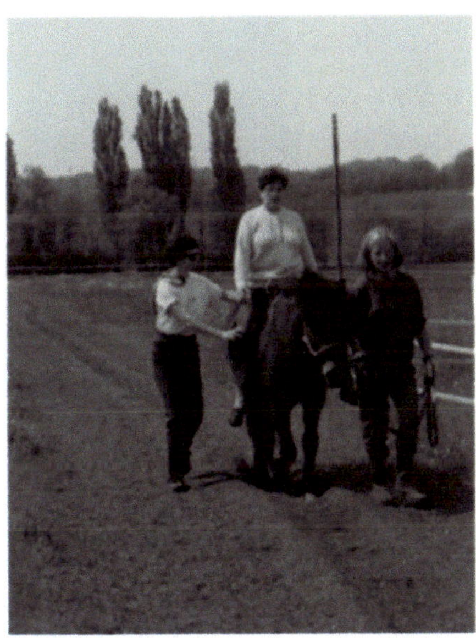

Abb. 15.4. Das leicht aufwärts geneigte Terrain mit weichem Boden begünstigt die frontale subtile Primärbewegung

15.2.2 Manipulative Hilfe

Die manipulative Hilfe sollte die Reaktivität des Beckens nicht stören. Deshalb ist es ungünstig, beidseits am Beckenkamm zu fassen. Für den Patienten ist es dann eindeutig spürbar, wenn die Hilfe die Bewegung in einer Richtung betont, z. B. am Oberschenkel nach rechts unten stattfindet. Um dabei gleichzeitig der Stabilisation der Beckenlängsachse nachzuhelfen, kann die linke Hand der Therapeutin auf dem Sakrum stehen (Abb. 15.5), um im Wechsel die subtile Primärbewegung in beiden Richtungen zu betonen.

Die verschiedenen Einwirkungsmöglichkeiten in Form von Schieben und/oder Ziehen der Therapeutinnenhände (die Therapeutin geht z. B. rechts vom Patienten) – immer im Rhythmus des Pferdeschritts – sind:

- linke Hand am Sakrum, die rechte Hand am rechten Oberschenkel entweder proximal beim Trochanterpunkt oder distal am Fermurkondyl (Abb. 15.6 a, b);

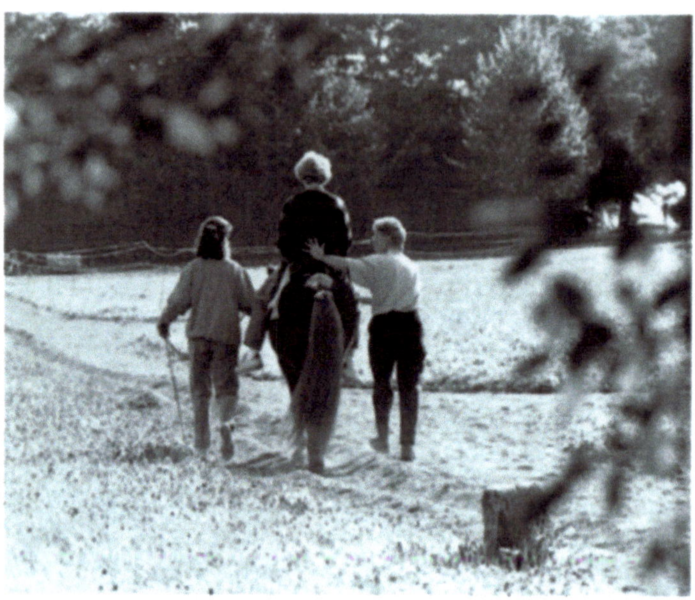

Abb. 15.5. Die Arbeit auf der geraden Gehstrecke erleichtert das symmetrische frontale Becken-Mobile. Diese subtile Bewegung kann auch mit einer Hand durch alternierende Bewegungen rechts/links gefördert werden

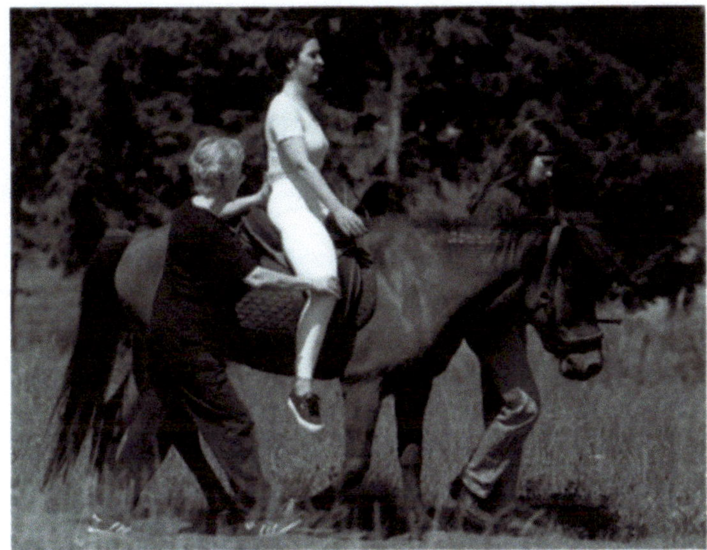

a

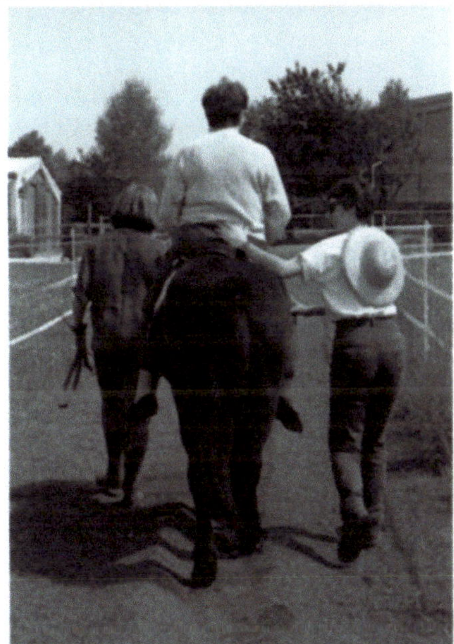

b

Abb. 15.6 a, b. Einsatz der proximalen und distalen Hand der Therapeutin. Dabei kann sich das linke Handgelenk am Übersattel abstützen

- linke Hand Mitte der Brustwirbelsäule zur Stabilisation des Körperabschnitts Brustkorb, rechte Hand hilft am rechten Oberschenkel, die laterale Bewegung zu betonen (Abb. 15.7);
- linke Hand lateral am Becken rechts schiebt nach medial kranial; alternierend hilft die rechte Hand oberhalb des Knies nach, um in der nächsten Schwungphase mit dem Oberschenkel nach unten zu bewegen (Abb. 15.8);
- linke Hand schiebt am Becken von der linken Seite her das Becken nach medial; gleichzeitig zieht die rechte Hand am rechten Oberschenkel nach kaudal;
- linke Hand drückt den rechten Oberschenkel proximal auf die Unterlage (Wahrnehmungskontakt), gleichzeitig betont die rechte Hand - distal oberhalb des Knies - die Bewegung nach unten (Abb. 15.9a);
- linke Hand hilft proximal am rechten Oberschenkel, die rechte Hand stabilisiert den Bügel und geht mit nach unten (Abb. 15.9b).

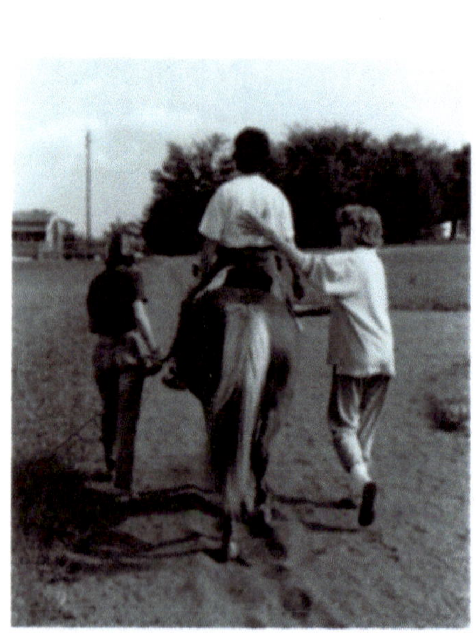

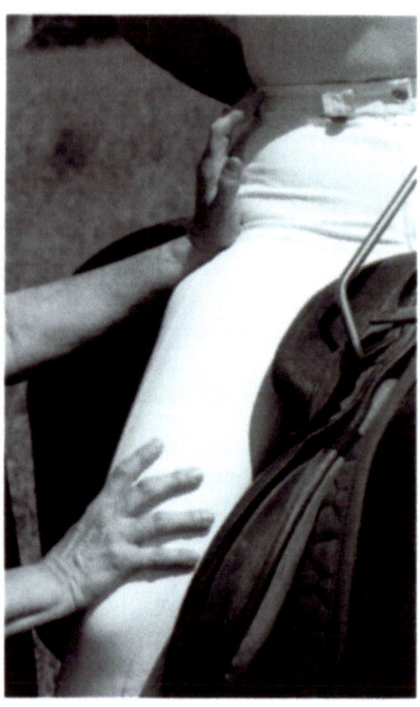

Abb. 15.7. (links) Beim frontalen Becken-Mobile soll der frontotransversale Brustkorbdurchmesser horizontal bleiben

Abb. 15.8. (rechts) Durch diese Griffe kann die Therapeutin alternierend nach rechts und nach links die Bewegung unterstützen

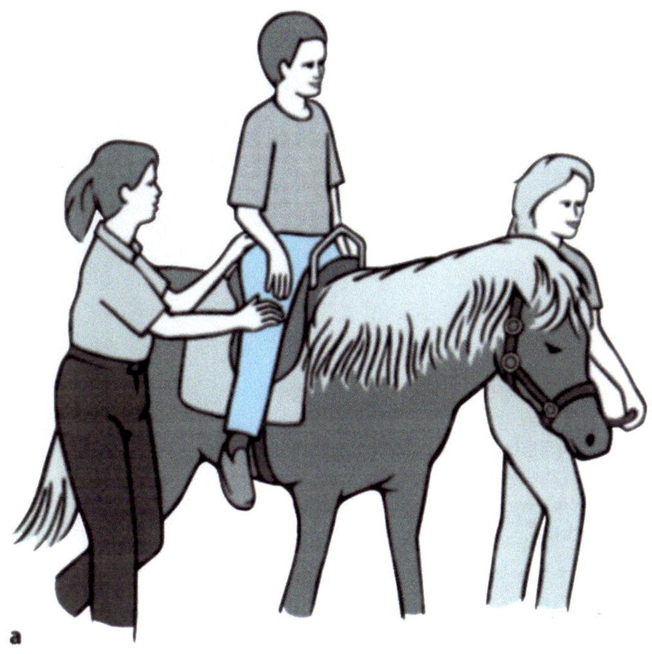

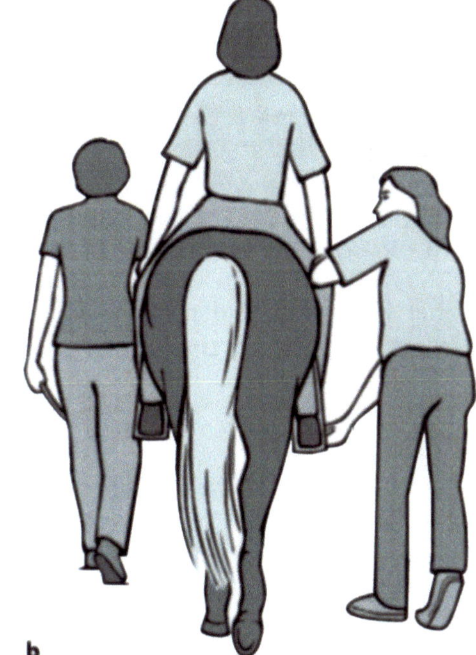

Abb. 15.9. a Die Verstärkung des Drucks des Beckens und des Oberschenkels auf der Unterlage ist eine wertvolle Hilfe, um das Gleichgewicht zu verbessern. Diese Hilfestellung wird oft bei Kindern angewendet, muß aber im Einklang mit der Primärbewegung erfolgen. **b** Die Therapeutin stabilisiert den Bügel, so daß der Unterschenkel vertikal und der Fuß in einem guten Alignement bleibt

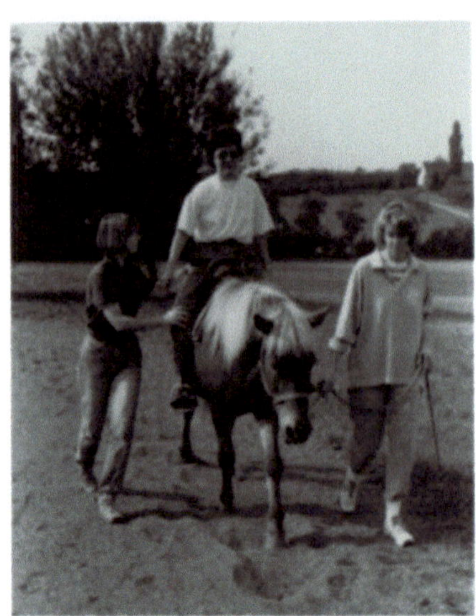

Abb. 15.10. Die manipulativen und die verbalen Hilfen ergänzen und wechseln sich ab, um der Patientin das Becken-Mobile bei stabilem Türmchen wahrnehmbar und bewußt zu machen

15.2.3 Verbale Hilfe

Dem Patienten kann man den Rhythmus des Pferdes bewußtmachen und ihn darauf hinweisen, daß

- sich das Becken gegenläufig auf-/abbewegt,
- die Beine alternierend länger/kürzer werden bzw. alternierend näher zum Boden gehen (Abb. 15.10),
- sich die Knie/Füße abwechslungsweise auf- und abbewegen,
- das Bein, der Oberschenkel bzw. der Sitzhöcker nach unten geht.

Dabei können z.B. der Sattelknauf oder der Griff, der sich seitlich hin- und herbewegt, als optische Hilfe zur Orientierung dienen.

15.2.4 Hilfe mittels Armstellung

Die Stellung der Arme können dem Patienten eine zu betonende Komponente bewußtmachen:

- Durch das seitliche Ausstrecken *beider* Arme, als Verlängerung des frontotransversalen Brustkorbdurchmessers, wird die Stellung dieses Zeigers rechtwinklig zur Bewegungsrichtung bewußtgemacht.

- Das seitliche Ausstrecken *eines* Arms bedeutet Betonung eines lateralen Gewichts, womit eine lateralflexorische Verankerung aktiviert wird.

15.2.5 Hilfe mittels Armbewegung

Der Schwung eines Arms oder beider Arme kann als aktive Übung in der HTK therapeutisch eingesetzt werden: Das aktive gegenseitige Armschwingen im Rhythmus des Pferdes - zusammen mit dem frontalen Becken-Mobile - wird therapeutisch genutzt mit dem Ziel

- die Schubwirkung der zwingenden Primärbewegung zu mindern, (s. Kap. 8, S. 158);
- das Gleichgewicht mit Hilfe der Nutzung der gegengleichen Unwucht der alternierenden Armgewichte zu verbessern. Dabei wird der Körperabschnitt Brustkorb von der frontalen Bewegung des Beckens erfaßt und bewegt diskret gewichtsausgleichend in die Lateralflexion (z.B. Schub aus der linken Hinterhand nach vorne: Becken rechts tief mit Lateralflexion in der Lendenwirbelsäule bis Mitte der Brustwirbelsäule, rechter Armschwung nach vorne; Abb. 15.10a,b).

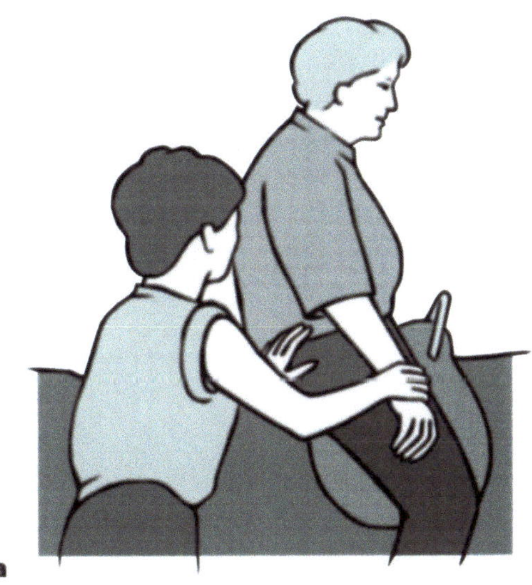

Abb. 15.10. a Wenn das Becken sich mit der frontalen subtilen Pferdebewegung rechts nach unten bewegt, schwingt dabei der rechte Arm als Gleichgewichtshilfe nach vorne

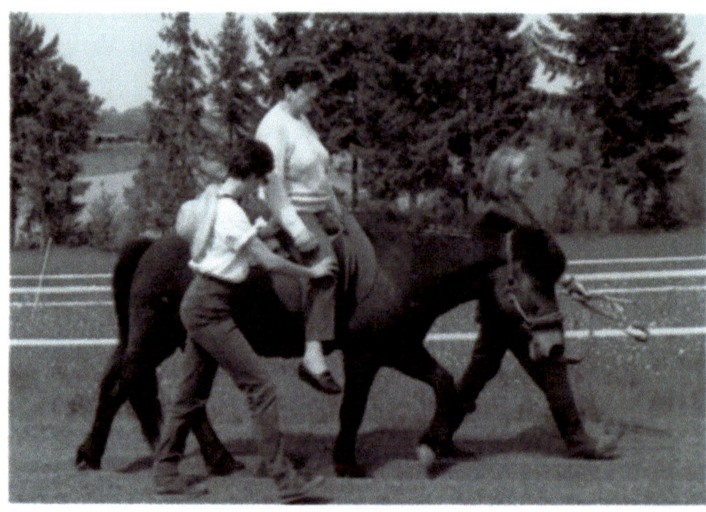

Abb. 15.10. b Die Hilfestellung der Therapeutin, unterstützt durch ein lockeres Armschwingen, fördert die Sitzbalance

MERKE

Der beidseitige gegengleiche Armschwung ist als Übung nur dann effizient, wenn er im Pferderhythmus erfolgt.

15.2.6 Wirksamkeitsnachweis

Siehe Kap. 16.3.

15.3 Hilfe für die Übungsstufe 4 (transversales Becken-Mobile)

ZUSAMMENFASSUNG

Ziele sind:

- die Körperlängsachse im Niveau Lendenwirbelsäule in der Transversalebene differenzieren, d.h., den Körperabschnitt Brustkorb innerhalb der Körperlängsachse rotatorisch stabilisieren, wenn das Becken durch die transversale subtile Primärbewegung passiv bewegt wird;
- das Gefühl für die Beweglichkeit des Beckens in der Transversalebene entwickeln, die rotatorische potentielle Beweglichkeit in der unteren Brustwirbelsäule und den gangtypischen Armpendel fördern (Abb. 15.11 a,b).

Die Primärbewegung wird durch den Schub der Hinterhand ausgelöst. Das Becken wird alternierend einmal rechts, einmal links etwas mehr nach vorne transportiert. Durch die Stabilisation des Körperabschnitts Brustkorb rechtwinklig zur Bewegungsrichtung kann das Becken auf die einseitige Schubwirkung nach vorne eingehen.

MERKE

Die Arme – im Ellbogengelenk stabilisiert – pendeln parallel zur jeweiligen kontralateralen Vorhand des Pferdes.

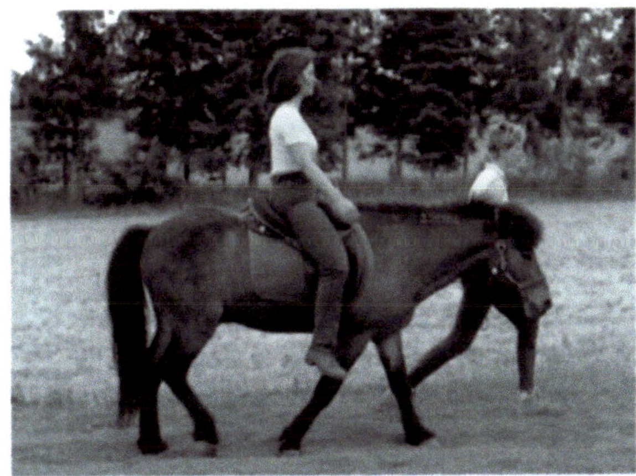

a

Abb. 15.11. a Norm-Bewegung: Die Arme pendeln wie beim Gehen, rhythmisch mit der kontralateralen Vorhand

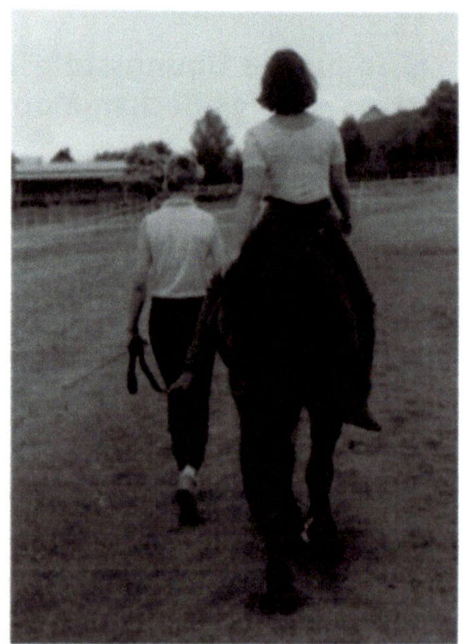

Abb. 15.11. b Norm-Bewegung: Die Arme pendeln gangtypisch reaktiv auf den Schub der jeweiligen Hinterhand des Pferdes: hier wird die linke Beckenseite nach vorne geschoben, die rechte geht mit der frontalen subtilen Primärbewegung nach unten

15.3.1 Beeinflussende Faktoren

Die transversale subtile Primärbewegung kann erst aufgenommen werden, wenn das Spiel vom horizontalen und frontalen Becken-Mobile reaktiv gut funktioniert. Die Schulung der Stufe 4 wird besonders günstig beeinflußt durch:

- parkierte Beine mit tiefem Knie, oft ohne Bügel, d.h. deutlichere Neigung der Oberschenkellängsachse zur Vertikalen als im HTK-Sitz,
- einen weniger breiten Thorax des Pferdes,
- Norm-Variante des Pferdeschrittmusters mit Tendenz zur Betonung der diagonalen Fußfolge (s. Kap. 5.3),
- die Intensität der Schrittbewegung: die höhere Intensität der Primärbewegung (immer bei gleichmäßigem Gangrhythmus) mit einem deutlichen Bewegungsimpuls nach vorne begünstigt die Rotation des Beckens in der unteren Brustwirbelsäule (s. Kap. 3.3.2),
- die Bodenbeschaffenheit: der tendenziell härtere Boden begünstigt den weiterlaufenden Effekt der transversalen subtilen Primärbewegung,
- das leicht ansteigende Terrain.

15.3.2 Manipulative Hilfe

Wenn die Therapeutin rechts vom Patienten geht, gibt es folgende Hilfen für die Drehpunktverschiebung des rechten Hüftgelenk nach vorne:

- linke Hand schiebt mit dem Pferdeimpuls den Trochanterpunkt horizontal nach vorne (Abb. 15.12);
- linke Hand am Sakrum, die dem transversalen Schub hilft, die rechte Seite nach vorne zu drehen, die rechte Hand verharrt am Oberschenkel widerlagernd;
- linke Hand schiebt den Trochanterpunkt nach vorne, *gleichzeitig* unterstützt die rechte Hand distal am Oberschenkel die Auswirkung der Drehpunktverschiebung im Sinne einer widerlagernden Bewegung des Oberschenkels extensorisch im Hüftgelenk. Dabei wird der Oberschenkel räumlich am Sattelblatt distal stabilisiert;
- linke Hand schiebt den Trochanterpunkt nach vorne, *alternierend* hilft die rechte Hand distal am Oberschenkel, die frontale Bewegung nach unten zu betonen (Abb. 15.13);

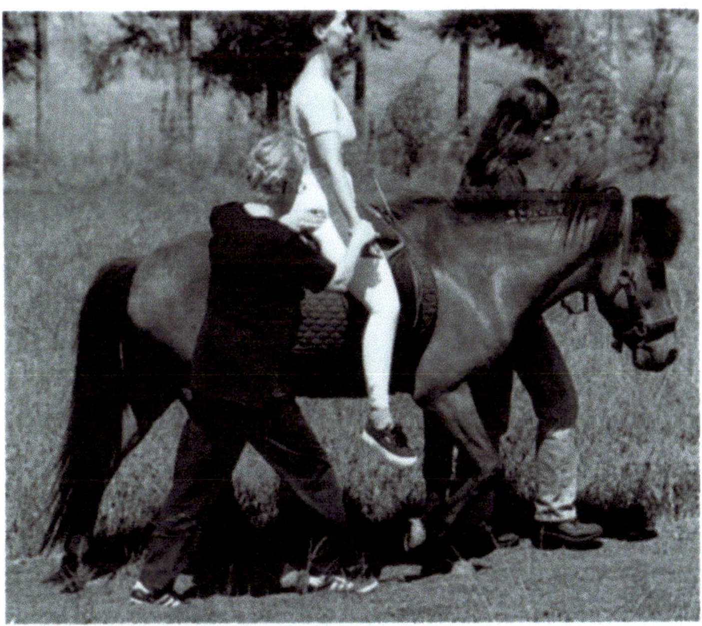

Abb. 15.12. Hilfe für den transversalen subtilen Bewegungsimpuls: nicht am Becken, sondern am Trochanterpunkt des Oberschenkels

- linke Hand schiebt den Trochanterpunkt nach vorne, die rechte hilft dem rechten Arm, als Gegenbewegung nach hinten zu schwingen.

Da die Rotation des Beckens sehr diskret ist, verlangt dieser Ablauf vom Patienten hohe Selektivität und gutes Bewegungsempfinden. Eine nicht optimale manipulative Hilfestellung, die nicht im Einklang mit der rhythmischen frontalen Bewegung des Beckens stattfindet, kann störend wirken.

15.3.3 Verbale Hilfe

Die einseitige subtile Primärbewegung wird bewußtgemacht, indem

- das Becken einseitig rhythmisch nach vorne geschoben wird,
- der Rhythmus des Pferdes verbal betont wird (z.B. soll sich der Patient äußern, wann die rechte Beckenseite betont nach vorne kommt),
- das Kniegelenk etwas zurückbleibt und das Hüftgelenk sich extensorisch öffnet.

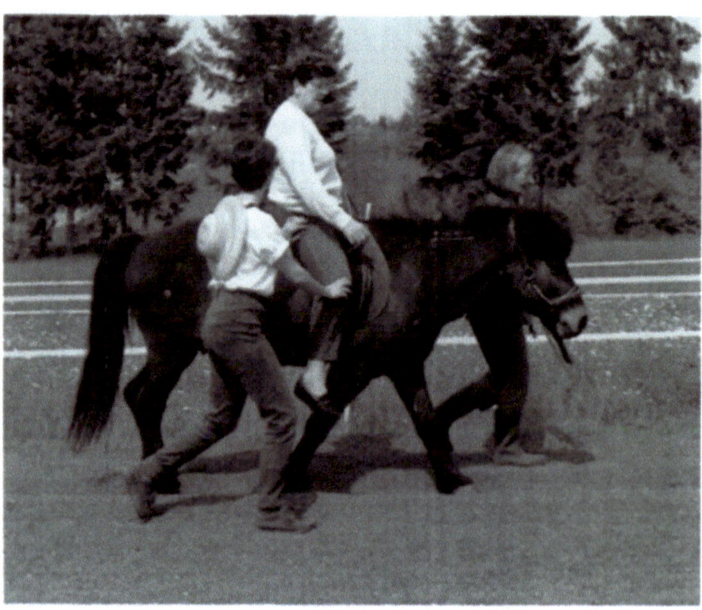

Abb. 15.13. Die Therapeutin unterstützt das frontale Becken-Mobile alternierend mit dem transversalen Impuls am Trochanterpunkt

15.3.4 Hilfe mittels Armstellung

Durch das seitliche Ausstrecken der Arme als Verlängerung des frontotransversalen Brustkorbdurchmessers wird die stabilisierte Stellung dieses Zeigers rechtwinklig zur Bewegungsrichtung bewußtgemacht. Damit kann die Drehung des Beckens deutlicher wahrgenommen werden (s. Abschnitt 15.2.4, S. 334, Abb. 15.14).

15.3.5 Förderung des Armpendels

Der gangtypische Armpendel kann gefördert werden durch

- bewußte Wahrnehmung des transversalen Pferdeimpulses;
- aktive rhythmische gegenseitige Armschwünge (Abb. 15.15). Die alternierenden Schwungbewegungen der Arme fördern:
  - die stabilisierende Gegenaktivität auf die transversale subtile Primärbewegung,
  - die dynamische Stabilisation der Brustwirbelsäulenextension,
  - differenzieren dadurch das Gleichgewicht auf dem Pferd.

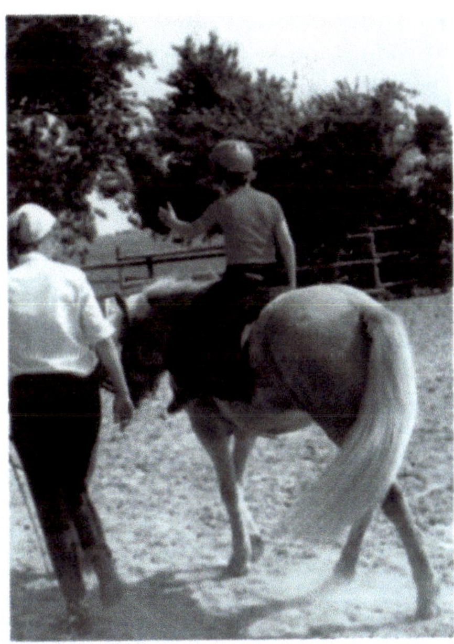

Abb. 15.14. Einseitige Armstellung kann auf der Transversalebene manchmal eine Korrektur der Asymmetrie im Rumpf stimulieren; bei Kindern wird sie spielerisch eingesetzt

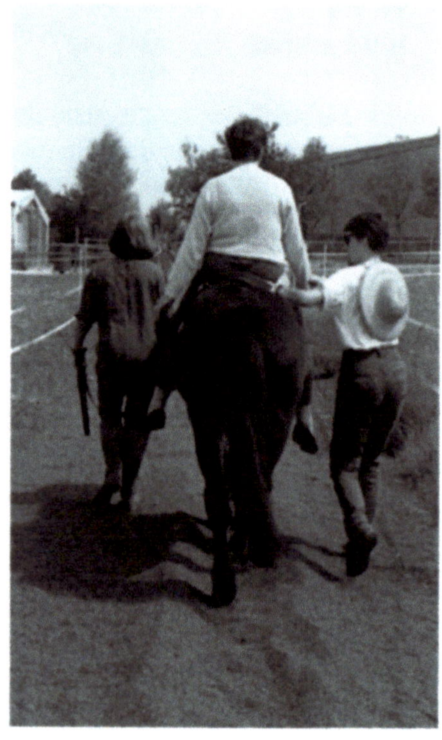

Abb. 15.15. Die Patientin fühlt die rhythmisch alternierende transversale Pferdebewegung und läßt dabei die Arme gangtypisch locker pendeln

MERKE

Der einseitige oder beidseitige gegengleiche Armschwung ist als Übung nur effizient, wenn er im Pferderhythmus erfolgt.

Bedingungen

Für aktive Armbewegungen werden nachfolgende Bedingungen vorausgesetzt:

- die Einordnung der Körperabschnitte in der vertikalen Körperlängsachse und Stabilisation der Brustwirbelsäule in 0-Stellung,
- die Selektivität des Körperabschnitts Becken in der Transversalebene im Niveau Lenden-/Brustwirbelsäule und in den Hüftgelenken,
- das selektive Bewegungsvermögen in den Körperabschnitten Arme.

In einzelnen Situationen können therapeutisch genutzt werden:

- die Betonung des Armschwungs nach hinten: Dadurch wird die Einordnung des Körperabschnitts Brustkorb und die Stabilisation der Brustwirbelsäule in Extension stimuliert bzw. erschwert (die betonte Bewegung des rechten Arms nach hinten wäre weiterlaufend im Sinne einer positiven Rotation des Brustkorbs und einer Flexion in der Brustwirbelsäule);
- die Betonung des Armschwungs nach vorne: Damit wird die Einordnung des Körperabschnitts Brustkorb in bezug auf das Becken und die Stabilisation der Brustwirbelsäule in Extension erleichtert und die rotatorische aktive Widerlagerung in der Brustwirbelsäule betont (Abb. 15.16).

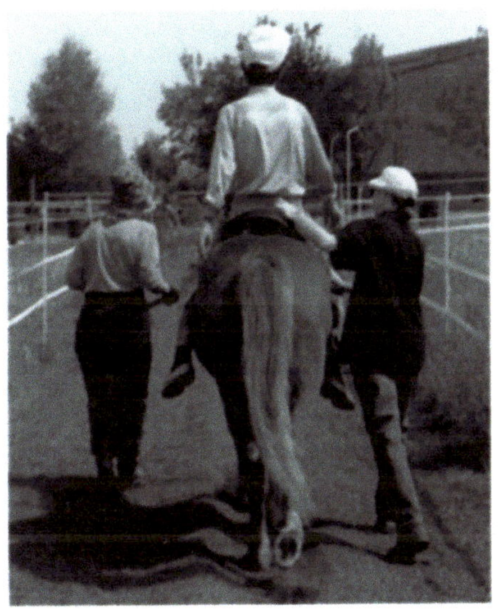

Abb. 15.16. Bei Patienten mit diskreten Koordinationsproblemen ist es eine Hilfe, wenn z.B. der rechte Armschwung nach vorne in dem Moment betont wird, in dem die subtile transversale Pferdebewegung das Becken links nach vorne schiebt

MERKE

Die spontane Armbewegung in *Form eines Pendels im Rhythmus des Pferdes* ist Ausdruck des funktionierenden Spiels des transversalen Becken-Mobile/Brustkorb-Stabile. Dieser alternierende *Armpendel* findet reaktiv auf die subtile transversale Primärbewegung statt.

15.3.6 Wirksamkeitsnachweis

Siehe Kap. 16.4.

KAPITEL 16

Wirksamkeitsnachweis in der Hippotherapie-K

16

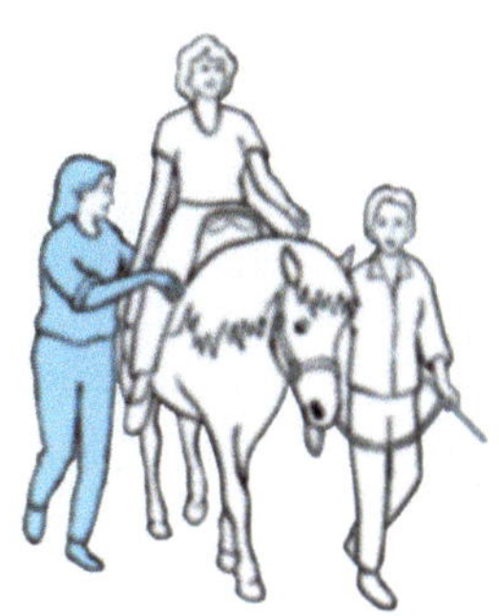

Ziel des Wirksamkeitsnachweises ist es, anhand *objektiv meßbarer Kriterien* die Behandlungserfolge, d.h. ein verändertes Bewegungsverhalten des Patienten, zu erfassen (Abb. 16.1). Es handelt sich um die durch die Primärbewegung des Pferdes provozierten Gleichgewichtsanpassungen, die zur Erhaltung der Sitzstellung dienen. Es gilt, die Qualität dieser Reaktionen zu erfassen, um die Aussage über ein verbessertes Bewegungsverhalten zu untermauern.

Kriterien der subjektiven Erfolgskontrolle

Spontane Äußerungen von Patienten nach der Behandlung sind für die Therapeutin bei der Einschätzung der Wirksamkeit überaus hilfreich. Dabei werden von Seiten der Patienten häufig folgende Stichworte genannt:

- „sich wohl fühlen",
- „loslassen können",
- „die Bewegung spüren und aufnehmen können",
- „im Einklang mit der Pferdebewegung sein",
- „beweglicher und sicherer auf dem Pferd sein",
- „leichter gehen können" (eine Verbesserung des Gangbildes wird als sekundäre Auswirkung der HTK betrachtet),
- „verminderte lumbale Überlastungsschmerzen" (die eindeutige Beeinflussung der Schmerzsymptomatik bei der Anwendung der HTK bei MS-Patienten mit Lumbovertebralsyndromen ist ein beeindrukkendes subjektives Erfolgskriterium).

Solche Feststellungen bzw. Empfindungen von Patienten bestätigen den Erfolg der HTK, sind objektiv aber nicht meßbar. Sie verweisen jedoch auf wichtige positive Komponenten ihrer therapeutischen Wirkung, wenn es darum geht, den Erfolg der HTK zu erfassen.

Kriterien des objektiven Wirksamkeitsnachweises

MERKE

Um den Erfolg der HTK zu beurteilen, müssen sichtbare und spürbare Veränderungen am Patienten bzw. Verbesserungen in seiner Ausgangsstellung auf dem Pferd festgestellt werden können. Fähigkeiten in anderen Ausgangsstellungen (z.B. bei Alltagsbewegungen im Stand) können objektiv nicht mit denen der HTK (d.h. des Gleichgewichts im Sitzen) verglichen werden.

Die Verbesserung der Gleichgewichtsreaktionen äußert sich in der Fähigkeit des Patienten, die verschiedenen Bewegungsqualitäten der Primärbewegung im Körper zu übernehmen und zu automatisieren. Als Resultat bleibt der Körper im Gleichgewicht; trotz rhythmisch schwingendem Pferderücken wird das Türmchen kontinuierlich nach vorne transportiert.

Die Beurteilung des Therapieerfolges liegt im Erreichen der Ziele der Übungsstufen. Es ist ein objektiv meßbares Vorgehen, da die Ausgangssituation und die Endsituation miteinander verglichen werden. Zudem dient die fortwährende Beurteilung als Richtlinie beim Bemühen der Therapeutin, die Reaktionen des Patienten durch Hilfegebungen zu optimieren.

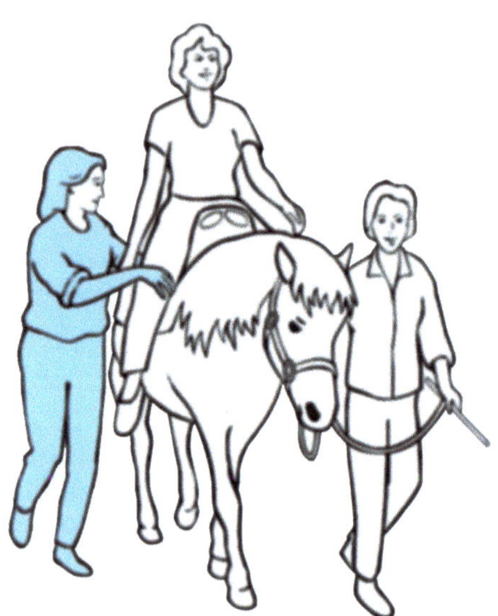

Abb. 16.1. Erfolgskontrolle: Aufgabe der Therapeutin

Qualitätsmerkmale sind charakteristische Zeichen eines Bewegungsablaufs, die einen objektiven und meßbaren Vergleich zwischen Norm- und abnormem Bewegungsverhalten ermöglichen.

Ein *Beurteilungskriterium* ist ein definierter Maßstab für die Beurteilung eines Bewegungsablaufs. Dabei werden Beobachtungslinien und Beobachtungspunkte (Abb. 16.2, 16.3) nach dem Analysekonzept der Funktionellen Bewegungslehre Klein-Vogelbach eingesetzt, um eine Bewegung zu beurteilen. Die Beobachtung basiert dabei auf der Vorstellung des Norm-Verhaltens in bezug auf die Einstellung der kritischen Achsen. Mit Hilfe dieser Norm-Vorgabe können die Möglichkeiten des Patienten eingestuft bzw. vergleichend beurteilt werden.

In der folgenden Übersicht sind die Kriterien der einzelnen Übungsstufen zusammengefaßt dargestellt (s. Kap. 8).

Einzelne Übungsstufen der HTK

- **Aufbau der Körperlängsachse:**
  - **Vorstufe: Einordnung der Körperabschnitte Becken und Brustkorb in die Körperlängsachse,**
  - **Stufe 1: vertikale Stabilisation der Körperlängsachse in der Vorwärtsbewegung;**
- **Differenzierung der Körperlängsachse:**
  - **Stufe 2: Erarbeiten der Selektivität in der sagittalen Translationsebene des Beckens,**
  - **Stufe 3: Erarbeiten der Selektivität in der Frontalebene in der Lendenwirbelsäule,**
  - **Stufe 4: Erarbeiten der Selektivität in der Rotationsebene in der unten Brustwirbelsäule.**

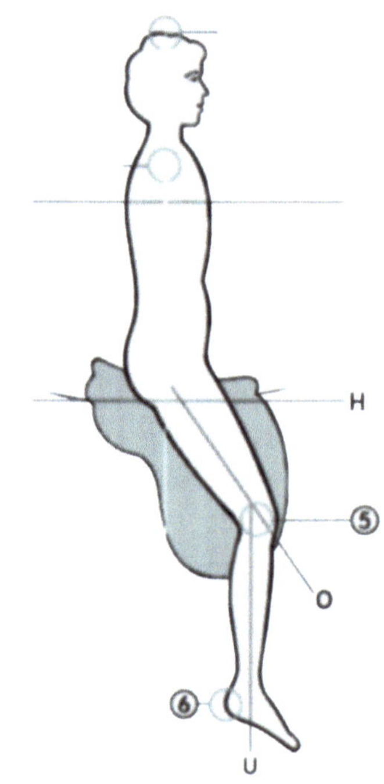

Abb. 16.2. Beobachtungslinien und Beobachtungspunkte von der Seite: *1* Körperlängsachse, *A* mittlere Frontalebene des Körperabschnitts Becken (Beckenlängsachse), *B* mittlere Frontalebene des Körperabschnitts Brustkorb, *C* mittlere Frontalebene des Körperabschnitts Kopf, *C1* Scheitelpunkt, *3* sagittotransversaler Brustkorbdurchmesser, *5* Distanzpunkt Kniegelenk, *6* Distanzpunkt Ferse, *8* Distanzpunkt Schultergelenk, *H* horizontale Sitzebene, *O* Oberschenkellängsachse, *U* Unterschenkellängsachse. *Rote Achse/Linien/Punkte* (Nr. 1, 3, A, B, C, C1, 8) bleiben stabilisiert. *Schwarze Linien/Punkte* (Nr. 5, 6) bewegen synchron mit der Bewegung des Pferdes

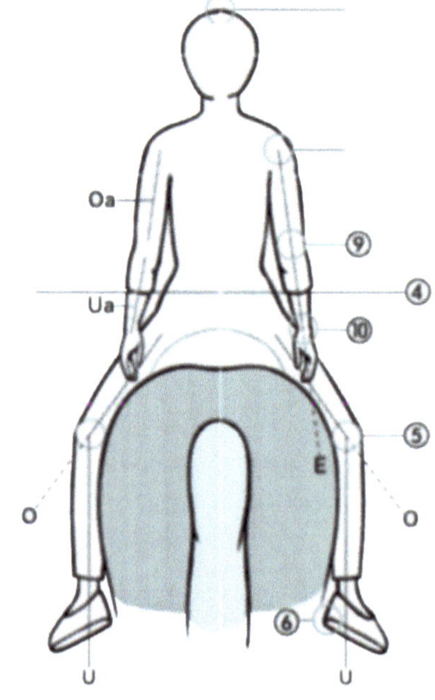

Abb. 16.3. Beobachtungslinien und Beobachtungspunkte von hinten: *1* Körperlängsachse, *A* Symmetrieebene des Körperabschnitts Becken, *B* Symmetrieebene des Körperabschnitts Brustkorb, *C* Symmetrieebene des Körperabschnitts Kopf; *C1* Scheitelpunkt, *E* Armlängsachse, *U* Unterschenkellängsachse, *2* Verbindungslinie der Augen, *3* frontotransversaler Brustkorbdurchmesser, *4* Verbindungslinie der Spinae, *5* Distanzpunkt Kniegelenk, *6* Distanzpunkt Ferse, *8* Distanzpunkt Schultergelenk, *9* Distanzpunkt Ellbogenspitze, *10* Distanzpunkt Handgelenk, *Oa* Oberarmlängsachse, *Ua* Unterarmlängsachse. *Rote Achse/Linien/Punkte* (Nr. 1, 2, 3, A, B, C, C1, 8) bleiben stabilisiert. *Schwarze Linien/Punkte* (Nr. 4, 5, 6, 9, 10) bewegen synchron mit der Bewegung des Pferdes

16.0 Ausgangslage des Wirksamkeitsnachweises (Vorstufe): Beurteilung der Ausgangsstellung auf dem stehenden Pferd

Die Ausgangsstellung auf dem *stehenden Pferd* entspricht dem Behandlungsziel der Vorstufe, d.h. der Fähigkeit, die Körperabschnitte Becken und Brustkorb auf dem stehenden Pferd einzuordnen.

16.0.1 Qualitätsmerkmale

Die Qualität der Ausgangsstellung auf dem *stehenden Pferd* wird nach folgenden Kriterien beurteilt:

- Gelenkstellung/Bewegung:
  - Kann die Ausgangsstellung korrekt oder nur annähernd eingenommen werden (s. Beurteilungskriterien)?
- Tonuslage:
  - Mit welcher Muskelaktivität wird die Ausgangsstellung eingenommen? Ist pathologischer Tonus vorhanden?
- Benötigte Hilfe:
  - Wieviel Hilfe benötigt der Patient, um in dieser Stellung zu bleiben?
- Sicherheit:
  - Kann die Armfixation abgebaut werden?
- Zeitfaktor:
  - Wie lange kann der Patient in der Stellung bleiben?

16.0.2 Beobachtungslinien bzw. Beobachtungspunkte

Für die Vorstufe dienen der Therapeutin folgende Beobachtungslinien bzw. -punkte:

- Beckenlängsachse,
- Oberschenkel- und Unterschenkellängsachse,
- Fußstellung/Druckkontakte vom medialen bzw. lateralen Fußrand,
- Brustkorb- und Kopf-Längsachse,
- Oberarm- und Unterarm-Längsachse,

16.0.3 Beurteilungskriterien

Die folgenden Kriterien helfen, das Ausmaß der Abweichung von der Norm zu beurteilen:

- die räumliche Lage der Unterschenkel-, Oberschenkel- und Beckenlängsachse sowie die Gelenkstellungen in der Wirbelsäule,
- der Kontakt zwischen Körper und Unterlage (vermehrter Druck?).

16.1 Wirksamkeitsnachweis der Stufe 1: Beurteilung der Ausgangsstellung auf dem Pferd im Schritt

Ziel **der Stufe 1 ist es, trotz der zwingenden Primärbewegung die eingeordneten Körperabschnitte Becken, Brustkorb und Kopf zu stabilisieren und kontinuierlich nach vorne zu transportieren.**

16.1.1 Qualitätsmerkmale

Die Qualität der Ausgangsstellung auf dem Pferd *im Schritt* wird nach folgenden Kriterien beurteilt:

- Gelenkstellung/Bewegung:
  - Kann die Ausgangsstellung korrekt oder nur annähernd eingehalten werden (Beurteilungskriterien der Gelenkstellung siehe Ausgangslage/Vorstufe)?
  - Können die Körperabschnitte Brustkorb und Kopf kontinuierlich nach vorne transportiert werden (rhythmisch/unregelmäßig/Hopsen/Pendel der Körperlängsachse/Kopfnicken)?
- Tonuslage:
  - Mit welcher Muskelaktivität wird die Ausgangsstellung eingehalten? Wird mit pathologischem Tonus kompensiert?
- Benötigte Hilfe:
  - Wieviel Hilfe benötigt der Patient, um in dieser Stellung zu bleiben?
- Sicherheit:
  - Kann in der Bewegung die Armfixation abgebaut werden?
- Zeitfaktor:
  - Wie lange kann der Patient die Ausgangsstellung stabilisieren?

16.1.2
Beobachtungslinien bzw. Beobachtungspunkte

Zusätzlich zur Vorstufe dienen der Therapeutin folgende Beobachtungslinien bzw. -punkte:
- Längsachsen der Körperabschnitte Becken, Brustkorb und Kopf,
- Verbindungslinie der Spinae,
- frontotransversaler Brustkorbdurchmesser.

16.1.3
Beurteilungskriterien

Zusätzlich zur Vorstufe helfen folgende Kriterien, das Ausmaß der Abweichung von der Norm zu beurteilen:
- Die Einordnung der Körperabschnitte Becken, Brustkorb und Kopf bleibt vertikal stabilisiert.
- Die Verbindungslinie der Spinae und der frontotransversale Brustkorbdurchmesser stehen parallel und rechtwinklig zur Bewegungsrichtung.
- Die Beine sind locker. Sie sind entweder mit medial und lateral gleichmäßig verteilter Belastung auf den Steigbügeln parkiert oder ohne Steigbügel in Spielfunktion hängend.
- Die Arme hängen locker ohne Pendelbewegung oder können mit den Händen am Haltegriff *parkiert* sein.

16.2
Wirksamkeitsnachweis der Stufe 2: Beurteilung der Ausgangsstellung auf dem Pferd im Schritt

Ziel **der Stufe 2 ist es, bei stabilisierter Becken- und Brustkorblängsachse die Impulse der zwingenden Primärbewegung des Pferdes in der sagittalen Verschiebeebene im Niveau Lenden-/Brustwirbelsäule aufzufangen und dabei die Körperabschnitte Brustkorb und Kopf kontinuierlich nach vorne zu transportieren.**

16.2.1 Qualitätsmerkmale

Die Qualität der Ausgangsstellung auf dem Pferd *im Schritt* wird nach folgenden Kriterien beurteilt:

- Gelenkstellung/Bewegung (Beurteilungskriterien der Gelenkstellung s. Ausgangslage):
  - Können die Körperabschnitte Brustkorb und Kopf korrekt oder nur annähernd vertikal stabilisiert eingeordnet bleiben?
  - Können die Körperabschnitte Brustkorb/Kopf kontinuierlich nach vorne transportiert werden (Hopsen/Pendel der Körperlängsachse)?
  - Geht das stabilisierte Becken rhythmisch mit der Bewegung des Pferdes nach vorne und wird der Brustkorb adäquat rhythmisch oder unregelmäßig nachgezogen?
  - Ist der Bewegungsausschlag in der Verschiebeebene adäquat?
- Tonuslage:
  - Mit welcher Muskelaktivität wird die Ausgangsstellung eingehalten? Wird mit pathologischem Tonus kompensiert?
- Benötigte Hilfe:
  - Wieviel Hilfe benötigt der Patient, um diese Bewegung in der Verschiebeebene zu sichern?
- Sicherheit:
  - Kann die Armfixation bzw. die pathologische Fixation abgebaut werden?
- Zeitfaktor:
  - Wie lange kann der Patient die Stabilisation des Körperabschnitts Brustkorb einhalten?

16.2.2 Beobachtungslinien bzw. Beobachtungspunkte

Zusätzlich zur Stufe 1 gilt folgender Beobachtungspunkt: der Scheitelpunkt.

16.2.3 Beurteilungskriterien

Die Aufnahme der zwingenden Primärbewegung wird nach folgenden Kriterien beurteilt:

- Das Becken wird mit vertikaler Längsachse *im Rhythmus des Pferdeimpulses* nach vorne transportiert.
- Der stabilisierte Körperabschnitt Brustkorb und Kopf folgt *kontinuierlich* (ohne Rhythmusimpuls) mit vertikaler Längsachse nach vorne. Der Kopf ist eingeordnet und zeigt kein rhythmisches Nicken.
- Es besteht Bewegungsharmonie zwischen Körperbewegung des Patienten und zwingender Primärbewegung, d.h. rhythmisch harmonische Verschiebung des Beckens und des Brustkorbs nach vorne.
- Die Verbindungslinie der Spinae und der frontotransversale Brustkorbdurchmesser bleiben parallel und rechtwinklig zur Bewegungsrichtung.
- Die Beine sind locker. Sie sind entweder in den Steigbügeln parkiert oder hängen in Spielfunktion.
- Die Arme als freihängendes Gewicht können *gleichzeitig und gleichgerichtet* im Rhythmus des Pferdes diskret aus der Bewegungsrichtung pendeln. Die Betonung liegt dabei auf die Bewegungsrichtung nach hinten.

16.3 Wirksamkeitsnachweis der Stufe 3: Beurteilung der Bewegungsübernahme der frontalen subtilen Primärbewegung

***Ziel* der Stufe 3 ist es, bei den stabilisierten Körperabschnitten Brustkorb und Kopf die Impulse der frontalen subtilen Primärbewegung des Pferdes lateralflexorisch in der Lendenwirbelsäule durch ein Becken-Mobile frontal aufzunehmen.**

16.3.1 Qualitätsmerkmale

Die Qualität der Ausgangsstellung auf dem Pferd *im Schritt* wird nach folgenden Kriterien beurteilt:

- Gelenkstellung/Bewegung (Beurteilungskriterien der Gelenkstellung s. Ausgangslage):
  - Kann die Ausgangsstellung der Körperabschnitte Brustkorb und Kopf korrekt oder nur annähernd eingehalten werden?
  - Können die Körperabschnitte Brustkorb/Kopf kontinuierlich nach vorne transportiert werden?
  - Kann die stabilisierte Körperlängsachse frontal differenziert werden? Geht das stabilisierte Becken rhythmisch oder unregelmäßig mit der subtilen Bewegung des Pferdes frontal mit, und wird dabei der Brustkorb adäquat oder mit einem Ausweichmechanismus stabilisiert?
  - Ist der Bewegungsausschlag in der Frontalebene adäquat?
  - Geht dabei die Bewegung in der sagittalen Verschiebeebene verloren?
- Tonuslage:
  - Mit welcher Muskelaktivität wird die Ausgangsstellung eingehalten? Wird mit pathologischem Tonus kompensiert?
- Benötigte Hilfe:
  - Wieviel Hilfe benötigt der Patient, um diese Bewegung in der Frontalebene zu gewährleisten?
- Sicherheit:
  - Kann die Armfixation bzw. die pathologische Fixation abgebaut werden?
- Zeitfaktor:
  - Wie lange kann der Patient die Stabilisation des Körperabschnitts Brustkorb einhalten?

16.3.2 Beobachtungslinien bzw. Beobachtungspunkte

Zusätzlich zur Stufe 1 und 2 dienen folgende Beobachtungspunkte:
- die Symmetrieebene der Körperabschnitte Brustkorb und Kopf,
- Distanzpunkte Fersen bzw. Kniegelenke.

16.3.3 Beurteilungskriterien

Die Aufnahme der frontalen subtilen Primärbewegung wird anhand folgender Kriterien beurteilt:

- Mit der subtilen Primärbewegung bewegt sich das Becken im Rhythmus des Pferdes frontal mit.
- Die Verbindungslinie der Spinae und der frontotransversale Brustkorbdurchmesser bleiben rechtwinklig zur Bewegungsrichtung.
- Die Beine sind locker. Sie sind entweder in den Steigbügeln parkiert oder hängen in Spielfunktion.
- Die Körperabschnitte Brustkorb und Kopf bleiben in 0-Stellung stabilisiert.
- Der Kopf wird kontinuierlich nach vorne transportiert.
- Die Arme hängen locker und zeigen keinen Parallelschwung aus der Bewegungsrichtung.

16.4 Wirksamkeitsnachweis der Stufe 4: Beurteilung der Bewegungsübernahme der transversalen subtilen Primärbewegung

Ziel der Stufe 4 ist es, bei den dynamisch stabilisierten Körperabschnitten Brustkorb und Kopf die Impulse der transversalen subtilen Primärbewegung des Pferdes im Rotationsniveau Lenden-Brustwirbelsäule durch ein transversales Becken-Mobile aufzunehmen.

16.4.1 Qualitätsmerkmale

Die Qualität der Ausgangsstellung auf dem Pferd im Schritt wird nach folgenden Kriterien beurteilt:

- Gelenkstellung/ Bewegung (Beurteilungskriterien der Gelenkstellung s. Ausgangslage):
  - Kann die Ausgangsstellung der Körperabschnitte Brustkorb und Kopf korrekt oder nur annähernd eingehalten werden?

  - Können die Körperabschnitte Brustkorb und Kopf kontinuierlich nach vorne transportiert werden?
  - Kann die stabilisierte Körperlängsachse transversal differenziert werden? Geht das stabilisierte Becken harmonisch mit der subtilen Primärbewegung rotatorisch mit, und wird dabei der Brustkorb rhythmisch adäquat oder unregelmäßig stabilisiert?
  - Ist der Bewegungsausschlag in der Transversalebene adäquat?
  - Geschieht im Hüftgelenk beim transversalem Impuls eine Extension vom distalen Hebel durch Drehpunktverschiebung?
  - Geht dabei die Bewegung in der Frontalebene und in der sagittalen Verschiebeneebene verloren?
- Tonuslage:
  - Mit welcher Muskelaktivität wird die Ausgangsstellung eingehalten? Wird mit pathologischem Tonus kompensiert?
- Benötigte Hilfe:
  - Wieviel Hilfe benötigt der Patient, um diese Bewegung in der Transversalebene gewähren zu lassen?
- Sicherheit:
  - Kann in der Bewegung die Armfixation abgebaut werden?
- Zeitfaktor:
  - Wie lange hält beim transversalen Becken-Mobile die Stabilisation des Körperabschnitts Brustkorb?

16.4.2 Beobachtungslinien bzw. Beobachtungspunkte

Der Therapeutin dienen für die Beurteilung der Stufe 4 folgende Beobachtungslinien und -punkte:
- die vertikale Beckenlängsachse,
- die Längsachse des Körperabschnitts Brustkorb,
- die Oberschenkellängsachse,
- die Distanzpunkte Kniegelenk,
- die im Ellbogen stabilisierten Arme.

16.4.3 Beurteilungskriterien

Die korrekte Bewegungsübernahme der transversalen subtilen Primärbewegung wird nach folgenden Kriterien beurteilt:

- Mit der subtilen Primärbewegung bewegt sich das Becken im Rhythmus des Pferdes rotatorisch mit.
- Die Körperabschnitte Brustkorb und Kopf bleiben stabilisiert und deren frontotransversale Achsen rechtwinklig zur Fortbewegungsrichtung.
- Die Arme hängen locker, pendeln rhythmisch alternierend und schwingen gangtypisch gegengleich gleichmäßig mit, kontralateral zur Vorhand des Pferdes.
- Die Beine sind locker. Sie sind entweder in den relativ tiefen Steigbügeln parkiert oder hängen in Spielfunktion.
- Der Distanzpunkt Kniegelenk wird weniger schnell als der Distanzpunkt Trochanterpunkt nach vorne transportiert.

Schweizerische Studie über die Wirksamkeit der Hippotherapie-K bei Multiple-Sklerose-Patienten

Als Grundlage für eine Anerkennung der Hippotherapie-K als physiotherapeutische Maßnahme erwartete das Bundesamt für Sozialversicherung in Bern eine umfassende Studie, womit die Wirksamkeit der Hippotherapie-K nachzuweisen war. Diese Studie, die entscheidend zur offiziellen Anerkennung (erfolgte 1994) beitrug, wird in der Folge gekürzt wiedergegeben.

17.1 Zusammenfassung

Im Verlauf der 6 Jahre dauernden Studie (1987–1992) wurden in der ganzen Schweiz bei insgesamt 255 MS-Betroffenen 12 265 überwachte und kontrollierte Hippotherapie-K-Behandlungen durchgeführt. Die Zahl der Behandlungen war beim einzelnen Patienten unterschiedlich groß. Im Durchschnitt wurden jährlich 110 Patienten behandelt, jeder erhielt durchschnittlich 19 Behandlungen.

Die Schweizerische Multiple-Sklerose-Gesellschaft hat die „Schweizer Studie zur Erfassung der Wirksamkeit der Hippotherapie-K bei MS-Patienten“ mitfinanziert. Sie wurde unter der Federführung der Schweizer Gruppe für Hippotherapie-K durchgeführt.

Die Therapieergebnisse wurden von 3 Seiten her beurteilt:

- *Aus der Sicht des Patienten (s. Abschn. 17.4.2)*
  - Insgesamt ergeben die Angaben der Patienten ein überaus positives Resultat: Die Eindeutigkeit der Patientenurteile überraschte selbst optimistische Therapeutinnen.

Angaben zur Studie: Ursula Künzle und Mitarbeiterinnen, Prof. Dr. med. Rudolf Wüthrich: Schweizerische Studie zur Anwendung und Erfassung der Wirksamkeit der Hippotherapie-K bei Multiple-Sklerose-Patienten, Basel 1993, aus der Neurologischen Universitätsklinik CH-4031 Basel (Vorsteher: Prof. Dr. med. Andreas Steck).

- *Aus der Sicht der zuweisenden Ärzte (s. Abschn. 17.4.3)*
  - Ärzte äußern sich im allgemeinen zu neuen und eher ungewöhnlichen Methoden besonders kritisch. Um so beachtlicher ist die hohe Zahl positiver Meinungsäußerungen.
- *Aus der Sicht der ausführenden Therapeutin (s. Abschn. 17.4.4)*
  - Die beteiligten Physiotherapeutinnen sind alle von der positiven Wirkung der Hippotherapie-K überzeugt. Die Tatsache der Langzeitbehandlung unter die Patienten teils finanziell belastenden Bedingungen spricht für sich.

Zusatzstudie: Gehtest

Eine kleine Zusatzstudie (s. Abschn. 17.4.5) mit einem quantifizierenden Gehtest bestätigte die genannten Beurteilungen.

Das übereinstimmende Urteil von Ärzten, Therapeutinnen und MS-Patienten geht dahin, daß die Hippotherapie-K eine sehr wirkungsvolle Methode ist, um einzelne MS-bedingte Symptome anzugehen.

Aus vielen Einzelurteilen läßt sich zudem ableiten, daß Hippotherapie-K in ihrer besonderen Kombination von Wirkungsweisen nicht einfach nur eine Alternative zu anderen physiotherapeutischen Maßnahmen darstellt. Hippotherapie-K sollte auch in Zukunft Teil des komplexen Therapieprogramms bei MS-Betroffenen sein.

17.2 Einleitung

17.2.1 Ausgangssituation

Hippotherapie-K ist eine vom Arzt verordnete physiotherapeutische Maßnahme in der Neurologie. Dabei wird das Element „Bewegung des Kleinpferdes im Schritt“ als Therapeutikum (mit dem Ziel Tonusnormalisierung und Schulung der Sitzbalance) für Patienten mit zentralen Bewegungsstörungen genutzt.

Hippotherapie-K ist ein Teilbereich der Therapien mit Hilfe des Pferdes. Dem Pferd kommt dabei gleichsam die Rolle eines Therapieinstruments zu. Die Bewegungsimpulse des Pferdes bewirken motorische Reaktionen des Patienten, die gezielt zur Beeinflussung von Spastik und Gleichgewichtsstörungen genützt werden können. Hippotherapie-K ist nicht primär für bestimmte Krankheitsbilder angelegt, sondern sie hat ein zielorientiertes symptomatisches Anwendungsgebiet; sie wird von Physiotherapeutinnen mit Zusatzausbildung Hippotherapie-K durchgeführt.

17.2.2 Grundlagen der vorliegenden Studie

Auch in der Physiotherapie ist es notwendig, die einzelnen Therapien soweit wie möglich wissenschaftlich nach ihrer Wirkung zu quantifizieren.

Neben dem allgemeinen Bedürfnis nach Qualifizierung der Therapie hat die vorliegende Studie auch den Zweck, einerseits dem Auftrag der Schweizerischen MS-Gesellschaft, die seit Jahren diese Therapie fördert und anbietet, Folge zu leisten und andererseits den Ansprüchen von Seiten der Kostenträger an Wirkungsnachweis und Wirtschaftlichkeit zu entsprechen.

Schließlich sind die mit der weiteren Entwicklung der Hippotherapie-K befaßten Kreise daran interessiert, neue Daten über Anwendungsmöglichkeiten und -bedingungen sowie Anregung zur Modifikation zu bekommen. Die Studie soll die Kriterien einer symptombezogenen Indikationsstellung vertiefen.

17.2.3 Methodisches Vorgehen

Alle Physiotherapeutinnen, die im Besitz der Zusatzausbildung in Hippotherapie-K sind, wurden angeschrieben. Diejenigen, die sich zur Teilnahme an der Studie bereiterklärten, wurden für die Erfassung und Notation der Befundaufnahme und den Behandlungsverlauf speziell angeleitet.

Folgende Regeln wurden für das Vorgehen im Einzelfall festgelegt:

- Die Patienten für Hippotherapie-K werden vom behandelnden Arzt überwiesen.
- Die Indikation zur Hippotherapie-K klärt die Physiotherapeutin ab, die im Studienprojekt mitwirkt. Der Patient wird gemäß der Hippotherapie-K-spezifischen Befundaufnahme untersucht. Falls er die entsprechenden Voraussetzungen noch nicht erfüllt (z.B. ungenügende Hüftbeweglichkeit), werden diese zunächst im Behandlungsraum erarbeitet.

- Technische Voraussetzungen:
  - Eine Hilfsperson führt das ihr vertraute Pferd.
  - Ein geeignetes Kleinpferd (charakterlich einwandfrei und gut gymnastiziert) kommt zum Einsatz.
  - Geeignete Hilfsmittel und Aufsteigehilfen sind vorhanden.
- Die Therapie wird abseits von Zuschauern, in der Regel im Freien, möglichst auf geraden Wegstrecken durchgeführt.
- Die Therapeutin führt die vereinbarten Befundblätter, Verlaufsprotokolle und Erfolgskontrollen.

Bewertung der Einzeltherapie

Die Bewertung der Einzeltherapie wurde durch eine Befragung der Patienten, Ärzte und Therapeutinnen vorgenommen:

- Die Patienten konnten sich über die Wirkungsweise in einem ihnen vorgelegten „Patientenfragebogen" äußern.
- Die behandelnden Ärzte wurden im Rahmen einer Umfrage angeschrieben. Sie äußerten sich frei, d.h. ohne vorgegebenen Fragebogen.
- Die Physiotherapeutinnen äußerten sich über die Wirkung der Hippotherapie-K und in bezug auf die praktische Durchführung und Finanzierung ebenfalls in Form eines Fragebogens.

17.3 Durchführung der Studie

17.3.1 Angaben über Therapeutinnen

An der Studie wirkten 37 Physiotherapeutinnen an insgesamt 16 Therapiestellen aus der ganzen Schweiz mit. Im Durchschnitt wirkten 19 Therapeutinnen pro Jahr mit. Die Dauer der Mitwirkung betrug durchschnittlich 3 Jahre.

17.3.2 Angaben über Patienten

An der Studie nahmen 255 Patienten teil.

Zum Durchschnittsalter der Patienten s. Tabelle 17.1.

Zur Dauer der Hippotherapie-K s. Abb. 17.1.

Tabelle 17.1. Altersverteilung der an der Studie teilnehmenden Patienten

	Auswertung 1989	Auswertung 1992
Durchschnittsalter der Patienten	46 Jahre (22–70 Jahre)	51 Jahre (33–72 Jahre)
Geschlecht		
Frauen	68%	74%
Männer	32%	26%

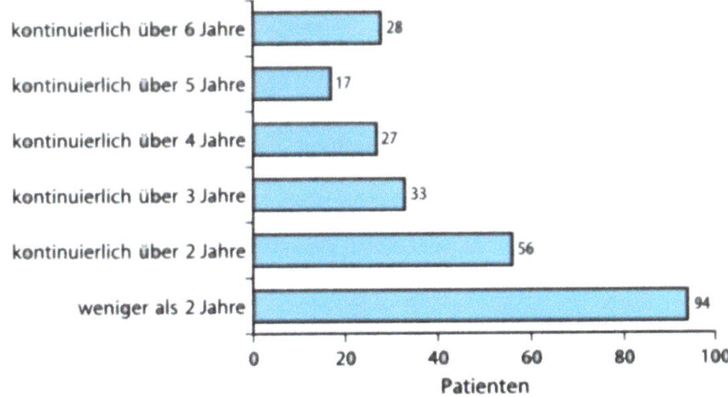

Abb. 17.1. Behandlungsjahre pro Patient

Gründe für das Absetzen der Therapie sind in Abschn. 17.3.4 dargestellt.

Einteilung der Patienten nach funktionellen Problemen

Die Auswahl der Patienten wurde von den einzelnen Physiotherapeutinnen nach den Grundsätzen der Bewegungsanalyse Klein-Vogelbach vorgenommen: In die Studie aufgenommen wurden neurologisch Betroffene mit entsprechenden Funktionsstörungen im Rumpf und in den Beinen. Der Körperabschnitt Brustkorb verliert bei diesen Patienten die Fähigkeit zur Stabilisation, die übrigen Körperabschnitte sind in ihrer Funktion als „Mobile“ gestört. Durch Abweichung vom Norm-Tonus, asymmetrische Symptomatik und Koordinationsstörungen entsteht in den Hüftgelenken eine funktionelle „Beckenfixation“.

Einteilung der Patienten nach Symptomen

Hierzu s. Abb. 17.2.

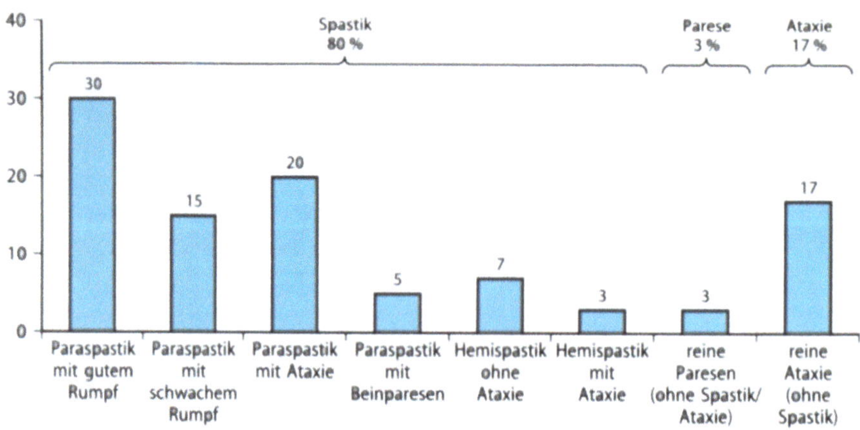

Abb. 17.2. Einteilung nach Symptomen

Einteilung der Patienten nach Schmerzlokalisation

Als Folge der funktionellen „Beckenfixation" entstehen Überlastungsschmerzen (bei Spastik und Ataxie), die ein häufiger Überweisungsgrund zur Hippotherapie-K sind. Durch das mühevolle Gehen und Bewegen klagen die MS-Betroffenen oft über Schmerzen in

- der Lendenwirbelsäule: 70%,
- in Hüften und/oder Beinen: 23%,
- in Brust-/Halswirbelsäule: 7%.

Bei einer separaten vertieften Befragung in der Therapiestelle „Stiftung Hippotherapiezentrum Basel/Binningen" klagten 84% der MS-Patienten (total 35 Patienten) über Überlastungsschmerzen (80% in der Lendenwirbelsäule).

Einteilung der Patienten nach Gehfähigkeit

Bei der Beurteilung der Patienten nach Gehfähigkeit ergab sich folgendes Resultat:

- noch gehfähig:
  - ohne Hilfsmittel: 20,5%,
  - mit Stöcken: 62%,
  - mit Stöcken, zeitweise im Rollstuhl: 12,5%;
- nicht mehr gehfähig, völlig rollstuhlabhängig: 5%.

Tabelle 17.2. Angaben der Patienten hinsichtlich ihrer Selbständigkeit im Alltag

	Transfer	Baden/ Duschen	Anziehen	Körperpflege	Essen
Selbständig	33	24	32	33	33
Selbständig mit Einschränkungen	1	9	2	1	2
Selbständig mit Hilfsmittel	-	1	1	1	-
Bedingt selbständig mit Hilfsmittel und Hilfsperson	1	1	-	-	-
Unselbständig	-	-	-	-	-

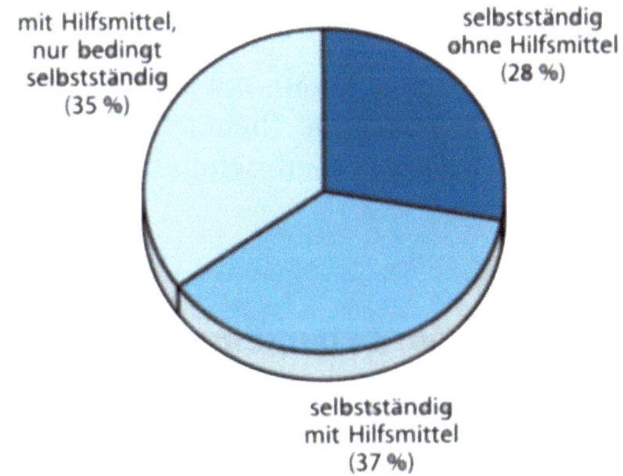

Abb. 17.3. Treppensteigen. Angaben der Patienten (total 35) im Hippotherapie-Zentrum Basel/Binningen

Einteilung der Patienten nach Selbständigkeit im Alltag

Bei der exakteren Erfassung der Patientengruppe der Therapiestelle Basel/Binningen wurden die Patienten eingehend nach ihrer Selbständigkeit im Hinblick auf die täglichen Verrichtungen befragt. Insgesamt konnten dabei die Angaben von 35 Patienten ausgewertet werden, die im Durchschnitt 6 Jahre Hippotherapie-K-Behandlung hatten (Tabelle 17.2).

Zum selbständigen Treppensteigen s. Abb. 17.3.

Einteilung der Patienten nach Arbeitsfähigkeit

Hierzu s. Abb. 17.4.

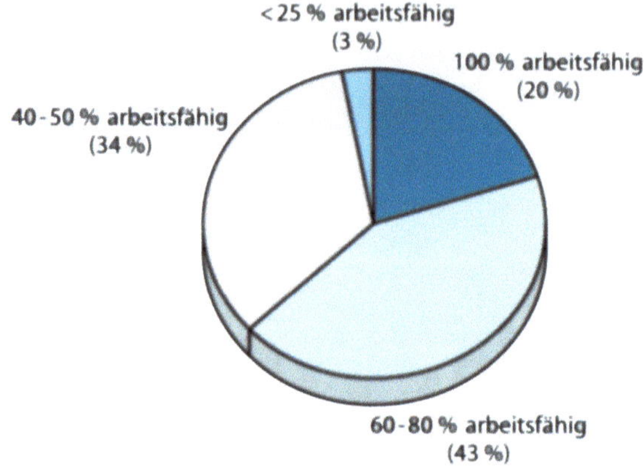

Abb. 17.4. Arbeitsfähigkeit

Gleichzeitig durchgeführte Physiotherapien

Die Auswertung ergab, daß 82% der Patienten zusätzlich eine weitere physiotherapeutische Behandlung erhielten, wie z. B. Stehtraining, Transferübungen, Gangschulung, Lockerung der überlasteten Muskulatur.

17.3.3 Anzahl der Behandlungen

Im Rahmen der Studie wurden insgesamt 12265 Behandlungen durchgeführt, im Durchschnitt 2044 pro Jahr (Abb. 17.5).

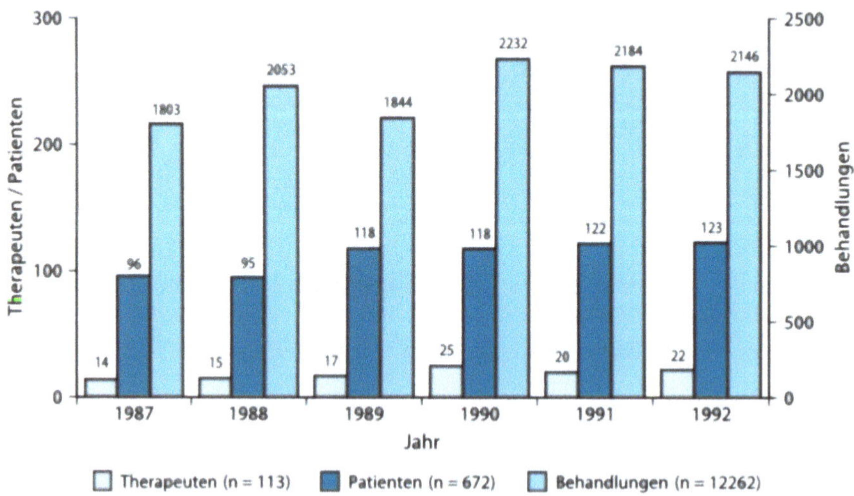

Abb. 17.5. Anzahl der Behandlungen

17.3.4 Drop out: Gründe für das Absetzen der Therapie

Von den 255 an der Studie teilnehmenden Patienten haben 128 Patienten zu irgendeinem Zeitpunkt (vor Ablauf des Studienendes) die Behandlung nicht mehr weitergeführt. Die Gründe für den Abbruch lassen sich in 3 Gruppen einordnen:

- Bei der größten Zahl der „Abbrechenden" waren äußere Gründe für den Therapieabbruch verantwortlich: Wohnortswechsel, Distanz- und Transportprobleme, Wegzug der Hippotherapeutinnen.
- Durch den Spontanverlauf der MS erfolgten gravierende Änderungen des Gesundheitszustands.
- In den ersten Studienjahren erwies sich bei einigen Patienten schon bald nach Beginn der Behandlung, daß die Indikationsstellung zu unpräzis war. Anhand dieser Erfahrungen wurden in der Folge neu definierte Hippotherapie-K-Anforderungen angewandt.

Bei keinem der „Abbrechenden" war es eindeutig so, daß eine therapiebedingte Verschlechterung vorlag. Daraus läßt sich ableiten: Die Hippotherapie-K wurde von den Patienten außerordentlich gut vertragen. Therapiebedingte Nebenwirkungen oder andere negative Auswirkungen konnten nicht beobachtet werden.

17.4 Ergebnisse

17.4.1 Zusammenfassende Beurteilung durch Patienten, Ärzte und Therapeutinnen

Die Beurteilung der Hippotherapie-K ist dargestellt in Tabelle 17.3.

Die Bewertung der Hippotherapie-K durch Patienten, Ärzte und Therapeutinnen resultiert in 96,9% von eher positiven bis uneingeschränkt positiven Aussagen.

Nur vereinzelt konnten Beurteilende keine klare Aussage machen, negative Stimmen gab es bei der Umfrage in nur weniger als 1%!

Tabelle 17.3. Beurteilung der Hippotherapie-K

	Uneingeschränkt positiv	Positiv	Eher positiv	Ohne klare Beurteilung	Negativ
Angaben der Patienten	92%	7,5%		-	0,5%
Angaben der Ärzte	66%	-	30%	4%	-
Angaben der Therapeutinnen	47%	38%	10%	4,5%	0,5%
Total (300%)	205%	45,5%	40%	8,5%	1%
Anteil %		96,9%		2,8%	0,3%

Zusammenfassung der Angaben über die Wirkung auf einzelne Symptome

Die Angaben über die Wirkung der Hippotherapie-K wurden in folgende Gruppen eingeteilt:

- Verbesserung motorischer Fähigkeiten (Gleichgewicht, Koordination, Stand, Gang), Schmerzlinderung,
- Entspannung, Lockerung, Tonussenkung,
- Verbesserung von Allgemeinzustand und Selbständigkeit, Erhöhung der Lebensqualität, macht Freude.

Zur Angabe über die Wirkung auf einzelne Symptome s. Tabelle 17.4.

Tabelle 17.4. Angaben über die Wirkung auf einzelne Symptome

	Arzt	Therapeutin	Patient	Alle Befragten
Verbesserung motorischer Fähigkeiten, Schmerzlinderung	29%	62%	38%	43%
Lockerung, Tonussenkung	36%	33%	52%	40%
Verbesserung von Allgemeinzustand und Selbständigkeit, Erhöhung der Lebensqualität	35%	5%	10%	17%
Gesamt	100%	100%	100%	100%

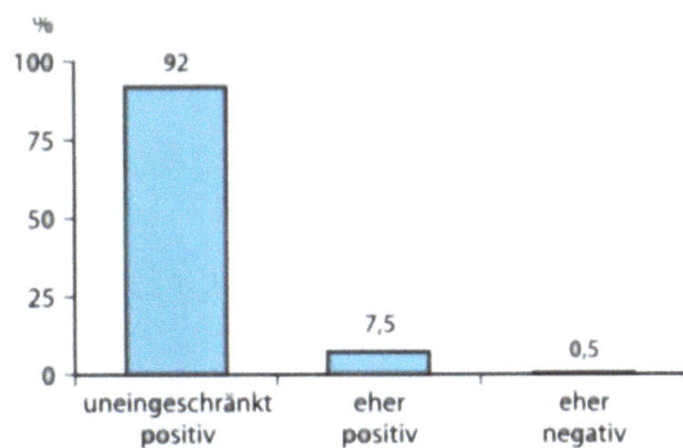

Abb. 17.6. Beurteilung der Behandlung

17.4.2 Ergebnisse aus der Sicht der behandelten Patienten

Die Gesamtwirkung der Hippotherapie-K auf das allgemeine Befinden wird von den Patienten - wie in Abb. 17.6 dargestellt - beurteilt.

Differenzierung der positiven Angaben

Die positiven Angaben der Patienten wurden folgendermaßen differenziert:

- Wenn der Patient spontan *nur eine* positive Wirkung angab (%=Anteil Patienten):
  - Lockerung, Entspannung: 72%,
  - besseres Gleichgewicht/Gehen: 14%,
  - weniger Schmerzen: 5%,
  - andere Wirkung: 9%.
- Wenn der Patient spontan *mehrere positive* Wirkungen angab (%=Anteil Angaben):
  - Lockerung und Entspannung: 70%,
  - besseres Gleichgewicht: 23%,
  - weniger Schmerzen: 7%.

Alle Angaben der Patienten

Zu den gesamten Angaben der Patienten s. Abb. 17.7.

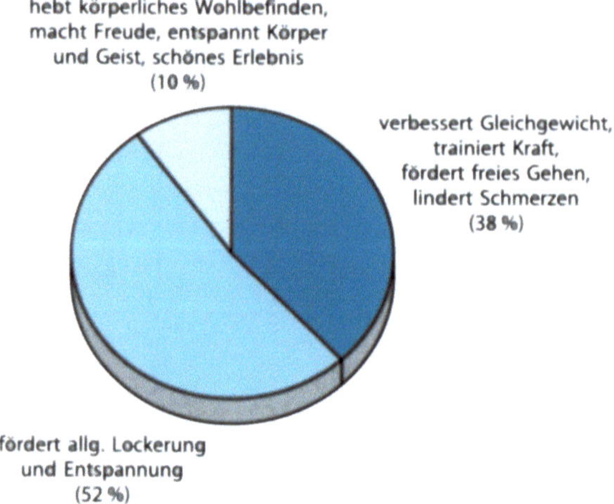

Abb. 17.7. Auswertung aller Angaben der Patienten über die Wirkung

Auswertung der positiven Aussagen der Patienten nach ihren Symptomen

Siehe hierzu Tabelle 17.5 und Abb. 17.8.

Tabelle 17.5. Positive Aussagen der Patienten nach ihren Symptomen

	Anteil der Patienten	Lockerung, Entspannung	Besseres Gleichgewicht	Schmerzlinderung
Paraspastik	51%	34%	12%	6%
Hemispastik	9%	6%	3%	1%
Ataxie	33%	28%	3%	1%
Parese	3,5%	2%	1%	-
Andere	3,5%	2%	-	1%
Gesamt	100%	72%	19%	9%

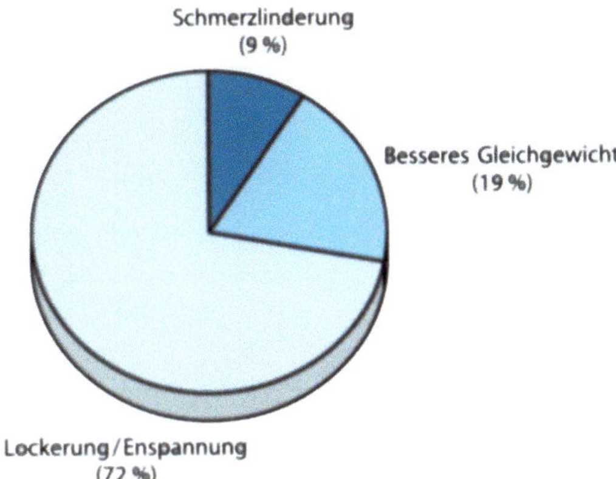

Abb. 17.8. Positive Aussagen der Patienten nach ihren Symptomen

Angaben über Beginn und Dauer der Wirkung

Folgende Fragen wurden gestellt:

- Wann setzt die gute Wirkung der Hippotherapie-K ein?
  - sofort: 60%,
  - bis 2 h später: 22%,
  - bis zu einem Tag später: 16%,
  - erst ein Tag später: 2%.
- Wie lange hält die gute Wirkung der Hippotherapie-K an?
  - bis zu einem halben Tag: 9%,
  - bis 2 Tagen: 50%,
  - bis 4 Tagen: 16%,
  - bis zu einer Woche: 6%,
  - keine eindeutige Angabe: 19%.

Welche andere Therapie hilft in gleicher Weise?

Beinahe alle Patienten bestätigen, daß keine andere Einzeltherapie ebenso wirksam ist wie die Hippotherapie-K. Bei Unterbrechung der Hippotherapie-K (z. B. Winter- oder Hitzepause, Ferien oder Feiertage) wird spontan bestätigt, daß die Behandlung auf dem Pferd den Patienten „fehlte“: Die Überlastungsschmerzen, die Steifigkeit in den Beinen, der unbewegliche Rücken verstärken sich im Laufe der Therapiepause.

In den Therapiepausen behalfen sich 2/3 der Patienten mit herkömmlichen Lockerungsübungen, 1/3 suchte und fand keine „Ersatztherapie“.

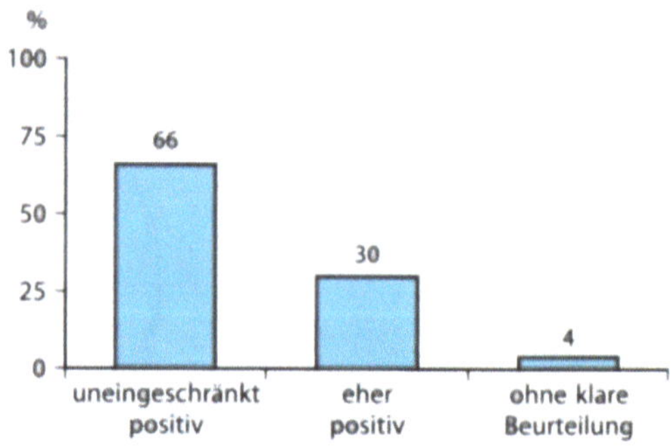

Abb. 17.9. Beurteilung der Gesamtwirkung der Hippotherapie-K auf das Allgemeinbefinden der Patienten

17.4.3 Ergebnisse aus der Sicht der zuweisenden Ärzte

Gesamtbeurteilung der an der Studie teilnehmenden Ärzte

Insgesamt wurden 114 Ärzte angeschrieben, 71 davon nahmen an der Studie teil (Abb. 17.9).

Aussagen der Ärzte über die Wirkung

Bei den Angaben über die Wirkungsweise im einzelnen stand auch bei den Ärzten die Wirkung auf die Spastik und das Gleichgewicht im Vordergrund, gefolgt von Wirkungen auf Gang und Beweglichkeit im allgemeinen. Ganz besonders oft wurde zusätzlich die positive Wirkung auf die Psyche der Patienten konstatiert (Abb. 17.10).

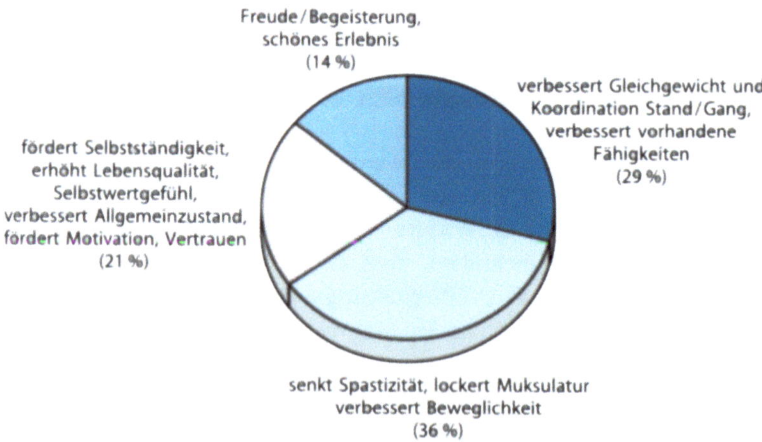

Abb. 17.10. Beurteilung der Wirksamkeit (% = Anteil aller Angaben)

Beispiele von Gesamturteilen

Einige Beispiele von wertenden Gesamturteilen seien als Zitat angeführt:

- „physisch und psychisch ideale Erweiterung",
- „langsamere Progression, Rückgang der Spastik",
- „Stabilisation des Zustandes",
- „in einzelnen Fällen besser als Physiotherapie",
- „erleichtert das Los der Patienten",
- „Kombination Physiotherapie/Hippotherapie ist ideal",
- „nicht mehr wegzudenkende Behandlung",
- „unabdingbar, daß Hippotherapie-K weitergeführt wird",
- „wohltuend, äußerst positiv",
- „sehr günstiger Effekt, große Bereicherung",
- „wesentliche psychotherapeutische Bedeutung",
- „großer Gewinn im psychischen und physischem Wohlbefinden".

17.4.4 Ergebnisse aus der Sicht der behandelnden Therapeutinnen

Zur Auswertung wurden Aussagen von 8 Therapeutinnen berücksichtigt, die über 93 Patienten Auskunft geben. Unberücksichtigt bleiben die Aussagen von Therapeutinnen der Therapiestelle Basel/Binningen: Es sollten dadurch diejenigen zu Wort kommen, die nicht unmittelbar mit der Auswertung in Berührung standen.

Alle Antwortenden hatten mindestens eine 3jährige praktische Erfahrung selbständiger Tätigkeit in Hippotherapie-K.

Gesamtbeurteilung der Therapeutinnen

Zur Gesamtbeurteilung s. Abb. 17.11.

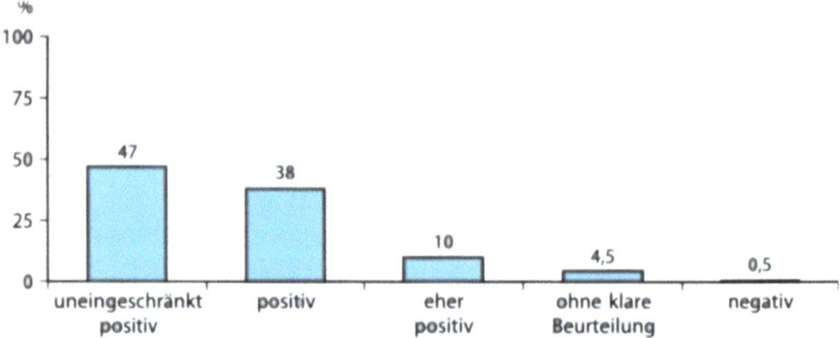

Abb. 17.11. Beurteilung der Gesamtwirkung der Hippotherapie-K auf das Allgemeinbefinden der Patienten (%=Anteil der therapierten Patienten)

Zusammenfassende Beurteilung der Wirkung

Uneingeschränkt positiv bewertet wurden (%=Anteil Patienten):

- folgende Symptome:
  - Patienten mit spastischen Syndromen (Monospastik: 12%, Paraspastik 88%): 92%,
  - Patienten mit Ataxie ohne Spastik: 6%,
  - Patienten mit Muskelschwächen ohne Spastik: 2%;
- folgende Art der Wirkung:
  - Verbesserung motorischer Funktionen: 30%,
  - Verbesserung motorischer Funktionen und Lockerung: 22%,
  - Lockerung, Entspannung, Tonusnormalisierung: 48%.

Entsprechend den Kriterien für die Ärzte (s. S. 372) wurden die positiven Aussagen der Therapeutinnen über die Wirkung der Hippotherapie-K in 4 Gruppen eingeteilt (Abb. 17.12).

Beurteilung der Wirkung auf motorische Fähigkeiten

Die *uneingeschränkt positiven Aussagen* hinsichtlich Beeinflussung motorischer Fähigkeiten lassen sich in 3 Hauptgruppen von Symptomen unterteilen (Abb. 17.13).

Zu *uneingeschränkt positiven Angaben* hinsichtlich Verbesserung der Lockerung und Förderung der Entspannung s. Abb. 17.14.

Zu *uneingeschränkt positiven Angaben* hinsichtlich Beeinflussung der Überlastungsschmerzen s. Abb. 17.15.

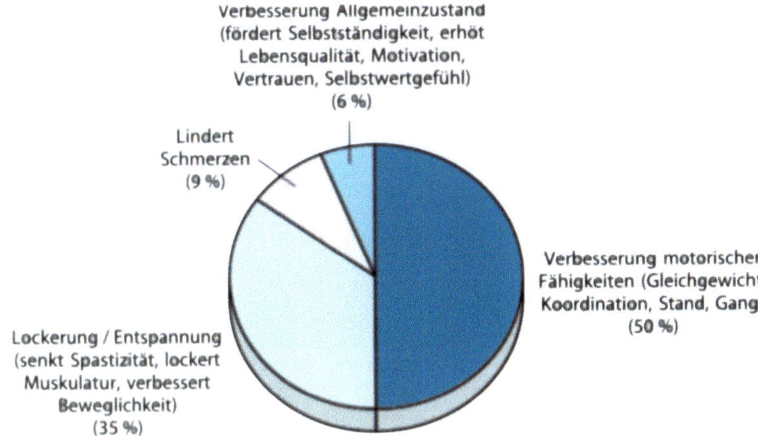

Abb. 17.12. Beurteilung der Wirksamkeit (%=Anteil aller Angaben)

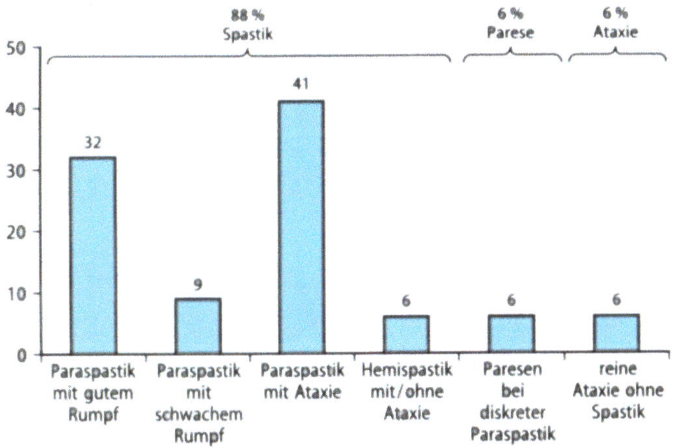

Abb. 17.13. Uneingeschränkte positive Aussagen zur Beeinflussung motorischer Fähigkeiten nach Symptomgruppen

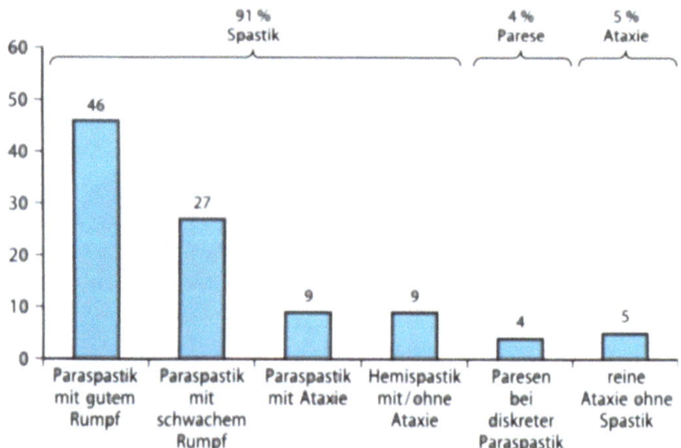

Abb. 17.14. Uneingeschränkte positive Aussagen betr. Verbesserung der Lockerung/Entspannung nach Symptomgruppen

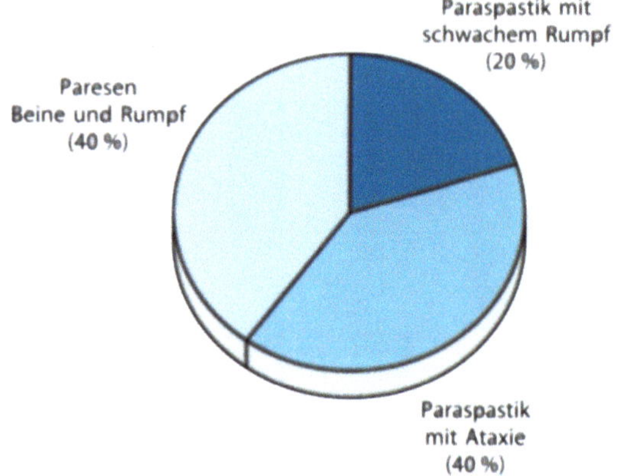

Abb. 17.15. Uneingeschränkte positive Aussagen betr. Beeinflussung der Überlastungsschmerzen nach Symptomgruppen

17.4.5 Zusatzstudie: Gehtest

Auswirkung der Hippotherapie-K auf das Gehvermögen

Zur Objektivierung der Veränderung der neurologischen Symptome nach der Hippotherapie-K wurde ein Gehtest mit einer Gruppe von 21 MS-Betroffenen (17 Frauen und 4 Männer) durchgeführt, die nach dem „Ambulationsindex" nach Kurtzke eingeteilt worden waren.

Vorgehen

Der Gehtest wurde auf 2 Gehstrecken (auf asphaltiertem ebenem Boden) und an 3 verschiedenen Tagen durchgeführt, für weniger behinderte Patienten betrug die Strecke 14 m, für stärker betroffene 7 m.

Der Durchschnitt der 3 Meßwerte vor der Hippotherapie-K ergibt den Nullwert. Die Patienten wurden angewiesen, die Strecke möglichst rasch zu durchschreiten. Die Messung erfolgte in Sekunden.

Die weiteren Messungen erfolgten unmittelbar und 30 min nach Abschluß der Behandlung.

Zusammenfassende Ergebnisse des Gehtests

Die im folgenden aufgeführten Zahlen stehen für eine Leistungsveränderung in Prozent (Verbesserung=+; Verschlechterung=–).

Die zusammenfassende Auswertung der „Gehstrecke 14 m" ergab:

- Ambulationsindex 2–6 – Leistungsveränderung:
  - unmittelbar nach der Therapie: +2,3%,
  - 30 min nach Abschluß der Therapie: +8,2%.

Die zusammenfassende Auswertung der „Gehstrecke 7 m" ergab:

- Ambulationsindex 7–8 – Leistungsveränderung:
  - unmittelbar nach der Therapie: –5,1%,
  - 30 min nach Abschluß der Therapie: +7,2%.

Ergebnisse des Gehtests hinsichtlich Patientengruppen

Zur Auswertung bezüglich einzelner Ambulationsindex-Gruppen s. Abb. 17.16.

Zur Zeitmessung der einzelnen Ambulationsindex-Gruppen s. Abb. 17.17.

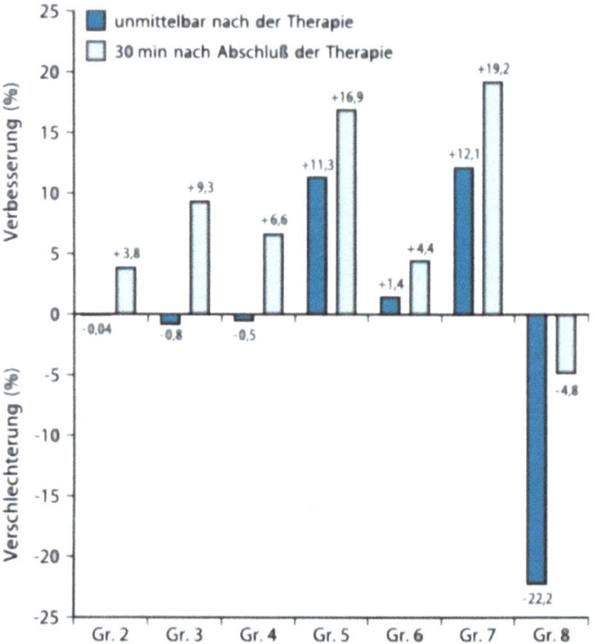

Abb. 17.16. Ergebnisse des Gehtests hinsichtlich Patientengruppen. + Verbesserung; – Verschlechterung.

Gruppe	0/1	Gang normal, nicht in der Studie miteinbezogen
Gruppe	2	Gehstrecke 14 m in maximal 9 s
Gruppe	3	Gehstrecke 14 m in maximal 14 s
Gruppe	4	Gehstrecke 14 m mit 1 Gehhilfe in maximal 14 s
Gruppe	5	Gehstrecke 14 m mit 1 Gehhilfe in maximal 28 s
Gruppe	6	Gehstrecke 14 m mit 2 Gehhilfen in maximal 14 s oder Gehstrecke 14 m mit 1 Gehhilfe in mehr als 28 s
Gruppe	7	Gehstrecke 7 m mit 2 Gehhilfen in maximal 20 s
Gruppe	8	Gehstrecke 7 m mit 2 Gehhilfen in mehr als 20 s
Gruppe	9	im Rollstuhl (keine Gehstrecke) nicht in der Studie miteinbezogen

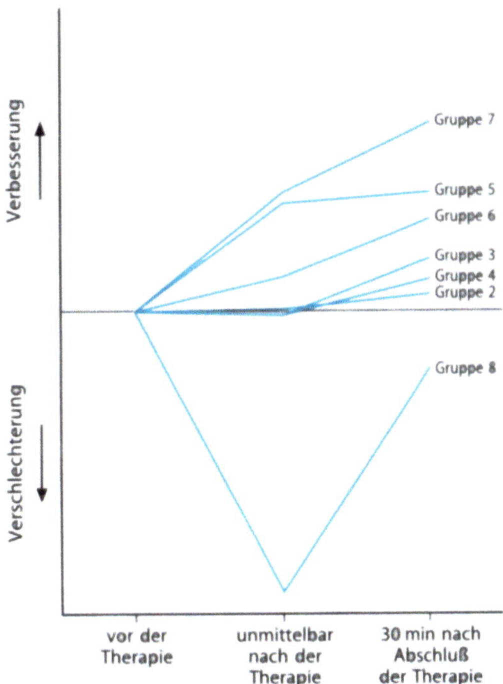

Abb. 17.17. Zeitmessung Gehtest: Messung in Sekunden (Durchschnitt). Gruppendefinition s. Abb. 17.16

17.5 Diskussion und Kommentar zu den Ergebnissen

In der vorliegenden Studie wurde versucht, Aussagen über die Wirksamkeit der Hippotherapie-K zu gewinnen. Die Therapie ist eine noch junge und in weiten Kreisen noch wenig bekannte Physiotherapiemodalität, deren Bewertung noch Fragen offen läßt.

Die behandelten Patienten litten alle an Multipler Sklerose (MS) und waren alle mit deutlichen, aber nicht schweren motorischen Störungen behaftet. Wirksamkeitsstudien sind bei physiotherapeutischen Methoden allgemein mit Schwierigkeiten verbunden. So ist die Ausschaltung von Plazeboeffekten durch Blindversuche kaum möglich.

Bei der Beurteilung von behandelten MS-Patienten kommen weitere Erschwernisse dazu. Auch einfachen kontrollierten Untersuchungen sind hier Grenzen gesetzt, da die Bildung ausreichend großer und homogener Vergleichsgruppen oft an der Vielfältigkeit der Klinik und der Verläufe scheitert. So erstaunt es nicht, daß sich in der Literatur bis heute nur sehr wenige physiotherapeutische Versuche in dieser Richtung auffinden lassen.

Die Zielrichtung der Hippotherapie-K liegt zudem nicht in erster Linie in der Verbesserung eventuell noch meßbarer Einzelfunktionen. Vielmehr hat die Erfahrung gezeigt, daß eine Vielzahl meist zusammengesetzter Funktionsstörungen beeinflußt wird.

Als Beispiel, wie die Hippotherapie-K in bezug auf eine Einzelleistung „gemessen" werden kann, möge der hier vorgelegte Gehtest dienen. Besser als bei neurophysiologischen Messungen der Spastik an einzelnen Muskelgruppen kann hier eine praktisch bedeutsame Leistungseinbuße abgeschätzt werden.

Aber auch bei einem so einfachen Gehtest sind die Ergebnisse nur mit Vorsicht zu interpretieren. Schon aus wenigen Versuchen bei einer kleinen Patientenzahl ist abzulesen, daß offenbar große Wirkungsunterschiede vorliegen, je nach dem, wie groß die Behinderung ist, und je nach dem, wann im Anschluß an die standardisierte Einzelbehandlung die Messung vorgenommen wird. Auch bei annähernd gleichgewerteten Behinderungsgraden hat sich die interindividuelle Variabilität als sehr erheblich erwiesen. Zu erwartende Suggestiveffekte lassen sich nicht ausgrenzen. Nur indirekt läßt sich aus den Ergebnissen ableiten, daß auch auf neurophysiologischer Basis eine Funktionsverbesserung bei der Mehrzahl der Behandelten erfolgte.

Die hinsichtlich des Gehtests angeführten Einschränkungen gelten auch für das Hauptprogramm unserer Wirksamkeitsstudie aufgrund von Erfahrungsberichten durch Ärzte, Therapeutinnen und Patienten. Uns ist klar, daß Kontrollgruppen fehlten und daß der Subjektivität der Urteile die Tore offen stehen. Dennoch darf dazu erwähnt werden, daß aufgrund vergleichbarer Empirie viele andere physiotherapeutische Methoden bei vielfachen Erkrankungen zum allgemein akzeptierten Behandlungsarsenal gehören.

Daß mit der gewählten Methode dennoch Aussagen zur Wirksamkeit der Hippotherapie-K bei ausgewählten MS-Patienten gemacht werden können, ergibt sich für uns aus folgenden Ergebnissen und Beobachtungen:

- Die Wirksamkeit der Hippotherapie-K wird in einem unerwartet hohen Ausmaß durch die Befragten bestätigt.

- Die globale positive Bewertung erfolgte fast in gleicher Art durch die 3 Gruppen von Befragten, die weitgehend verschiedene Bewertungskriterien anwendeten.
- Bei der Differenzierung der Wirkung nach Einzelkriterien zeichnet sich ab, daß neurophysiologische Mechanismen im Spiel sind: Die Häufigkeit der Angaben über eine Reduktion der Spastik, der Gangunsicherheit und der Belastungsschmerzen ist eindrücklich.
- Es besteht eine auffallende Übereinstimmung zwischen dem Befragungsergebnis und dem Gehtest. Beispielsweise wird in beiden Versuchsreihen eine primär nicht erwartete Latenz bis zum Wirkungseintritt evident.
- Nicht unerwähnt bleiben soll der durch die verspürte Wirkung motivierte Wille fast aller Patienten und aller Therapeuten, die Behandlung über einen langen Zeitraum weiterzuführen – und dies, obschon von beiden beteiligten Gruppen oft erhebliche Opfer (Transporte, Zeitaufwand, finanzieller Aufwand) verlangt waren.
- Die gute Motivation zur Weiterführung der Hippotherapie-K deutet darauf hin, daß zwischen aktivem Engagement der Patienten und positiven psychischen Auswirkungen ein direkter Zusammenhang besteht. Dies wird durch die Beobachtung der beteiligten Ärzte (bei 35% der Befragten) untermauert, die in der Einflußnahme auf die Psyche eine Hauptwirkung der Hippotherapie-K zu erkennen glaubten.

Nach der Auswertung aller Studiendaten halten es die Autoren für berechtigt, die Hippotherapie-K bei einer großen Zahl von MS-Patienten mit mittelgradiger motorischer Behinderung als wertvolles Glied einer notwendigen symptomatischen Dauertherapie anzusehen.

Damit allerdings die Hippotherapie-K ihre Wirkung entfalten kann, sind strikte Regeln für die Indikation und die Durchführung einzuhalten. Diese Regeln wurden im einleitenden Abschnitt kursorisch umrissen.

Selbstverständlich ist die Hippotherapie-K nur eine der vielen physiotherapeutischen Modalitäten, die bei MS Anwendung finden können. Die Auswahl der Methode ist Aufgabe der Betreuenden. Die Hippotherapie-K wird dann in erster Linie in Betracht kommen, wenn eine kombinierte Wirkung bei noch gehfähigen MS-Patienten erwünscht ist, die z.B. Gehstörungen durch Spastik und Ataxie, sekundäre Schmerzsyndrome und Motivationsprobleme aufweisen. In diesem Spektrum lassen sich Wirkungen erreichen, die in dieser umfassenden Art durch andere Methoden kaum erreicht werden.

KAPITEL 18

Hippotherapie ist nicht gleich Hippotherapie

Ausbildung im deutschsprachigen Raum

Hippotherapie (Hippos = Pferd) wird in vielen Ländern praktiziert. Dabei dient die Bezeichnung „Hippotherapie" weltweit für sehr unterschiedliche Aktivitäten, von der gezielten physiotherapeutischen Behandlung im Fachbereich Neurologie (deutschsprachig) ausgehend über Rehabilitationsmaßnahme bei Herzinfarkt (Rußland) bis zum Oberbegriff für sämtliche Bereiche der Therapien mit Hilfe des Pferdes samt sportlicher Aktivitäten von und mit Behinderten (American Hippotherapie Association).

Im *deutschsprachigen* Raum wird „Hippotherapie" als physiotherapeutische Behandlungsmaßnahme verstanden – jedoch ist Hippotherapie nicht immer gleich Hippotherapie: In der folgenden Aufstellung der verschiedenen Lehranstalten kann sich der Leser über die unterschiedlichen Formen der Hippotherapien anhand der Zulassungskriterien zur Ausbildung informieren (Kontaktadressen s. Kap. 21).

18.1 Hippotherapie in Deutschland

18.1.1 Deutsches Kuratoriums für Therapeutisches Reiten (DKThR)

Das Deutsche Kuratorium für Therapeutisches Reiten e.V. als nationaler Dachverband zur Förderung des Therapeutischen Reitens in der Bundesrepublik Deutschland betrachtet Hippotherapie als Einsatz des Pferdes im Fachbereich „Medizin" unter dem Oberbegriff „Therapeutischen Reitens".

Definition

Hippotherapie ist Physiotherapie auf neurophysiologischer Grundlage mit und auf dem Pferd. Sie wird vom Arzt verordnet und von der Physiotherapeutin mit Zusatzausbildung für Hippotherapie durchgeführt.

Ausbildung

Der Ausbildungslehrgang in Hippotherapie wird vom DKThR in Zusammenarbeit mit dem Deutschen Verband für Physiotherapie – Zentralverband der Physiotherapeuten/Krankengymnasten (ZVK) e.V. und der Deutschen Reiterlichen Vereinigung regelmäßig veranstaltet. Die erfolgreiche Teilnahme am Lehrgang wird durch einen Befähigungsnachweis („Hippotherapie-Lizenz“) bestätigt.

Voraussetzungen für die Teilnahme am Ausbildungslehrgang sind:

- fachlich:
  - einjährige Berufserfahrung nach Vollapprobation als Physiotherapeutin für die Teilnahme am Grundkurs,
  - zweijährige Berufserfahrung für die Teilnahme am Abschlußkurs;
- hippologisch: A-Dressur;
- eine mindestens 40 h umfassende Tätigkeit als Praktikantin in der Hippotherapie.

Weitere Information über die Hippotherapieausbildung, die Durchführungsbestimmungen für die Hippotherapie-Praxis und über die Liste der anerkannten Einrichtungen sind beim DKThR erhältlich (s. Kontaktadressen Kap. 21).

18.1.2 Deutsche Gruppe für Hippotherapie (DGH)

Die Deutsche Gruppe für Hippotherapie e.V. ist ein selbständiger Verein, der bundesweit die Förderung der Hippotherapie zum Ziel hat. Die DGH hat es sich zur Aufgabe gesetzt, die fachgerechte Ausübung der Hippotherapie zu unterstützen, Physiotherapeutinnen im Zusammenhang mit der Hippotherapie aus- und weiterzubilden, Interesse und Verständnis für Hippotherapie, die Anerkennung dieser Therapie und die Zusammenarbeit mit anderen Vereinigungen zu fördern.

Definition

Hippotherapie ist die Anwendung der Bewegung des geführten Ponys oder Pferdes im Schritt als gezielte symptomorientierte Behandlungsform der Krankengymnastik/Physiotherapie auf neurologischer Grundlage für Menschen mit körperlichen Behinderungen.

Ausbildung

In Zusammenarbeit mit der „Arbeitsgruppe Hippotherapie" im Landesverband Baden-Württemberg e.V. des Deutschen Verbands für Physiotherapie (ZVK) und der DGH wurden Durchführungsrichtlinien zur Qualitätssicherung in der Hippotherapie erarbeitet; eine Hippotherapieausbildung für Physiotherapeutinnen wird geplant. Für Kontaktadressen s. Kap. 21.

18.2 Hippotherapie in Österreich

Das Österreichische Kuratorium für Therapeutisches Reiten (Sektion Hippotherapie) führt die Lehrgänge für die Ausbildung zur Hippotherapeutin durch. Diese sind als Zusatzausbildung offiziell anerkannt. Hippotherapie ist eine vom Obersten Sanitätsrat anerkannte Therapie.

Definition

Hippotherapie ist eine spezielle physiotherapeutische Maßnahme, die bei behinderten und kranken Personen das Pferd und dessen dreidimensionale Rückenbewegung unter medizinischen Gesichtspunkten einsetzt. Dabei wird der Mensch durch ganzheitliche Förderung körperlich, emotional, geistig und sozial angesprochen. Diese neurophysiologische Behandlung muß ärztlich verordnet, für den Patienten individuell dosiert und dem Therapieplan entsprechend aufgebaut sein.

Ausbildung

Voraussetzungen für die Teilnahme am Ausbildungslehrgang sind:
- fachlich:
  - abgeschlossene Ausbildung als Diplom-Assistentin für Physiotherapie,
  - Bobath-Kurs oder eine zweijährige Tätigkeit in einem Team bei neurologischen Patienten,
  - Kenntnisse in FBL Klein-Vogelbach sind wertvoll, nicht Voraussetzung;
- hippologisch: Reiterpaß.

Für Kontaktadressen s. Kap. 21.

18.3 Hippotherapie-K in der Schweiz

Da in der Schweiz seit 1984 Hippotherapie durch die Eidgenössische Invalidenversicherung offiziell anerkannt ist, wurde die definierte Bezeichnung „Hippotherapie-K" unerläßlich zur Differenzierung von anderen Hippotherapien und Verwendungen des Pferdes mit therapeutischen und/oder heilpädagogischen Zielsetzungen (s. Kap. 1.1 und 1.2.3).

Die Schweizer Gruppe für Hippotherapie-K ist ein Verein von Physiotherapeutinnen und Physiotherapeuten mit Zusatzausbildung in Hippotherapie-K. Die Vereinsziele liegen darin, das Interesse für Hippotherapie-K® zu fördern und die Aus- und Weiterbildung in Hippotherapie-K zu gewährleisten. Ferner führt sie eine Liste der HTK-Therapiestellen, die laufend aktualisiert und den Kostenträgern und Interessenten zur Verfügung gestellt wird.

Definition

Hippotherapie-K (HTK) ist Physiotherapie mit Hilfe des Kleinpferdes, eine vom Arzt verordnete anerkannte medizinische Behandlungsmaßnahme, bei der die Bewegungsübertragung vom Pferd im Schritt auf den Patienten genutzt wird. HTK wird von der Physiotherapeutin mit Zusatzausbildung in HTK durchgeführt.

Ausbildung

Der Ausbildungslehrgang basiert auf einem Grundlagenteil (den physiotherapeutischen Elementen und den hippologischen Grundlagen in Theorie und Praxis), an den sich der individuell gewählte klinische Fachbereich anschließt:

- *Modul 1:* Fachbereich „Erwachsene“: Anwendung der HTK bei erworbenen spinalen und/oder zerebralen Läsionen (multiple Sklerose, Querschnittsläsionen, Schädel-Hirn-Trauma);
- *Modul 2:* Fachbereich „Kinder“: Anwendung der HTK bei Kindern und Jugendlichen mit angeborenen zerebralen und spinalen Bewegungsstörungen.

Beim Abschlußteil werden die Kenntnisse und Fähigkeiten in HTK pro Fachbereich überprüft, und die entsprechenden schriftlichen Abschlußarbeiten mit Videodokumentation werden im Plenum vorgestellt. Der Ausbildungslehrgang schließt mit einer schriftlichen Abschlußprüfung ab.

Voraussetzungen für die Lehrgangsteilnahme sind:

- fachlich:
  - abgeschlossene Ausbildung in Physiotherapie mit mindestens 1 Jahr Berufserfahrung mit neurologischen Patienten,
  - Grundkurs in Funktioneller Bewegungslehre Klein-Vogelbach,
  - neurologische Fachausbildung, basierend auf den entwicklungsneurologischen bzw. neurophysiologischen Grundlagen;
- hippologisch: allgemeine Reit- und Pferdekenntnisse, Erfahrung im Umgang mit Pferden, in Arbeit an der Hand und in Bodenarbeit, speziell Führen;
- praktisch: zwischen klinischem Teil und Abschlußprüfung wird ein HTK-Praktikum unter Supervision während mindestens 12 h absolviert.

Qualifikation zum HTK-Therapeuten

Die Abrechnungsberechtigung für HTK bei MS-Patienten und bei Kindern mit Zerebralparesen (kassenpflichtig für die Schweizer Kostenträger) wird erteilt

- bei erfolgreicher Teilnahme am entsprechenden klinischen Modul,
- bei einer als genügend beurteilten Abschlußarbeit,
- bei einer erfolgreichen absolvierten Abschlußprüfung.

Ausbildung zur HTK-Lehrtherapeutin bzw. HTK-Instruktorin

Der berufsbegleitende Lehrgang zur Befähigung zur HTK-Lehrtherapeutin und HTK-Instruktorin beinhaltet Arbeitsseminare, Lehreinsätze, eine Diplomarbeit und schließt mit einer Abschlußprüfung ab.

KAPITEL 19

Weiterführende Literatur

19.1 Thema: Entwicklung der Hippotherapie (Kap. 1)

Copeland-Fitzpatrick J, Tebay J (1995) Hippotherapy and Therapeutic Riding. An International Review with Evidence of Efficacy. Vortrag an der International Conference on Human-Animal Interactions Genf 1995

Kuprian W (1997) Hippotherapie - Ein Überblick. Krankengymnastik 49 No 5/97, S 741–752

19.2 Thema: Bewegungslehre (Kap. 2)

Feldenkrais M (1987) Die Entdeckung des Selbstverständlichen. Suhrkamp, Frankfurt

Feldenkrais M (1968) Bewußtheit durch Bewegung. Suhrkamp, Frankfurt

Klein-Vogelbach S (2000) Funktionelle Bewegungslehre. Springer, Berlin Heidelberg New York Tokio

Klein-Vogelbach S (1990) Ballgymnastik zur Funktionellen Bewegungslehre. Springer, Berlin Heidelberg New York Tokio

Klein-Vogelbach S (1992) Therapeutische Übungen zur Funktionellen Bewegungslehre. Springer, Berlin Heidelberg New York Tokio

Klein-Vogelbach S (1995) Gangschulung zur Funktionellen Bewegungslehre. Springer, Berlin Heidelberg New York Tokio

Schewe H (1988) Die Bewegung des Menschen. Thieme, Stuttgart New York

Schewe H (1997) Bewegungslernen - auf dem Weg zu mehr Wissen und Verständnis. Krankengymnastik 4/97:623–636

19.3 Thema: Umgang mit dem Pferd, Haltung und Schulung (Kap. 3)

Bachmann I (1998) Das natürliche Verhalten der Pferde. In: Claude C, Stauffer Ch, Bachmann I, Isenbügel E, Müller K (Hrsg) Pferde in der Steppe und im Stall. Zoologisches Museum Zürich, S 41–56

Bruns U, Tellington-Jones L (1985) Die Tellington-Methode: So erzieht man sein Pferd. Müller, Rüschlikon

Ende H (1999) Haltung und Fütterung. In: Ende H, Isenbügel E, Wilkens H (Hrsg) Die neue Stallapotheke. Müller, Rüschlikon, S 133–143

Feldmann W, Rostock AK (1986) Islandpferde Reitlehre. Gestüt Aegidienberg, Bad Honnef

Goody PC (1983) Horse Anatomy. Allen, London

Hoffmann S (1999) Das Therapiepferd. Kretschmar, Münster

Isenbügel E (1993) Physische und psychische Auswirkungen der Domestikation und Nutzung des Pferdes. In: Schürer B (Hrsg) Zwischen Langeweile und Überforderung. Schürer, Kirchheim, S 45–56

Isenbügel E (1998) Gangarten der Pferde. In: Wissendorf H, Gerhards H, Huskamp B (Hrsg) Praxisorientierte Anatomie des Pferdes. Schaper Alfeld, Hannover

Knopfhart A (1975) Beurteilung und Auswahl von Reitpferden. Paul Parey, Berlin Hamburg

Kröger A et al. (1997) Partnerschaftlich miteinander umgehen. FN-Verlag, Warendorf

Pourtavaf A, Meyer H (1998) Die Brücke zwischen Mensch und Pferd. FN-Verlag, Warendorf

Rees L (1986) Das Wesen des Pferdes. Müller, Rüschlikon

Schumacher J (1993) Artgerechte Nutzung des Freizeitpferdes. In: Schürer B (Hrsg) Zwischen Langeweile und Überforderung. Schürer, Kirchheim, S 57–64

Tellington-Jones L (1993) Mentale und körperliche Faktoren als Hintergrund für Streß. In: Schürer B (Hrsg) Zwischen Langeweile und Überforderung. Schürer, Kirchheim, S 40–44

Tellington-Jones L, Taylor S, Isenbügel E (1993) Der neue Weg im Umgang mit Tieren, die Tellington-Methode. Franckh-Kosmos, Stuttgart

Tellington-Jones L, Taylor S (1995) Die Persönlichkeit Ihres Pferdes: die Kunst, Charakter und Temperament ihres Pferdes zu bestimmen und positiv zu beeinflussen. Franckh-Kosmos, Stuttgart

Tellington-Jones L (1996) Die Linda Tellington-Jones Reitschule. Franckh-Kosmos, Stuttgart

Tellington-Jones L (1997) Liebe Linda, Pferdefreunde fragen Linda Tellington-Jones. Franckh-Kosmos, Stuttgart

Wanzek-Blaul D, Conze I (1996) Auswahl, Ausbildung und Einsatz des Pferdes in der Hippotherapie. Therapeutisches Reiten 3/96

19.4 Thema: Sitz auf dem Pferd (Kap. 4)

Dietze von S (1994) Balance in der Bewegung. FN-Verlag der Deutschen Reiterlichen Vereinigung GmbH, Warendorf

Schusdziarra H, Schusdziarra V (1978) Gymnasium des Reiters. Paul Parey, Berlin Hamburg

Sode v.d. ML (1995) Reiten nach M. Feldenkrais. Cadmos Verlag

Swift S (1997) Reiten aus der Körpermitte. Müller, Rüschlikon

Rothhaupt D et al. (1995) Eine kinematische und dynamometrische Analyse des Sitzverhaltens im Rahmen der orthopädischen Reittherapie. Orthopädische Universitätsklinik Erlangen

Schirm A et al. (1999) Elektromyographische Messungen am Rumpf während der Hippotherapie. Therapeutisches Reiten 1/99

Tauffkirchen E (1993) Der gute Sitz auf dem Pferd – Voraussetzung für eine wirksame Hippotherapie. Therapeutisches Reiten 1/93, 20:9–11

19.5 Thema: Bewegung des Pferdes (Kap. 5)

Heipertz-Hengst C (1994) Das Wechselspiel zwischen Reiter- und Pferderücken in der Bewegung. In: Schürer B (Hrsg) zusammenRücken. Schürer, Kirchheim, S 32–41

Isenbügel E (1994) Pferderücken und Gangarten. In: Schürer B (Hrsg) zusammenRücken. Schürer, Kirchheim, S 44–55

Preuschoft H (1993) Überlegungen eines Biomechanikers zum pferdegerechten Reiten. In: Schürer B (Hrsg) Zwischen Langeweile und Überforderung. Schürer, Kirchheim, S 15–30

Preuschoft H (1994) Was spürt das Pferd vom Reiter. In: Schürer B (Hrsg) zusammenRücken. Schürer, Kirchheim, S 20–31

Wanzek-Blaul D, Conze I (1999) Eigenständige Wirkungsprinzipien der drei Bewegungsebenen in der Hippotherapie. Therapeutisches Reiten 1/99

19.6 Thema: Anwendungsgebiete (Kap. 6.2)

Engelmann A, Lange K, Exner G (1992) Stellenwert der Hippotherapie im Konzept der umfassenden Behandlung bei querschnittgelähmten Patienten. Krankengymnastik 44 (4):452–456

Engelmann A (1995) Hippotherapie mit querschnittgelähmten Patienten. Therapeutisches Reiten 2/95

Exner G et al. (1994) Grundlagen und Wirkungen der Hippotherapie im Konzept der umfassenden Behandlung querschnittgelähmter Patienten. Thieme Stuttgart, Rehabilitation 33:39–43

Laser T (1994) Lumbale Bandscheibenleiden. Zuckschwerdt, München Bern Wien New York

Ölsböck L (1991) Wertigkeit der Hippotherapie in der Behandlung zerebralparetischer und mehrfachbehinterter Kinder. Österreichische Kuratorium für Therapeutisches Reiten, Mitteilungsblatt 1991, Wien

Peterson E (1991) Hippotherapie bei extrapyramidal-motorischen Bewegungsstörungen. Krankengymnastik 43:1252–1256

Rothhaupt D et al. (1997) Die Orthopädische Hippotherapie in der postoperativen Rehabilitation von lumbalen Bandscheibenpatienten. Thieme, Stuttgart, Sportverletzungen/Sportschäden 11:63–69

Rothhaupt D, Laser T, Ziegler H (1997) Die Orthopädische Hippotherapie als Sonderform der medizinischen Trainingstherapie. Krankengymnastik 49 (5):768–777

Wenzel P (1998) Hippotherapie: Krankengymnastik mit dem Pferd. Medizin und Forschung, Aktiv 1/98

19.7 Thema: Lokalziel „Funktionsverbesserung der Lendenwirbelsäule" (Kap. 6.2.2)

Bronner O (1986) Der lumbale Schmerz – Interpretation und Behandlung aus der Sicht der Funktionellen Bewegungslehre Klein-Vogelbach. Krankengymnastik 2:81–83

Cholewicki J, Panjabi MM, Kachatryan A (1997) Stabilizing function of trunk flexor-extensor muscles around a neutral spine posture. Spine 22:2207–2212

Crosbie J, McConnell J (1994) Key Issues in Musculoskeletal Physiotherapy. Butterworth Heinemann, Oxford London

Frans van den Berg (1999) Angewandte Physiologie. Das Bindegewebe des Bewegungsapparates verstehen und beeinflussen. Thieme, Stuttgart New York

Hamilton C (1997) Segmentale Stabilisation der LWS, wissenschaftliche Untersuchung – therapeutische Konsequenzen. Krankengymnastik 4/97:637–649

Hamilton C, Richardson C (1997) Neue Perspektiven zu Wirbelsäuleninstabilitäten und lumbalem Kreuzschmerz: Funktion und Dysfunktion der tiefen Rükkenmuskeln. Manuelle Therapie 1:17–24, Thieme Stuttgart

Hamilton C, Richardson C (2000) Stabilität – eine vielfältige Aufgabe. In: Klein-Vogelbach S (Hrsg) Funktionelle Bewegungslehre. Springer, Berlin Heidelberg New York Tokyo, S 279–340

Jull G, Richardson C (1999) Therapeutic Exercise for Spinal Segmental Stabilization in Low Back Pain. Scientific Basis and Clinical Approach. Churchill Livingstone, Melbourne

Klein-Vogelbach S (1986) Funktionelle Behandlung statisch bedingter Wirbelsäulensyndrome: Hubfreie/hubarme Mobilisation der Wirbelsäule. In: Klein-Vogelbach S (Hrsg) Therapeutische Übungen zur Funktionellen Bewegungslehre. Springer, Berlin Heidelberg New York Tokyo, S 156–200

Laser T et al. (1994) Lumbale Bandscheibenleiden. Zuckschwerdt, München Bern Wien New York

Mohr Gerold (1995) Die Funktionelle Bewegungslehre Klein-Vogelbach, Techniken, Wirkungsweise und Anwendungsbereiche der Hubfreien Mobilisation. Physiotherapie 8/95

Umphred D (1997) Integration von Bewegungskontrolle und Bewegungslernen in die klinische Praxis / Der Einfluß des limbischen Systems auf die Motorik. Krankengymnastik 4/97:637–649

19.8 Thema: Hippotherapie-Konzepte (Kap. 18)

Deutsches Kuratorium für Therapeutisches Reiten (Hrsg) (1996), Sonderheft Hippotherapie. Bundesgeschäftsstelle, Freiherr-von-Langen-Str. 13, Warendorf

Strauss I (1996) Hippotherapie: Neurophysiologische Krankengymnastik auf dem Pferd. Hippokrates, Stuttgart

Strauss I (1999) Krankengymnastik – Physiotherapie – Hippotherapie. Therapeutisches Reiten 4/99

KAPITEL 20

Glossar

- **abnorm**
  Abweichend von der Norm bzw. von definierten oder normalen Bewegungsabläufen
- **Actio**
  Primärbewegung oder Primäraktivität
- **Aktivität**
  Ökonomische Arbeit eines Muskels, um eine entsprechende Funktion zu erfüllen
  - **Norm-Aktivität**
    Funktionelle Arbeit bzw. adäquater Spannungszustand der Muskulatur
- **Aktivitäten, muskuläre**
  Für die Stellungs- und Bewegungsbeobachtung werden in der FBL typisch auftretende Aktivitäten definiert, die sich aus dem Kontakt des Körpers mit der Umwelt ergeben: Spiel-, Parkier- und Stützfunktion, Brücken-, Druck- und Hängeaktivität, potenzielle Beweglichkeit, dynamische Stabilisation
- **Alignment**
  Teil der Haltungskontrolle für eine korrekte intersegmentale Anordnung der Körperteile zueinander; wird in der FBL als Einordnung der Körperabschnitte Becken, Brustkorb und Kopf in der virtuellen Körperlängsachse bezeichnet
- **Armpendel, gangtypisch**
  Beidseitige alternierende gangtypische automatische Armbewegungen
- **Armschwung**
  In der HTK: Aktive Armbewegung im Sinne eines gangtypischen Armpendels
- **Arretierung**
  Einschränkungen des Bewegungsausmaßes durch passive Strukturen des Bewegungsapparates

- **Ausweichbewegung**
  Unökonomische, unzweckmäßige, nicht gewollte, weiterlaufende Bewegung
- **Ausweichmechanismus**
  Pattern der Ausweichbewegung, ein von normalen oder definierten Bewegungsabläufen abweichendes Verhalten
- **axiale Muskulatur**
  Auf dem Pferd: Hüft- und autochthone Wirbelsäulenmuskulatur, die das Türmchen als Achse stabilisiert
- **Beckenblock**
  Funktionelle Fixation des Beckens, ausgehend von muskulärer Fixation in beiden Hüftgelenken gleichzeitig
- **Beckenlängsachse**
  Mittlere Frontalebene des Körperabschnitts Becken
- **Becken-Mobile**
  Fähigkeit, das Becken rhythmisch und selektiv in den Hüft- und Lendenwirbelgelenken zu bewegen unter Beibehaltung des dynamisch stabilisierten Körperabschnitts Brustkorb
- **Bedingungen**
  Gestellte Anforderungen zur Begrenzung und Differenzierung eines Bewegungsablaufs; in der FBL auch Conditio genannt
- **Begrenzung weiterlaufender Bewegungen**
  Eine Gegenbewegung, eine Gegenaktivität oder ein Gegengewicht begrenzt in einem bestimmten Bewegungsniveau eine unerwünschte weiterlaufende Bewegung
- **Beobachtungskriterium**
  Unterscheidungsmerkmal, das durch planmäßiges Betrachten einer Haltung und eines Bewegungsablaufs gefunden worden ist
- **Beweglichkeit, potentielle**
  Muskuläre Aktivität, die Bewegungstoleranz der Gelenke und Aktivitäts- bzw. Bewegungsbereitschaft der Muskulatur voraussetzt; bezeichnet die Reaktionsbereitschaft der Muskulatur mit der Fähigkeit, angemessen zu agieren
- **Bewegungsbereitschaft**
  Für die geplante Bewegung entsprechender Grundtonus der Muskulatur und nötige Bewegungstoleranz in den Gelenken
- **Bewegungsinduktion**
  Ein von außerhalb des Körpers initiierter Bewegungsimpuls; in der HTK: die Primärbewegungen des Pferdes wirken weiterlaufend auf den Patienten

- **Bewegungsniveau**
  Schaltstelle einer Bewegung, die nicht durch ein anatomisches Gelenk gebildet wird. Dieser Begriff eignet sich besonders für die Wirbelsäulenabschnitte Lenden-, Brust und Halswirbelsäule, da an den zu bezeichnenden Bewegungen stets mehrere Bewegungssegmente beteiligt sind. Im Sitz auf dem Pferd ist die Kontaktfläche Körper/Unterlage ein zusätzliches Bewegungsniveau
- **Bewegungs-** bzw. **Beweglichkeitstoleranz**
  Umfang eines Bewegungsausschlags in einem Gelenk. Die anatomische Bewegungstoleranz wird passiv ermittelt und ist gewöhnlich etwas größer als die aktiv ermittelte physiologische Bewegungstoleranz
- **Bewegungssynergie**
  Zusammenarbeit von Muskeln in einer funktionellen Muskelgruppe
- **Bewegungssynergie, pathologische**
  Abnorme durch pathologische Bewegungsmuster bedingte Synergie, auch als Massensynergie bezeichnet
- **Bewegungsverhalten**
  Spontane Haltung und Bewegung, auch Ausdruck von spontanen Haltungs- und Bewegungsgewohnheiten
- **Bobath-Konzept**
  Therapieansatz, der auf neurophysiologischer und entwicklungsneurologischer Basis aufgebaut ist und bei Patienten mit zentralneurologischen Bewegungsstörungen zur Anwendung kommt. Prinzip der Behandlung: Tonusregulierung und Differenzierung der Haltungs- und Bewegungsschemen durch Inhibition und Fazilitation neuromuskulärer Reaktionen zur Förderung kontrollierter funktionsorientierter Bewegungsabläufe
- **Brustkorbdurchmesser, frontotransversaler**
  Beobachtungslinie: Schnittlinie der mittleren Frontalebene mit einer Transversalebene auf Höhe des 7. Brustwirbels
- **Brustkorb-Stabile**
  In der HTK: Fähigkeit des Körperabschnitts Brustkorb, bei Bewegungen der angrenzenden Körperabschnitte Becken und Arme als zentraler stabiler Punkt zu wirken
- **Dissoziation**
  Auf dem Pferd: Fähigkeit, die verschiedenen Impulse des Pferdes im Lenden-Hüft-Bereich differenziert aufzunehmen, z. B. die subtile transversale Primärbewegung durch Rotation des Beckens im Niveau Lenden-/Brustwirbelsäule, wobei in den Hüftgelenken unterschiedliche transversale und frontale Bewegungen stattfinden

- **Distanzpunkte**
  Gut beobachtbare Punkte an beiden Gelenkpartnern mit möglichst großer Distanz zum Drehpunkt. Sie dienen dem Beobachten, Beschreiben, Instruieren und Wahrnehmen von Bewegung
- **Drehpunkt**
  Gelenk, Schaltstellen der Bewegung
- **Drehpunktverlagerung**
  Räumliche Lageveränderung eines Gelenks
- **Drehpunktverschiebung**
  Bewegungsausschlag in Gelenken vom Scharniertypus durch Verschiebung des Gelenks bei stehenbleibenden distalen Anteilen der Gelenkpartner
- **Druckveränderung**
  Muskuläre Aktivität, die mit oder ohne Verschieben von Teilgewichten den Druck an der Kontaktstelle verändert
- **dynamische Stabilisation/Stabilisierung**
  Zustand muskulärer Fixation eines Gelenks während eines Bewegungsablaufs eines anderen Körperabschnitts, z. B. wird in der HTK die Brustwirbelsäule in ihrer Nullstellung dynamisch stabilisiert während der Körperabschnitt Becken die Bewegung des Pferdes aufnimmt
- **Fixation**
  Nicht angepaßte aktive Arretierung eines Drehpunktes, auch unökonomische aktive Blockierung einer Gelenkfunktion
- **fixiert** Unökonomisch aktiv blockiert
- **Frontalebene, mittlere**
  Körperebene, die den Körper in eine ventrale und dorsale Hälfte gliedert. Sie ist als Bewegungsebene für die Hüftgelenke und die Wirbelsäule geeignet
- **frontotransversale Achse**
  Schnittlinie einer Frontalebene mit einer Transversalebene. Sie ist eine Bewegungsachse der proximalen Extremitätengelenke und der Wirbelsäule
- **frontosagittale Achse**
  Schnittlinie einer Frontalebene mit einer Sagittalebene. Sie ist eine Bewegungsachse der proximalen Extremitätengelenke und der Wirbelsäule
- **Funktionelle Bewegungslehre Klein-Vogelbach, FBL**
  Technik der unmittelbaren Beobachtung und Analyse von Haltung und Bewegung des Menschen

- **Gangtempo**
  Beim Gehen Anzahl der Schritte pro Minute, auch Kadenz genannt. Norm-Gangtempo: Schrittfrequenz beim Erwachsenen: 120 Schritte pro Minute
- **gangtypisch**
  Gangtypisch ist, wenn die Merkmale eines Bewegungsablaufs im Gangbild in Erscheinung treten. In der HTK ist die Stabilisierung der Brustwirbelsäule in ihrer Nullstellung bei mobilem Körperabschnitt Becken gangtypisch
- **Gegenaktivität**
  Muskelaktivität, die eine unerwünschte weiterlaufende Bewegung in einem bestimmten Bewegungsniveau verhindert; in der FBL auch aktive Widerlagerung bzw. aktives Widerlager genannt
- **Gegenbewegung**
  Bewegungsausschlag, der gleichzeitig in umgekehrter Richtung läuft wie die Primärbewegung und diese in einem bestimmten Bewegungsniveau verhindert; in der FBL auch als widerlagernde Bewegung bezeichnet
- **Gegengewicht**
  Nutzen von Körpergewichten als Gegengewichte, um die Verschiebung des Körperschwerpunktes zu begrenzen bzw. zu stoppen; in der FBL auch als aktivierte passive Widerlagerung bzw. passives Widerlager bezeichnet
- **Gelenk**
  Gelenk als Drehpunkt bzw. Schaltstelle. Diese Bezeichnung weist, im Unterschied zum etablierten anatomischen Gelenkbegriff, auf das Gelenk als Ort der Bewegung hin
- **Gewichtsträger, Pferd als**
  Bestimmte Proportionen wie Rumpf/Gliedmaßen ermöglichen dem Pferd, hohe Last zu tragen, weshalb das Pferd als „Gewichtsträger" bezeichnet wird
- **Gleichgewichtsreaktion**
  Antwort des Körpers auf eine Neuordnung seiner Teilgewichte. Sie kann in der Mobilisierung eines Gegengewichts, einer Gegenaktivität und/oder einer Veränderung der Unterstützungsfläche bestehen. Gleichgewicht ist eine ganzheitliche sensomotorische Körperfunktion, die auf völlig automatischem Weg durch das Zusammenspiel aller Körperabschnitte in allen 3 Dimensionen erreicht wird.
  In der FBL-Bewegungsanalyse werden Bewegungsabläufe als eine Aneinanderreihung von Gleichgewichtsreaktionen verstanden. Diese Gleichgewichtsreaktionen können sowohl durch Norm-Reaktionen als auch durch Reaktionen infolge pathologischer Bewegungssyner-

gien erfolgen. In der HTK führen die horizontalen und vertikalen Bewegungskomponenten der Primärbewegung des Pferdes zu differenzierten Gleichgewichtsreaktionen in Form von stabilisierenden Aktivitäten und subtilen selektiven Bewegungsausschlägen

- **Globale Muskulatur**
  Oberflächliche, dicke und längere Muskeln, die mehrere Gelenke/Segmente überspringen
- **Globalziel der HTK**
  Schulung, Förderung, Erhaltung und Training der Gleichgewichtsreaktionen bzw. Haltungsreaktionen im Sitzen
- **Haltungsmechanismus**
  Pattern der Haltungsreaktionen als automatische Steuerung der Stellungs- und Haltungskontrolle
- **Haltungsreaktionen**
  In der HTK: differenzierte adäquate Körperreaktionen auf die Verschiebung von Teilgewichten zur Haltungsbewahrung im Sitzen auf dem Pferd im Schritt
- **Hilfegebung**
  Manipulative und verbale Hilfe der Therapeutin zur Optimierung der Bewegungsübertragung und zur Stimulierung deren adäquater Begrenzung
- **Hippotherapie-K**
  Definierte physiotherapeutische Maßnahme, die die Übertragung der Bewegung des Pferdes im Schritt auf den Patienten nutzt
- **HTK-Sitz**
  In der HTK definierter Spreizsitz auf dem Pferd (s. Kap. 4)
- **hubfreie Mobilisation**
  Mobilisation eines Gelenks und von Gelenkanteilen ohne Einwirkung der Schwerkraft, d.h. mit vertikal stehender Bewegungsachse. Es wird weder Gewicht gehoben noch bremsend nach unten gelassen. Die Muskeln arbeiten bewegend hubfrei
- **Hyperaktivitäten**
  Erhöhter Tonus, der nicht durch pathologische Reflexaktivität ausgelöst ist
- **Hypertonus/Hypotonus**
  Pathologisch erhöhter/erniedrigter Tonus
- **Induktion, motorische**
  In der HTK: kinetische Übertragung des Bewegungsimpulses des Pferdes auf den Patienten

- **Kompensationsbewegung**
  Ersatzbewegung für eine fehlende bzw. geschwächte Funktion; die Kompensation gleicht einen Ausfall bzw. ein Defizit sinnvoll und ökonomisch aus
- **Kondition**
  Einfluß von somatischem Zustand und psychischer Situation auf das Bewegungsverhalten
- **Konstitution**
  Unbeeinflußbares Verhältnis von Längen/Breiten/Tiefen des Körpers und die damit verbundene Anordnung bzw. Verteilung der Teilgewichte des Körpers. Die Konstitution beeinflußt in vorhersagbarer Weise das Bewegungsverhalten
- **Körperabschnitt, funktioneller**
  Teil des Körpers, der in bezug auf Haltung und Bewegung eine Einheit bildet, z.B. das Becken und die Lendenwirbelsäule bilden eine funktionelle Einheit. Die Einteilung des menschlichen Körpers in 5 funktionelle Körperabschnitte (Körperabschnitt Becken, Körperabschnitt Brustkorb, Körperabschnitt Kopf, Körperabschnitt Arme und Körperabschnitt Beine) ist in der FBL eine hilfreiche Schematisierung für die Beobachtung von Haltung und Bewegung
- **Körperlängsachse**
  Virtuelle Achse, mit der Schnittlinie der virtuellen Symmetrieebene und der mittleren Frontalebene des Körpers identisch. Sie setzt sich zusammen aus den virtuellen Längsachsen der Körperabschnitte Becken, Brustkorb und Kopf, die in der hypothetischen Norm bei Nullstellung im aufrechten Stand eine gemeinsame gerade Linie bilden. In der HTK ist die Körperlängsachse mit dem Türmchen identisch
- **kritischer Drehpunkt**
  Letzter an einer weiterlaufenden Bewegung beteiligter Drehpunkt
- **lokale Muskeln/lokales Muskelsystem**
  Gelenknahe, kurze Muskulatur, die eine segmentale Gelenkstabilisierung gewährleistet
- **Lokalziele der HTK**
  Isolierte segmentale Wirkungsweise, auch als Teilziele bezeichnet, z.B. Kraftausdauertraining der axialen Muskulatur
- **Longitudinalachse**
  Schnittlinie der mittleren Sagittalebene und der mittleren Frontalebene beim Pferd, beim Menschen Körperlängsachse genannt
- **Norm**
  Definierte hypothetische Norm

- **normoton, Norm-Tonus**
  Muskeltonus im Rahmen der Norm: normaler Spannungszustand der Muskulatur, die eine normale Reaktion auf die Einwirkung der Schwerkraft und auf Bewegungen bedingt
- **Notation**
  Schreibweise zur Dokumentation der Bewegung und Haltung
- **Nullstellung**
  Die hypothetische Nullstellung bezieht sich auf die Gelenkstellung des aufrechten Stands
- **Parallel-Armpendel**
  Beide Arme pendeln gleichzeitig gleichgerichtet (im Gegensatz zum gangtypischen Pendel)
- **Parameter**
  Kennzeichnende Größe, die zu Meßzwecken verwendet wird. In der HTK ist z.B. der frontale Bewegungsausschlag der Verbindungslinie der Spinae ein Parameter, um die Fähigkeit des Patienten, die Primärbewegung des Pferdes aufzunehmen, objektiv zu dokumentieren
- **Parkierfunktion**
  Wenn ein Körperabschnitt indifferent in bezug auf Stützfunktion und Spielfunktion, aber potentiell für beide bereit ist, so befindet er sich in Parkierfunktion; ein parkierter Körperabschnitt drückt nur mit dem Eigengewicht auf die Unterlage
- **Patientensprache**
  Bei der Instruktion von Bewegungen vermitteln verbale Informationen dem Patienten wahrnehmbare Inhalte
- **Primäraktivität**
  Initialaktivität, die durch einen bewußten aktiven Impuls eine Bewegung auslöst
- **Primärbewegung**
  Wahrnehmbarer Initialimpuls, der zu einem Bewegungsablauf führt, in den mehrere Bewegungsniveaus einbezogen werden können. Dabei werden Gewichte in die Bewegungsrichtung mitgenommen. In der HTK ist die Primärbewegung die vom Pferd eingeleitete Initialbewegung, die sich weiterlaufend auf den Patienten überträgt
- **räumlicher Fixpunkt**
  Die räumliche Fixierung eines oder mehrerer Körperpunkte wird als Bedingung an die Primärbewegung geknüpft und dient als Orientierungshilfe. Sie begrenzt die Primärbewegung

- **Reaktion**
  Automatische Antwort des Körpers auf eine Bewegung oder auf eine Gewichtsverschiebung. In der HTK: Das automatische Einsetzen von Gleichgewichtsreaktionen als Antwort auf die Primärbewegung des Pferdes; in der FBL auch reactio genannt
- **Reflexaktivität**
  Zustand der Empfindlichkeit der Eigen- und Fremdreflexe
- **Reflexmechanismus**
  Komplexes Steuerungssystem unserer Bewegungen, das automatisch und unbewußt abläuft
- **Rotationsbewegungen**
  Drehbewegung der Gelenkpartner gegeneinander, die mit Hilfe von Zeigern beurteilt werden, die das jeweilige Rotationsniveau einschließen
- **Rotationsniveau der Wirbelsäule**
  Das kaudale Rotationsniveau liegt zwischen den Segmenten L5 und Th7, das kraniale zwischen den Segmenten Th1 und C1
- **Rumpf**
  Anatomisch betrachtet Wirbelsäule, Becken und Brustkorb
- **Sagittalebene**
  Körperebene, die den Körper in rechts- und linkslaterale Teile gliedert. Sie ist als Bewegungsebene für die proximalen Extremitätengelenke und die Wirbelsäule geeignet. Die mittlere Sagittalebene teilt den Körper in 2 symmetrische Hälften, sie wird daher Symmetrieebene genannt
- **sagittotransversale Achse**
  Schnittlinie einer Sagittalebene mit einer Transversalebene. Sie ist Bewegungsachse der proximalen Extremitätengelenke und der Wirbelsäule
- **sagittotransversaler Brustkorbdurchmesser**
  Schnittlinie der Symmetrieebene mit der Transversalebene auf Höhe des 7. Brustwirbels
- **Schaltstelle**
  Ort der Hebelbewegung, Drehpunkt, Gelenk
- **Schrittfrequenz**
  Frequenz, mit der in der Zeiteinheit die relativ längste Wegstrecke durch ein Minimum an Anstrengung zurückgelegt wird. In der HTK ist die Schrittfrequenz des Pferdes optimal, wenn sie dem Norm-Gangtempo des auf dem Pferd sitzenden, nicht bewegungsgestörten Menschen entspricht

- **Schwungphase**
  Bewegung von dem Moment an, an dem der Fuß/Huf den Kontakt mit dem Boden verliert, bis zum erneuten Bodenkontakt
- **Selektivität**
  Isolierte Bewegung in einem Drehpunkt, auch kleine, differenzierte, durch Gegenaktivität begrenzte Bewegung
- **Sitzbalance**
  Im Sitzen die Fähigkeit, die Teilgewichte des Körpers im Gleichgewicht zu halten und zu kontrollieren. In der HTK: Die differenzierte Stabilisierungsfähigkeit der axialen Muskulatur gewährleistet die Vertikalstellung des Türmchens, und die muskuläre Aktivität „potentielle Beweglichkeit" im Körperabschnitt Becken erlaubt die Anpassung an die Bewegungen des Pferdes
- **Spielfunktion**
  Zustand, wenn ein Körperabschnitt proximal am Körper aufgehängt ist und sich distal frei bewegen kann
- **Stabilisation/Stabilisierung**
  Muskuläre dynamische Fixierung einer oder mehrerer Schaltstellen, auch wenn sich der Körper im Raum bewegt
- **Stauchungsimpuls**
  Impuls in Richtung der Schwerkrafteinwirkung
- **Stellreaktionen**
  Automatische Reaktionen, die dazu dienen, die normale Ausrichtung der Körperabschnitte Becken, Brustkorb und Kopf zueinander und im Raum zu gewährleisten, zu erhalten und wiederherzustellen, z.B. optische Stellreaktion, Kopfstellreaktion auf den Körper
- **Stützfunktion**
  Bestimmte muskuläre Aktivität, die besteht, wenn eine Extremität mit mehr als ihrem Eigengewicht auf die Unterlage drückt und ihre dazwischen liegenden Gelenke stabilisiert sind
- **subtile Primärbewegungen**
  Selektive Bewegungen des Pferderückens in der vertikalen und horizontalen Ebene, die spontan oft unterdrückt werden
- **Symmetrieebene**
  Mittlere Sagittalebene, d.h. die durch den Körpermittelpunkt gehende Sagittalebene. Sie teilt den Körper in einen linken und rechten symmetrischen Abschnitt
- **Synergie**
  Gleichwirkende Aktivitäten

- **Teilaspekt der HTK**
  Isolierte segmentale Wirkungsweise, auch als Lokalziel bezeichnet, z. B. Tonusregulation, Verbesserung der Beweglichkeit in der Lendenwirbelsäule
- **Totalbewegung**
  Weiterlaufende Bewegung über mehrere Gelenke, die nicht durch pathologische Bewegungssynergien bedingt ist
- **Training**
  Übung, Schulung, Förderung
- **Trainingsmerkmale**
  Kriterien für eine definierte Art und Weise der Kraft- und Bewegungsschulung
- **Transversalebene**
  Körperebene, die den Körper in einen kranialen und einen kaudalen Teil gliedert. Sie ist als Bewegungsebene für die proximalen Extremitätengelenke und die Wirbelsäule geeignet. Eine Transversalebene ist die Sitzebene auf dem Pferd
- **Trennebene**
  Vertikal stehende Ebene, die die Analyse von Gewichtsverschiebungen erleichtert. Sie verläuft durch den Körperschwerpunkt und trifft zentrisch die am stärksten belastete Kontaktstelle des Körpers auf der Unterlage
- **Türmchen**
  Bildliche Bezeichnung für virtuelle Körperlängsachse, d. h. für die eingeordneten Körperabschnitte Becken, Brustkorb und Kopf
- **Unterstützungsfläche**
  Kleinste Fläche, die die Auflageflächen des Körpers auf der Unterlage umschließt
- **Verankerung**
  Fixierung des Körpers (adduktorisch in den Hüftgelenken oder durch Halt am Sattelgriff), um die Gleichgewichtslage zu sichern
- **Verbindungslinie beider Spinae**
  Beobachtungslinie, die die Spina iliaca anterior rechts mit der Spina iliaca anterior links verbindet. Sie hilft, die Bewegungen des Beckens in der frontalen und transversalen Ebene in bezug auf den Brustkorb zu beurteilen
- **Vertikalisieren**
  In die Vertikale stellen, aufrichten (bedeutet nicht, daß die Körperabschnitte in der virtuellen Körperlängsachse eingeordnet sind)

- **Weiterlaufende Bewegung**
  Eine weiterlaufende Bewegung entsteht, wenn durch einen Bewegungsimpuls in eine bestimmte Richtung die benachbarten Gelenke mit Bewegungstoleranzen in die geplante Bewegungsrichtung erfasst werden und Bewegungsausschläge stattfinden, die der Verwirklichung dieser gerichteten Bewegung dienen
- **Widerlager**
  Gegenbewegung, Gegenaktivität oder Gegengewicht, zur Begrenzung einer Bewegung
- **Wirkmechanismen**
  In der HTK: Schemen komplexer Steuerungsvorgänge der Haltungskontrolle bei der Antwort des Körpers auf den kinetischen Impuls der Pferdebewegung
- **Wirkprinzip**
  Grundlegende Beurteilung/Beschreibung einer Wirkung
- **Zeiger**
  Gedachte oder reale Linien, die rechtwinklig zur Rotationsachse stehen. Sie machen Bewegungsausschläge um Längsachsen deutlich
- **zwingende Primärbewegung**
  Primärimpuls des Pferdes, der den unabdingbaren Transport des Türmchens nach vorne mit sich bringt

KAPITEL 21

Kontaktadressen 21

21.1 Internationaler Dachverband

Federation of Riding for the Disabled International (FRDI)
Sekretariat
P.O. Box 416, Ascot Vale, Victoria 3032 Australia
Fax: 03/9376/5944, E-Mail: frdi@rda.org.au

21.2 Vereinigungen im deutschsprachigen Raum (alphabetisch)

Deutsche Gruppe für Hippotherapie (DGH)
z.Z. 1. Vorsitzende: Sabine Lamprecht
Postadresse: Einsteinstr. 10, D-73230 Kirchheim/Teck
Fax: 07021/85749, E-Mail: KGPraxis1@aol.com

Deutsches Kuratorium für Therapeutisches Reiten (DKThR)
Bundesgeschäftsstelle
Freiherr-von-Langen-Straße 13, D-48231 Warendorf
Fax: 02581/636288, E-Mail: DKThR@fn-dokr.de
Info: www.pferdenet.de/DKThR/Info.html
http://www.pferd-aktuell.de

Österreichisches Kuratorium für Therapeutisches Reiten (ÖKThR)
Hofburg 1, Batthyany-Stiege, A-1010 Wien
Fax: 01/533/7046

Schweizer Gruppe für Hippotherapie-K (SGH-K)
z.Z. Vorsitzender: Hans Kaufmann
Postadresse: Benkenstrasse 104, CH-4102 Binningen
Fax: 062/3941882, E-Mail: kaufmann-wuetrich@bluewin.ch
Info: www.physioswiss.ch/hippotherapie-k

Sachverzeichnis

MIX
Papier aus verantwortungsvollen Quellen
Paper from responsible sources
FSC® C105338

If you have any concerns about our products,
you can contact us on
ProductSafety@springernature.com

In case Publisher is established outside the EU,
the EU authorized representative is:
Springer Nature Customer Service Center GmbH
Europaplatz 3, 69115 Heidelberg, Germany

Printed by Libri Plureos GmbH
in Hamburg, Germany